·大国医经典医案赏析系列·

# 丁甘仁

## 经典医案赏析

总主编　李家庚

主　编　肖万泽

中国医药科技出版社

# 内容提要

丁甘仁（1865～1926年），名泽周，江苏省武进县孟河镇（今常州）人，近代著名医家，"孟河医派"的重要代表人物。

本书收集了丁甘仁先生临证医案400余首，包括内、外、妇、儿各科医案。在医案的基础上结合作者的临床经验，对每一案例进行了精彩的分析点评，包括辨证分析要点、用药特点等。全书内容丰富，条理清晰，是中医临床医生提高诊疗水平必备的参考书。

## 图书在版编目（CIP）数据

丁甘仁经典医案赏析/肖万泽主编 . —北京：中国医药科技出版社，2015.4（2024.9重印）（大国医经典医案赏析系列）

ISBN 978 - 7 - 5067 - 7078 - 1

Ⅰ．①丁…　Ⅱ．①肖…　Ⅲ．①医案—汇编—中国—近代　Ⅳ．①R249.6

中国版本图书馆 CIP 数据核字（2014）第 246973 号

**美术编辑**　陈君杞

**版式设计**　郭小平

出版　中国医药科技出版社

地址　北京市海淀区文慧园北路甲 22 号

邮编　100082

电话　发行：010 - 62227427　邮购：010 - 62236938

网址　www. cmstp. com

规格　710×1020mm $^{1}/_{16}$

印张　37

字数　480 千字

版次　2015 年 4 月第 1 版

印次　2024 年 9 月第 3 次印刷

印刷　大厂回族自治县彩虹印刷有限公司

经销　全国各地新华书店

书号　ISBN 978 - 7 - 5067 - 7078 - 1

定价　**79.80 元**

本社图书如存在印装质量问题请与本社联系调换

# 前　言 ————————————————————————

　　医案，古时称为诊籍、脉案及方案，现在亦称为病案、案典。医案是中医临床实践的记录，体现了理法方药的具体运用。中医医案起源极早，其萌芽可追溯到周代，《左传》及先秦诸子著作中亦散在记载关于医家诊治疾病的过程，可视为医案之雏形。现存最早且记录比较完整的病案为淳于意的诊籍，每则载有患者姓氏、住址、职务、病名、脉象、治法及预后等内容，涉及内、外、伤、妇、儿各科病证，诊法以脉为主，兼有病机分析，治法有药物、针刺、熏洗等，用药或汤或丸或酒。秦汉以降，医学崇尚方书，直至隋唐五代，医案未能取得突破性发展。宋金元时期为医案空前发展的阶段，宋代许叔微的《伤寒九十论》，是我国现存最早的医案专著。该书将常见的伤寒病证方分为90种，每证一案。立案严谨，内容全面完整，且以《内经》、《难经》、《伤寒论》等经典著作为依据，对医案加以剖析，颇有启发。然纵览许多名家医案，其并非简单的诊疗纪实，也不同于一般的病历记录，而是取材于大量病案中的验案总结，蕴涵着医家心法和创意，反映了医家临床经验和学术特点，启迪思维，给人以智慧。因此，医案不仅是医学发展的奠基石，也是中医理论形成的最基本元素。

　　大国医是指在中医药历史发展过程中，具有较大声望和非凡中医造诣，对中医药事业发展具有推动作用的著名中医。《大国医经典医案赏析系列》，收集明清及民国时期著名中医医家如喻嘉言、尤在泾、叶天士、吴鞠通、程杏轩、王旭高、费伯雄、陈莲舫、张聿青、丁甘仁、张锡纯、曹颖甫、章次公等的经典医案，这13位医家均为当时名噪一时，并对后世影响深远的中医大家。丛书以各医家医案为分册，以临床各科常见疑难病为主题，内容涉及内、外、妇、儿等临床各科，选录医家具有较高临床价值的病案进行分析、辨别、评按。

　　总的编写原则：依据医家原病案体例，始录该医家原始病案，后对该病案进行赏析，重点揭示案例之精要，指明名医独特之学术思想、知常达变之诊治技巧和用药特色。力求使整个内容突出科学性、先进性、实用性，更进一步贴合临床。

　　是书由湖北中医药大学李家庚教授担任总主编，各分册主编聘请湖北中医药大学、湖北省中医院、武汉市中医院、华中科技大学协和医院、武汉大学人民医院、江汉大学、湖北省高等中医药专科学校等单位的知名中医药专家领衔。几经寒暑，焚膏继晷，数易其稿，终得完功。然因时间仓促，编者学识有限，古今语言差距，理解角度有别，难免挂一漏万，或有未合之处，尚祈学者不吝赐教，以便再版时修改。

大国医经典医案赏析系列编委会

2014 年 9 月 24 日于武昌

# 编者的话

中医学要发展创新，提高临床疗效是必由之路。而提高临床疗效的捷径之一就是继承学习前人宝贵的诊疗经验，古今大凡名家，无不是在熟读古籍，继承前人经验的基础上而成一代宗师的。近代大师章太炎曰："中医之成绩，医案最著，欲求前人之经验心得，医案最有线索可寻，寻此钻研，事半功倍。"清代医家周学海亦说："宋后医书惟案好看，不似注释古书，多穿凿也。"

丁甘仁先生是清末民初著名医家，其临床医案多详录舌脉、症状，审证求因，以因求治，论述严谨精当，理法方药丝丝入扣。其医案中不乏重病险证的治疗经验，颇具启迪价值。有鉴于此，我们组织具有丰富的临床经验和深厚理论基础的中医专家，在尊重原案的基础上，参考中医基础理论和现代研究成果，同时，结合作者多年的临床经验，对丁甘仁先生医案进行了详细评析，望能为后来者提供参考。

本书以 1927 年上海华丰印刷铸字所铅印本为底本，以建国后诸排印本为参考，如遇缺笔残字，径予改正，不再出注。为保持原案风貌，对案中国家禁用的动、植、矿物药，不作删改。对原书使用的旧制计量单位，亦不作改动。本书内容丰富，条理清晰，是中医临床医生提高诊疗水平的重要参考书，可供广大临床中医药工作者及医药院校学生阅读参考。

本书在编写过程中，得到了许多著名专家教授的悉心指导帮助，在此表示衷心的感谢，并向为本书出版、编辑、发行做出了辛勤劳动的人士表示谢忱。我们虽崇尚薪胆风霜，晨霄砥砺，精勤不倦的治学精神，但在此书的编辑过程中亦难免有未尽人意之处，热切希望广大学者批评指正。

编者
2014 年 10 月

# 目　录

## 第一章　内科时病

# 第二章　内科杂病

# 第三章 妇产科

13

# 第四章　儿科

# 第五章　外科

# 第六章　五官科

# 第七章　膏方类

# 第一章 内科时病

## 一、伤寒

### 案1 外寒束表，湿痰内蕴中焦

姜左　外寒束于表分，湿痰内蕴中焦，太阳阳明为病。寒热无汗，头疼，胸闷泛恶，纳谷减少，脉浮滑，苔白腻。拟汗解化滞，重用表药。经云：体若燔炭，汗出而散。

淡豆豉三钱　赤茯苓三钱　炒枳壳一钱五分　净麻黄四分　生姜二片　姜半夏二钱　六神曲三钱　青防风一钱　广陈皮一钱　炒谷芽三钱　炒赤芍一钱五分

**【赏析】**

经云："体若燔炭，汗出而散"。本案因风寒束于表，痰湿蕴于中焦，为表里同病。治应以发汗解表为主，重用表药，兼以化湿。症见寒热无汗，头疼，胸闷泛恶，纳谷减少，脉浮滑，苔白腻。方用豆豉、麻黄、生姜、防风疏解表邪，茯苓、枳壳、姜半夏、六神曲、陈皮、谷芽和胃化湿，赤芍清热，共奏表里同解之效。

### 案2 邪袭太阳，湿滞内阻中焦

孔左　外邪袭于太阳，湿滞内阻中焦，有汗恶风不解，遍体酸疼，胸闷泛恶，腹内作胀。宜疏邪解肌，化滞畅中。

川桂枝八分　仙半夏二钱　炒枳壳一钱　白蔻仁八分　炒赤芍一钱五分　陈广

皮一钱　大腹皮二钱　六神曲三钱　紫苏梗一钱五分　苦桔梗一钱　赤苓三钱　制川
朴一钱　生姜二片

【赏析】

本案由于外邪袭于太阳，湿滞内阻中焦。症见有汗恶风不解，遍体酸疼，胸闷泛恶，腹内作胀。治宜疏邪解肌，化滞畅中。故方拟《局方》藿香正气散出入。因其有汗恶风，故用桂枝、芍药易藿香发汗解表，调和营卫，配以苏梗助桂枝外解风寒，又能宽中化湿。丁氏灵活化裁古方之妙，值此可见一斑。半夏、生姜、陈皮、茯苓、六神曲燥湿和胃、降逆止呕。川朴、大腹皮、枳壳、蔻仁宽胸行气化湿，桔梗宣肺，既利于解表又益于化湿，共奏解表化湿，行气和中之效。

## 案3　寒邪外束，痰饮内搏

张左　寒邪外束，痰饮内搏，支塞肺络，清肃之令不行，气机窒塞不宣，寒热无汗，咳嗽气喘，难于平卧。胃有蕴热，热郁而烦躁，脉浮紧而滑，舌苔薄腻而黄。宜疏外邪以宣肺气，化痰饮而清胃热，大青龙汤加减。

蜜炙麻黄四分　云苓三钱　橘红八分　炙款冬一钱五分　川桂枝六分　象贝母三钱　半夏二钱　石膏（打）三钱　旋覆花（包）一钱五分　杏仁三钱　生甘草六分

【赏析】

太阳伤寒兼咳喘及烦躁，《伤寒论·太阳病》篇云："……脉浮紧，发热，恶寒，身疼痛，不汗出而烦躁者，大青龙汤主之。"本案为寒邪外束，痰饮内搏，阻塞肺络，清肃之令不行，气机窒塞不宣，主症见寒热无汗，咳喘热郁而烦躁，舌苔薄腻而黄。治宜疏外邪以宣肺气，化痰饮而清胃热，方用大青龙汤加减，方中麻黄汤治太阳伤寒兼咳喘，石膏清郁热之烦躁，二陈汤合款冬、旋覆花、象贝母燥湿化痰，理法方药丝丝入扣。

## 案4　太阳阳明合病

吴左　发热不退，胸闷呕吐，舌中有一条白苔，脉弦滑而数。太阳阳明未解，痰滞逗留，中焦气滞，宣化失司。当拟栀豉汤疏解表邪，温胆汤蠲除痰饮，俾得邪从外解，饮从内化，则热可退，而呕吐自止。

淡豆豉<sub>三钱</sub> 黄芩<sub>一钱五分</sub> 半夏<sub>二钱</sub> 炒谷麦芽（各）<sub>三钱</sub> 赤芍<sub>二钱</sub> 生姜<sub>一片</sub> 川桂枝<sub>四分</sub> 竹茹<sub>一钱五分</sub> 陈皮<sub>一钱</sub> 鸡金炭<sub>一钱五分</sub> 泽泻<sub>一钱五分</sub>

【赏析】

本案风寒表邪未解，中焦痰湿已成，症见发热不退，胸闷呕吐，白苔，脉弦滑而数。治宜外解其表内蠲痰饮。取栀豉汤合温胆汤之意，又用桂枝、芍药、生姜助其解表，黄芩、泽泻清热，鸡内金、谷麦芽和中化湿，共祛太阳阳明之邪。俾得邪从外解，饮从内化，则热可退，而呕吐自止。

## 案 5　太阳阳明同病

袁右　伤寒两候，太阳之邪未罢，阳明之热已炽，热熏心包，神明无以自主，发热谵语，口渴欲饮，脊背微寒，脉浮滑而数，苔黄。宜桂枝白虎，一解太阳之邪，一清阳明之热。

川桂枝<sub>五分</sub> 仙半夏<sub>二钱</sub> 生甘草<sub>四分</sub> 连翘<sub>三钱</sub> 熟石膏（打）<sub>三钱</sub> 炙远志<sub>一钱</sub> 朱茯神<sub>三钱</sub> 知母<sub>一钱五分</sub> 生姜<sub>一片</sub> 红枣<sub>二枚</sub>

【赏析】

本案为太阳之邪未罢，阳明之热已炽，太阳阳明同病，热熏心包，神明无以自主，故见发热谵语，口渴欲饮，脊背微寒。治应表里双解，方用桂枝合白虎，药用石膏、知母清阳明之邪热，桂枝、甘草、生姜、大枣解太阳之表邪，又佐连翘既解表又清热，半夏、茯神、远志化痰宁心。是方表里兼顾，疏清并用，临证颇可效法。

## 案 6　太阳阳明同病，阳明经腑同病

李左　伤寒挟滞，太阳阳明为病，身热十余日不解，脊背微寒，脉浮滑而数，口干不多饮，唇焦，苔薄腻而黄，五六日不更衣。太阳之邪未罢，阳

明之热熏蒸，肠中浊垢，不得下达。拟桂枝白虎汤加减，疏太阳之邪，清阳明之热，助以通腑，盖阳明有胃实当下之条也。

川桂枝五分　生甘草五分　玄明粉一钱五分　竹茹一钱五分　石膏（打）三钱

瓜蒌三钱　川军三钱　半夏一钱五分　生姜二片　大枣三枚

**【赏析】**

本案为太阳之邪未罢，阳明腑实已成，患者见热十余日不解，脊背微寒等太阳之邪未罢外，还见阳明之热熏蒸，肠腑不通，苔薄腻而黄。为太阳阳明同病，阳明经腑同病。用桂枝白虎承气三方加减。既疏太阳之邪，又清阳明之里热，助以通腑。方中桂枝、甘草、生姜、大枣疏太阳之表邪，石膏清阳明之里热，川大黄（后入）、玄明粉（冲服）泄胃腑之实热，又佐竹茹、半夏、瓜蒌降逆通腑气。是方可谓治太阳伤寒入里化热成结的得力之方。

## 案7　由阳明而传厥阴

狄右　伤寒两候，壮热无汗，谵语烦躁，舌焦无津，脉象沉数，肢反逆冷，五六日不更衣。此邪已化热，由阳明而传厥阴，阴液已伤，燥矢不下，有热深厥深之见象，风动痉厥，恐在目前。急拟生津清热，下则存阴，以望转机。

生石膏（打）四钱　生甘草五分　肥知母一钱五分　鲜生地六钱　玄参三钱

鲜石斛三钱　郁李仁（研）三钱　大麻仁（研）四钱　天花粉三钱　茅芦根（各）一两　清宁丸（包煎）三钱

二诊　昨进生津清热，下则存阴之剂，得便甚畅，壮热渐减，微汗蒸蒸，四肢转温，书所谓里气通而表自和之意。惟口干欲饮，尚有谵语，舌上干糙未润，少阴津液已伤，阳明伏热尚炽，脉数未静。仍宜滋少阴之阴，清阳明之热，冀其津生邪却，始得入于坦途。

生石膏（打）四钱　肥知母一钱五分　生甘草五分　天花粉三钱　鲜生地六钱

鲜石斛三钱　玄参三钱　川贝二钱　冬桑叶二钱　粉丹皮二钱　北秫米（包）三钱

茅芦根（各）一两

三诊　两进生津清热之剂，壮热大减，谵语亦止，舌糙黑未润，口干欲饮，脉数溲赤，阴液被热销铄，津无上承。再拟甘凉生津，以清邪热。

羚羊角片五分　鲜生地八钱　鲜石斛五钱　生石膏（打）四钱　冬桑叶二钱　玄参三钱　生甘草五分　肥知母一钱五分　粉丹皮二钱　大麦冬三钱　茅芦根（各）一两

四诊　表里之邪，均已大减，舌焦黑转为红绛，津液有来复之渐，邪热有退化之机，脉数较和。仍守甘凉生津，以清余焰。

西洋参一钱　鲜生地八钱　鲜石斛五钱　肥知母一钱五分　玄参三钱　大麦冬三钱　天花粉三钱　生甘草五分　桑叶二钱　粉丹皮三钱　川贝母二钱　北秫米（包）三钱　茅芦根（各）一两

【赏析】

《伤寒论·厥阴病》篇云"伤寒脉滑而厥者，里有热，白虎汤主之"、"厥应下之"。本例阳明里热炽盛，燥屎内结，阴伤液亏，传变为热深厥深之热厥证。症见壮热无汗，谵语烦躁，舌焦无津，脉象沉数，肢反逆冷，五六日不更衣。此邪已化热，由阳明而传厥阴，阴液已伤，燥屎不下，有热深厥深之见象，风动痉厥，恐在目前。治疗应清下同用，佐以养阴生津，急拟清热生津，下则存阴，不下则有燎原莫制之虞。方用石膏、知母、甘草清阳明里热，郁李仁、大麻仁、清宁丸润下实热，大剂生地及玄参、石斛、天花粉、茅根、芦根清热生津。药后大便通畅，壮热渐减，但津伤依旧，伏热尚炽，去润下之物，续用白虎汤合养阴生津之品而收效。本例着重清下邪热，热去则阴液自复。又方中用郁李仁、大麻仁、清宁丸润下实热，实取法于吴鞠通增液承气之意。

## 案8　热入血室

诸右　伤寒一候，经水适来，邪热陷入血室，瘀热交结，其邪外无向表之机，内无下行之势，发热恶寒，早轻暮重，神糊谵语，如见鬼状，胁痛胸闷，口苦苔黄，少腹痛拒按，腑气不行，脉象弦数，症势重险，恐再进一步则入厥阴矣。姑拟小柴胡汤，加清热通瘀之品，一以和解枢机之邪，一以引瘀热而下行，冀其应手为幸。

柴胡一钱　炒黄芩一钱　羚羊角片八分　藏红花八分　桃仁泥（包）一钱　青皮一钱　绛通草八分　赤芍三钱　清宁丸（包）三钱　生蒲黄（包）二钱

【赏析】

本案乃热入血室，瘀热交结，发热恶寒，早轻暮重，神糊谵语，如见鬼状，胁痛胸闷，口苦苔黄，少腹痛拒按，腑气不行，脉象弦数，症势重险。《伤寒论》有小柴胡汤及刺期门之治法。许叔微《伤寒九十论》用小柴胡汤加生地，叶桂《温热论》用陶氏小柴胡汤去参枣加生地、桃仁、楂肉、丹皮或犀角等。丁氏取法于前贤而方用柴胡、黄芩和解枢机；红花、桃仁、赤芍、蒲黄活血化瘀；羚羊角片、绛通草清热利水；青皮疏肝理气，清宁丸清热通便。

## 案9　太阳少阴同病

王左　肾阴本亏，寒邪外受，太阳少阴同病，发热微寒，遍体酸楚，腰痛如折，苔薄腻微黄，脉象尺弱，寸关浮紧而数。太阳主一身之表，腰为少阴之府，风寒乘隙而入，营卫不能流通，两感重症。姑拟阳旦疏达表邪，以冀速解为幸。

川桂枝五分　苏梗叶（各）一钱五分　北细辛三分　厚杜仲一钱五分　丝瓜络一钱五分　葱头三枚　酒炒黄芩一钱　淡豆豉三钱　炙甘草五分　晚蚕沙三钱　生姜二片

【赏析】

肾亏之人复感外邪，《内经》谓之"两感"，太阳主一身之表，腰为少阴之府，风寒乘隙而入，营卫不能流通，故见发热微寒，遍体酸楚，腰痛如折，脉象尺弱，寸关浮紧而数。为两感重证。仲景用麻黄细辛附子汤，丁氏取其法而变通之。方用桂枝、苏梗叶、北细辛、葱头、豆豉、黄芩、生姜、甘草疏散表邪兼以清里热，杜仲益肝肾强筋骨，晚蚕沙、丝瓜络除湿通络。可见是方兼顾太阳少阴而偏于太阳，盖据脉症而断矣。

## 案 10　夺精之后，复感寒邪

封左　诊脉浮紧而弦，舌苔干白而腻，身热不扬，微有恶寒，咳嗽气逆，十四昼夜不能平卧，咽痛淡红不肿，两颧赤色，据述病起于夺精之后，寒邪由皮毛而入于肺，乘虚直入少阴之经，逼其水中之火飞越于外，书曰：戴阳重证也。阅前方，始而疏解，前胡、薄荷、牛蒡、杏、贝之品，继则滋养，沙参、石斛、毛燕、川贝，不啻隔靴搔痒，扬汤止沸。夫用药如用兵，匪势凶猛，非勇悍之将，安能应敌也。拙拟小青龙合二加龙骨汤，一以温解寒邪，一以收摄浮阳，未识能挽回否？尚希明哲指教。

蜜炙麻黄五分　川桂枝八分　大白芍三钱　生甘草八分　熟附片一钱五分　煅牡蛎四钱　花龙骨（先煎）四钱　五味子（干姜三分拌捣）一钱　光杏仁三钱　仙半夏三钱　水炙桑皮二钱　远志八分

服二剂后，气喘渐平，去麻黄，又服两剂，颧红退，即更方。改用平淡之剂调理，如杏、贝、甘、桔、茯神、桑皮、苡仁、冬瓜子、北秫米等，接服五六剂而痊。

【赏析】

本案乃夺精之后，复感寒邪，肺有痰饮而虚阳浮越于外。两颧赤色，身热不扬，微有恶寒，咳嗽气逆，此戴阳重证也。匪势凶猛，非勇悍之将，安能应敌也。前医有病重药轻之嫌，丁氏用仲景小青龙汤去细辛加杏仁发汗解表，温肺化饮。又佐桑皮、远志泻肺化痰，附子温少阴之阳，牡蛎、龙骨收摄浮越之阳，两剂取效，续用平淡之剂调理而痊。

## 案 11　太少两感兼食滞

姚左　伤寒两感，太阳少阴为病。太阳为寒水之经，本阴标阳，标阳郁遏，阳不通行，故发热恶寒而无汗。少阴为水火之脏，本热标寒，寒入少阴，阴盛火衰，完谷不化，故腹痛而洞泄。胸闷呕吐，舌苔白腻，食滞中宫，浊气上逆，脉象沉迟而细。仲圣云：脉沉细，反发热，为少阴病，与此吻合，挟阴挟食，显然无疑，症势非轻。姑宜温经达邪，和中消滞。

净麻黄四分　熟附子一钱　藿苏梗（各）一钱五分　制川朴一钱　枳实炭一钱　仙半夏二钱　赤茯苓三钱　白蔻仁（研）八分　六神曲三钱　生姜一片　干荷叶一角

二诊　服温经达邪，和中消滞之剂，得微汗，恶寒发热较轻，而胸闷呕吐，腹痛泄泻，依然不止，苔腻不化，脉沉略起。太阳之经邪，虽有外解之势，少阴之伏邪未达，中焦之食滞互阻，太阴清气不升，阳明浊气不降也，恙势尚在重途，还虑增剧。仍守原法出入，击鼓而进取之。

荆芥一钱　防风一钱　淡豆豉三钱　熟附子一钱　藿苏梗（各）一钱五分　仙半夏二钱　生姜二片　枳实炭一钱　制川朴一钱　六神曲三钱　大腹皮二钱　酒炒黄芩一钱　干荷叶一角

三诊　脉沉已起，恶寒已而身热未退，泄泻止而呕恶胸闷，渴喜热饮，心烦少寐，舌转灰腻。少阴之邪，已转阳明之经，中焦之食滞，与素蕴之湿浊，互阻不化也。脉证参合，渐有转机。今拟透解阳明之经邪，宣化中焦之湿滞。

粉葛根二钱　淡豆豉三钱　嫩前胡一钱五分　藿香梗一钱五分　炒黄芩一钱五分　仙半夏二钱　枳实炭一钱　炒竹茹一钱五分　六神曲三钱　大腹皮二钱　赤茯苓（朱砂拌）三钱　干荷叶一角

四诊　得汗，表热大减，而里热尚炽，呕恶止而胸脘不舒，渴喜冷饮，心烦少寐，小溲短赤，舌边尖红绛碎痛，苔转薄黄，脉象濡数。良由寒已化热，热又伤阴，津少上承，心肝之火内炽，还虑劫液之变。今拟生津清解而降浮火，邪却津生，始得坦然。

天花粉三钱　生甘草五分　炒黄芩一钱五分　川雅连四分　连翘壳三钱　朱茯神三钱　江枳壳一钱　炒竹茹一钱五分　川贝母二钱　活芦根一尺

五诊 表里之热均减，渴喜冷饮，心烦少寐，小溲短赤，舌红绛碎痛，糜点已起，脉左弦数，右濡数。此阴液已伤，津乏上承，心肝之火内炽，伏热蕴湿交蒸。病情变化，正难预料。仍以滋液生津，引火下行。

西洋参一钱五分 生甘草五分 鲜生地四钱 川连五分 川通草八分 天花粉三钱 川贝二钱 连翘三钱 白薇一钱五分 北秫米（包）三钱 鲜竹叶三十张 活芦根（去节）一尺

六诊 热势渐退，舌糜亦化，佳兆也。而心烦少寐，渴喜冷饮，脉数不静，阴液伤而难复，虚火旺而易升，邪热已解，余焰未清。仍守增液生津，引火下行，药既获效，毋庸更张。

原方加琥珀安寐丸一钱五分，野蔷薇花露半斤，入煎。

**【赏析】**

《伤寒论·少阴病》篇："少阴病，始得之，反发热，脉沉者，麻黄细辛附子汤主之。"本例起病太少两感兼食滞，治宗仲景之法，宜温经达邪，和中消滞。方用麻黄解太阳之邪，附子温少阴之阳，苏梗、川朴、枳实、半夏、赤苓、蔻仁、神曲等和中消滞。微汗后，解表。药改为荆芥、防风、淡豆豉续进。三诊病传阳明气分，治法改用清解阳明、宣化湿滞。四诊病趋化热，心经火炽而阴液伤，取清解生津之法。五诊、六诊仍守滋液生津之法，用西洋参、生地、天花粉等滋养阴液，川连、连翘、白薇、竹叶等清热而获效。综观本案，病情有一个由表入里、由寒化热，热盛伤津的病理过程，丁氏精确辨证，环环扣紧，治随证变，药随法化，足为后人效仿。

## 案12 经后房劳，太少两感兼食滞

贺右 伤寒两感，挟滞交阻，太阳少阴同病。恶寒发热，头痛无汗，胸闷、腹痛拒按，泛恶不能饮食，腰酸骨楚，苔白腻，脉象沉细而迟。病因经后房劳而得，下焦有蓄瘀也。虑其传经增剧。拟麻黄附子细辛汤加味，温经达邪，去瘀导滞。

净麻黄四分　熟附片一钱五分　细辛三分　赤茯苓三钱　仙半夏三钱　枳实炭一钱　制川朴一钱　大砂仁（后下）八分　焦楂炭三钱　延胡索一钱　两头尖（酒浸、包）一钱五分　生姜三片

二诊　昨投麻黄附子细辛汤，去瘀导滞之剂，得畅汗，寒邪已得外达，发热渐退，腹痛亦减，惟头胀且痛，胸闷，不思纳食，脉象沉迟，舌苔薄腻，余邪瘀滞未楚，阳气不通，脾胃健运失司。今制小其剂而转化之。

川桂枝五分　炒赤芍三钱　紫苏梗一钱五分　云茯苓三钱　仙半夏三钱　枳实炭一钱　川楝子二钱　延胡索一钱　大砂仁（后下）八分　炒谷麦芽（各）三钱　生姜二片

【赏析】

本案病因经后房劳，太少两感伤寒，兼食滞，下焦有蓄瘀，拟用仲景麻黄细辛附子汤温经解表，赤苓、半夏、枳实、川朴、砂仁、焦楂炭、生姜和胃消滞，两头尖、延胡索活血祛瘀，效如桴鼓，一剂即有起色。遂改用桂枝汤合金铃子散及和胃化湿之品以善后。

## 案 13　太少两感之重证

杨右　脉象浮弦，汗多如雨，恶风，发热不解，遍体骨楚，少腹痛拒按，舌苔薄而腻，病从房劳经后而得。风入太阳，皮毛开而经腧闭，蓄瘀积而气滞阻，太少两感之重证也。亟宜温经达邪，去瘀消滞，以冀应手乃吉。

川桂枝八分　白芍二钱　清炙草八分　熟附子二钱　云茯苓三钱　砂仁（后下）八分　焦楂炭三钱　五灵脂（包煎）一钱　两头尖（酒浸、包）一钱五分　生姜三片

此证一剂而愈，故录之。明日以桂枝汤加和胃之品调之。

【赏析】

本案房劳后伤寒，表阳虚损则见汗多如雨，瘀血内停故见少腹痛拒按。用仲景桂枝加附子汤温阳解表，五灵脂、两头尖活血祛瘀，茯苓、砂仁、焦

楂炭和胃化湿，辨证精确，用药得当，一剂而愈。

### 案 14　气阴两伤、痰湿弥漫

陈左　气阴已伤，伏邪留恋，渐欲传入少阴，虚阳易于外越，痰湿弥漫中宫，清阳不能宣布，颇虑正虚邪实。姑拟扶正达邪，宣化痰湿，俾太阴之邪，从阳枢外泄乃顺。

潞党参三钱　生甘草八分　广陈皮一钱五分　熟附块二钱　仙半夏三钱　熟谷芽三钱　软柴胡八分　云茯苓三钱　生姜三片　红枣五枚

【赏析】

本例气阴两伤、痰湿弥漫，取扶正达邪、宣化痰湿为法。方用潞党参、甘草、熟附块、红枣益气温阳，半夏、陈皮、茯苓、谷芽宣化痰湿，柴胡和解少阳，使枢机利而邪外达。

### 案 15　寒厥

卫左　始由发热恶寒起见，继则表不热而里热，口干不欲饮，四肢逆冷，脉沉苔腻，加之呕恶呃逆，大便不实。外邪由太阳而陷于太阴，不得泄越，阳气被遏，胃阳不宣也。脉沉非表，为邪陷于里之证。四肢逆冷，经所谓阳气衰于下，则为寒厥是也，伤寒内陷之重症。姑拟四逆汤加减，通达阳气，和胃降浊。

淡干姜五分　丁香四分　川桂枝八分　六神曲三钱　炙甘草五分　柿蒂三枚　熟附子一钱五分　川朴八分　陈皮一钱五分　仙半夏三钱　熟谷芽三钱　生姜三片

【赏析】

本例为阴证伤寒，太阳之邪已入太阴少阴，阳气虚而四肢逆冷，胃阳不宣而呕恶、呃逆、大便不实。宗《伤寒论》四逆汤法，佐以和胃降逆。方用四逆汤温振阳气，丁香、桂枝温通阳气，柿蒂、川朴、半夏、陈皮、谷芽、生姜、神曲和胃降逆。

### 案 16　太阳中风证

吴左　虚体受寒，太阳为病，形寒骨楚，有汗不解，胸闷纳少，肢节酸楚，宜解肌达邪。

川桂枝五分　炒赤芍二钱　生甘草四分　清水豆卷五钱　赤茯苓三钱　炒枳壳一钱　苦桔梗一钱　陈广皮一钱　紫苏梗钱半　炒谷麦芽（各）三钱　荷叶一角　炒荆芥一钱

【赏析】

形寒骨楚有汗为太阳中风证，拟取法桂枝汤，方用桂枝、芍药、甘草发汗解表，又佐清水豆卷、荆芥解表，桔梗、茯苓、枳壳、陈皮、苏梗宣肺宽胸燥湿，荷叶清热升阳。

### 案 17　虚人感冒

杨右　阴虚质体，感受外邪，阳明为病，昨起寒热，头胀且痛，胸闷不思饮食，肢节酸痛。先宜疏邪治标。

荆芥穗钱半　淡豆豉三钱　象贝母三钱　薄荷叶（后下）八分　霜桑叶三钱　炒谷芽三钱　赤茯苓三钱　江枳壳一钱　甘菊花三钱　白通草八分　苦桔梗一钱　鲜荷叶一角　地枯萝三钱

【赏析】

阴虚之体复感外邪，谓之虚人感冒，急则治其标，宜疏邪为先。取银翘散、桑菊饮之意，方用荆芥、豆豉、薄荷、桑叶、菊花、荷叶疏散风热之邪，桔梗、象贝母宣肺化痰，茯苓、枳壳、白通草、谷芽、地枯萝和胃化湿。

### 案 18　少阳病

任左　午后寒热，胸闷纳少，脉象弦滑带数，伏邪移于少阳，营卫循序失常，姑拟柴葛解肌汤加减。

软柴胡八分　粉葛根钱半　清水豆卷四钱　苦桔梗一钱　藿香梗钱半　陈广皮四钱　仙半夏二钱　赤茯苓三钱　炒枳壳一钱　炒谷麦芽（各）三钱　黑山栀皮钱半　白通草八分　姜竹茹钱半

【赏析】

本例枢机不利，营卫失常，表邪未解，湿热交蒸。用柴葛解肌汤加减，方用柴胡、葛根解肌清热，豆卷、栀子、通草清透郁热，半夏、茯苓、枳壳、陈皮、竹茹、谷麦芽和胃化痰醒脾，桔梗宣肺气助解肌。

## 案19　少阳阳明为病

丁右　伏邪痰湿逗留募原，少阳阳明为病。寒热晚甚，胸闷泛恶，口干欲饮，咳嗽咯痰不爽，舌苔干腻，脉象弦滑带数。证势非轻，姑拟和解枢机，芳香化湿。

软柴胡一钱　仙半夏钱半　酒炒黄芩一钱　左金丸（包）七分　赤茯苓三钱　白蔻壳八分　枳实炭一钱　炒谷麦芽（各）三钱　通草八分　藿香钱半　佩兰钱半　姜竹茹钱半　甘露消毒丹（包煎）四钱

【赏析】

本例为邪入募原、湿热留恋气分之证。立和解枢机、芳香化湿之法，方用柴胡、黄芩和解少阳、舒展气机，半夏、茯苓、白蔻壳、枳实炭、谷麦芽、姜竹茹、左金丸和胃化湿，藿香、佩兰化湿和中，甘露消毒丹芳香化浊，清热利湿。

## 案20　少阳少阴为病

朱右　寒热夜半而作，清晨得汗而解，胸闷纳少，小溲短赤，四五日未更衣。舌质红，苔白腻而黄，脉象弦小而数。伏邪痰热蕴结，少阳少阴为病。今拟青蒿鳖甲汤合小柴胡汤加减，从阴引阳，而化痰湿。

青蒿梗钱半　炙鳖甲三钱　软柴胡八分　赤茯苓（朱砂拌）三钱　仙半夏二钱

川象贝（各）二钱　通草八分　炒竹茹钱半　炒苡仁三钱　清水豆卷四钱　佩兰梗钱半　炒谷麦芽（各）三钱　甘露消毒丹（包煎）四钱

**【赏析】**

本例阴分有热，少阳有邪兼痰热蕴结，治疗取法于吴鞠通青蒿鳖甲汤及仲景小柴胡汤。方中青蒿、鳖甲从阴引阳，搜阴分之邪，柴胡清少阳之邪，又佐茯苓、半夏、象贝、通草、竹茹、薏苡仁、佩兰梗、谷麦芽化湿和胃，豆卷、甘露消毒丹清化湿热。本案用药，不拘伤寒温病之分而组合化裁，高明之处，即在于是。

### 案 21　肝风素盛，心神不宁

许右　新寒外束，厥阳升腾，挟痰浊内阻，神明无以自主，战汗怯冷，心悸头眩，筋惕肉瞤。脉象弦小而滑，虑其增剧，姑拟调和营卫，安神涤痰。

川桂枝五分　大白芍二钱　左牡蛎（先煎）四钱　花龙骨（先煎）三钱　云茯苓三钱　仙半夏二钱　枳实炭一钱　煨天麻八分　炙远志一钱　炒枣仁三钱　九节石菖蒲八分　嫩钩藤（后入）三钱　磁朱丸（包）三钱

服药后一小时，当饮热粥汤。

**【赏析】**

本例新感外邪而肝风素盛，心神不宁。立调和营卫、安神涤痰之法，方用桂枝、芍药调和营卫、解肌祛风，牡蛎、龙骨重镇安神，茯苓、半夏、枳实、远志燥湿化痰，天麻、枣仁、石菖蒲、钩藤、磁朱丸平肝熄风，宁心安神。服药后嘱饮热粥汤，以助汗疏表。本例治法方药可谓标本兼顾之典范。

### 案 22　邪陷三阴

姜小姐　伤寒十六天，邪已陷入三阴。厥阴不能藏血，太阴不能统血，血渗大肠，便血成升成斗。色紫黑，汗多肢冷，脉象微细，气随血脱，真阳外亡，脉症参合，危在旦夕。勉拟回阳驱阴，敛阳崇土，冀望真阳内返，脉起肢温，始有转机之幸。尚希明正。

别直参一钱　熟附子块一钱　炮姜炭八分　清炙草五分　抱茯神三钱　煅牡蛎四钱　花龙骨（先煎）三钱　米炒于术钱半　陈广皮一钱　土炒白芍二钱　陈仓米一合，荷叶包煎汤代水

二诊　昨夜回阳驱阴，敛阳崇土之剂，真阳已得内返，脉起肢温，便血亦止，佳兆也。而口干欲饮，腹痛时作，舌苔干糙无津，阳回而阴液未复，津少上承，陷入厥阴之邪，未得外达，宿瘀留恋下焦，不通则痛。险岭虽逾，未入坦途，再宜回阳救阴，和解祛瘀，尚希明正。

吉林参须八分　熟附片五分　炮姜炭四分　抱茯神三钱　生甘草六分　生白术二钱　紫丹参二钱　炒赤芍二钱　焦楂炭三钱　陈广皮一钱　银柴胡一钱　炒嫩白薇钱半　干荷叶一角　炒谷芽四钱

三诊　回阳后阴液已伤，厥阴之邪已达少阳阳明，身热不退，口干欲饮，便血止，腹痛根株未除，舌苔灰糙无津，脉象左弦数右濡数。还虑津涸致变，今宜生津和解，冀伏邪能得从气分而解为幸。

天花粉三钱　生甘草六分　银州柴胡一钱　抱茯神三钱　炒扁豆衣三钱　银花炭三钱　赤芍药二钱　嫩白薇钱半　生谷芽三钱　干荷叶一角　白通草八分

四诊　回阳后阴液已伤，津少上承，厥阴之邪已返少阳阳明之经。昨投生津和解之剂，身热渐轻，腹痛亦除，惟口干欲饮，舌苔糙黄，脉象濡数。既见效机，仍守原意出入，能得不增变化，可望入于坦途，尚希明正。

南沙参三钱　银柴胡一钱　生甘草五分　天花粉三钱　抱茯神三钱　生扁豆衣三钱　炒银花四钱　赤芍药二钱　嫩白薇钱半　白通草八分　干芦根一两　生谷芽四钱

【赏析】

本例伤寒日久不解而邪陷入内，以致肝（厥阴）不藏血、脾（太阴）不统血而大失血，有气随血脱、真阳外亡之虞。丁氏立回阳驱阴、敛阳崇土之法。急投《伤寒论》四逆加人参汤温阳益气，又佐牡蛎、龙骨收摄潜阳，白芍、于术、陈皮、茯神、陈仓米、荷叶柔肝健脾。二诊见腹痛，酌加柴胡、

丹参和解化瘀之品，更进一筹。三诊已有阴证回阳之象，改和解生津之法。四诊守原意出入而善后。本例病情危重，阳浮阴亡，但真阳外亡是其主要矛盾。存得一分阳气，便有一分生机，用别直参配附子益气回阳，救垂危之阳气，使病证有转机，为进一步治疗提供了条件。

### 案 23　太阳少阴同病

吴先生　伤寒两感，挟滞交阻，太阳少阴同病。昨投温经达邪消滞之剂，形寒怯冷渐减，而绕脐腹绞痛，不思饮食，苔薄腻，脉象弦紧，渴喜热饮。寒邪客于厥少两经，肝脾气滞，不通则痛。仍守原意，加入理气，望通则不痛之意。

川桂枝五分　炒赤芍一钱五分　熟附块一钱　制川朴一钱　赤茯苓三钱　枳实炭一钱　仙半夏二钱　小茴香八分　福泽泻一钱五分　细青皮一钱　六神曲三钱　两头尖（酒浸、包）一钱五分　带壳砂仁（后下）八分　川郁金一钱五分

二诊　太阳少阴之邪能渐得外达，寒热较轻而未能尽退，少腹作痛，甚则上攻胸脘，小便短赤，不思纳谷，舌苔布腻而黄，脉象弦紧而迟。客邪蕴湿挟滞互阻，厥气乘势横逆，阳明通降失司。再拟疏邪温通，泄肝化滞。

清水豆卷四钱　紫苏梗一钱五分　川楝子二钱　延胡索一钱　赤茯苓三钱　枳实炭一钱五分　制川朴一钱　川郁金一钱五分　福泽泻一钱五分　细青皮一钱　六神曲三钱　炙枸橘一钱　带壳砂仁八分　两头尖（酒浸、包）一钱五分

### 【赏析】

本例表证挟滞未尽，邪客太阳、少阴两经，气滞血瘀，方用桂枝汤解表邪，附子温少阴之阳，川朴、茯苓、枳实、半夏、六神曲、砂仁和胃化湿，茴香、青皮、两头尖、郁金、泽泻疏肝暖肝、活血化瘀。二诊太阳少阴之邪渐解，湿滞血瘀依旧，守原方，去附子，解表药改豆卷、苏梗，酌加川楝子、延胡索、枸橘等理气活血化瘀之品，以冀痊愈。

## 二、时邪

### 案1　肺有伏热，外感风寒

朱孙少奶　怀麟三月余，风寒包热于肺，清肃之令不行，咳嗽痰不爽，音声欠扬，胸膺牵痛，脉象浮滑。姑拟疏邪化痰，宣肺和胃。

净蝉蜕八分　嫩射干八分　嫩前胡一钱五分　冬瓜子三钱　炙远志一线　熟大力子二钱　光杏仁三钱　炒竹茹一钱五分　象贝母二钱　福橘络一钱　霜桑叶二钱　苦桔梗一钱　胖大海三枚

【赏析】

本案乃肺有伏热，外感风寒时邪。不可用麻桂辛温发之，恐其燃火骤增，动及胎气。治以疏风宣肺。

### 案2　太阴阳明为病

程太太　旧有痰饮，新寒外束，挟湿滞内阻，太阴阳明为病，清不升而浊不降，胸闷泛恶，腹鸣泄泻，喉中痰声漉漉，舌苔薄腻微黄，形寒内热，脉濡滑。宜芳香化浊，宣肺化痰。

藿香梗一钱五分　苏梗一钱五分　仙半夏二钱　陈皮一钱　制川朴一钱　赤茯苓三钱　炒荆芥一钱　大腹皮二钱　嫩前胡一钱五分　六神曲三钱　焦楂炭三钱　象贝母三钱　干荷叶一角　清水豆卷四钱　川郁金一钱五分

【赏析】

内有痰饮，新寒外束，为小青龙汤之适应证。今见苔薄黄腻、腹鸣、泄泻、脉滑。内有痰饮已渐化热，不可用辛温麻黄、桂枝、细辛。仍以宣肺化痰利湿为其治。

### 案3　内有痰饮，复受风邪

何先生　旧有痰饮咳嗽，迩因跌伤受风，引动厥阳，扰犯清空，湿痰内阻肺胃，宣化失司，以致头痛眩晕，遍体酸楚，咳嗽痰多，其则气逆，纳少泛恶，虚寒虚热，舌质红，苔薄腻，脉弦细而滑。本虚标实，宜疏泄风阳，肃肺化痰，治其标也，尚希明正。

仙半夏二钱　煨天麻八分　稽豆衣三钱　大贝母三钱　云茯苓三钱　炙远志一钱　川郁金一钱五分　炙款冬一钱五分　杏仁三钱　旋覆花（包煎）一钱五分　嫩钩藤三钱　荷叶边一角　炒谷麦芽（各）三钱　鹅管石（煅）一钱

**【赏析】**

本案乃内有痰饮，复受风邪。风挟痰饮上扰清空而致头痛眩晕；风湿袭表则遍体酸楚；痰浊阻肺则咳嗽痰多。治疗以半夏、天麻、嫩钩藤熄风化痰；以旋覆花、贝母、杏仁肃肺化痰。

## 案4　邪蕴肺胃

沈小姐　阴血本亏，肝气犯胃，食入呕吐，屡次举发。迩来复受氤氲之邪，蕴袭肺胃，初起寒热。今寒热解后，咳嗽不爽，纳谷无味，口干不多饮，舌苔灰腻而黄，边尖淡红，脉象左弦右濡滑，津少上承，痰浊中阻。适值经行，行而不多，冲任不足可知。病情夹杂，非易速痊。先宜宣肺和胃，调荣通经，治其标也。

霜桑叶二钱　光杏仁三钱　大贝母三钱　朱茯神三钱　仙半夏一钱五分　左金丸（包）六分　旋覆花（包）一钱五分　紫丹参三钱　茺蔚子三钱　川石斛二钱　梗通草八分　炒竹茹一钱五分　炒谷麦芽（各）三钱

**【赏析】**

氤氲乃秽浊之气。辟秽多以温燥，今见苔灰腻而黄，知其渐已化热，温燥之品切不可用。故先以宣化、通利分消秽浊之邪，以观后效，方可酌情而施。丹参、茺蔚子调其冲任。

## 案5　感受温毒

王老先生　温毒渐愈，潮热亦退，咳嗽欠爽，小溲不清，舌质红，微有苔意。阴液有来复之渐，厥阳易于升腾，余湿痰热尚未清澈，肺胃宣化未能如常也。今拟养胃生津，清肺化痰，去疾务尽之意。

川石斛三钱　天花粉二钱　生石决六钱　朱茯神三钱　忍冬藤三钱　连翘壳三钱　生赤芍二钱　碧玉散三钱　鲜竹茹一钱五分　滁菊花三钱　川象贝（各）二钱　通草八分　枇杷叶露（后下）四两

二诊　温毒已愈，阴分已伤，虚火易于上升，口角破疮，耳鸣，小溲不清，鼻柱微痛，舌质光红，脉濡小带数。再拟育阴生津，清热化痰。

西洋参一钱五分　京玄参一钱五分　生石决六钱　鲜石斛三钱　朱茯神三钱　冬桑叶三钱　滁菊花二钱　通草八分　生甘草六分　生赤芍二钱　冬瓜子三钱　川象贝（各）二钱　活芦根一尺　枇杷叶露（后入）四两

三诊　温毒渐愈，复受新风，少阳余邪未楚，荣卫循序失常。形寒微热，渐即得汗而解，舌尖碎痛，小溲短赤。阴液已伤，虚火上升，寐不安宁，心神不得交通，舌光红，脉濡小带数。再拟生津和解，清肺安神。

鲜石斛三钱　天花粉三钱　京玄参一钱五分　连翘壳三钱　生石决八钱　朱茯神三钱　银柴胡一钱　鸡苏散三钱　生赤芍一钱五分　金银花三钱　通草八分　炒荆芥炭八分　川象贝（各）二钱　活芦根一尺　枇杷叶露四两　白菊花露四两（两味后下）

四诊　温毒已愈，形寒微热已除，惟阴分已伤，肝阳易于上升，耳鸣少寐，咯痰不爽，小溲不清，舌光无苔，脉濡小带数。再拟生津清肝，清肺化痰。

川石斛三钱　京玄参一钱五分　生石决六钱　滁菊花三钱　朱茯神三钱　银柴胡八分　碧玉散三钱　生赤芍二钱　川象贝（各）三钱　白通草八分　活芦根一尺　枇杷叶露四两（后入）

【赏析】

此案为感受温毒，时邪渐瘥之调理法则。温毒为阳热之邪，极易伤阴液而致虚火上炎。症见口角破疮、鼻柱微痛、舌尖碎痛等均属虚火上炎，上扰心神而致寐不安宁,阳热挟痰易袭肺胃,故症见咳嗽、咯痰。故温毒病后宜养阴生津,清肺胃之热,佐以安神为治。

## 案6 湿邪挟风客于肌表

孙先生 太阳之邪未罢,湿滞内阻,脾胃不和,畏风骨楚,有汗不解,胸闷纳少,甚则泛恶,舌苔灰腻,脉象浮缓而滑,虑其传经增剧。姑拟解肌达邪,芳香化湿。

川桂枝四分 藿香梗一钱五分 仙半夏二钱 清水豆卷四钱 赤茯苓三钱 枳实炭一钱 苦桔梗一钱 制川朴一钱 白蔻壳八分 炒谷麦芽(各)三钱 泽泻一钱五分 西秦艽一钱五分 姜竹茹一钱五分 荷叶边一角

【赏析】

本案湿邪挟风客于肌表,则见畏风骨楚、汗不解;滞于脾胃则胸闷、纳少、泛恶、苔灰腻。治应疏风解肌,芳香与温燥共进,以冀邪达湿除。

## 案7 湿邪挟风客于肌表,营卫失调

林太太 太阳之邪未罢,蕴湿内阻,荣卫循序失常,寒热有汗不解,肢节酸疼,左手臂尤甚,胸闷不舒,舌苔薄腻,脉象浮缓而滑,邪势正在鸱张,虑其缠绵增剧。急宜解肌达邪,和胃化湿。

川桂枝四分 炒赤芍三钱 清水豆卷四钱 赤茯苓三钱 炒枳壳一钱 泽泻一钱五分 六神曲三钱 晚蚕沙三钱 紫苏梗三钱 嫩桑枝三钱 佩兰梗三钱 荷叶边二圈

【赏析】

本案乃湿邪挟风客于肌表,营卫失调。治应调和营卫,疏泄利湿。药用桂枝、炒赤芍调和营卫;豆卷、枳壳、苏梗疏泄风邪。余药化利湿邪取效。

## 案8 太阳太阴为病

余十一少爷 感受时气之邪,挟湿滞内阻,太阳太阴为病,清不升而浊不降，以致寒热头胀，有汗不解，胸闷不思饮食，大便溏泄，小溲短赤，脉象浮濡而滑。恙势正在鸱张，虑其缠绵增剧。急拟疏解和中，而化湿滞。

炒豆豉三钱　荆芥穗一钱　藿香梗一钱　青防风一钱　赤猪苓（各）三钱　青皮一钱　大腹皮二钱　桔梗一钱　六神曲三钱　焦楂炭三钱　炒车前子三钱　炒苡仁四钱　荷叶一角

二诊　太阳之邪已解，寒热已退，惟胸闷不舒，腑行溏薄，小溲短少，纳谷无味，脉象濡滑。湿热滞未楚，脾胃不和，清不升而浊不降也。宜和中化滞，分利阴阳。

煨葛根一钱　藿香梗一钱　苦桔梗一钱　佩兰叶一钱五分　赤猪苓（各）三钱　陈皮一钱　大腹皮二钱　炒车前子三钱　六神曲三钱　炒麦芽三钱　炒苡仁三钱　陈莱菔英三钱　干荷叶一角

**【赏析】**

本案乃湿邪内滞，外感风邪所致。治应先疏解风邪，用豆豉、荆芥、防风、桔梗；后化其湿滞，用藿香、佩兰、荷叶、苡仁、莱菔英、猪苓。

# 三、风温

### 案1　风热袭肺

谢司令　感受风温之邪，引动伏气，挟痰滞内阻，太阳阳明为病。昨起寒热，至今不退，头胀且病，蒂丁下坠，胸闷不思饮食，舌苔薄腻微黄，脉象浮滑而数，邪势正在鸱张。虑其增剧，急宜辛凉汗解。

荆芥穗二钱　淡豆豉三钱　象贝母三钱　薄荷叶（后下）八分　嫩前胡钱半　江枳壳一钱　苦桔梗一钱　净蝉蜕八分　嫩射干八分　光杏仁三钱　轻马勃八分　炒竹茹钱半

二诊　寒热已退，咽喉肿痛白腐，偏于左关，妨于咽饮，苔薄腻黄，脉象濡滑而数。此乃一阴一阳之火上升，外邪虽解，伏温痰热蕴袭肺胃两经。今宜辛凉清解，而化疫毒。

薄荷叶（后下）八分　京玄参二钱　冬桑叶三钱　象贝母二钱　甘中黄八分

细木通八分　川雅连五分　金锁匙八分　金银花三银　连翘壳三钱　生赤芍三钱

藏青果一钱　鲜竹叶三十张　活芦根一尺　凉膈散（包）三钱

**【赏析】**

本案风热之邪袭于肺卫之表，症见寒热、头痛、脉浮数。兼阳明疫毒挟痰内伏，故见咽喉肿而腐。新感引动伏邪。治疗应先用辛凉汗解以疏风热，透风于热外。再予清热解毒以化疫毒。

## 案2　痰热壅肺

冯太太　旧有痰饮，风温引动伏邪，挟痰交阻，阳明为病，肺热叶举，清肃之令失司，发热无汗，气喘咳嗽，咯痰不爽，胸膺牵痛，脉象浮紧滑数，舌中灰黄，边薄腻。口干欲饮，证势非轻，急宜麻杏石甘汤加减，清解伏邪而化痰热。

净麻黄（先煎去白沫）四分　熟石膏（打）三钱　光杏仁三钱　生甘草六分

淡豆豉三钱　象贝母三钱　嫩前胡二钱半　炙兜铃一钱　竹沥半夏二钱　炒竹茹二钱　川郁金二钱半　冬瓜子三钱　活芦根一尺　枇杷叶露（冲服）四两　真猴枣粉（冲服）二分

二诊　昨投麻杏石甘汤加减，得汗表热较轻，而里热尚炽，咳嗽气逆，喉有痰声，难以平卧，口干不多饮，脉象滑数而促。风温伏邪挟痰瘀阻塞肺络，肺炎叶举，清肃之司不得下行，恙势尚在险途，未敢轻许不妨。再宜清解伏邪，宣肺化痰，冀热退气平为幸。

水炙桑叶皮（各）钱半　光杏仁三钱　川象贝（各）二钱　熟石膏（打）三钱

竹沥半夏二钱　炒竹茹钱半　旋覆花（包）钱半　炙白苏子钱半　马兜铃一钱　瓜蒌皮三钱　冬瓜子三钱　炙远志一钱　活芦根一尺　枇杷叶露（冲服）四两

**【赏析】**

患者症见发热、咳嗽、气喘、胸痛等症。虽属风热引动，但已非肺卫之表证，而属痰热壅肺的气分实热证。治拟清热化痰平喘，以麻杏石甘汤为主方。证势非轻，恐其"逆传心包"，必要时可酌加剂量，增服药次，冀热退气平。

## 案3　风热挟湿，蕴袭肺胃

惠珠小姐　风温之邪，蕴袭肺胃，身热四天，得汗不解，胸闷咳嗽，舌边红，苔薄腻，脉浮滑而数。投剂合度，再拟辛凉疏解，宣肺化痰。

淡豆豉三钱　荆芥穗一钱　粉葛根一钱五分　薄荷叶（后下）八分　枳实炭一钱　苦桔梗一钱　连翘壳三钱　嫩前胡一钱五分　光杏仁三钱　大贝母三钱　净蝉蜕八分　熟牛蒡子二钱　冬瓜子三钱

二诊　身热五天，有汗不解，咳嗽胸闷，舌边红，苔灰腻，脉象滑数。此无形之风温，与有形之痰滞，互阻阳明为病，肺失宣化之权。再拟辛凉疏解，宣肺化痰。

粉葛根一钱五分　净蝉蜕八分　鸡苏散三钱　嫩前胡一钱五分　枳实炭一钱　苦桔梗一钱　金银花三钱　连翘壳三钱　光杏仁三钱　大贝母三钱　熟牛蒡子一钱五分　白通草八分　炒竹茹一钱五分

三诊　风温挟湿六天，得汗身热较轻，咳嗽痰多，胸闷不思饮食，舌苔薄腻而黄，脉濡滑而数。此无形之风温，与有形之痰滞交阻阳明为病，肺失宣化之权。再与辛凉清解，宣肺化痰。

粉葛根一钱　嫩前胡一钱五分　鸡苏散（包）三钱　光杏仁三钱　熟牛蒡子二钱　枳实炭一钱　冬桑叶三钱　大贝母三钱　金银花三钱　连翘壳三钱　炒竹茹一钱五分　通草八分　冬瓜子二钱　全瓜蒌（切）四钱

【赏析】

患者症见发热汗出不解，胸闷咳嗽，脉浮数，此仍在肺卫之表，风热挟湿袭之。故应以辛凉散风宣肺化痰治之。

## 案4　风热挟湿

朱先生　风温之邪，挟湿热内蕴阳明为病。肺失宣化之权，身热六天，朝轻暮重，有汗不解，咳痰不爽，胸闷不思饮食，小溲短赤，舌苔粉白而腻，脉象濡滑而数。书云：汗出而热不解者，非风即湿。又曰：湿为黏腻之邪，最难骤化，所以身热而不易退也。再拟疏解温邪，宣肺淡渗。

炒豆豉三钱　黑栀皮一钱五分　鸡苏散（包）三钱　福泽泻一钱五分　赤茯苓三钱　江枳壳一钱　苦桔梗一钱　连翘三钱　净蝉蜕八分　光杏仁三钱　大贝母三钱　熟牛蒡子二钱　甘露消毒丹（包煎）四钱

二诊　风温之邪，挟湿热内蕴阳明为病。肺失宣化，身热七天，早轻暮重，汗泄不畅，咳痰不爽，胸闷不思饮食，口干不多饮，小溲短赤，三日未更衣，舌苔薄腻，脉象濡滑而数。仍拟解肌达邪，宣肺化痰，冀望风温之邪，由从气分而解。

炒豆豉三钱　粉葛根一钱五分　净蝉蜕八分　薄荷叶八分　熟牛蒡子一钱五分　江枳壳一钱　苦桔梗一钱　嫩前胡一钱五分　光杏仁三钱　大贝母三钱　通草八分　冬瓜子三钱　连翘壳三钱

【赏析】

此患者症见发热咳嗽苔腻，此风热挟湿之候，治疗除透风于热外，必渗湿于热下。风湿不与热相合，其势必孤矣。故治以宣肺淡渗乃为上策。

## 案5　风热留恋

蓝右　风温伏邪，蕴袭肺胃，寒热头痛，咳嗽胸闷，且有泛恶，脉象浮濡而滑。姑拟辛凉疏解，宣肺化痰。

炒荆芥钱半　清水豆卷四钱　嫩前胡钱半　炒竹茹钱半　冬瓜子三钱　炒薄荷（后下）八分　净蝉蜕八分　朱茯神三钱　熟牛蒡子二钱　光杏仁三钱　象贝母三钱　江枳壳一钱　白通草八分　炒谷麦芽（各）三钱　荷叶边一圈

【赏析】

本案是风热之邪留恋于表，仍未化热入里，故治以辛凉疏解为主，兼以宣肺化痰。

### 案6 热袭肺胃，移于小肠

宋右 风温伏邪，蕴袭肺胃，移于小肠，临晚寒热，咳嗽痰多，经闭四月，颇虑外感而致内伤，入于虚损一途。

银柴胡一钱 炙远志一钱 白通草八分 清水豆卷四钱 仙半夏半钱 炒谷麦芽（各）三钱 光杏仁三钱 水炙桑叶皮（各）钱半 冬瓜子三钱 象贝母三钱 赤茯苓三钱 茺蔚子二钱 鲜荷叶一角

【赏析】

本案乃风热之邪，袭于肺胃。"移于小肠"，多指热邪，其症案中未表明，用药已有体现。治以清解宣肺化痰。经闭四月，需调经水。仅加茺蔚子一味调理经水，力恐不足。

### 案7 热袭肺胃化热

许右 风温伏邪，蕴袭肺胃，胸闷泛恶，咳嗽胸痛，苔薄黄，脉濡数。证势非轻，宜辛凉疏解，宣肺化痰。

炒豆豉三钱 嫩前胡钱半 净蝉蜕八分 冬桑叶三钱 赤茯苓三钱 枳实炭一钱 光杏仁三钱 象贝母三钱 连翘壳三钱 黑山栀皮钱半 冬瓜子三钱 鲜枇杷叶（去毛）三片

【赏析】

此案除胸闷、咳嗽、脉浮等症外，另见胸痛泛恶。说明病人风温之邪，已入肺胃之经，有化热之象，故曰"证势非轻"。方用辛凉疏解，宣肺化痰之剂，同时可酌加清肺之品。

### 案8 肺胃气分病

赵左 风温伏邪，蕴蒸阳明之里，身热晚甚，咳痰不爽，口渴头眩，脉象濡小而数，舌质红，苔黄。阴液暗伤，津少上承。虑其增剧，姑拟生津清解，宣肺化痰。

天花粉三钱　　冬桑叶三钱　　甘菊花三钱　　嫩前胡钱半　　薄荷叶八分　　朱茯神三钱　　光杏仁三钱　　象贝母三钱　　金银花三钱　　连翘壳三钱　　冬瓜子二钱　　活芦根一尺

**【赏析】**

此案患者症见身热晚甚、口渴、舌质红、苔黄，为阳明初热，灼伤津液之候；咳嗽、咯痰不爽为肺热燥甚之象。病在肺胃气分。治疗除宣肺化痰外，需加生津清热之品，以除阳明之初热。

## 案9　风热袭肺

李左　风温燥邪，蕴袭肺胃，寒热咽痛，头痛眩晕，咳嗽无痰。宜辛凉疏解，宣肺化痰。

荆芥穗一钱　　淡豆豉三钱　　净蝉蜕八分　　薄荷叶（后下）八分　　甜苦甘草（各）五分　　苦桔梗一钱　　嫩射干八分　　轻马勃八分　　炒银花三钱　　连翘壳三钱　　象贝母三钱　　藏青果一钱　　熟牛蒡子二钱　　鲜竹茹钱半

**【赏析】**

本案风热袭于肺卫之表，症见寒热咽痛，头痛眩晕，咳嗽无痰，治疗以荆、豉、蝉蜕、桔梗、牛蒡子辛凉疏解。见咽痛，以马勃、射干、连翘、藏青果清热解毒利咽，佐象贝、竹茹化痰。

## 案10　风热袭肺，痰湿交阻

蔡右　风温伏邪，挟痰滞交阻，肺胃为病，寒热头胀，咳嗽呕恶。宜祛邪化痰，宣肺和胃。

荆芥穗钱半　　淡豆豉三钱　　嫩前胡钱半　　光杏仁三钱　　赤茯苓三钱　　炒枳壳一钱　　苦桔梗一钱　　炒谷麦芽（各）三钱　　象贝母三钱　　净蝉蜕八分　　熟牛蒡子二钱　　炒竹茹钱半　　川郁金钱半

另用玉枢丹二分，开水磨冲服。

**【赏析】**

本案患者风热袭肺，肺气不宣症见寒热咳嗽；痰湿交阻，胃气上逆故呕恶头胀。所以治以宣肺和胃辛凉轻剂与辟秽化浊玉枢丹同用取效。

### 案 11　风温袭肺，痰热内扰

邵左　风温燥邪，蕴袭肺胃，初起寒热，继则咳嗽胸闷，入夜梦语如谵，脉象濡滑而数。虑其增剧，姑拟辛凉清解，宣肺涤痰。

嫩前胡钱半　冬桑叶三钱　光杏仁三钱　象贝母三钱　朱茯神三钱　炙远志一钱　竹沥半夏二钱　白通草八分　鲜竹茹（枳实炭七分同拌）钱半　石菖蒲八分　冬瓜子三钱　天竺黄钱半　陈胆星八分

**【赏析】**

本案寒热、咳嗽、胸闷为风温袭入肺经；梦语如谵，虑有增剧之变，参见脉濡滑数，为痰热内扰心神，恐其蒙蔽心包。治除辛凉清解外，需加涤痰开窍之品，如菖蒲、胆星、竹茹、天竺黄之属。

### 案 12　风温挟湿痰，逗留少阳阳明

佘太太　风温之邪，挟湿痰逗留少阳阳明为病。畏风身热，得汗不畅，咳嗽不爽，胁肋牵痛，稍有泛恶，项强转侧不利，口干不多饮，舌质红，苔薄腻，脉象濡滑而数。阳明经邪不得外达，痰湿逗留肺络，气机不宣，还虑缠绵增剧。再拟疏解少阳之经邪，宣化肺胃之痰湿，尚希明正。

粉葛根一钱五分　银柴胡一钱　炒豆豉三钱　黑山栀皮一钱五分　竹沥半夏一钱五分　炒竹茹（枳实一钱　同炒）一钱五分　光杏仁三钱　象贝母三钱　连翘壳三钱　炒荆芥一钱　冬瓜子二钱　通草八分

二诊　得汗表热渐退，而里热不清，口渴不多饮，咳嗽呕恶，夜不安寐，舌苔薄腻，脉象濡滑。风温之邪，挟痰滞交阻肺胃为病，胃不和则卧不安也。再拟祛风宣肺，和胃化痰。

清水豆卷二钱　净蝉蜕八分　嫩前胡一钱五分　霜桑叶三钱　朱茯神三钱　竹沥　半夏一钱五分　枳实炭一钱　炙远志一钱　光杏仁三钱　大贝母三钱　通草八分　炒竹茹一钱五分　冬瓜子二钱　鲜枇杷叶（去毛、包）三张

**【赏析】**

本案患者由于素体气滞，又复感风热，袭于肺卫之表，故见畏风，身热，咳嗽；肝胆气滞则见胁肋牵痛，肝气犯胃故见泛恶，气郁化火故舌质红。治疗除辛凉宣肺外，再需疏理肝胆之气，佐以化痰。

### 案 13　风温挟湿，太阴阳明为病

朱曾孙少爷　风温之邪，挟湿滞交阻，太阴阳明为病。身热十一天，时而迷睡，哭泣少泪，咳嗽声音不扬，大便溏泄，舌质红，苔薄腻，脉象濡滑而数，唇焦而裂。《伤寒大白》云：唇焦属食积，风温痰滞互相为患，颇虑邪热内陷厥阴，致生变迁。姑拟方候明正。

粉葛根一钱　清水豆卷三钱　净蝉蜕八分　薄荷叶五分　赤茯苓三钱　枳实炭一钱　川象贝（各）二钱　炒银花三钱　连翘壳三钱　焦楂炭三钱　冬桑叶一钱五分　炒竹茹一钱五分　胖大海二枚

二诊　风温之邪，已十二天，表不热而里热，咳嗽声音不扬，时而迷睡，哭泣少涕，大便溏泄，舌边红，苔腻黄，唇燥而裂，脉濡滑而数，风温痰滞交阻，肺与大肠为病。投剂合度，仍宜清解风温而化痰滞。

净蝉蜕八分　薄荷叶八分　冬桑叶三钱　炒竹茹一钱五分　赤茯苓三钱　枳实炭一钱　胖大海三只　炒银花三钱　连翘壳三钱　焦楂炭三钱　地枯萝三钱　川象贝（各）二钱　鲜枇杷叶三张

**【赏析】**

本案患者身热十一日，咳嗽，舌红而唇焦，哭泣少泪涕，当属风热之邪入里化燥伤津；时而迷睡，痰扰心神；大便溏，苔腻黄，均属太阴湿滞，太阴阳明为病之象。故治以清解风温而化湿滞。

### 案 14　风温挟痰逗留肺胃，移于少阳

刘小姐　风温之邪，挟痰热逗留肺胃，移于少阳，身热四候，朝轻暮重，咳嗽痰多，口干欲饮，舌前半淡红，中后薄腻，脉象濡滑而数，胸闷不思饮食。阴液暗伤，津少上承，证势非轻。姑拟生津达邪，清肺化痰。

天花粉二钱　银柴胡一钱　青蒿梗一钱五分　嫩白薇一钱五分　赤茯苓三钱　象贝母三钱　冬桑叶二钱　银花炭三钱　清水豆卷四钱　焦楂炭四钱　粉葛根一钱　冬瓜子三钱　连翘壳三钱

二诊　寒热大减，咳嗽痰多，胸痹不能饮食，大便溏薄不爽，口干不多饮，脉象濡数。阴液暗伤，燥邪痰热逗留肺胃，太阴清气不升，还虑正不胜邪，致生变迁。人以胃气为本，今拟和胃化痰，清肃肺气。

水炙桑叶皮（各）一钱五分　川象贝（各）二钱　稽豆衣三钱　抱茯神三钱　远志一钱　炒扁豆衣三钱　焦楂炭二钱　银花炭三钱　冬瓜子三钱　生熟谷芽（各）三钱　干芦根一两　干荷叶一角

三诊　寒热已退，便溏亦止，惟咳嗽痰多，胸痹不能饮食，白疹隐隐布于胸腹之间，左脉细弱，右脉濡数无力，肺之阴已伤，燥邪痰热留恋，还虑正不胜邪，致生变迁，再宜养正和胃，清肺化痰。

南沙参三钱　水炙桑叶二钱　抱茯神三钱　炒怀山药三钱　川象贝（各）二钱　生苡仁四钱　冬瓜子三钱　生熟谷芽（各）三钱　远志一钱　炒扁豆衣三钱　浮小麦四钱　干荷叶一角

【赏析】

本案患者症见身热早轻暮重，是为邪入少阳，暗伤阴液之候。故方用银柴胡、青蒿、白薇、天花粉，使邪从少阳而解并以生津。一诊奏效，后见咳嗽痰多，便溏薄，是为痰湿留滞肺脾，治以宣肺化痰，和中除湿。

### 案 15　肺胃痰热熏蒸心包

张童　风自外来，温从内发，风性属阳，温易化热，热盛生痰，风善上

升，风温痰热，互蕴肺胃。发热旬余，口干欲饮，咳嗽气粗，胁肋牵痛，热痰蒙蔽清窍，灵机堵塞，心主神明之所，变为云雾之乡，神识模糊，谵语妄言，起坐如狂。前医迭投犀羚不应，其邪在气，不在营也。况按胸腹之间，似觉闷胀，内夹宿食，又可知也。舌尖红，苔薄腻黄，唇焦，脉滑数，《伤寒大白》云：唇焦属食积，腑行溏薄，不得径用下达明矣。脉证参合，痉厥之险，不可不虑。姑拟辛凉清疏，以解伏气，温胆涤痰，而通神明，苟能神清热减，自有转机。

薄荷（后下）一钱　朱茯神三钱　广郁金一钱五分　天竺黄二钱　荸荠汁（冲）一杯　银花四钱　枳实一钱五分　象贝母三钱　鲜石菖蒲五分　保和丸（包煎）三钱　连翘二钱　竹茹一钱五分　活芦根（去节）一尺　冬瓜子三钱

一剂神清，二剂热减，三剂热退而愈。

【赏析】

本例患者发热旬余，口干、咳嗽气粗，胁肋牵痛，唇焦舌红，虽并见神识模糊、谵语如狂。但投犀羚不效。证仍属气分，不属营分心包。此肺胃痰热熏蒸心包。治以辛凉疏解，涤痰宁神。辨证精确，用药得当，故一剂而神清，三剂而热退。

## 案 16　风热伏邪蕴袭肺胃

王幼　发热八日，汗泄不畅，咳嗽痰多，烦躁懊侬，泛泛呕恶，且抽搐有如惊风之状，腑行溏薄，四末逆冷，舌苔薄腻而黄，脉滑数不扬。前师作慢惊治，用参、术、苓、半、贝、齿、竺黄、钩藤等，烦躁泛恶益甚。此乃风温伏邪，蕴袭肺胃，蓄于经络，不能泄越于外，势有内陷之象。肺邪不解，反移大肠则便溏；阳明之邪不达，阳不通行则肢冷，不得与慢惊同日而语也。况慢惊属虚，岂有烦躁懊侬之理？即曰有之，当见少阴之脉证。今种种病机，恐有痧疹内伏也，亟拟疏透，以冀弋获。

荆芥穗一钱五分　粉葛根二钱　蝉蜕八分　薄荷（后下）八分　苦桔梗八分

淡豆豉三钱　银花炭三钱　连翘一钱五分　赤茯苓三钱　枳实炭一钱五分　炒竹茹一钱五分　藿香梗一钱五分

二诊　服疏透之剂，得汗甚多，烦躁泛恶悉减。面额项颈之间，有红点隐隐，即痧疹之见象。咳嗽痰多，身热不退，舌质红，苔薄腻而黄，脉滑数。伏温之邪，有外达之机，肺胃之气，窒塞不宣。仍从辛凉清解，宣肺化痰，冀痧透热退则吉。原方去豆豉，加紫背浮萍。

【赏析】

本案症见便溏，四肢逆冷，前医曾用参术未效。细察其发热但汗泄不畅，且烦躁懊憹，时有抽搐，此并非虚损慢惊风之候。缘由风热伏邪蕴袭肺胃，不得透达之故。一诊用疏透之法，汗出痧疹现，邪热得透。转治肺热痰甚，清解宣肺化痰，并加浮萍继透其疹取效。

## 案17　邪热乍入营分，气营同病

孙女　初起身热形寒，即鼻衄如涌，吐血盈碗，口干不多饮，入夜烦躁不安，脉濡数，舌边红，苔薄腻。伏温之邪在营，逼血妄行，大忌骤用滋阴，恐温邪不得从阳明而解也。

黑荆芥一钱五分　轻马勃八分　连翘一钱五分　白茅花根三钱　冬桑叶三钱　淡豆豉三钱　象贝母三钱　侧柏炭一钱五分　粉丹皮一钱五分　竹茹一钱五分　黑山栀一钱五分　薄荷叶（后下）八分

复诊　投药两剂，吐衄均止，身热转盛，苔腻稍化，脉仍濡数。伏温之邪，由营及气，由里达表，佳象也。仍予辛凉清解，以泄其温。

薄荷（后下）八分　淡豆豉三钱　象贝母三钱　连翘一钱五分　朱茯神三钱　赤芍一钱五分　桑叶三钱　黑山栀一钱五分　竹叶三十张　竹茹一钱五分　茅根（去节）一两

【赏析】

本案虽见鼻衄、吐血、入夜烦躁、舌质边红、脉濡数，酷似营血重证。

但细察舌未绛而神未昏，仍属邪热乍入营分之气营同病。此见鼻衄、吐血，不可即以为血分证之耗血动血，实肺胃气热、灼伤血络。治疗乃以透热转气，拟以黑膏治之。药入两剂则由里达表，再以辛凉清解。

### 案18　实热重证之肺痈证

陈左　身热及旬，咳嗽痰有腥味，大便不实，舌质红，苔黄，脉滑数，白疹布而未透，风温袭入肺胃，湿热蕴蒸气分，证势非轻。拟轻清宣解，轻可去实，千金苇茎加味。

净蝉蜕八分　生草五分　金银花三钱　象贝母三钱　连翘一钱五分　生苡仁三钱　嫩前胡一钱五分　桔梗五分　冬瓜子三钱　赤芍一钱五分　桑叶三钱　芦根（去节）五钱　鲜荷叶一角　金丝荷叶五张

【赏析】

本案症见咳嗽痰有腥味，身热，乃风温痰热袭肺之肺痈证，属实热重证。以轻清花叶类药，宣肺清解，即所谓轻可去实。如身热较重、痰浊腥臭，则仅以清热解毒似嫌不足。

### 案19　痰热塞肺

徐孩　发热六天，汗泄不畅，咳嗽气急，喉中痰声辘辘，咬牙嚼齿，时时抽搐，舌苔薄腻而黄，脉滑数不扬，筋纹色紫，已达气关。前医迭进羚羊、石斛、钩藤等，病情加剧。良由无形之风温，与有形之痰热，互阻肺胃，肃降之令不行，阳明之热内炽，太阴之温不解，有似痉厥，实非痉厥，即马脾风之重症，徒治厥阴无益也。当此危急之秋，非大将不能去大敌，拟麻杏石甘汤加减，冀挽回于什一。

麻黄一钱　杏仁三钱　甘草一钱　石膏（打）三钱　象贝母三钱　天竺黄二钱　郁金一钱　鲜竹叶三十张　竹沥五钱　活芦根（去节）一两

二诊　昨投麻杏石甘汤加减，发热较轻，咬牙嚼齿抽搐均定，佳兆也。惟咳嗽气逆，喉中尚有痰声，脉滑数，筋纹缩退，口干欲饮，小溲短赤，风温痰热，交阻肺胃，一时未易清澈，仍击鼓再进。

麻黄一钱　杏仁三钱　甘草一钱　石膏（打）三钱　象贝母三钱　广郁金一钱
天竺黄二钱　马兜铃一钱五分　冬瓜子三钱　淡竹沥油五钱　活芦根（去节）二两

三诊　两进麻杏石甘汤以来，身热减，气急平，嚼齿抽搐亦平，惟咳嗽痰多，口干欲饮，小溲短赤，大便微溏色黄。风温已得外解，痰热亦有下行之势。脉仍滑数，余焰留恋。然质小体稚，毋使过之，今宜制小其剂。

净蝉蜕八分　川象贝（各）一钱五分　金银花三钱　冬桑叶三钱　通草八分
杏仁三钱　炙远志五分　连翘一钱五分　天花粉三钱　马兜铃一钱五分　冬瓜予三钱
活芦根（去节）一两　荸荠汁一酒杯

【赏析】

本案中症见咳嗽气急，痰声辘辘，苔腻而黄，当属痰热塞肺之候。咬牙、抽搐、筋纹色紫，邪热内灼经络而动风，非厥阴之风动也。应以宣肺清热化痰治其本，痰热解则风自平。

## 案20　风热入阳明气分

李左　壮热一候，有汗不解，口渴烦躁，夜则谵语，脉洪数，舌边红中黄，伏温化热，蕴蒸阳明气分。阳明热盛，则口干烦躁，上熏心包，则谵语妄言，热势炎炎，虑其入营劫津。急拟白虎汤加味，甘寒生津，专清阳明。

生石膏（打）五钱　连翘壳三钱　粉丹皮一钱五分　鲜竹叶三十张　肥知母一钱五分　黑山栀一钱五分　霜桑叶三钱　朱茯神三钱　生甘草八分　天花粉三钱　淡黄芩三钱　活芦根（去节）一两

【赏析】

本案患者症见壮热、口渴、汗出、脉洪数，此乃风热入阳明气分。入夜谵语，阳明热盛熏蒸心包。清阳明热则心包证除。故以白虎大清其热，而不必用清宫、紫雪、牛黄丸之类清心营，开心窍。

## 案21 营分热灼心包，引动肝风

汪左 诊脉沉细而数，苔薄黄，表热不扬，而里热甚炽，神识昏糊，谵语妄言，甚则逾垣上屋，角弓反张，唇焦，渴不知饮，此温邪伏营，逆传膻中。温郁化火，火灼津液为痰，痰随火升，蒙蔽心包，神明无主，肝风骤起，风乘火势，火借风威，所以见证如是之猖狂也。脉不洪数，非阳明里热可比，厥闭之险，势恐难免。亟拟清温熄风，清神涤痰，以救涸辙而滋化源，是否有当，质之高明。

鲜石斛三钱 犀角片五分 薄荷八分 羚羊角片三分 连翘一钱五分 江枳实一钱 朱茯神三钱 川贝三钱 天花粉三钱 竹茹一钱五分 天竺黄一钱五分 石菖蒲八分 竹沥（冲）二两 紫雪丹（冲）四分

两剂，风平神清，表热转盛，去紫雪、犀、羚，加芩、豉，重用银、翘，数剂而安，伏温由营达气而解。

【赏析】

本案中神昏，谵妄，脉不洪数，为营分热灼心包引动肝风，故治非清心开窍熄风涤痰之紫雪、羚羊角不可。可见此非属上案阳明热盛之列。

## 案22 痰热弥漫心包

雷右 身热一候，有汗不解，咳嗽气逆，但欲寐，谵语郑声，口渴不知饮，舌光红干涸无津，脉细小而数，右寸微浮而滑，此风温伏邪，始在肺胃，继则传入少阴，阴液已伤，津乏上承，热灼津液为痰，痰热弥漫心包，灵机堵塞，肺炎叶枯，有化源告竭之虞，势已入危险一途。勉拟黄连阿胶汤合清燥救肺汤加减，滋化源以清温，清神明而涤痰，未识能挽回否。

蛤粉炒阿胶三钱 天花粉三钱 鲜生地三钱 天竺黄二钱 川雅连五分 冬桑叶三钱 鲜石斛三钱 光杏仁三钱 川贝三钱 淡竹沥（冲）五钱 冬瓜子三钱 芦根（去节）一两 银花露一两 枇杷叶露（煎药）二两

另饮去油清鸭汤，佐生阴液。

二诊 昨进黄连阿胶汤合清燥救肺汤之剂，津液有来复之渐。舌干涸转有润色，神色较清，迷睡亦减，而里热依然，咳嗽气逆，咯痰艰出，口干欲饮，脉息如昨，数象较和。伏温燥痰，互阻肺胃，如胶似漆，肺金无以施化，小溲不通，职是故也。昨法既见效机，仍守原意出入。

蛤粉炒阿胶三钱　桑叶三钱　鲜生地三钱　鲜石斛三钱　川贝三钱　光杏仁三钱　天花粉三钱　天竺黄二钱　生甘草五分　活芦根（去节）一两　冬瓜子三钱　知母一钱五分　竹沥（冲）五钱　银花露一两　枇杷叶露（煎药）二两

三诊 投药两剂，神识已清，舌转光红，身热较退，咳痰艰出，口干欲饮，脉细滑带数。阴液伤而难复，肝火旺而易升，木叩金鸣，火烁津液为痰，所以痰稠如胶，而咳逆难平也。仍拟生津清温，润肺化痰，俾能精胜邪却，自可渐入坦途。

原方去知母、天竺黄，加青蒿梗三钱、嫩白薇三钱。

【赏析】

本案中身热一候，有汗不解，咳嗽，为风热邪在肺胃；但欲寐，谵语，口渴，舌光红干涸，脉细均为邪入少阴，真阴耗竭之证。投黄连阿胶汤合清燥救肺汤，清肺润燥而滋阴降火。

## 案23　邪袭肝胃，厥阳升腾

张左　发热十二天，有汗不解，头痛如劈，神识时明时昧，心烦不寐，即或假寐，梦语如谵，咽痛微咳，口干欲饮，舌质红苔黄，脉弦滑而数。风温伏邪，蕴袭肺胃，引动厥阳升腾，扰犯清空，阳升则痰热随之，蒙蔽灵窍，颇虑痉厥之变。亟拟清疏风温，以熄厥阳，清化痰热而通神明，如能应手，庶可转危为安。

羚羊角片五分　银花三钱　朱茯神三钱　川象贝（各）一钱五分　菊花三钱　竹茹一钱五分　桑叶三钱　带心连翘一钱五分　枳实一钱五分　天竺黄二钱　山栀一钱五分　茅根（去心）五钱　鲜石菖蒲五分　珠黄散（冲服）二分　淡竹沥（冲

服）一两

二诊　神识已清，头痛亦减，惟身热未退，咽痛焮红，咽饮不利，口干溲赤，咳痰不爽，脉滑数，舌质红苔黄。风为阳邪，温为热气，火为痰之本，痰为火之标。仍从辛凉解温，清火涤痰。

桑叶三钱　薄荷（后下）八分　连翘一钱五分　川象贝（各）一钱五分　天竺黄二钱　桔梗八分　菊花三钱　银花三钱　山栀一钱五分　轻马勃八分　生甘草八分　竹茹（枳实拌炒）二钱　活芦根（去节）一两　淡竹沥（冲）五钱

【赏析】

本案中症见发热，汗出，咽痛微咳，为风热蕴袭肝胃。头痛如劈，神识时昧，心烦梦谵，为厥阳之风升腾，恐有痉厥之变。故急以熄厥阳之风清化痰热。待其头痛减、神清后仍以辛凉清热治本。

## 案24　热迫大肠，表里同病

许左　咳嗽膺痛，身热轻而复重，大便溏泄，舌苔灰腻而黄，脉滑数。风温伏邪，挟滞交阻，邪不外达，移入大肠。拟葛根芩连汤加减。

粉葛根二钱　淡豆豉三钱　枳实炭三钱　酒黄芩一钱五分　炒银花四钱　赤茯苓三钱　香连丸一钱　炒赤芍一钱五分　桔梗八分　荷叶一角　象贝母三钱

【赏析】

本案乃风温挟滞，壅阻于肺，下移大肠，表里为病。葛根芩连加桔梗、荷叶、象贝清大肠湿热，化上焦痰热。

## 案25　热入阳明，燥屎内结

袁左　温邪挟滞，阳明为病，发热十天，口渴烦躁，谵语妄言，舌糙黄，六七日未更衣，脉象滑数有力，此浊垢不得下达之征也。法宜生津清温，加瓜蒌、大黄，以符仲景急下存阴之意。

粉葛根二钱　金银花三钱　肥知母三钱　生甘草八分　生石膏三钱　天花粉三钱　全瓜蒌四钱（玄明粉一钱同捣）　生军三钱　鲜竹叶三十张　茅芦根（去心、

节，各）五钱

【赏析】

本案乃温邪深入阳明气分，燥屎内结，熏蒸心包。治以清阳明大热急下存阴。投白虎、承气加清心生津之品。

## 案26 风温过用辛凉，邪陷三阴

董左 初起风温为病，身热有汗不解，咳嗽痰多，夹有红点，气急胸闷，渴喜热饮，大便溏泄。前师迭投寒凉清解，润肺化痰之剂，似亦近理。然汗多不忌豆豉，泄泻不忌山栀，汗多伤阳，泻多伤脾，其邪不得从阳明而解，而反陷入少阴，神不守舍，痰浊用事，蒙蔽清阳，气机堵塞。今见神识模糊，谵语郑声，汗多肢冷，脉已沉细，太溪、跌阳两脉亦觉模糊，喉有痰声，嗜寐神迷，与邪热逆传厥阴者，迥然不同，当此危急存亡之秋，阴阳脱离即在目前矣。急拟回阳敛阳，肃肺涤痰，冀望真阳内返，痰浊下降，始有出险入夷之幸，然乎否乎，质之高明。

吉林参八分 熟附片八分 煅牡蛎（先煎）三钱 花龙骨（先煎）三钱 朱茯神三钱 炙远志一钱 仙半夏一钱五分 川象贝（各）二钱 水炙桑叶皮（各）一钱五分 炒扁豆衣三钱 生薏仁四钱 冬瓜子三钱 淡竹沥一两（生姜汁两滴同冲服） 另真猴枣粉二分

二诊 前方服后，肢渐温，汗渐收，脉略起，原方加光杏仁三钱。

三诊 肢温汗收，脉亦渐起，阳气已得内返，神识渐清，谵语郑声亦止，惟咳嗽痰多，夹有血点，气逆喉有痰鸣，舌苔薄腻转黄，伏温客邪已有外达之机，痰浊逗留肺胃，肃降之令失司。今拟清彻余温，宣肺化痰。

桑叶一钱五分 桑皮一钱五分 光杏仁三钱 川象贝（各）一钱五分 朱茯神三钱 炙远志一钱 炙兜铃一钱 生薏仁三钱 冬瓜子三钱 淡竹沥油一两 猴枣粉（冲服）二分 鲜枇杷叶（去毛、包）三钱

四诊 服两剂后，咳嗽气逆痰鸣，均已大减，咽喉干燥，痰内带红，舌

边绛，苔薄黄，神疲肢倦，脉濡小而数，是肺阴暗伤，痰热未楚。今拟清燥救肺，化痰通络。

蛤粉炒阿胶一钱五分　南沙参三钱　侧柏炭一钱　竹茹二钱　藕节两枚　桑皮叶（各）一钱五分　粉丹皮一钱五分　甜光杏三钱　川象贝（各）二钱　瓜蒌皮二钱　蜜炙兜铃一钱　冬瓜子三钱　干芦根（去节）一两　猴枣粉二分　竹沥（冲）一两　枇杷叶露（煎药）

二三剂渐次告愈。

**原按**　风温冬温，用参、附、龙、牡等，是治其变症，非常法也。盖人之禀赋各异，病之虚实寒热不一，伤寒可以化热，温病亦能化寒，皆随六经之气化而定。是证初在肺胃，继传少阴，真阳素亏，阳热变为阴寒，迨阳既回，而真阴又伤，故先后方法两殊，如此之重症，得以挽回。若犹拘执温邪化热，不投温剂，仍用辛凉清解，如连翘、芩、连、竺黄、菖蒲、至宝、紫雪等类，必当不起矣，故录之以备一格。

【赏析】

此案乃风温过用辛凉清宣，以致寒凉伤阳，邪陷三阴，清阳被蒙，气机被阻，急用回阳救逆之参、附、龙、牡；清化痰浊之竹沥、猴枣、半夏、川象贝。继以宣肺清热，热伤肺阴则清燥而救肺善其后。

### 案27　冬温伏邪，陷入少阴

祁左　冬温伏邪，身热十七天，有汗不解，咳嗽胁痛，甚则痰内带红，渴喜热饮，大便溏泄。前投疏表消滞，荆防败毒、小柴胡及葛根芩连等汤，均无一效。今忽汗多神糊，谵语郑声，汗愈多则神识愈糊，甚则如见鬼状。苔干腻，脉濡细。是伏邪不得从阳分而解，而反陷入少阴，真阳外越，神不守舍，阴阳脱离，不能相抱。脉证参合，危在旦夕间矣。急拟回阳敛阳，安定神志，冀望一幸。

吉林参须一钱　熟附片一钱　煅牡蛎四钱　花龙骨（先煎）三钱　朱茯神三钱

炙远志二钱　　仙半夏二钱　　生白术一钱五分　　浮小麦四钱　　焦楂炭二钱　　干荷叶一角
炒苡仁谷芽（各）三钱

两剂后即汗敛神清，去参、附、龙、牡，加炒怀山药三钱，川贝二钱，又服二剂。泻亦止，去楂炭，加炒扁豆衣二钱，藕节三枚，即渐渐而痊。

**【赏析】**

冬温即冬感风热之邪而见表热证。风热内蕴于肺，下移大肠，未得确治，以致邪热内陷，阴阳离决。故应急用参、附、龙、牡回阳救逆，继以健脾化湿止泻而获愈。

## 案28　伏邪挟痰，内扰神明

陈左　身热四天，有汗不解，烦躁胸闷，入夜神糊谵语，苔黄脉数。此无形之伏温，与有形之痰浊互阻，清阳被灼，君主乃昏。宜清温涤痰，而安神明。

粉葛根一钱五分　　天花粉三钱　　黑山栀一钱五分　　竹叶心三钱　　金银花三钱　　鲜竹茹一钱五分　　九节菖蒲一钱　　荸荠汁（冲）一酒杯　　带心连翘三钱　　枳实炭二钱
炙远志肉五分　　活芦根（去节）一两

**【赏析】**

此案乃风温伏邪挟痰入里扰乱心神，故治以清热涤痰安心神。

## 案29　风温入里，化燥伤阴

马右　身热咳嗽，咯痰不爽，心悸少寐，口干欲饮，苔薄腻黄，脉象濡滑而数，风温伏邪未楚，肺胃为病，宜辛凉清解。

炒豆豉三钱　　黑山栀二钱　　冬桑叶三钱　　甘菊花三钱　　朱茯神三钱　　金银花三钱　　连翘壳三钱　　冬瓜子三钱　　光杏仁三钱　　象贝母三钱　　马兜铃一钱　　鲜竹茹钱半　　活芦根（去节）一尺　　枇杷叶（去毛）三张

**【赏析】**

此案乃风温渐入于里，化燥渐伤阴液。治疗宜辛凉解表，清肺化痰，略佐清润之品。

## 案30 风温挟痰，肺与大肠同病

杨左　风温伏邪，挟痰滞交阻，肺胃为病，寒热头胀，咳嗽膺痛，胸闷泛恶，苔薄腻而黄，脉濡滑而数，虑其增剧，姑拟辛凉汗解，宣肺化痰。

淡豆豉三钱　荆芥穗一钱　嫩前胡半钱　净蝉蜕八分　赤茯苓三钱　江枳壳一钱　象贝母三钱　光杏仁三钱　苦桔梗一钱　川郁金半钱　连翘壳三钱　冬瓜子三钱　炒竹茹钱半

二诊　形寒咳嗽已见减轻，腹痛便溏带红，邪痰未楚，肺与大肠为病。再宜祛风化痰，宣肺和胃。

炒黑荆芥一钱　嫩前胡钱半　象贝母三钱　净蝉蜕八分　赤茯苓三钱　水炙远志一钱　炒扁豆衣三钱　六神曲三钱　陈广皮一钱　大腹皮二钱　苦桔梗一钱　炒谷麦芽（各）三钱　干荷叶一角

【赏析】

此案咳嗽膺痛，泛恶腹痛，便溏见红，多属素有湿热积滞，复感风热。或风热挟湿滞，内侵肺与大肠。与今之临床所谓胃肠型感冒或肺部感染合并肠道感染相似。治疗以辛凉祛风解表为主，兼以化湿理气和胃。

## 案31 风热犯肺

任童　风温身热，咳呛不止，气逆喉有痰声，苔黄脉数。风化热，热生痰，上阻于肺，肺失清肃之令，宜清肺气化痰热。

桑皮叶（各）半钱　光杏仁三钱　生甘草五分　川象贝（各）二钱　瓜蒌皮二钱　炙兜铃一钱　冬瓜子三钱　炒竹茹钱半　天花粉二钱　活芦根一尺　荸荠汁一两　枇杷叶露（后入）四两

【赏析】

本案风温证见咳呛不止，当属风热犯肺，肺失清肃之候，故治以清肺化痰降气取效。桑皮叶为清肺，枇杷叶为降气，余药均有化痰、理气作用。

## 四、暑温

### 案1　暑湿蕴蒸阳明，漫布三焦

计左　暑温一候，发热有汗不解，口渴欲饮，胸闷气粗，入夜烦躁，梦语如谵，小溲短赤，舌苔薄黄，脉象濡数。暑邪湿热，蕴蒸阳明，漫布三焦，经所谓因于暑，烦则喘喝，静则多言是也。颇虑暑热逆传厥阴，致有昏厥之变。

清水豆卷四钱　青蒿梗一钱五分　天花粉三钱　朱茯神三钱　通草八分　黑山栀一钱五分　带心连翘三钱　益元散（包）三钱　青荷梗一支　竹叶心三钱　郁金一钱五分　万氏牛黄清心丸一粒

二诊　暑温九天，汗多发热不解，烦闷谵语，口渴欲饮，舌边红苔黄，脉象濡数，右部洪滑。良由暑湿化热，蕴蒸阳明之里。阳明者，胃也，胃之支脉，贯络心胞，胃热上蒸心包，扰乱神明，故神烦而谵语也。恙势正在鸱张，还虑增剧，今拟竹叶石膏汤加味。

生石膏五钱　茯苓三钱　郁金一钱五分　仙半夏一钱五分　通草八分　天竺黄二钱　鲜竹叶心三钱　益元散（包）三钱　鲜石菖蒲五分　白茅根（去心）三钱　荷梗一支　万氏牛黄清心丸一粒

三诊　神识渐清，壮热亦减，原方去石膏、牛黄清心丸，加连翘心、天花粉、芦根。

【赏析】

本案症见热、汗、烦、渴，为暑入阳明；胸闷，溲短赤，脉濡数为暑邪挟湿漫布三焦。梦语如谵，恐暑邪挟湿，深入厥阴。故急以清心开窍，牛黄清心丸加清暑利湿之品治之。湿去而热不解，烦谵更甚，脉反转洪，属阳明热熏心包之证。用竹叶石膏汤，以清阳明、心经之热，即神清热减。恐其热伤津液，随加天花粉、芦根等清热养阴之品。

## 案2　暑热挟湿、蒙蔽厥阴重证

方左　长夏酷热，炎威逼人，经商劳碌，赤日中暑。暑热吸受，痰浊内阻，心包被蒙，清阳失旷，以致忽然跌仆，不省人事，牙关紧闭，肢冷脉伏。暑遏热郁，气机闭塞，脉道为之不利，中暑重症，即热深厥深是也。急拟清暑开窍，宣气涤痰，以冀挽回。

薄荷叶（后下）八分　银花三钱　连翘壳三钱　碧玉散（包）四钱　广郁金一钱五分　川贝母三钱　天竺黄二钱　枳实炭三钱　炒竹茹一钱五分　鲜石菖蒲一钱　西瓜翠衣三钱　另苏合香丸（研冲）一粒　淡竹沥（冲）五钱

二诊　服清暑开窍、宣气涤痰之剂，神识已清，牙关亦开，伏脉渐起，而转为身热头胀，口干不多饮，胸闷不能食，舌苔薄黄，暑热有外达之机，暑必挟湿，湿热蕴蒸，有转属阳明之象。今拟清解宣化，以善其后。

炒香豉三钱　薄荷（后下）八分　银花三钱　桑叶三钱　菊花三钱　郁金一钱　黑山栀一钱五分　连翘一钱五分　枳实一钱五分　竹茹叶（各）一钱五分　六一散（包）三钱　川贝三钱　西瓜翠衣四钱

【赏析】

本案为暑热挟湿，闭塞气道，蒙蔽厥阴之重症。故急以苏合香丸宣气涤痰开窍合清暑之品同用。神清窍开后，重于清解，宣化暑湿。

## 案3　外感寒邪，内蕴伏暑

钱右　外受风凉，内蕴伏暑，暑必挟湿，湿与滞阻，阳明为病，发热恶寒，胸痞泛恶，头胀且痛，遍体酸楚，舌苔腻布，脉象濡数，邪势鸱张，非易速解。拟黄连香薷饮加减。

陈香薷五分　淡豆豉三钱　六神曲三钱　姜川连四分　炒枳实一钱五分　姜竹茹一钱五分　制川朴八分　仙半夏一钱五分　鲜藿香一钱五分　鲜佩兰一钱五分　玉枢丹（冲服）三钱

**【赏析】**

本案乃外感寒邪，内蕴伏暑，暑湿相合，诸症并作。以黄连香薷饮去扁豆加豆豉、神曲、枳实、竹茹、半夏、藿香、佩兰、玉枢丹等疏表散寒、涤暑化湿。

## 案4　暑邪挟湿，伏于募原

李童　暑温十天，身热汗出不彻，渴不多饮，胸脘烦闷，口有甜味，苔薄腻黄，脉濡数。暑必挟湿，伏于募原，既不能从阳明而解，亦不能从下焦而去，势有欲发白㾦之象。暑湿为黏腻之邪，最为缠绵。

香薷八分　青蒿梗一钱五分　净蝉蜕八分　江枳壳一钱五分　通草八分　川连三分　清水豆卷三钱　炒牛蒡二钱　郁金一钱五分　赤苓三钱　鲜藿香一钱五分　鲜佩兰一钱五分　甘露清毒丹（包）三钱

**【赏析】**

本案乃暑挟湿邪，盘踞于中，欲发不能，欲下不去。治以分利。以香薷、蝉蜕、豆卷、牛蒡宣上；以通草渗下；以枳壳、郁金、藿香、佩兰畅中化湿。甘露消毒丹清热利湿。

## 案5　暑热耗气伤津

张左　发热汗多，气短而喘，脉数而乱，舌红，暑热伤津耗气，肺金化源欲绝，肺为水之上源，肺虚不能下荫于肾，肾不纳气，肺主皮毛，肺伤则卫气失守，是以汗出甚多。经云："困于暑，汗，烦则喘喝"是也。证势危笃，勉拟生脉散，益气生津而清暑热。

西洋参三钱　大麦冬三钱　鲜石斛三钱　清炙枇杷叶三钱　天花粉三钱　肥知母一钱五分　煅牡蛎（先煎）一两　浮小麦一两

**【赏析】**

暑邪最易伤津耗气。症见汗多，气短，舌红，耗气伤津证已显。故拟生脉散益气生津。此暑温，以暑偏重，证治均为常法。

### 案6　阴液素亏，暑热痰浊互阻神昏

谢右　温邪发热八天，汗泄不畅，渴而引饮，神昏谵语，迭见呃逆，舌红，脉沉数无力，阴液已伤，邪郁不达，暑热痰浊互阻，木火挟冲气上逆，胃气不得下降，清窍被蒙，神明无以自主，症势沉重。急宜生津清温，和胃降逆。

鲜石斛五钱　金银花三钱　陈广皮一钱　旋覆花（包）一钱五分　淡豆豉三钱　连翘壳一钱五分　鲜竹茹一钱五分　天花粉三钱　黑山栀一钱五分　柿蒂五枚　炙远志肉八分

【赏析】

本案乃阴液素亏，木火素旺，复感暑热，外感暑热与内生痰浊互结，上冲气道，故迭见呃逆；神窍蒙蔽则神昏谵语。治疗应一清热生津，二和胃降逆。气降痰顺则神清。此神昏，非昏愦，乃昏蒙也。

### 案7　湿温误治邪陷太阴

茅童　温邪挟湿，发热十三天，汗泄不畅，口干欲饮，舌质红，苔薄腻，左脉弦数，右脉濡数。前医早进白虎汤，致邪陷太阴，清气不升，大便溏薄，日夜十余次，小溲短赤，心烦少寐，热势加剧，病情非轻。拟解肌疏邪，而理中土，仲圣谓里重于表者，先治其里，仿此意化裁。

粉葛根二钱　炮姜炭四分　炒潞党参三钱　生白术二钱　生甘草五分　赤茯苓三钱　金银花三钱　山楂炭三钱　炒车前子（包）三钱　戊己丸（包）二钱　鲜荷叶一角

二诊　昨进理中汤加减，大便溏泄渐止，而发热依然，口干欲饮，舌转红绛，脉象弦数，汗泄不畅。此气分之温未罢，营分之热内炽，湿化为燥，燥亦伤阴，津乏上承。今拟清营透气，兼顾中土。

天花粉三钱　炒银花三钱　赤茯苓三钱　冬桑叶三钱　煨葛根一钱五分　生白术二钱　粉丹皮一钱五分　扁豆衣三钱　生甘草五分　白薇一钱五分　鲜荷叶一角　白茅根五钱

三诊　昨进清营透气，兼顾中土之剂，身热渐减，又见鼻红，虽曰红汗，究属热遏营分，逼血上行。舌红绛，脉弦数不静，阴分已伤，肝火内炽，湿从燥化，阳明之温，尚未清彻也。既有效机，再进一筹出入。

鲜生地三钱　炒银花三钱　赤茯苓三钱　桑叶三钱　天花粉二钱　生白术二钱　粉丹皮一钱五分　川贝二钱　生甘草五分　白薇一钱五分　炒扁豆衣三钱　北秫米（包）三钱　鲜荷叶一角　茅根（去心）五钱

【赏析】

本案乃感受湿温之邪，误进白虎而致便溏日夜十余次。先以理中，温其中阳。便溏渐止而伏火被撩，而致气血两燔之证。用清营透热转气法，扭转乾坤。如果为血分证则宜以凉血清热解毒为主。

# 五、春温

## 案1　春温挟痰，太阳阳明为病

冯奶奶　春温伏邪挟痰滞内阻，太阳阳明为病，寒热五天，头胀骨楚，胸闷泛恶，舌苔薄腻边红，咯痰不爽，胸膺牵痛，邪势正在鸱张。虑其增剧。经云："体若燔炭，汗出而散。"宜辛凉汗解，宣肺化痰。

淡豆豉三钱　粉葛根钱半　荆芥穗钱半　薄荷叶（后下）八分　赤茯苓三钱　枳实炭一钱　苦桔梗一钱　川郁金钱半　嫩前胡钱半　光杏仁三钱　象贝母三钱　焦麦芽三钱　姜水炒竹茹半钱　连翘壳三钱

【赏析】

此言春温，实指春感风温之邪，渐入气分肺胃，治宜辛凉为法。

### 案 2  春温挟湿化燥

董少爷  春温十四天，表热渐退，而里热未清，口干欲饮，白㾦迭布，七日未更衣，小溲色黄，舌中剥苔黄，脉濡数。阴液暗伤，阳明之温，太阴之湿，蕴蒸募原，温多湿少，肠中干燥，浊垢不得下达也。拟清温化湿，而通腑气。

南沙参三钱  熟石膏（打）三钱  肥知母钱半  朱茯神三钱  益元散（包）三钱  净蝉蜕八分  光杏仁三钱  全瓜蒌三钱  生赤芍二钱  淡竹叶钱半  活芦根一尺  生谷芽三钱  更衣丸（包）一钱

【赏析】

本案乃春感温邪挟湿。现见化燥，阴液暗耗之象，治应以白虎加沙参清热生津。佐更衣丸以通腑气，余药清温化湿。

# 六、伏温

### 案 1  伏温蕴湿交阻太阳阳明，经腑同病

吕奶奶  身热有汗不解，胸闷脘胀，甚则泛恶，小溲频数渐减，舌苔薄腻，脉象濡滑而数。伏邪蕴湿挟滞，交阻太阳阳明，经腑同病，还虑缠绵增剧。再拟疏解伏邪，利湿消滞，尚希明正。

清水豆卷六钱  粉葛根一钱五分  藿香梗一钱五分  仙半夏二钱  赤猪苓（各）三钱  福泽泻一钱五分  枳实炭一钱  白蔻仁五分  大腹皮二钱  陈皮一钱  苦桔梗一钱  炒麦芽三钱  姜竹茹一钱五分  滋肾通关丸（包）三钱

二诊  小溲频数渐愈，身热有汗不解，脘痞泛恶，舌苔薄腻，脉濡滑而数。伏邪痰湿，逗留膜原，太阴阳明为病，湿不化则热不退，气不宣则湿不化。再拟疏阳明之经邪，化膜原之痰湿，尚希明正。

清水豆卷四钱  粉葛根一钱五分  藿香梗一钱五分  仙半夏二钱  赤猪苓（各）三钱  福泽泻一钱五分  白蔻仁八分  苦桔梗一钱  制川朴一钱  海南子一钱五分

枳实炭一钱　佩兰叶一钱五分　甘露消毒丹（包煎）四钱

三诊　身热较轻而未能尽退，腑气亦通，胸闷不舒，舌苔薄白而腻，脉象濡滑而数。伏邪痰湿，逗留膜原，太阴阳明为病，再宜疏解经邪，宣化痰湿，尚希明正。

清水豆卷四钱　粉葛根一钱五分　藿香梗一钱五分　仙半夏二钱　赤猪苓（各）三钱　泽泻一钱五分　蔻仁四分　大腹皮一钱五分　制川朴一钱　苍术八分　陈皮一钱　范志曲三钱　佩兰叶一钱五分　甘露消毒丹（包煎）四钱

【赏析】

本案乃湿热伏邪，侵于卫气分。症见胸闷脘胀，泛恶，苔薄腻，脉濡滑数，为湿热之象。身热汗不解，邪在卫分之初。治同湿温之初。以宣气化湿，淡渗疏解为主。二诊以中焦邪甚，故以疏中焦湿邪为主，用川朴、蔻仁类。三诊以清余邪，继进原方取效。

## 案2　阳明伏温，少阴阴伤

沃童　伏温三候，身热不退，耳聋鼻干，口干欲饮，唇焦，烦躁少寐，小溲短赤，脉象弦小而数，舌质淡红。少阴阴液已伤，阳明伏温未解，还虑增变。今拟竹叶石膏汤加减，尚希明正。

西洋参一钱五分　鲜竹叶三十张　熟石膏（打）三钱　肥知母一钱五分　朱茯神三钱　天花粉三钱　京玄参一钱五分　粉丹皮一钱五分　光杏仁三钱　川象贝（各）三钱　冬桑叶三钱　鲜石斛三钱　活芦根一尺　生谷芽四钱

二诊　伏温内蕴，由气入营，心肝之火内炽，阳明里热不解，身热晚甚，已有二候，烦躁不寐，口干欲饮，鼻干，耳聋，唇焦，舌质深红，小溲短赤，脉象濡小而数，一派炎炎之势，有吸尽西江之虑。急拟生津清温，清神化痰。

鲜石斛三钱　天花粉三钱　肥知母一钱五分　京玄参一钱五分　霜桑叶三钱　粉丹皮二钱　金银花三钱　连翘壳三钱　光杏仁三钱　川象贝（各）二钱　朱茯神三钱　鲜竹茹一钱五分　活芦根一尺　朱灯心二扎

三诊　伏温三候余，身灼热，耳聋鼻干，口干欲饮，唇焦，烦躁少寐，小溲渐通，舌质红绛，脉象弦小而数。少阴阴液已伤，阳明伏温未解，还虑变迁。再拟生津达邪，清温化痰。

鲜石斛四钱　朱茯神三钱　天花粉三钱　生甘草五分　金银花三钱　连翘壳三钱　川象贝（各）二钱　冬桑叶三钱　薄荷叶四分　鲜茅芦根（各）一薄　鲜竹茹叶（各）一钱五分

四诊　伏温二十四天，身灼热，汗泄不多，口干欲饮，唇焦鼻干，耳聋失聪，脉象弦数，舌苔深红。少阳阳明伏温未解，还虑变迁。再拟生津和解，清温化痰，尚希明正。

鲜石斛三钱　天花粉三钱　青蒿梗一钱五分　连翘壳三钱　嫩白薇一钱五分　朱茯神三钱　银柴胡一钱　川象贝（各）二钱　粉葛根五分　鸡苏散（包）三钱　金银花六钱　冬桑叶三钱　鲜竹茹一钱五分　鲜芦茅根（各）一两

**【赏析】**

此案乃阳明伏热，内耗气阴，扰乱心神。急以清阳明伏热，益气养阴，宁心安神。后佐以化痰。方以西洋参、石膏、知母为主，取竹叶石膏汤之意。二诊伤津劫液之象显露，所见一派炎炎之势，有吸尽西江之虑，故方中并用石斛、天花粉、知母、玄参、芦根诸味清热生津，以求留得一分阴液，便有一分生机。三、四诊治法，用药随症出入，病势渐趋稳定。

## 案3　伏温余邪未清，逗留肺胃

唐宝宝　两进清解伏温，宣化痰滞之剂，得汗甚畅，身热较轻而未能尽退，腑气已通，小溲色黄，苔薄腻黄，脉濡滑而数，咳嗽痰多。余邪痰滞逗留肺胃，肺失清肃，胃失和降。既已获效，仍守原意扩充。

清水豆卷四钱　净蝉蜕八分　嫩前胡一钱四分　鸡苏散（包）三钱　赤茯苓三钱　枳实炭一钱　金银花三钱　连翘壳三钱　光杏仁三钱　象贝母三钱　地枯萝三钱　通草八分　保和丸（包）三钱　马兜铃一钱

二诊　伏温已有外达，身热已退，惟咳嗽痰多，小溲淡黄，苔腻未能尽化，脉象濡滑，肺经之伏风未楚，宿滞留恋酿痰，所以痰多而咳嗽。再宜祛风化痰，宣肺和胃，更当避风节食，不致反复为要。

清水豆卷四钱　嫩前胡一钱五分　霜桑叶二钱　马兜铃一钱　光杏仁三钱　赤茯苓三钱　远志二钱　橘红五分　枳实炭一钱　象贝母三钱　白通草八分　冬瓜子三钱　鲜枇杷叶（去毛、包煎）三张

三诊　身热退清，惟咳嗽未愈，清晨尤甚，舌中后薄腻而黄，脉象濡滑，小便淡黄，腑行燥结，伏风痰热逗留肺络，清肃之令不行。再宜祛风清金，和胃化痰。

嫩前胡一钱　光杏仁三钱　冬瓜子三钱　川象贝（各）二钱　赤茯苓三钱　炙远志一钱　炒竹茹一钱五分　福橘络八分　瓜蒌皮三钱　炙兜铃一钱　水炙桑叶皮（各）一钱五分　保赤丹二厘（白糖汤调服）

另枇杷叶膏一两，分六七次开水冲服。

**【赏析】**

本案乃伏温余邪未清，逗留肺胃。方以桑叶、象贝、瓜蒌、前胡、杏仁、豆卷、连翘、银花、马兜铃清宣痰热治其肺；保和丸、保赤丹化痰行滞和其胃。

## 案4　伏温挟湿，阻于阳明

马少爷　春温伏邪，挟湿挟滞，交阻阳明为病。身热四天，有汗不解，早轻暮重，头胀且痛，胸闷不思饮食，小便短赤，苔腻布，脉濡滑而数。书云：有汗而热不解，非风即湿。湿与滞阻，有胶结难解之象，湿不去则热不退，气不宣，则湿不化。今拟疏解清温化湿消滞，去其有形，则无形伏温自易解散，尚希明正。

清水豆卷四钱　净蝉蜕八分　薄荷叶（后）八分　赤茯苓三钱　枳实炭一钱　苦桔梗一钱　福泽泻一钱五分　白通草八分　苍耳子一钱五分　六神曲三钱　地枯萝

三钱　光杏仁三钱　荷叶边一角　甘露消毒丹四钱

荆芥三钱，菊花五钱，桑叶二钱，三味煎水洗头痛处。

二诊　身热五天，汗泄不畅，头眩且痛，胸闷不思饮食，腹痛阵作，小溲不利，舌苔腻布，脉象濡滑而数。此无形之伏温与有形之湿滞，互阻阳明为病，伏温循经上升，扰犯清空，故头胀而且痛也。湿为黏腻之邪，还虑缠绵增剧。再宜清解伏温，宣化湿滞，尚希明正。

炒豆豉三钱　粉葛根一钱半　薄荷叶（后下）八分　冬桑叶三钱　赤茯苓三钱　枳实炭一钱　苍耳子一钱五分　甘菊花二钱　福泽泻一钱五分　六神曲三钱　炒麦芽三钱　地枯萝三钱

【赏析】

本案乃伏温挟湿，阻于阳明，以湿偏重。治仿湿温之初，宣化加疏解为法。

## 案5　气分邪伏，中焦痰湿

沈先生　复感外邪，挟湿停滞，阳明为病，身热退而复作，今早得汗而解，胸闷泛恶，口干不多饮，小溲短赤，舌苔白腻，脉象濡滑，还虑增剧。姑拟疏气分之伏邪，化中焦之痰湿。

清水豆卷四钱　光杏仁三钱　大贝母三钱　仙半夏一钱五分　赤茯苓（砂仁拌）三钱　福泽泻一钱五分　白通草八分　姜竹茹一钱五分　白蔻壳八分　炒枳壳一钱　炒谷麦芽（各）三钱　佛手八分　佩兰梗一钱五分

【赏析】

本案症见口干，溲短赤。知其内有伏热，邪在气分；身热复作，胸闷，泛恶，苔白腻，脉濡滑，均为湿阻。治同湿温，以湿偏重，宣气化湿。

## 案6　春温伏邪，阳明为病

某太太　春温伏邪，阳明为病。身热十一天，汗不畅，口干不多饮，入夜梦语如谵，舌边红，苔薄腻黄，脉濡滑而数。温为阳邪，易于化热，热灼津液为痰，痰热上蒙清窍，梦语如谵，所由来也。症势非轻，拟清解伏温，而化痰热。

　　粉葛根一钱　薄荷叶（后下）八分　清水豆卷四钱　朱茯神三钱　金银花三钱
连翘壳三钱　大贝母三钱　枳实炭八分　炒竹茹一钱五分　活芦根一尺　干荷叶一角
白通草八分

**【赏析】**

　　春温伏邪致病，以里热亢盛，易见梦谵为特点。此案甚符。治以清解伏温，涤痰宁神。以防邪陷入里而见神昏、动风、痉厥之变。此梦谵属阳明熏蒸心包而致。组方分析，用药清解为主。

## 案7　伏邪宿滞，互阻阳明为病

　　唐小姐　复感外邪，内停食滞，阳明为病。肺气不清，寒热又发，有汗不解，小溲短赤，舌苔薄腻而黄，脉象濡滑而数。邪势尚在鸱张，虑其传经增剧。姑拟枳实栀子豉汤加减，仿食复例治之。

　　炒豆豉三钱　黑栀皮一钱五分　嫩前胡一钱五分　光杏仁三钱　赤茯苓三钱　枳实炭一钱　苦桔梗一钱　大贝母三钱　范志曲三钱　连翘壳三钱　白通草八分　地枯萝三钱　荷叶一角

　　二诊　复病身热，汗泄不畅，胸闷不思饮食，小溲短赤，舌苔腻布，鼻衄。伏邪宿滞互阻阳明为病，再宜辛凉清解，而化食滞。

　　炒豆豉三钱　黑栀皮一钱五分　粉葛根一钱　鸡苏散（包）二钱　枳实炭一钱
苦桔梗一钱光杏仁三钱　大贝母三钱　地枯萝三钱　泽泻一钱五分　鲜竹茹一钱五分
保和丸（包）三钱

　　三诊　伏温挟滞，交阻阳明为病，肺失清肃，身热四天，早轻暮重，汗泄不畅，咳嗽咯痰不爽，且有鼻衄，舌边红，苔中腻，口干不多饮，脉象濡滑而数。无形之温与有形之滞互阻不解，还虑传经增剧，吴又可有温病有汗而再汗之例。仍宜辛凉汗解，而化湿滞，去其有形之滞，则无形之温自易解散。

淡豆豉三钱　粉葛根一钱五分　净蝉蜕八分　薄荷叶（后下）七分　枳实炭一钱　金银花三钱　连翘壳三钱　熟牛蒡子二钱　光杏仁三钱　大贝母三钱　地枯萝三钱　全瓜蒌四钱　大荸荠梗（洗、打）五枚　白通草八分

**【赏析】**

此案内有伏热，或复感外邪，或食滞内停，极易引动。此治以枳实栀子汤，清解气分伏热，桔梗、杏仁、蝉蜕、薄荷、连翘等宣散外感风热；范志曲、保和丸、全瓜蒌等消食清热导滞，分解各路病邪。

## 案8　伏温邪陷三阴

翁左　伏温三候，邪不外达而陷入三阴，神识模糊，表热不扬而里热尚炽，自汗频频，舌干糙无津，脉数而乱，手指蠕动，曾经循衣摸床，内闭外脱，危在旦夕间矣。勉拟一方，尽人事以冀天眷，尚希明正。

西洋参钱半　银柴胡钱半　左牡蛎（先）三钱　花龙骨（先）三钱　朱茯神三钱　川象贝（各）二钱　天竺黄钱半　水炙远志钱半　鲜石菖蒲八分　嫩钩藤（后入）三钱　淡竹沥（冲服）一两

至宝丹一粒，去壳研末服。

二诊　伏湿化热，由气入营，伤津劫液，厥少之火内炽，鼻衄甚多，白痦布于胸膺颈项之间，舌糙无津，脉弦数，左甚于右，还虑痉厥之变。今宜犀角地黄汤合白虎汤，生津增液，清营凉气。

犀角尖五分（另煎汁冲服）　鲜生地八钱　西洋参三钱　天竺黄二钱　鲜铁皮石斛三钱　熟石膏（打）三钱　朱茯神三钱　石菖蒲八分　天花粉三钱　益元散（包）三钱　京玄参二钱　川象贝（各）二钱　冬桑叶三钱　粉丹皮二钱　活芦根（去节）一尺　卷心竹叶三十张　紫雪丹五分，吞服

**【赏析】**

本案乃温邪由气入营，扰乱神明。急以至宝丹清心开窍；西洋参扶正救

脱,以挽逆象。鼻衄、舌糙为气血两燔。入血就恐耗血动血,直须凉血散血。方选凉血散血之犀角地黄汤与清气分大热之白虎汤,气血两清,生津增液。

## 案9 温邪挟风,太阴阳明为病

陈左 伏温挟痰滞交阻,阳明为病,肺失清肃,寒热七天,入夜更甚,咳嗽胸闷,舌苔薄腻而黄,脉象濡滑而数。邪势正在鸱张,虑其增剧,姑拟清解伏温,宣肺化痰。

淡豆豉三钱 黑山栀二钱 嫩前胡钱半 粉葛根半钱 薄荷叶(后下)八分 枳实炭一钱 苦桔梗一钱 地枯萝三钱 光杏仁三钱 象贝母三钱 连翘壳三钱 冬瓜子三钱 朱茯神三钱 炒竹茹半钱

【赏析】

本案为温邪挟风,邪在太阴阳明。治以清宣化痰。山栀、连翘为清;豆豉、前胡、薄荷、葛根、桔梗、杏仁为宣;贝母、竹茹、枳实等为化痰。

## 案10 热盛伤津

张左 伏温两候,阳明里热为病,身灼热无汗,大便溏泄黄水,口干欲饮,加之鼻衄,齿垢唇燥,舌灰糙无津,左脉濡数,右脉滑数。湿邪化热由气入营,逼血妄行,热迫注泄,颇虑邪热内陷昏厥之变。急宜清营透气,苦寒泄热,以望转机,尚希明正。

天花粉三钱 粉葛根二钱 生甘草八分 炒黄芩一钱 川雅连四分 薄荷叶(后下)八分 金银花六钱 连翘壳三钱 生赤芍二钱 赤茯苓三钱 陈莱菔英三钱 鲜竹茹二钱 茅芦根(各)四两 干荷叶一角

【赏析】

本案乃阳明之热化燥伤津,初入营血,透热转气仍为大法。选用甘寒生津,苦寒化热,佐以化痰。

## 案11 阴虚内热

竺左 阴分素亏，伏温内蕴，邪气入营，阳络损伤则血上溢，吐血内热，咳嗽气急，身热不退，脉数而促。证势重险，姑拟生津清温，清肺祛瘀。

天花粉三钱　冬桑叶三钱　粉丹皮二钱　抱茯神三钱　金银花四钱　连翘壳三钱　茜草根二钱　侧柏炭二钱　川象贝（各）二钱　鲜竹茹半钱　白茅根（去心）二扎　白茅花（包）钱半　仙鹤草三钱　鲜藕节二枚

二诊 吐血渐止，身热亦减，咳呛气逆，动则更甚，脉数而促。素体阴虚，肝火内炽，伏温痰热逗留。还虑增变，仍宜生津清温，清肺祛瘀。

天花粉三钱　冬桑叶二钱　粉丹皮二钱　抱茯神三钱　金银花三钱　连翘壳三钱　茜草根二钱　仙鹤草三钱　川象贝（各）二钱　鲜竹茹二钱　鲜藕节二枚　白茅根（去心）二扎　加枇杷叶露（后入）四两

【赏析】

素体阴亏，邪热极易内陷入营。此案邪热仍在气分波及营血。故重以清热生津，稍加凉血清营之品，佐以止血。

## 案12 邪热内陷，灼伤脉络

陈左 伏温由营及气，引动肝火上升，阳络受损则血上溢，吐血身热，脉象芤数。症势非轻，姑拟清营凉气，祛瘀生新。

霜桑叶三钱　粉丹皮三钱　生石决（先煎）八钱　茜草根三钱　侧柏炭二钱　金银花六钱　连翘壳三钱　仙鹤草三钱　鲜竹茹三钱　川象贝（各）二钱　轻马勃八分　白茅根（去心）两扎　白茅花（包）钱半

另参三七三分，鲜藕汁二两，炖温，同冲服。

二诊 吐血渐减，咳呛咯痰不爽，身热未退，脉象芤数，伏温由营及气，阳络损伤，肺失清肃，还虑增剧，再宜清营凉气，祛瘀生新。

霜桑叶二钱　粉丹皮半钱　金银花三钱　连翘壳三钱　茜草根钱半　侧柏炭二钱　瓜蒌皮三钱　川象贝（各）二钱　轻马勃八分　仙鹤草三钱　生石决（先煎）

五钱 鲜竹茹半钱 白茅根（去心）二扎 白茅花（包）钱半

加蚕豆花露、枇杷叶露各四两（后入）。

【赏析】

本案邪在气营，灼伤脉络，血溢于上。不可见血即误为热在血分，用凉血散血方。此治仍重气营两清，并用三七祛瘀而止血，血止即停药。二诊见脉数、身热而咳呛，咯痰不爽，邪虽有外达气分之象，但营分之热未尽，肺失清肃已显。仍宜清营凉气，佐以清宣痰热，祛瘀生新。

## 案 13 热邪伤肺

萧先生 身热十五天，有汗，热势较轻而不能退，口干欲饮，甚则咯血，舌质红苔黄，脉象濡数。伏温化热，蕴蒸阳明之里，阳络损伤则血上溢，书曰：红汗。宜生津清温，清肺化痰。

冬桑叶三钱 粉丹皮二钱 天花粉三钱 金银花四钱 连翘壳三钱 益元散（包）三钱 朱茯神三钱 光杏仁三钱 象贝母三钱 白通草八分 嫩钩藤（后入）三钱 鲜竹茹二钱 茅芦根（各）一两

【赏析】

本案邪在肺经气分，灼伤肺络而见咯血。治以清肺化痰，稍加凉血生津。可酌加清热止血类药物以增强止血之力。

## 案 14 湿热内蕴

张左 身热匝月，朝轻暮重，白疹布于肌肤，二旬未更衣。伏温内陷，宿滞内阻，肠中浊垢不得下达也。虑其增剧，宜清金清温，而通腑气。

天花粉三钱 银柴胡一钱 青蒿梗钱半 茯苓皮三钱 白通草八分 全瓜蒌（切）四钱 连翘壳三钱 黑山栀二钱 郁李仁（研）四钱 大麻仁（研）四钱 冬瓜皮三钱

二诊 身热匝月，朝轻暮重，白疹布而渐回，二旬余未更衣，苔薄腻黄，脉濡小而数。余邪湿热留恋募原，肠中宿垢不得下达也。还虑增变，再宜清解余邪，而通腑气。

清水豆卷四钱　黑山栀钱半　青蒿梗钱半　茯苓皮三钱　白通草八分　连翘壳三钱　光杏仁三钱　全瓜蒌（切）四钱　郁李仁三钱　冬瓜皮三钱　脾约麻仁丸（包煎）六钱

【赏析】

此案为湿热不得外解，化燥入里，与宿滞相结。治以清少阳之热邪，下阳明之燥结。清解用青蒿、银柴胡、山栀、连翘；通腑不用竣下之芒硝、大黄，而以瓜蒌、郁李仁、麻仁缓下。茯苓皮、通草、豆卷、冬瓜皮清利三焦之湿热。

## 案 15　温邪挟痰

萧先生　身热不退，神志时明时昧，梦语谵语，夜不安寐，口干不多饮，舌苔薄腻微黄，脉象濡滑而数，伏温未楚，痰浊蒙蔽清窍，神明无以自主。还虑缠绵增剧，宜清温涤痰，而安神志。

清水豆卷四钱　霜桑叶三钱　象贝母三钱　朱茯神三钱　竹沥半夏二钱　炒竹茹二钱　枳实炭一钱　益元散（包）三钱　水炙远志一钱　九节石菖蒲七分　紫贝齿三钱　天竺黄二钱　川郁金钱半　金器（入煎）一具

【赏析】

此案为温邪挟痰蒙蔽清窍。治以清温涤痰，安神宁志。

## 案 16　温邪挟湿

邵左　伏温挟湿内蕴，太阴阳明为病，身热两候，腹鸣便溏，舌光绛，脉濡数。口燥气阴暗伤，津少上承，症势非轻。姑拟生津达邪，和中化湿。

南沙参三钱　银柴胡一钱　川石斛三钱　煨葛根一钱　酒炒黄芩二钱半　鲜荷叶一角　生甘草八分　水炒川连四分　银花炭三钱　赤茯苓三钱　焦楂炭三钱

**【赏析】**

此案为温邪挟湿化燥伤阴。太阴湿邪内阻则腹鸣便溏；阳明热伤津液则口燥、舌苔绛。治疗用生津不碍湿之沙参、石斛、葛根，利湿不伤阴之荷叶、茯苓，生津利湿，两不相干。芩、连苦寒清化，楂曲化湿和中。

## 案17　痰热内蕴

周先生　伏温蕴湿，化燥消灼阴液，津少上承，痰热逗留肺胃，清肃之令不行。身热十一天，有汗不解，口干欲饮，痰多胸闷，舌前半红糙，中后薄黄，脉濡滑而数。耳聋失聪，与少阳经邪耳聋者不同。颇虑内陷昏厥之变，急宜生津清温，清肺化痰。

天花粉三钱　肥知母钱半　冬桑叶二钱　朱茯神三钱　金银花三钱　连翘壳三钱　川象贝（各）二钱　枳实炭一钱　鲜竹茹二钱　冬瓜子三钱　青蒿梗半钱　嫩白薇半钱　活芦根（去节）一尺

**【赏析】**

此案为温邪挟痰，逗留肺胃，灼伤阴津。清化痰热以治肺，清热生津以治胃。

## 案18　里热炽盛

李右　身热三候余，朝轻暮重，口干欲饮，腑行溏薄，夜不安寐，舌质红绛，脉象濡数。津液已伤，伏温内恋，太阴阳明为病。还虑增剧，宜生津和解。

川石斛三钱　天花粉三钱　嫩白薇（炒）半钱　朱茯神三钱　金银花四钱　银柴胡一钱　粉葛根一钱　酒炒黄芩一钱　益元散（包）三钱　川象贝（各）二钱　生苡仁四钱　生谷芽四钱　白茅根（去心）两扎　鲜荷叶一角

**【赏析】**

邪郁于里，朝轻暮重者，丁师多以和解，药用柴胡、葛根、白薇之类。

此案舌质红绛，为津液大伤之候。其神志症状不显，不可误以为热入营血。邪在气分太阴阳明。津液伤用石斛、天花粉为君药。

## 案 19　伏温挟湿

陆右　伏温挟湿，内蕴募原，少阳为病。身热匝月，朝轻暮重，胸闷泛恶，脉象濡小而数，舌苔薄腻而黄。症势非轻，姑拟和解枢机，芳香化湿。

吉林参须一钱　银柴胡钱半　仙半夏二钱　云茯苓三钱　广陈皮一钱　白蔻壳八分　藿香梗钱半　炒谷麦芽（各）三钱　通草八分　姜水炒竹茹钱半　左金丸（包煎）六分

【赏析】

此案乃温邪挟湿，邪在少阳，用和解、芳化，治同湿温，见脉象濡小而数，恐其内陷，以吉林参须扶其正。

## 案 20　暑热内蕴

朱右　秋温伏暑，阳明为病，发热十天，汗泄不畅，口干欲饮，脉象濡数，舌质红苔黄，症势非轻，姑拟清解伏温。

粉葛根二钱　银柴胡一钱　薄荷叶（后下）八分　霜桑叶三钱　朱茯神三钱　金银花四钱　连翘壳三钱　清水豆卷四钱　黑山栀二钱　鲜藿香钱半　甘菊花二钱　炒竹茹钱半　白茅根（去心）二扎

二诊　发热渐退，有汗不解，口干欲饮，烦躁少寐，舌质红苔黄，脉象濡数。伏温内陷，阳明为病，阴液暗伤，肝火内炽，还虑增剧。今拟生津清解。

天花粉三钱　银柴胡一钱　薄荷叶（后下）五分　朱茯神三钱　金银花三钱　连翘壳三钱　肥知母二钱　霜桑叶三钱　白通草八分　甘菊花钱半　鲜竹茹钱半　活芦根（去节）一尺

【赏析】

本案乃内有伏暑、稍挟湿邪，至秋而发。病属表热引动伏温而内外俱热。

故以疏解表热与清解伏邪同用。二诊阴液渐伤，故加天花粉、知母、芦根清热生津。

## 案21　邪郁少阳

邹右　夏伤于暑，秋冒风凉，挟湿痰交阻募原，寒热日作，午后入夜更甚，胸闷泛恶，舌苔腻黄，脉象濡滑而数。高年患此，势非轻浅，姑拟和解枢机，芳香化湿。

软柴胡八分　仙半夏二钱　酒炒黄芩一钱　赤茯苓三钱　枳实炭一钱　白蔻壳八分　福泽泻钱半　制川朴八分　六神曲三钱　鲜藿香半钱　鲜佩兰半钱　姜水炒竹茹钱半　甘露消毒丹（荷叶包煎、刺孔）五钱

【赏析】

本案为夏伤于暑，秋冒风凉，郁于少阳气分，枢机失舒。寒热交作为邪在半表半里；入夜更甚，痰浊阴邪旺于阴分；胸闷泛恶，苔黄腻，脉濡滑数均为暑湿之象。治以和解少阳，芳香化湿。方取小柴胡汤出入收效。

## 案22　暑湿内滞

刘左　秋凉外束，伏暑湿滞内阻，太阳少阳为病。寒热七天，午后尤甚，汗泄不畅，胸闷泛恶，舌苔薄腻，脉象濡滑而数，症势非轻，姑拟和解伏邪，芳香化湿。

淡豆豉三钱　陈香薷六分　软柴胡一钱　赤茯苓三钱　仙半夏钱半　枳实炭一钱　福泽泻钱半　六神曲三钱　光杏仁三钱　象贝母三钱　鲜藿香钱半　鲜佩兰半　甘露消毒丹（鲜荷叶包煎、刺孔）五钱

【赏析】

本案乃伏暑卫气同病。外有表邪，当以辛散解表；里有暑湿，当以清化和解。方以香薷、豆豉辛散解表；柴胡、半夏、枳实和解；藿香、佩兰、甘露消毒丹芳化。方中用杏仁、象贝，因案中见胸闷泛恶，苔腻脉滑等

痰湿之象。

### 案23　暑湿内蕴，热盛伤津

刘右　伏温暑湿内蕴，少阳阳明为病。阴液暗伤，津少上承，身热二十余天，朝轻暮重，口干欲饮，夜不安寐，舌中剥绛，边薄腻，脉象濡数。症势非轻，姑拟生津和解。

天花粉三钱　银柴胡一钱　粉葛根钱半　朱茯神三钱　金银花四钱　连翘壳三钱　川象贝（各）二钱　益元散（包）三钱　嫩白薇钱半　白茅根（去心）二扎　鲜荷叶一角　鲜荷梗一尺

【赏析】

本案为伏暑邪在少阳阳明气分。胃津被暑热所伤，邪留少阳，扰乱心神。治拟和解疏邪外达，佐以生津清热。

### 案24　热入营血

何女　秋温伏暑，延今三候。初起吐血衄血，继则身灼热无汗，热盛于夜，谵语妄言，口渴欲饮，七八日未更衣，舌焦糙无津，唇色紫暗，脉象弦滑而数，红白疹虽现即隐，咳呛痰内带红。良由伏温由营及气，由里及表，表未得汗，仍传于里。里热炽盛，少阴之阴液被劫，津无上承；阳明经热未得外解，腑中燥屎不得下行；腑热熏蒸心包，神明无以自主；手指震动，肝风欲起，痉厥之变，即在目前矣。急拟生津解肌，下则存阴，表里两治，以望转机。

鲜生地六钱　天花粉三钱　熟石膏（打）三钱　川贝母三钱　茅芦根（去心节，各）一两　京玄参三钱　薄荷叶（后下）八分　生甘草五分　枳实炭一钱　鲜石斛四钱　粉葛根一钱　全瓜蒌（切，玄明粉一钱五分同捣）四钱　鲜竹茹二钱　清宁丸（包）三钱

二诊　投生津解肌，下则存阴之剂，已服两帖。微微得汗，腑垢已得下行，所下之垢，色紫黑甚畅，灼热略衰，谵语亦减，而咳呛咯痰不出，痰内带红，耳聋失聪，口干欲饮，舌糙黑已减，脉尚弦数，唇焦而裂，此少阴阴

液已伤。阳明伏暑化热，灼津液而为痰，痰阻肺络，清肃之令不行，木火升腾，扰犯清窍，虽有转机之兆，尚未敢轻许无妨。今拟人参白虎汤合清营增液汤加减，清营凉气，肃肺化痰，能得津胜邪却，即可望出险入夷。

西洋参一钱五分　鲜生地五钱　肥知母二钱　连翘壳三钱　鲜竹叶三十张　生石膏（打）四钱　京玄参三钱　川贝母三钱　粉丹皮二钱　生甘草八分　鲜石斛三钱　朱茯神三钱　枳实炭八分　活芦根（去节）一尺

三诊　人参白虎汤、清营增液汤又服二剂，灼热已减其半，神识亦清，舌焦黑已退，转为红绛，脉左弦数，右濡滑而数，睡则惊悸，耳聋口渴，咳呛咯痰不爽，痰中夹血，津液有来复之渐，暑热有退避之势。余焰烁液为痰，胶阻肺络，木火升腾，扰犯清空，合脉论证，已有出险入夷之佳象。再议生津泄热，清肺化痰。

西洋参一钱五分　肥知母一钱五分　冬桑叶二钱　朱茯神三钱　活芦根（去节）一尺　生甘草六分　青蒿梗一钱五分　生石膏（打）三钱　天花粉三钱　粉丹皮二钱　川贝母三钱　生石决（先煎）八钱　嫩白薇一钱五分　鲜藕（切片入煎）四两

四诊　身灼热已去七八，惟咳呛咯痰不爽，口渴不多饮，痰中之血，两日不见，耳鸣失聪，脉左弦小而数，右濡滑而数，舌绛红。肾阴胃液难复，木火易于上升，余波未尽，肺金清肃之令不行，况值燥令，燥从火化，火未有不克金也。再宜甘凉濡润，生津泄热，清肺化痰。

西洋参一钱五分　生甘草八分　水炙桑叶皮（各）一钱五分　生石决（先煎）八钱　朱茯神三钱　天花粉三钱　肥知母一钱五分　粉丹皮一钱五分　嫩白薇一钱五分　北秫米（包）三钱　冬瓜子三钱　活芦根（去节）一尺　枇杷叶露（后入）四两

【赏析】

本案初见吐血衄血，谵语妄言，貌似入营动血。但细察其七八日未更衣，口渴欲饮，舌焦糙，仍属阳明腑实熏蒸心包。故初诊以急下存阴，生津解肌；二三诊则见患者津液有来复之渐，暑热有退避之势，故加强清热之白虎，并增强凉血清营增液之品。热病后期以甘凉濡润善其后。

## 案25　阳明热盛

张左　秋温伏暑，蕴蒸阳明，身热甚壮，有汗不解，口干欲饮，苔黄脉数，两足逆冷。是热在阳明，湿在太阴，与中寒者不同，证势沉重。姑拟加味苍术白虎汤，清温燥湿，以望转机。

生石膏五钱　天花粉三钱　黑山栀一钱五分　肥知母一钱五分　金银花三钱　活芦根（去节）一两　生甘草五分　连翘壳一钱五分　制苍术一钱

【赏析】

本案乃伏暑热在阳明，热重于湿，苔应黄而稍腻，兼脘痞胸闷。方选加味苍术白虎汤，以清阳明无形之热为主，化太阴有形之湿为佐。

## 案26　暑湿内蕴，热在少阳

黄右　身热九天，朝轻暮重，渴喜热饮，大便溏泄，脉濡细，舌质红，苔薄腻。伏邪暑湿内蕴，太阴阳明为病，还虑增剧，宜解肌达邪，和中化湿。

粉葛根钱半　酒炒黄芩一钱　银柴胡一钱　赤茯苓三钱　炒扁豆衣三钱　生苡仁三钱　六神曲三钱　象贝母三钱　仙半夏钱半　银花炭三钱　大腹皮二钱　炒车前子三钱

【赏析】

本案为伏暑挟湿，邪在少阳，湿中太阴。仍以疏解少阳，化湿和中。

## 案27　外感寒邪，伏暑内蕴

谢右　秋凉引动伏暑，挟湿滞内阻，太阳阳明为病，寒热无汗，头胀且痛，胸痞泛恶，苔薄腻，脉濡数，邪滞互郁，胃气不得下降也。亟宜疏透伏邪，而化湿滞，以冀邪从外达，湿滞内化，不致增剧乃佳。

豆豉三钱　前胡一钱五分　半夏三钱　六曲三钱　薄荷（后下）八分　竹茹一钱五分　香薷五分　山栀一钱　桔梗八分　鲜藿香一钱五分　鲜佩兰一钱五分　荷叶一角炒枳实一钱

【赏析】

此案为内有伏暑，外感寒邪，卫气同病，以卫为甚。治以外解表邪，内清暑湿。解表以豆豉、香薷、前胡、桔梗诸药，清化暑湿以荷叶、藿香、佩兰诸品。

## 案 28　伏暑内蕴阳明

荣左　伏暑秋温，发热两候，早轻暮重，烦躁不寐，梦语如谵，鼻衄痰红，口干欲饮，大便溏薄色黄，汗泄不多，舌质红苔黄。此伏暑化热，蕴蒸阳明之里。阳明者，胃也，胃络上通心包，胃热上蒙清窍，心神不得安宁，故烦躁少寐，梦语如谵也。鼻衄虽曰红汗，究属热迫营分，逼血而妄行也。脉象左弦数，右滑数。参脉合证，阴液暗伤，邪热猖獗，颇虑传入厥阴，致神昏痉厥之险。急宜甘寒生津，清解伏暑，冀营分之热，能得从气分而解为幸。

天花粉三钱　朱茯神三钱　粉葛根一钱五分　鲜竹茹二钱　益元散（包）三钱　金银花五钱　酒炒黄芩一钱　冬桑叶二钱　连翘壳三钱　川雅连五分　白茅根（去心）三扎

二诊　昨投清温生津之剂，身热略减，夜寐稍安，鼻衄亦止，而口干欲饮，胸闷懊憹，难以名状，汗泄不多，舌质红苔黄，脉数依然，良由暑温之热，仍在阳明之里，未能达到气分，势欲蒸发白痦之象，阴液暗伤，无作汗之资料，还虑增剧。温邪有汗而再汗之例，仍宜甘寒生津，解肌清温，冀望正胜邪却，始能入于坦途。

天花粉三钱　粉葛根五钱　粉丹皮二钱　鲜石斛三钱　清水豆卷四钱　鸡苏散（包）三钱　熟石膏（打）三钱　冬桑叶二钱　连翘壳三钱　鲜竹叶三十张　活芦根（去节）一尺　北秫米（包）三钱

三诊　连进生津清温，服后热势反增，渴欲引饮，饮后得汗甚畅。白痦布满胸腹之间，至天明时热势始减，胸闷渐舒，脉数稍和，即是正胜邪却之机。既已获效，仍守原法扩充。

天花粉三钱　生甘草六分　连翘壳三钱　鲜石斛三钱　嫩白薇一钱五分　生石膏（打）三钱　仙半夏一钱五分　川贝母二钱　白通草八分　鲜竹叶三十片　白茅根（去心）两扎　北秫米（包）三钱

四诊　身热大减,汗泄溱溱,白㾦密布腹脐之间,伏暑湿热已得外达。惟咳痰带红,睡醒后口舌干燥,神疲肢倦,小溲频数不爽,溺时管痛,脉象濡数不静,舌质淡红。此阴液已伤,木火易升,肺金化源受伤,不能下及州都,阳明之蕴热,尚留恋为患也。仍拟竹叶石膏汤加减,生津液以滋化源,清阳明而熄余焰。

西洋参一钱五分　朱茯神三钱　川通草八分　活芦根(去节)一尺　生石膏(打)三钱　川贝母二钱　粉丹皮二钱　北秫米(包)三钱　鲜竹叶三十张　生甘草六分　天花粉三钱　冬桑叶二钱　滋肾通关丸(包煎)一钱五分

五诊　身热已退,白㾦密布甚多,口舌干燥亦减,伏暑之热有肃清之渐,而小溲尚未爽利,咳痰色黄,脉象濡数无力,舌淡红,肺胃余热留恋,气化不及州都也。仍拟甘寒生津,养胃清肺,以善其后。

西洋参一钱五分　朱茯神三钱　冬桑叶二钱　冬瓜子三钱　活芦根(去节)一尺　生甘草八分　川贝母三钱　粉丹皮一钱五分　北秫米(包)三钱　金石斛二钱　瓜蒌皮三钱　嫩白薇一钱五分　通天草八分　滋肾通关丸(包煎)一钱五分

【赏析】

本案症见口干欲饮,大便溏薄而色黄,乃伏暑内蕴阳明。阳明热盛熏蒸心包则见烦躁、不寐、梦语如谵。阳明热盛灼伤胃络则鼻衄痰红。貌似营血证,实属少阳阳明热盛。治以清解,而不用清心开窍法。继投生津,以资作汗,疹出而湿达。后以清热生津而养肺胃善其后。

# 七、湿温

## 案1　湿热内蕴

李左　湿温四天,身热有汗不解,胸痞泛恶,口干不多饮,舌苔薄腻而黄,脉濡滑而数。伏邪湿热,漫布三焦,气机不宜,痰浊交阻,胃失和降。治宜宣气淡渗。

光杏仁三钱　清水豆卷四钱　鲜竹茹(江枳实一钱五分同炒)一钱五分　茯苓

皮三钱　白通草八分　白蔻仁一钱　块滑石（包）三钱　佛手露（冲）一两　生熟苡仁（各）三钱　仙半夏一钱五分　酒炒黄芩一钱五分　鲜藿佩（各）一钱五分

【赏析】

本案乃湿温初起，见身热、汗不解、胸痞，为邪在卫气。治以宣上、畅中、渗下，代表方三仁汤分消三焦之邪。方中杏仁、豆卷以宣上，蔻仁、枳实以畅中，滑石、苡仁以渗下，余药芳香清化。

## 案2　湿热内阻，外有表邪

俞左　湿温五天，身热不解，有汗恶风，遍体骨楚，胸闷泛恶，不能饮食，舌苔腻布而垢，脉象濡迟。伏温挟湿挟滞，互阻中焦，太阳表邪郁遏，太阴里湿弥漫，清不升而浊不降，胃乏展和之权，邪势正在鸱张。拟五苓合平胃散加减。

川桂枝八分　赤猪苓（各）三钱　泽泻一钱五分　清水豆卷四钱　制川朴一钱　陈皮一钱　半夏一钱　制苍术一钱　枳实炭一钱　六神曲三钱　鲜藿梗一钱五分　鲜佩兰一钱五分

【赏析】

此案为湿热内阻，外有表邪。以五苓散外解太阳之表而通阳化气；以平胃散和胃健脾而运中焦之湿。藿、佩芳香化浊。

## 案3　湿热相搏，表里同病

李左　伏邪湿热，蕴蒸气分，漫布三焦。身热早轻暮重，已有旬余，白疹布而不多，湿热原有暗泄之机。无如入夜梦呓，如谵语之状，亦是湿热熏蒸清窍所致。口干溲赤，大便溏薄，热在阳明，湿在太阴，经所谓热迫注泄是也。吴鞠通先生云：湿温之症，氤氲黏腻，非易速解，虑其缠绵增剧。拟葛根黄芩黄连汤加味，解肌清温，苦化湿热。

粉葛根二钱　朱茯神三钱　炒麦芽三钱　朱灯心三扎　酒炒黄芩一钱五分　炒银花三钱　通草八分　水炒川连三分　连翘壳一钱五分　净蝉蜕八分　鸡苏散（包）

三钱　青荷梗一枝　鲜竹叶三十张

【赏析】

本案症见身热口干而便溏，为湿热相搏，表里同病。表邪未解，故白疹布散不畅；热邪入里与湿相合，故下利、溲赤。以葛根芩连汤，解肌以达表邪，清热以化里湿。

## 案4　湿温初入气分，中焦湿阻

王右　湿温身热两候，有汗不解，早轻暮重，口干不多饮，红疹白痦，布于胸膺之间。脉数，苔灰黄，伏邪湿热，蕴蒸气分，漫布三焦。香岩先生云：湿热为黏腻之邪，最难骤化，所以身热久而不退也。宜以宣化。

净蝉蜕八分　茯苓皮三钱　香青蒿一钱五分　荷梗一支　熟牛蒡子二钱　通草八分　嫩白薇一钱五分　黑山栀一钱五分　清水豆卷三钱　六一散（包）三钱　酒炒黄芩一钱五分

【赏析】

本案为湿温初入气分，中焦湿阻之胸痞脘胀症不显，故仍以宣化，即宣散肺气，清化湿热。方用蝉蜕、豆卷以宣散肺气；青蒿、白薇、山栀、黄芩以和解清热；茯苓皮、通草、六一散以淡渗利湿。

## 案5　湿温之邪入少阳阳明

杨左　湿温七天，身热有汗不解，午后入夜尤甚，口苦而干，渴不多饮，脉濡滑带数，舌苔薄腻，伏邪蕴湿，逗留膜原，少阳阳明为病。前进达原宣化不应，今拟柴葛解肌加味。

软柴胡八分　清水豆卷四钱　仙半夏一钱五分　六一散（包）三钱　粉葛根一钱五分　赤苓三钱　六神曲三钱　泽泻一钱五分　甘露消毒丹（包）四钱

二诊　服药两剂，身热较前大减，胸脘不舒，纳减少寐，余邪湿热未楚，胃不和则卧不安也。脉濡滑，苔薄腻微黄。今拟芳香淡渗，以靖余氛，更当避风节食，不致反复为要。

清水豆卷四钱　佩兰叶一钱五分　仙半夏一钱五分　炒枳壳一钱　广藿香一钱五分　赤茯苓三钱　炒秫米三钱　炒麦芽四钱　通草八分　益元散（包）二钱　佛手八分　甘露消毒丹（包）四钱

【赏析】

本案症见身热有汗不解，伴口苦干，为湿温之邪入于少阳；口干而渴，脉数，为邪在阳明。以柴葛解肌汤，同解少阳阳明热邪。热邪渐退，再进芳香淡渗，分利湿邪，湿热尽除。

## 案6　湿温阻于中下两焦

冯左　湿温三候，身热有汗不解，胸痞泛恶，脐腹作胀，两足痿软不能步履，苔腻脉濡。湿邪自下及上，自外入内，盖脚气之重症也。若加气喘，则危殆矣，急拟逐湿下行。

清水豆卷四钱　陈广皮一钱　制苍术一钱　制川朴一钱　仙半夏二钱　枳实炭一钱　赤茯苓三钱　淡吴萸五分　大腹皮二钱　木防己二钱　陈木瓜三钱　生苡仁四钱　生姜三片

【赏析】

此案为湿温弥漫中下两焦。湿阻于中则胸痞泛恶；湿留于下则脐腹胀而足痿软。以平胃散化裁燥湿而治其中，加防己、苡仁、茯苓以渗湿下行。佐吴萸、生姜温化，豆卷稍作宣散。如见口渴、舌红等热象，需加清热之品。

## 案7　痰浊上蒙清阳

范童　初患间日疟，寒短热长，继因饮食不节，转成湿温。身热早轻暮重，热盛之时，神识昏糊，谵语妄言，胸痞闷泛恶，腑行不实，舌苔灰腻满布，脉象滑数。良由伏温挟湿挟滞，蕴蒸生痰，痰浊蒙蔽清窍，清阳之气失旷，与阳明内热者，不可同日而语也，颇虑传经增变。拟清温化湿，涤痰消滞，去其有形，则无形之邪，自易解散。

豆豉三钱　前胡一钱五分　干葛一钱　银花三钱　连翘三钱　赤茯苓三钱　半夏二钱　藿佩（各）一钱五分　炒枳实一钱五分　荷叶一角　竹茹（姜炒）一钱五分　神曲三钱　菖蒲八分

二诊　服前方以来，诸恙渐轻，不过夜有梦语如谵之象。某医以为暑令之恙，暑热熏蒸心包，投芩、连、益元散、竹叶、茅根等。变为泄泻无度，稀粥食升，犹不知饱，渴喜热饮，身热依然，舌灰淡黄，脉象濡数。此藜藿之体，中气本虚，寒凉太过，一变而邪陷三阴。太阴清气不升，浊阴凝聚，虚气散逆，中虚求食，有似除中，而尚未至除中也。阴盛格阳，真寒假热，势已入于险境。姑仿附子理中合小柴胡意，冀其应手则吉。

熟附块一钱五分　炒潞党参二钱　炮姜炭六分　炒白术二钱　炙甘草四分　云茯苓三钱　煨葛根一钱五分　软柴胡七分　仙半夏二钱　陈皮一钱　炒谷芽苡仁（各）三钱　红枣二枚　荷叶一角

三诊　温运太阴，和解枢机，连服三剂，身热泄泻渐减，胀满亦松，脘中虽饥，已不多食，均属佳境。而神疲倦怠，渴喜热饮，舌淡黄，脉濡数无力，中虚脾弱，饮水自救。效方出入，毋庸更张。

炒潞党参二钱　熟附片一钱　炮姜炭五分　云茯苓三钱　炙甘草五分　大砂仁（后下）八分　陈皮一钱　炒谷芽苡仁（各）三钱　炒白术二钱　荷叶一角

又服三剂，加炒怀山药三钱。

**原按**　此症骤见似难着手，然既泻而腹仍膨，则非实胀，已可概见。苔灰淡黄，脉象濡数，俱是假热，所谓不从脉而从症也。

**【赏析】**

案中一诊辨证确切，此神昏、谵妄非属热入心包，不可用清心开窍之品。乃痰浊上蒙清阳失旷而致，故治宜清化涤痰。痰湿为阴霾之邪，过用苦寒则损中阳，而致太阴不升，泄泻无度，非温运难振中阳。此湿温误用之变证，不为常法。

### 案8 过用寒凉而致胃阳被遏

费左 湿温三候，初病足背湿热结毒起见，腐溃不得脓，疮旁四周肿红焮痛，寒热晚甚，梦语如谵。前医迭投寒凉解毒，外疡虽见轻减，而加呃逆频频，胸痞泛恶，口有酸甜之味，不能饮食，渴不欲饮，口舌糜腐，小溲短赤，脉象濡滑而数。良由寒凉太过，湿遏热伏，热处湿中，胃阳被遏，气机窒塞，已成坏症。议进辛以开之，苦以降之，芳香以宣之，淡渗以利之，复方图治，应手乃幸。

仙半夏二钱 淡吴萸一分 郁金三钱 白通草八分 清水豆卷四钱 枳实炭一钱 川雅连四分 姜竹茹五钱 柿蒂五枚 鲜藿香五钱 鲜佩兰五钱 鲜枇杷叶（去毛、包）三张

二诊 连服辛开苦降，芳香淡渗之剂，呃逆止，泛恶亦减，胸痞噫气，口舌糜腐依然，口有酸甜之味，身热起伏无常，小溲短赤，脉象濡数。湿热为黏腻之邪，最难骤化，胶阻于中，则胸痞噫气；熏蒸于上，则口有酸甜；三焦决渎无权，则小溲短赤，白疹不现，邪无出路。前方既见合度，循序前进，以图后效。

仙半夏五钱 左金丸（包）五分 清水豆卷四钱 通草八分 枳实炭一钱 炒竹茹二钱 茯苓皮三钱 鲜藿佩（各）五钱 柿蒂五枚 枇杷叶（去毛、包）五张 滋肾通关丸（包煎）五钱

三诊 呕恶止，胸痞未舒，口舌糜腐亦减，白疹渐现，伏邪湿热，已有暗泄之机。十余日未更衣，小溲短赤，身热临晚似剧，脉濡数。申酉为阳明旺时，阳明腑垢不得下达，三焦之余湿，一时未易清彻。再守原法，加入通幽润肠之品，腑垢得去，则经中之余热，自无形默化也。

仙半夏四钱 川连四分 青蒿梗五钱 白薇五钱 清水豆卷四钱 全瓜蒌（切）四钱 郁李仁（研）三钱 大麻仁（研）三钱 枳实炭一钱 炒竹茹五钱 鲜佩兰四钱 滋肾通关丸（包煎）五钱

四诊 腑气已通，诸恙均平。今且调其胃气，宣化余湿，更当节饮食，

以杜反复。

南沙参三钱　青蒿梗五钱　白薇五钱　清水豆卷三钱　鲜佩兰五钱　仙半夏五钱　江枳壳一钱　竹茹五钱　通草八分　鲜枇杷叶四张　生熟谷芽（各）三钱　滋肾通关丸（包）五钱

**【赏析】**

本案乃湿温过用寒凉而致胃阳被遏，症见呃逆频频，胸痞，渴不欲饮，均为寒盛湿重之象；而口舌糜腐，溲短，脉滑而数，乃内有热伏。治用寒热并调，辛开苦降，颇为得法。热渐减则转芳香淡渗以祛湿邪。后调胃气，宣化余湿，以善其后。

### 案9　阴虚温邪内陷

徐右　伏温挟湿，陷入厥阴，神识昏糊，牙关紧闭，四肢逆冷，唇燥而焦，胸闷呕吐，饮食不进，湿热酿成浊痰，互阻中焦，胃失降和，脉沉细而数，苔灰黄，况素体阴亏，肝火内炽，更兼怀孕，颇虑殒胎，危笃之症也。仿经旨有故无殒亦无殒也之意，拟四逆散加减，冀陷入之邪，从阳明而解为幸。

银柴胡一钱　炙远志肉一钱　炙僵蚕三钱　仙半夏五钱　净蝉蜕七分　枳实炭八分　九节石菖蒲八分　炒竹茹五分　嫩钩藤（后下）三钱　清水豆卷二钱　广郁金五钱　薄荷叶（后下）八分　淡竹沥一两　姜汁（冲服）三四滴

二诊　昨进四逆散加减，神识渐清，呕吐亦止。虽属佳兆，无如牙关拘紧，齿垢无津，里热口干，胸闷气粗，按脉沉细而数。良由阴液已伤，津无上承，陷入之温邪，未能透达，痰热胶阻肺络，肺失输布之权。况怀麟七月，胎气已伤，虽见小效，尚不足恃也。今拟生津达邪，清神涤痰，未识能得转危就安否。

霍石斛三钱　炙远志肉一钱　川贝母二钱　淡竹沥油（冲）一两　清水豆卷三钱　鲜石菖蒲八分　瓜蒌皮二钱　嫩钩藤（后下）三钱　黑山栀二钱　鲜枇杷叶

三张 鲜竹茹（枳实七分同炒）二钱

三诊 神识渐清，呕吐渐止，牙关拘紧亦舒，齿垢无津，咳嗽咯痰不爽，里热头眩，按脉濡滑而数。是阴液已伤，津少上承，陷入之邪，有暗泄之机。厥阳升腾，痰热胶阻肺络，肺失输布。怀麟七月，今太阴肺经司胎，胎热乘肺，肺气愈形窒塞，虽逾险岭，未涉坦途。再宜生津达邪，清神涤痰，冀望正胜邪却为吉。

霍山石斛三钱 炙远志肉一钱 霜桑叶三钱 清水豆卷三钱 鲜石菖蒲八分 滁菊花三钱 黑山栀二钱 鲜竹茹二钱 光杏仁三钱 川贝母二钱 瓜蒌皮二钱 嫩钩藤（后下）三钱 鲜枇杷叶三张 淡竹沥油（冲）一两

四诊 神识已清，津液渐回，里热亦减，而呕吐又起，不能饮食，口舌碎痛，腑气不行，脉象左弦数，右濡滑。此湿火上升，痰浊未楚，肺胃之气，不得下降，能得不生枝节，可望渐入佳境。仍宜生津和胃，苦降痰浊，怀麟七月，助顺胎气。

川石斛三钱 川贝母二钱 炙白苏子五钱 水炒川连三分 全瓜蒌（切）四钱 旋覆花（包）五钱 仙半夏五钱 鲜竹茹二钱 生熟谷芽（各）三钱 干芦根（去节）一两 清炙枇杷叶（去毛，包）三钱 柿蒂十四枚 广橘白一钱

五诊 呕吐已止，口舌碎痛亦减，胸脘不舒，饮食少进，神疲，右颧赤色，脉象软滑无神。怀麟七月，阳明少阴阴液已伤，痰浊未楚，厥气乘势横逆。再宜益阴柔肝，助顺胎气，而化痰浊。

川石斛三钱 抱茯神三钱 广橘白一钱 生白芍二钱 川贝母二钱 炒竹茹二钱 仙半夏五钱 瓜蒌皮二钱 生熟谷芽（各）三钱 干芦根（去节）二两 清炙枇杷叶（去毛、包）三钱 春砂壳四分

六诊 呕吐止，口舌碎痛亦减，惟纳谷不香，颈项胸膺发出白㾦，伏邪湿热，已有外泄之佳象。口干不多饮，舌质红苔薄腻，脉象濡滑而数。阴伤难复，浊痰未化，津少上承。怀麟七月，胎前以清热养阴为主。再宜养阴宣肺，和胃化痰。

川石斛三钱 抱茯神三钱 熟谷芽四钱 净蝉蜕八分 清水豆卷三钱 佩兰梗

五钱　光杏仁三钱　陈广皮一钱　象贝母三钱　清炙枇杷叶（去毛、包）三钱　炒
竹茹五钱　干芦根（去节）一两　吉林参须八分

　　谨按：此症为阴虚温邪内陷，若遇时医，见神识昏糊而大进犀羚，则邪
遏不达而毙；或见四肢逆冷，而任投姜附，则阴液涸竭而亡。况怀麟七月，
恐其胎气受伤，用药最为棘手。而夫子初诊，即认定为热厥，投四逆散以解
之。继又速进养阴清热之剂，使内陷之邪，由脏转腑，由里达表，竟使病者
得庆更生，夫子之识见深矣。治安幸列门墙，弥殷瞻仰，谨录之。受业朱治
安志。

**【赏析】**

　　此案为辨治神昏肢冷之真谛。肢冷而神糊不可统为热深厥深之候。此见
胸闷呕吐，苔灰黄，而辨证为湿热内阻，阳气被郁，阳气不能通达四肢，阴
阳气不通而神糊。故以四逆散透解郁热，通达气机，使阴阳气相接。投剂症
减神清，辨证的确。恐其湿热化燥伤及阴液，续投生津达邪、宣肺和胃之轻
剂。恐伤胎气，不可过用燥热、苦寒、峻下之品。

## 案10　湿温变证

　　邹女　湿温九天，身热午后尤甚，口干不多饮，头痛且胀，胸闷不能食，
腑行溏薄，舌苔薄腻带黄，脉象濡数，左关带弦。温与湿合，热处湿中，蕴
蒸膜原，漫布三焦，温不解则热不退，湿不去则温不清，能得白㾦，而邪始
有出路。然湿为黏腻之邪，最难骤化，恐有缠绵之虑。姑拟柴葛解肌，以去
其温，芳香淡渗，而利其湿。

　　软柴胡八分　葛根一钱五分　清水豆卷三钱　赤茯苓三钱　泽泻五钱　银花炭
三钱　连翘二钱　鲜藿香一钱五分　鲜佩兰一钱五分　神曲二钱　大腹皮二钱　通草
八分　荷叶一角　甘露消毒丹（包）四钱

　　二诊　湿温十二天，汗多，身热虽减，而溏泻更甚于前，日夜有十余次
之多。细视所泻之粪水，黑多黄少，并不臭秽，唇焦齿垢，口干欲饮，饮入

肠鸣，小溲短少而赤，舌边红苔干黄，脉象左濡数右濡迟，趺阳之脉亦弱。此太阴为湿所困，清气下陷。粪水黑多黄少，黑属肾色，是少阴胜，趺阳负，明矣，况泻多既伤脾亦伤阴。脾阳不能为胃行其津液，输运于上，阴伤津液亦不上承，唇焦齿垢，职是故也。书云：自利不渴者属太阴，自利而渴者属少阴。少阴为水火之脏，为三阴之枢，少阴阴阳两伤，上有浮热，下有虚寒，显然可见，脉症参观，颇虑正不敌邪，白㾦不能外达，有内陷之险，欲滋养则碍脾，欲温化则伤阴，顾此失彼，殊属棘手。辗转思维，惟有扶正祛邪，培补中土，冀正旺则伏邪自达，土厚则虚火自敛，未识能弋获否。

人参须一钱　米炒于术二钱　清水豆卷四钱　云茯苓三钱　生甘草三分　炒怀山药三钱　炮姜炭三分　炒扁豆衣三钱　炒谷芽苡仁（各）三钱　干荷叶一两　陈仓米（煎汤代水）一两

三诊　湿温两候，前方连服三剂，泄泻次数已减。所下粪水，仍黑黄夹杂，小溲短赤，口干欲饮，齿缝渗血，舌边红苔干黄，脉象濡数，尺部细弱，白㾦布于胸膺脐腹之间，籽粒细小不密，伏温蕴湿，有暗泄之机，然少阴之阴，太阴之阳，因泻而伤，清津无以上供。泻不止则正气不复，正不复则邪不能透达，虽逾险岭，未涉坦途也。仍宜益气崇土为主，固胃涩肠佐之。

吉林参一钱　米炒于术二钱　生甘草三分　云茯苓三钱　炒怀山药三钱　炒川贝二钱　禹余粮三钱　炒谷芽三钱　橘白一钱　炒薏仁三钱　干荷叶一角

四诊　湿温十七天，泄泻已减七八，粪色转黄，亦觉臭秽，太阴已有健运之渐，白㾦布而甚多，色亦显明，正胜邪达之佳象。口干而腻，不思谷食，睡醒后面红，稍有谵语，逾时而清，脉濡数而缓，舌质红苔黄。良由气阴两伤，神不安舍，余湿酿成痰浊，留恋中焦，胃气呆顿。今拟七分扶正，三分祛邪，虚实兼顾，以善其后也。

人参须八分　炒于术一钱五分　炒川贝二钱　云苓神（辰砂拌，各）三钱　远志一钱　炒怀山药三钱　橘白一钱　炒谷芽苡仁（各）三钱　清水豆卷三钱　佩兰一钱五分　清炙枇杷叶二钱

【赏析】

本案症见身热午后尤甚，兼头痛且胀，左关脉弦，口干，舌红，湿温邪在少阳阳明，以柴葛解肌汤解少阳阳明之湿热。下利黑而不臭秽，属少阴虚火下利。滋阴恐恋湿，燥湿恐伤阴。权衡再三，选培补中土，用厚土而敛火，厚土而湿除之法使湿热去而腹泻止。此湿温之变证，不可为湿温常治之法。

## 案11　湿热里结阳明，蕴结化热

王幼　湿温伏邪，已十六天，汗多潮热，口干欲饮，白痦布于胸腹之间，八九日未更衣，脐下按之疼痛，舌红绛中后腻黄，脉象沉数。迭投清温化湿之剂，诸症不减。良由伏邪蕴湿化热，由气及营，由经入腑，腑中宿垢不得下达也。吴又可云：温病下不嫌早。导滞通腑为主，清温凉营佐之，使有形之滞得下，则无形之邪自易解散。

生川军二钱　玄明粉（后入）一钱五分　枳实一钱　生甘草五分　冬桑叶二钱粉丹皮二钱　青蒿一钱五分　嫩白薇一钱五分　京赤芍一钱五分　青荷梗一尺　活水芦根（去节）一尺

复诊　昨进导滞通腑，清营泄热之剂，腑气已通，潮热渐减，白痦布而不多，口干欲饮，舌中腻黄渐化，脉濡数无力，阴液暗伤，余热留恋气营之间，清津无以上供。今拟生津清化，佐入和胃之品，尚须节食，恐多食则复，少食则遗之弊。

天花粉三钱　霜桑叶二钱　粉丹皮一钱五分　京赤芍一钱五分　朱茯神三钱　青蒿梗一钱五分　嫩白薇一钱五分　通草八分　六一散（包）三钱　青荷梗一尺　生熟谷芽（各）三钱

【赏析】

此案湿热里结阳明，蕴结化热，由气入营。舌红绛为营分热盛之明证；潮热，便秘按之疼痛，为气分腑实内结。治以凉营攻下，攻下则存液、导滞两相宜。腑通热退，再进清化生津和胃之品。

### 案12　气阴两伤，余邪留滞

沈左　湿温四候，身热早轻暮重，有汗不解，白痦已布，色不显明，口干欲饮，唇燥齿垢，形瘦神疲，舌质红苔微黄，脉濡数无力。此乃气阴已伤，余邪湿热，留恋气营之间，入夜梦语如谵，有神不守舍之象，且有咳嗽，肺胃亦虚，虚多邪少，还虑生波。今拟清养肺胃之阴，宣化三焦之湿。

南沙参三钱　朱茯神三钱　川贝三钱　通草八分　川石斛三钱　冬桑叶三钱　瓜蒌皮二钱　冬瓜子三钱　嫩白薇一钱五分　粉丹皮一钱五分　广橘白一钱　生苡仁三钱　清炙枇杷叶（去毛、包）二钱

复诊　诸恙见轻，原方加北秫米（包）三钱。

【赏析】

此案为湿温后期，气阴两伤，余邪留滞。乃以甘寒清养气阴，苦温苦寒化湿清热，甘淡以利湿，属湿热善后调理之法。

### 案13　湿热伤阴

李左　脉来濡数，濡为湿，数为热，湿为热合，蕴蒸气分，漫布三焦，是以身热三候，朝轻暮重，白疹满布胸膺之间，形瘦神疲，乃湿热郁久不化，耗气伤阴所致，症势非轻。急宜存阴清宣。

金石斛三钱　嫩白薇一钱五分　六一散（包）三钱　象贝母三钱　南北沙参（各）一钱五分　茯苓皮三钱　净蝉蜕八分　鲜竹叶三十张　香青蒿一钱五分　通草八分　连翘壳一钱五分　荷梗一枝

【赏析】

此案湿热伤阴而见形瘦神疲，但未录舌象为憾。湿热伤阴，治之颇难。养阴则碍湿，燥湿易伤阴。此选养阴而不恋邪之石斛、沙参及淡渗不伤阴的茯苓、通草之类，养阴利湿，两不相碍。以白薇、青蒿清阴分之热。

### 案 14　湿热证之热重于湿

裴左　湿温八天，壮热有汗不解，口干欲饮，烦躁不寐，热盛之时，谵语妄言，胸痞泛恶，不能纳谷，小溲浑赤，舌苔黄多白少，脉象弦滑而数。阳明之温甚炽，太阴之湿不化，蕴蒸气分，漫布三焦，有温化热、湿化燥之势，症非轻浅。姑拟苍术白虎汤加减，以观动静。

生石膏（打）三钱　肥知母一钱五分　枳实炭一钱　通草八分　制苍术八分　茯苓皮三钱　炒竹茹一钱五分　飞滑石三钱　仙半夏一钱五分　活芦根（去节）一尺　荷梗一尺

二诊　今诊脉洪数较缓，壮热之势大减，稍能安寐，口干欲饮，胸闷泛恶，不能纳谷，舌苔腻黄渐化，伏温渐解，而蕴湿犹留中焦也。既见效机，毋庸更张，参入芳香淡渗之品，使湿热有出路也。

熟石膏三钱　仙半夏一钱五分　枳实炭一钱　泽泻一钱　制苍术八分　赤茯苓三钱　炒竹茹一钱五分　通草八分　飞滑石三钱　鲜藿佩（各）一钱五分　荷梗一尺

三诊　热退数日，复转寒热似疟之象，胸闷不思纳谷，且有泛恶，小溲短赤，苔黄口苦，脉象左弦数右濡滑。此伏匿之邪，移于少阳，蕴湿留恋中焦，胃失和降。今宜和解枢机，芳香淡渗，使伏匿之邪，从枢机而解，湿热从小便而出也。

软柴胡八分　仙半夏二钱　酒黄芩一钱　赤苓三钱　枳实一钱　炒竹茹一钱五分　通草八分　鲜藿佩（各）一钱五分　泽泻一钱五分　荷梗一尺

【赏析】

此案属湿热证中之热重于湿。以苍术白虎汤清热燥湿；二诊热减湿留治以芳香淡渗；三诊邪转疟而归少阳，则以和解之法。用柴胡、半夏、黄芩，有少阳小柴胡之意，配赤苓、泽泻淡渗，予湿热以下行之意。

### 案 15　湿热化燥，深入营血

郑左　湿温十六天，身灼热，有汗不退，口渴欲饮，烦躁少寐，梦语如谵，目红溲赤，舌红糙无津，脉象弦数，红疹布于胸膺之间。此温已化热，湿已化燥，燥火入营，伤阴劫津，有吸尽西江之势，化源告竭、风动痉厥之变，恐在目前。亟拟大剂生津凉营，以清炎炎之威，冀其津生邪却，出险入夷为幸。

　　鲜生地六钱　天花粉三钱　川贝母二钱　生甘草八分　粉丹皮二钱　冬桑叶三钱　银花八钱　白薇一钱五分　羚羊角片八分　朱茯神三钱　带心连翘三钱　茅芦根（各）一两　鲜石斛四钱　鲜竹叶三十片

　　二诊　湿温十八天，甘寒清解，已服二剂，舌红糙略润，津液有来复之渐。身灼热、口渴引饮均减，夜寐略安，佳境也。红疹布而渐多，目白红丝，小溲短赤，脉数不静。少阴之阴已伤，水不济火，营分之热尚炽，木火升腾。前方既见效机，毋庸改弦易辙也。

　　原方加：西洋参一钱五分、鲜藕四两（切片入煎）。

　　三诊　湿温三候，温化热，湿化燥，迭进生津凉解，身灼热大减，寐安，梦语亦止，红疹满布，营分之热，已得外达，脉数不静，舌转光红，小便黄，七八日未更衣。阴液难以骤复，木火尚炽，余焰未净。仍拟生津泄热，佐通腑气，虽缓下，亦寓存阴之意。

　　西洋参一钱五分　冬桑叶二钱　天花粉三钱　嫩白薇一钱五分　鲜生地四钱　粉丹皮二钱　川贝母三钱　生甘草六分　鲜石斛四钱　朱茯神三钱　郁李仁（研）三钱　大麻仁（研）四钱　活芦根（去节）一尺

　　四诊　湿温二十二天，身灼热已退，寐安神清，红疹布而渐化，腑气亦通，舌质红苔微白，脉象濡软而数，精神疲倦，小溲淡黄，谷食无味，邪退正虚，脾胃鼓舞无权。今拟养正和胃，寒凉慎用，虑过犹不及也。

　　西洋参（米炒）五钱　朱茯神三钱　川石斛三钱　生甘草五分　白通草八分瓜蒌皮二钱　广橘白一钱　川贝母二钱　北秫米（包）三钱

　　【赏析】

　　本案湿热化燥深入营血，营阴被耗则灼热口渴，舌红糙无津；扰乱心神则烦躁梦谵；灼伤营血则红疹布现。治以凉血清营生津为首务。热退则神自安，疹现则邪外达。虽七八日未通便，因舌光红，恐承气急下苦寒耗阴，乃以麻仁缓下。邪退正虚则甘寒清养和胃，善后调之。全案始终贯彻"存一份津液，留一份生机"，慎用苦寒温燥，恐其伤阴。

## 案 16　湿温、湿热之邪与痰湿互结

王左　脉郁数，苔薄腻尖红，身热不扬，烦躁不寐，时欲呕。此无形之邪热，与有形之痰滞，互阻阳明，阳明经邪，不能外达也。宜疏达伏邪，而化痰滞。

淡豆豉三钱　薄荷叶（后下）一钱　鲜竹茹（枳实同炒）三钱　炒谷麦芽（各）三钱　黑山栀一钱五分　朱茯神三钱　荆芥穗一钱五分　象贝母三钱　净蝉蜕一钱　苦桔梗一钱　地枯萝三钱　清炙枇杷叶（去毛、包）三张

【赏析】

本例为湿温，湿热之邪与痰湿相结流连气分，郁于阳明，不得外达。用豆豉、山栀、薄荷、荆芥、蝉蜕以疏达伏邪；竹茹、茯神、象贝母、桔梗、枇杷叶、地枯萝、谷麦芽以和胃降逆兼化痰湿。

## 案 17　温燥伤阴

巫左　湿温证已延月，寒热时轻时剧，口干不喜饮，腑行溏薄。初由伏邪湿热，蕴于募原，少阳枢机不和，太阴为湿所困，清气不升。阅前方参、附、龙、牡、姜、桂、二陈等剂，温涩太过，致伏邪无路可出，愈郁愈深，如胶似漆。邪遏化热，湿遏化燥，伤阴劫津，化源告竭，气逆而促，神糊谵语，所由来也。舌苔黑糙而垢，有似少阴热结旁流、急下存阴之条，无如脉象左弦细促数，右部虚散，复无燥实坚满之形，安有可下之理？阴液枯槁，正气亦匮，厥脱之变，即在目前矣。勉拟增液生津，以救其焚，亦不过尽人力以冀天眷！

西洋参三钱　朱茯神三钱　天竺黄一钱五分　嫩钩藤（后入）三钱　大麦冬二钱　紫贝齿三钱　银柴胡八分　枳实炭八分　霍石斛三钱　川贝母二钱　清炙草四分　炒竹茹一钱五分

【赏析】

本案湿温日久，因寒热、便溏、气促而过用温涩化燥伤阴，而致神糊谵语，治以益气生津，涤痰宁神。回天之后，仍需清化。

## 案18　湿热入营

费右　湿温三候，灼热不退，舌绛起刺，脉洪数。温邪化火，由气入营，热邪内炽，扰犯包宫，伤津劫液，化源欲竭。以致唇焦齿垢，谵语妄言，内陷重症，危笃之至。拟养阴救液，清火开窍，未识能有挽回否。

犀角尖三分　粉丹皮一钱五分　带心麦冬三钱　鲜石菖蒲五分　鲜生地三钱　京赤芍一钱五分　上川连三分　鲜竹叶心三钱　带心连翘三钱　京玄参三钱　天竺黄二钱　活芦根（去节）一两　牛黄清心丸（另研细末化服）一粒

【赏析】

本案湿热由气入营而见灼热、舌绛、谵语妄言。急以凉血清营开窍治湿热化燥入营血之重症。方以犀角地黄汤凉血清营，牛黄清心丸、竹叶、天竺黄清心开窍。

## 案19　素体阴虚，中阳受损

叶左　初病喉痧，治愈之后，因复感停滞，酿成湿温。身热有汗不解，临晚畏寒，入夜热势较盛，天明即觉轻减，已有三候。口干不多饮，小溲短赤，逾时有粉汁之形。苔薄黄，脉濡数。素有失红，阴虚体质，迭进清温化湿之剂，其热非特不减，反加肤肿足肿，脐腹饱满，面浮咳嗽。细推病情，太阳经邪未解，膀胱腑湿不化，久则湿困太阴，健运无权。湿为阴邪，易于化水，水湿泛滥，则为肤肿足肿；中阳不运，浊阴凝聚，则为脐腹饱满；水湿逆肺，则为咳嗽面浮；格阳于外，则身热不退也。恙势已入险境，岂可泛视。今拟五苓加味，温开太阳而化水湿，勿可拘执阴虚体质，而畏投温剂，致误而再误也。然乎否乎？质之高明！

川桂枝八分　连皮苓四钱　炒白术三钱　猪苓三钱　仙半夏三钱　大腹皮二钱　砂仁（后下）八分　光杏仁三钱　泽泻一钱　姜皮八分　陈皮一钱　冬瓜子皮（各）三钱

二诊　两进五苓，症势未见动静。夫太阳为寒水之经，本阴标阳；太阳与少阴为表里，少阴为水火之脏，本热标寒。太阳之阳不行，少阴之阴亦伤，少火不能生土，中央乾健无权，水湿日积，泛滥横溢，浊阴凝聚，阴盛格阳，肺失治节，水道不行，险象环生，殊可虑也。脉象寸部濡数，关尺迟弱，真阳埋没，阴霾满布，若加气喘，则难为力矣。再拟五苓合真武汤，震动肾阳，温化水湿，千钧一发，惟此一举，狂见如斯，明者何如！？

熟附块一钱　川桂枝八分　陈皮一钱　大砂仁（后下）八分　连皮苓四钱　猪苓二钱　大腹皮二钱　川椒目十四粒　炒白术三钱　泽泻一钱五分　水炙桑皮一钱五分　淡姜皮八分

三诊　连服五苓真武以来，肤肿跗肿腹满，已见轻减，小溲稍多，真阳有震动之渐，水湿有下行之势，临晚形寒身热，至天明得汗而退，枢机有斡旋之意，均属佳象。口干渴喜热饮，痰多咳嗽，谷食衰微，白苔化而转淡。夫太阴为湿久困，乾健无权，肺失肃化。脉象关尺迟弱略起，虽逾险岭，未涉坦途。仍守前法，努力前进。

桂枝六分　白术三钱　熟附块一钱　软柴胡七分　大腹皮二钱　茯苓四钱　泽泻一钱五分　大砂仁（后下）八分　仙半夏二钱　水炙桑皮一钱五分　清炙草五分　生姜两片　红枣四枚　炒谷芽苡仁（各）三钱

四诊　温少阴，开太阳，运中阳，逐水湿，又服二剂，肿退，腹满渐消，临晚寒热亦轻，惟痰多咳嗽，纳谷衰少，小溲不清，苔薄腻微黄，脉象缓滑。此脾不健运，胃不流通，湿痰积之于肺，肺失肃化之权，再仿前意，制小其剂。

吉林参须八分　连皮苓四钱　炒白术一钱五分　光杏仁三钱　冬瓜子皮（各）三钱　陈皮一钱　熟附块八分　炒谷麦芽（各）三钱　软柴胡八分　福泽泻一钱五分　清炙草五分　大砂仁八分　仙半夏二钱

**【赏析】**

湿温之治难于杂症。本案素体阴虚，因迭进清化而致中阳受损，后及肾阳。复感外邪，不可因阴虚而畏投温剂，急则先治其标。水湿内停为其标急之证。先以五苓散祛表邪而利水湿，冀其太阳开而水湿化，症势未减。再以五苓合真武，附桂共进，阴翳渐消，肤肿腹满渐退。此案本热而标寒，标急险，非温利难以化，逾险岭方可顾其本。

## 案 20　湿热亡阳

周左　湿温月余，身热汗多，神识昏糊，谵语郑声，唇燥口干不欲饮，谷食不进，舌苔干腻，脉象沉细。此湿邪久困太阴，陷入少阴，湿为阴邪，最易伤阳，卫阳失于外护则汗多，浮阳越于躯壳则身热，神不守舍则神糊，与热入心包者，有霄壤之别。动则微喘，肾气不纳也。十余日未更衣，此阴结也。脉症参合，正气涣散，阴阳脱离即在目前矣。急拟参附回阳，龙牡潜阳，苟能阳回神定，庶可望转危为安之幸。

别直参二钱　熟附块二钱　左牡蛎（先煎）三钱　大砂仁（后下）八分　仙半夏二钱　炙远志一钱　花龙骨（先煎）三钱　朱茯神三钱　炒枣仁三钱　北秫米（包）三钱　浮小麦四钱

二诊　两进参附回阳，龙牡潜阳，汗收神清，阳气有内返之佳境。口干，渴喜热饮，纳谷衰少，精神困顿，十余日未更衣，腹内微胀，并不拒按，苔干腻，脉沉细，阳不运行，阴气凝结，肠垢不得下达，犹严寒之时，水冰而地坼也，险岭虽逾，未入坦途。再拟扶正助阳，温通腑气。

别直参一钱五分　熟附块一钱五分　朱茯神三钱　炙远志一钱　炒枣仁三钱　仙半夏三钱　陈广皮一钱　大麻仁（研）四钱　郁李仁（研）三钱　焦谷芽四钱　半

硫丸（包）二钱

外用蜜煎导法。

三诊服两剂后，腑气已通，余恙如故。原方去半硫丸、郁李仁、火麻仁，加米炒于术。

**【赏析】**

湿热亡阳之神昏，需与热入心包之神昏鉴别。湿热亡阳之神昏，汗多、脉沉细；热入心包之神昏，舌红、脉细数。此案十余日未更衣，丁氏谓之阴结，乃阳气不足，阴寒内盛而致结，以半硫丸温下之。此湿热之变证，湿热伤阳，险致脱证，急以参附龙牡回阳救逆，温通腑气。

## 案21 湿温误投寒凉，损及阳气

朱孩 湿温已延月余，身热不退，腹疼便泄，大腹膨胀，面浮体肿，舌苔灰黄，脉象濡数，纹色青紫，已逾气关。某专科投以银、翘、芩、连、滑石、通草、楂、曲、鸡金、苓、术等，意谓疳积成矣。惟按脉论证，此三阳之邪，已传入三阴。在太阴则大腹胀满，在少阴则泄泻体肿，在厥阴则腹痛肢冷。卫阳不入于阴则发热，水湿泛滥横溢，则遍体浮肿。小孩稚阳，病情若此，犹小舟之重载，覆沉可虑！今拟真武、理中、小柴胡复方图治，冀挽回于什一。

熟附片八分 炒干姜五分 炒白术一钱五分 连皮苓三钱 陈皮一钱 炒潞党一钱 软柴胡五分 清炙草五分 川椒目十粒 砂仁（后下）八分 大腹皮二钱 六神曲三钱

二诊 服理中、真武、小柴胡复方以来，腹胀满、肢体肿均见轻减，泄泻亦止，佳兆也。惟身热晚作，乳食少进，口干欲饮。指纹色青紫已回气关之内，脉仍濡数无力，是阴盛格阳，真寒假热，切勿因身热而即改弦易辙也。仍守原法，努力前进。

原方加：嫩白薇一钱。

三诊 肿胀十减七八，身热亦觉渐退，惟神疲形瘦，谷食少进，水湿已化，正虚困顿，脾胃阳衰，鼓舞无权也。仍守原方出入。

原方去柴胡，加焦谷芽三钱、佩兰梗一钱五分。

原按：此证疑似之处，最难辨别。认定三阴见象，投以温药，故能无虑也。否则再进寒凉，必致邪陷阳越，而不起矣。

【赏析】

此案乃湿温误投寒凉，损及阳气，湿温之变证。阳衰则水湿内盛，见腹胀、面浮肢肿。投真武、理中温太阴少阴而利水湿；小柴胡疏理枢机而解郁热，枢机通，可加清利之品。

## 案22 湿温过用苦寒，而致阴寒内陷厥阴

哈右 湿温匝月，身壮热，汗多畏寒，胸闷呕吐，纳食不进，烦躁懊𢙀，少腹胀痛拒按，溺时管痛，小便不利，口干唇燥，渴喜热饮，舌苔白腻，脉象左弦迟而紧右沉细无力。据述病起于经行之后，阅前所服之方，栀豉、二陈、泻心、八珍、金铃子散等剂。推其病情，其邪始在太阴阳明，苦寒迭进，邪遂陷入少阴厥阴，清阳窒塞，蓄瘀积于下焦，膀胱宣化失司，烦躁似阳，实阴躁也。阴盛于下，格阳于上，若再投苦降，则邪愈陷愈深矣。今拟吴茱萸汤加味，温经逐湿，理气祛瘀，冀其转机为幸。

淡吴萸六分 熟附片八分 赤茯苓三钱 连壳蔻仁八分 焦楂炭三钱 姜半夏二钱 砂仁（后下）八分 陈皮八分 延胡索一钱 五灵脂（包煎）一钱五分 两头尖（酒浸、包）一钱五分 泽泻一钱 生姜两片

二诊 两进吴茱萸汤，呕吐烦躁，均已轻减，少腹胀痛亦松，反加大便溏泄，有七八次之多，寒滞有下行之机，中阳有来复之渐，佳象也。身热依然，口干唇燥，渴喜热饮，苔腻稍化，脉仍弦迟。勿可因口干唇燥，即改弦易辙，虽有身热，可毋庸虑，但使卫阳能入于阴，则身热自除矣。仍守原法，更进一筹。

原方去生姜、连壳蔻仁，加炮姜炭六分、炒白术一钱。

三诊　呕吐溏泄已止，少腹胀痛亦减大半。惟小溲不利，溺时管痛，唇燥口干不多饮。脉象寸关濡滑，尺部涩迟，是蓄瘀蕴湿，留恋下焦，膀胱气化无权，脾不能为胃行其津液，浸润于上，症虽转机，还当谨慎。今制小其剂，加入通关滋肾之品，使蓄瘀蕴湿，从下窍而出。

吴萸四分　仙半夏二钱　熟附片八分　赤茯苓三钱　陈皮一钱　炒白术二钱
炮姜炭四分　清炙草四分　砂仁（后下）八分　琥珀屑（冲）六分　通天草五钱
滋肾通关丸（包煎）三钱

四诊　诸恙十减七八，小溲亦利，惟纳谷衰少，神疲肢倦，唇干口干不多饮，苔转淡黄，脉现濡缓，是脾胃两伤，运化失常。今拟醒脾和胃，而宣余湿，隔一日服一剂，仿经旨大毒治病，十去其六，小毒治病，十去其八，毋使过之，伤其正也之意。

炒白术二钱　云茯苓三钱　清炙草五分　陈皮一钱　仙半夏二钱　大砂仁（后下）八分　焦谷芽五钱　省头草五钱　绛通草八分　通天草五钱　生姜两片　红枣四枚

【赏析】

本案乃湿温过用苦寒而致阴寒内陷厥阴。邪入厥阴则少腹胀痛，溺时管痛，小便不利。虽见烦躁懊忱，当属阴盛格阳于上之假象，不可再投苦降，以致邪陷愈深。以吴茱萸汤温经逐湿，滋肾通关丸等使瘀湿下行。诸恙均减，终以宣化余湿，醒脾和胃调之。

## 案23　湿遏卫表

陈先生　湿温挟滞，太阴太阳为病。身热七天，有汗不解，胸闷泛恶，口干不多饮，遍体酸疼，且有咳嗽，小溲短少，舌苔薄腻，脉象濡滑而数。湿为黏腻之邪，不得从汗而解，还虑缠绵增剧。姑拟疏气分之伏邪，化中焦之痰湿。

清水豆卷八钱　光杏仁三钱　象贝母三钱　赤茯苓三钱　半夏二钱　通草八分

福泽泻——钱五分　白蔻壳（后下）八分　枳实炭——钱　姜竹茹——钱五分　西秦艽——钱五分　荷叶边——角　甘露消毒丹（包煎）四钱

【赏析】

本案乃湿遏卫表初入气分。有汗、发热、身疼痛，为阳湿伤表。治以宣化利湿，疏理气机。方中西秦艽祛湿而活血通络。

## 案24　湿邪弥漫三焦

马孙少爷　湿温六天，有汗身热不解，头胀痛较轻，胸闷不思饮食，腹痛阵作，大便溏薄，小溲不利，舌苔腻布，脉象濡滑而数。阳明之温，太阴之湿，挟滞交阻，三焦宣化失司。叶香岩云：湿为黏腻之邪，最难骤化。仍宜清解伏温，清化湿滞，尚希明正。

清水豆卷四钱　粉葛根——钱五分　鸡苏散（包）三钱　赤茯苓三钱　枳实炭——钱　大腹皮二钱　福泽泻——钱五分　六神曲三钱　鸡内金二钱　地枯萝三钱　细青皮——钱　银花炭三钱　干荷叶——角

二诊　湿温七天，有汗，身热略减，而不能退，头痛亦除，惟腹痛阵作，胸闷不思饮食，大便溏泄，小溲不利，苔腻布不化，脉弦滑。温与湿合，挟滞交阻，太阴阳明为病。湿郁生虫，虫攻动而作痛也。还虑缠绵增剧，今宜疏邪化湿，和中杀虫。

清水豆卷四钱　荆芥——钱　防风——钱　赤茯苓三钱　制川朴——钱　大腹皮二钱　青皮——钱　焦楂炭三钱　带壳砂仁（后下）八分　使君肉三钱　陈鹤虱——钱五分　白雷丸——钱五分　干荷叶——角

三诊　湿温九天，身热略减不退，便泄一次，小溲浑赤，口干不多饮，寐不安宁，舌边淡红，中后薄腻，且有梦语，左脉弦小而数，右脉濡数。温与湿合，挟滞交阻，太阳阳明为病，叶香岩先生云：湿为黏腻之邪，最难骤化。湿不去则热不退，气不宣则湿不化，还虑增剧。再拟清解伏温，化湿消滞，尚希星若先生裁正。

炒豆豉三钱　银花炭三钱　鸡苏散（包）三钱　赤茯苓（朱砂拌）一钱　陈皮二钱　大腹皮二钱　焦楂炭三钱　焦麦芽三钱　通草八分　生苡仁三钱　地枯箩三钱　连翘壳三钱　干荷叶一角　甘露消毒丹（包）四钱

四诊　湿温十天，发热不退，烦躁不安，时欲冷饮，寐不安宁，小溲浑赤，且有梦语，舌边淡红，中后薄腻而黄，脉象左弦数，右濡数。伏温蕴蒸，有化热之渐，阳明里热亦炽，故烦躁而不得安宁也。还虑伏温由气入营之变。再宜辛凉清解，冀伏温之邪，从气分而解，方可云吉，尚希星若道兄裁正。

鸡苏散（包）三钱　金银花六钱　连翘壳三钱　朱茯神三钱　青蒿梗一钱五分　通草八分　生麦芽三钱　地枯萝三钱　清水豆卷三钱　活芦根一尺　淡竹叶一钱五分　大荸荠（洗、打）二两

【赏析】

薛生白曰："湿多热少则蒙上流下"，此案为湿邪弥漫三焦。蒙上则头胀痛；阻中则胸闷、腹痛、便溏；流下则小溲不利。治宜清化畅中、分利湿邪为主。湿温缠绵难愈，药力又嫌不足，三诊后邪仍未除，且有燥化入营之象，故四诊以透热转气为之治则。

## 案25　湿温由气入营，内闭外脱

丁大兄　复病湿温，已有十天，有汗身热不退，渴喜热饮，小溲淡黄而长，神识模糊，谵语妄言，或时喜笑，舌苔干腻无津，脉象滑数而乱，咳痰不爽。客邪挟痰湿，逗留膜原，蒙蔽心包，神明无以自主，症势危笃！勉拟清解伏邪，清神涤痰，未识能得挽回否，尚希明正。

银柴胡一钱　银花炭三钱　嫩白薇一钱五分　朱茯神一钱五分　枳实炭一钱　炒竹茹一钱五分　川象贝（各）二钱　益元散（包）三钱　天竺黄一钱五分　陈胆星八分　紫贝齿三钱　鲜石菖蒲一钱　万氏牛黄清心丸（去壳、研细末，冲服）一粒

二诊　复病湿温，已有十一天，身灼热，得汗不解，渴不知饮，神识模

糊，不能言语，舌上糙黄无津，脉数而乱。伏邪湿热化燥，伤阴劫津，邪陷厥阴，肝风内动，内闭外脱即在旦夕间矣！勉拟生津清温，开窍涤痰，尽人力以冀天眷，尚希明正。

鲜铁皮石斛四钱　羚羊角片四分　金银花五钱　连翘壳三钱　枳实炭一钱　鲜竹茹一钱五分　川象贝（各）二钱　竹沥半夏二钱　天竺黄一钱五分　鲜石菖蒲一钱　紫雪丹（冲）八分　淡竹沥（炖温，冲服）一两

三诊　湿温内陷厥阴，肝风内动，神识模糊，不能言语，手指蠕动，舌干糙无津，脉象促乱无序。气阴日伤，虚阳逼津液而外泄，是以多汗足冷也。脉症参合，内闭外脱当在旦夕间矣！再勉一方，尽人力以冀天眷，尚希明正。

鲜铁皮石斛四钱　川象贝（各）二钱　天竺黄一钱五分　朱茯神一钱　竹沥半夏二钱　炒竹茹一钱五分　鲜石菖蒲一钱　炙远志一钱　嫩钩藤（后下）三钱　清竹沥（炖温，冲服）一两

珍珠粉一分　真猴枣粉一分　两味冲服

【赏析】

此案乃湿温由气入营内闭外脱之危证。初诊属痰蒙，选至宝丹更为确笃。后化燥热陷，厥阴风动，紫雪丹、羚羊角片清心开窍熄风，但脱证已现，需顾及固脱。

## 案26　湿阻中焦

王太太　湿温三候，身热早轻暮重，有汗不解，胸痞泛恶，小溲短少，腑行溏薄，舌苔白腻，脉象濡滑而数。此无形之伏温与有形之痰湿互阻膜原，太阴阳明为病，还虑缠绵增剧。姑拟疏阳明之经邪，化太阴之蕴湿，尚希明正。

粉葛根一钱五分　清水豆卷四钱　藿香梗一钱五分　赤猪苓（各）三钱　福泽泻二钱　大腹皮二钱　六神曲三钱　白蔻仁八分　制川朴一钱　仙半夏二钱　制苍术三钱　佩兰叶一钱五分　甘露消毒丹（包）四钱

【赏析】

此案为湿阻中焦，以湿偏重，用平胃散、藿香正气疏泄、清化、燥湿取效。

### 案27 寒热不解，痰浊阻滞中焦

何先生 湿温七天，有汗、寒热不解，咳嗽痰多，胸闷泛恶，口干不多饮，腑行溏薄，舌苔薄腻，脉象左弦右濡滑。伏邪移于少阳，痰湿中阻，肺胃宣化失司，还虑缠绵增剧，再拟和解枢机，芳香化湿。

软柴胡一钱 仙半夏二钱 嫩前胡一钱五分 象贝母三钱 赤猪苓（各）三钱 福泽泻一钱五分 枳实炭一钱 六神曲三钱 制川朴一钱 白蔻仁五分 大腹皮二钱 藿香梗一钱五分 玉枢丹（开水磨冲服）四钱

二诊 湿温八天，寒热较轻，咳痰不爽，泛恶，口干欲饮，心烦少寐，小溲色黄，舌苔薄腻，脉象濡滑而数。伏邪湿热，挟滞内阻，少阳阳明为病，还虑增剧。再拟和解枢机，芳香化湿，尚希明正。

软柴胡一钱 仙半夏二钱 嫩前胡一钱五分 象贝母三钱 赤苓三钱 泽泻一钱五分 白蔻仁四分 六神曲三钱 制川朴八分 大腹皮二钱 藿香梗一钱五分 白通草八分 姜竹茹一钱五分

三诊 寒热渐减，咳嗽胸胁牵痛，痰多泛恶，口干欲饮，心悸少寐，舌质红苔薄黄，脉濡滑而数。余邪痰湿，逗留肺胃，气机窒塞不宣。再拟疏邪化痰，宣肺和胃。

清水豆卷四钱 嫩前胡一钱五分 仙半夏一钱五分 光杏仁三钱 朱茯神三钱 枳实炭一钱 炙远志一钱 炒谷麦芽（各）三钱 象贝母三钱 川郁金一钱五分 福橘络一钱 白通草八分 炒竹茹一钱五分 枇杷叶（去毛、包）三张

四诊 表热渐解而里不清，呕恶渐愈而痰多咳嗽，胸间胁肋牵痛，心烦少寐，舌质红苔薄腻而黄，脉濡滑而数。余邪伏于少阳，痰湿逗留肺胃，胃不和则卧不安，能得不生枝节，可望渐入坦途。再拟清解余邪，化痰宣肺。

嫩前胡<sub>一钱五分</sub>　仙半夏<sub>一钱五分</sub>　冬桑叶<sub>三钱</sub>　朱茯神<sub>三钱</sub>　炙远志<sub>一钱</sub>　益元散（包）<sub>三钱</sub>　川郁金<sub>一钱五分</sub>　白通草<sub>八分</sub>　软柴胡<sub>五分</sub>　光杏仁<sub>三钱</sub>　象贝母<sub>三钱</sub>　朱连翘<sub>三钱</sub>　炒竹茹<sub>一钱五分</sub>　冬瓜子<sub>三钱</sub>

**【赏析】**

本案症见寒热不解、泛恶、脉左弦，为邪在少阳；胸闷、口干不多饮、便溏，为湿阻中焦；咳嗽痰多乃痰浊壅肺。治先和解少阳，化中焦痰浊，而疏于治疗肺之痰热，致病证迁延。若治疗初期即予宣肺和解同用，病或许不至迁延。

## 案28　湿温病湿热并重

董先生　病延十八天，始发红疹，继布白㾦。今表不热而里热溲赤、胸闷不舒、渴喜热饮、肌肤色黄，苔薄腻黄，脉象濡滑带数。此湿遏热伏，蕴蒸膜原，气机宣化失司。先哲云：湿不化则热不清，气不宣则湿不化。今拟宣气化湿，苦寒泄热。

光杏仁<sub>三钱</sub>　炒黄芩<sub>一钱</sub>　飞滑石（包煎）<sub>三钱</sub>　赤茯苓<sub>三钱</sub>　茵陈<sub>三钱</sub>　泽泻<sub>一钱五分</sub>　通草<sub>八分</sub>　佩兰梗<sub>一钱五分</sub>　炒谷麦芽（各）<sub>三钱</sub>　清水豆卷<sub>四钱</sub>　佛手露（冲）<sub>一两</sub>　甘露消毒丹（包）<sub>四钱</sub>

二诊　病延十九天，红疹后续布白㾦，胸闷不思饮食，渴喜热饮，小溲短赤，脉象濡滑而数。今日形寒怯冷，营卫循序失常，口舌干燥，津少上承。湿热蕴蒸膜原，气化不及州都，故渴喜热饮，小溲短赤也。欲滋阴则助湿，欲燥湿则伤阴，大有顾此失彼之弊。今取蒌贝养荣生津不助湿，茵陈四苓化湿不伤阴之意。

川贝母<sub>三钱</sub>　全瓜蒌<sub>三钱</sub>　银柴胡<sub>八分</sub>　清水豆卷<sub>三钱</sub>　赤茯苓<sub>三钱</sub>　泽泻<sub>一钱五分</sub>　西茵陈<sub>二钱</sub>　白通草<sub>八分</sub>　白薇<sub>一钱五分</sub>　佩兰梗<sub>一钱五分</sub>　荸荠梗<sub>一钱五分</sub>　炒麦谷芽（各）<sub>三钱</sub>　佛手露（冲）<sub>一两</sub>

**【赏析】**

此案为湿温病湿热并重。此发白㾦乃湿邪外达之象；红疹与热入营血之斑出大异，斑发为营血热盛，迫血妄行；疹出乃太阴风热袭于肌表，稍作宣散为治。湿热挟风，黄芩滑石汤并清湿热，再取蒌贝生津而不助湿，茵陈四苓化湿而不伤阴，以善其后。

### 案29　素有阴虚，肝气挟痰浊上犯

万老太太　阴虚体质，肝气挟痰饮交阻，氤氲之邪外袭，蕴湿内阻，太阴阳明为病。身热晚甚，有汗不解，咳嗽痰多，头痛眩晕，胸闷不思饮食，舌质红苔黄腻，脉濡滑而数，本虚标实，虑其增剧。姑拟疏邪化痰，宣肺和中。

清水豆卷三钱　仙半夏三钱　大贝母三钱　赤茯苓三钱　炒扁豆衣三钱　炙远志一钱　焦楂炭三钱　广陈皮一钱　炒谷芽三钱　生苡仁三钱　干荷叶一角　佩兰梗一钱五分

二诊　身热渐退，脘痞撑胀，时轻时剧，纳谷减少，腑行溏薄，痰多咳嗽，口干不多饮，舌质红苔薄腻，脉象左虚弦，右濡滑。肝气肝阳上升，痰湿互阻，肺脾肃运无权，还虑缠绵增剧。今拟平肝理气，和中化浊。

旋覆花（包煎）一钱五分　代赭石（先煎）三钱　仙半夏二钱　稽豆衣二钱　象贝母三钱　赤茯苓三钱　炒扁豆衣三钱　陈皮一钱　乌梅炭五分　广木香五分　砂仁壳八分　干荷叶一角　炒谷芽三钱　苡仁三钱

三诊　身热已退，脘痞撑胀略减，腑行不实，纳谷减少，舌质红苔薄腻，脉象左虚弦，右濡滑。营血本亏，肝气肝阳上升，湿痰逗留中焦，肺脾肃运无权，能得不生枝节，可望入坦途。再宜柔肝理气，和胃畅中。至于夜不安寐，亦是胃不和之故也。

炒白芍二钱　旋覆花（包煎）一钱五分　代赭石（先煎）三钱　赤茯苓三钱　炒枣仁三钱　炙远志一钱　仙半夏二钱　广陈皮一钱　煨木香六分　稽豆衣三钱　干荷叶一角　炒扁豆衣三钱　炙乌梅四分　炒谷芽苡仁（各）三钱

四诊　肝气渐平，脘痞撑胀大减，夜寐稍安，惟头痛眩晕，口舌干燥，舌苔干腻，脉弦小而滑。营血亏耗，肝阳升腾，扰犯清空，痰湿未楚，脾胃

运化无权。宜柔肝潜阳，和胃化痰。

生白芍二钱　代赭石（先煎）二钱　旋覆花（包煎）一钱五分　稽豆衣三钱　朱茯神三钱　炙远志一钱　炒枣仁三钱　枳实炭（同拌）一钱　橘白一钱　炒杭菊一钱五分　川贝母二钱　生熟谷芽（各）三钱　钩藤二钱　荷叶边一角

五诊　胸闷脘痛，脐腹饱胀，头眩咳嗽，舌苔干腻，脉弦细而涩。此血虚不能养肝，肝气横逆，犯胃克脾，通降之令失司。木喜条达，胃以通为补，再拟泄肝理气，通胃畅中。

当归须一钱五分　大白芍二钱　银柴胡七分　潼白蒺藜（各）一钱五分　朱茯神三钱　砂仁（后下）八分　橘白络（各）一钱　金铃子二钱　全瓜蒌四钱　制香附一钱五分　煅瓦楞四钱　黑芝麻三钱　炒谷麦芽（各）三钱　地枯萝三钱

【赏析】

本案乃素有阴虚，肝气挟痰浊上犯。痰浊阻肺，则痰多咳嗽，肝气犯胃则脘痞撑胀。降气和胃，宜肺化痰先治其标。旋覆代赭汤随症加减。

## 案30　湿阻中焦，以湿偏重

李先生　前投芳香化浊，辛开苦降之剂，泛恶渐消，胸脘不舒，纳谷减少，小溲淡黄，口苦不欲饮，余湿挟痰浊逗留中焦，太阴健运失常，阳明通降失司。今宜理肝和胃，降气化痰，尚希明正。

白蒺藜三钱　仙半夏二钱　广陈皮一钱　藿香梗一钱五分　赤茯苓三钱　制川朴八分　白蔻仁八分　姜竹茹一钱五分　福泽泻一钱五分　通草八分　炒谷麦芽（各）三钱　佛手八分　佩兰梗一钱五分

二诊　泛恶渐止，胸闷稍舒，纳谷减少，四五日来未更衣，且有头眩，脉象濡滑，苔腻未化。肝气肝阳上升，痰浊中阻，阳明通降失司，再宜理脾和胃，泄肝化湿。

藿香梗一钱五分　广陈皮一钱　仙半夏二钱　白蔻壳八分　稽豆衣三钱　赤茯苓三钱　枳实炭一钱　火麻仁二钱　姜竹茹一钱五分　福泽泻一钱五分　炒谷麦芽

（各）三钱　钩藤（后下）三钱　郁李仁三钱　佩兰梗一钱五分

三诊　腑气已通，脐腹隐痛，咳嗽则痛更甚，纳谷减少，脉象濡滑。肝气横逆，脾胃不和，升降之令失司，胃为阳土，得阴始和，姑宜养胃阴以柔肝，理气机而畅中。

川石斛二钱　仙半夏一钱五分　广陈皮一钱　白蒺藜二钱　赤茯苓三钱　制香附一钱五分　砂仁壳八分　川郁金一钱五分　佩兰梗一钱五分　炒谷麦芽（各）三钱

【赏析】

本案为湿阻中焦，以湿偏重。理气化湿而畅其中，肝阳升而头眩加钩藤；胃阴不足而纳少，加石斛。通腑不用大黄、芒硝峻下，而以火麻仁、郁李仁润下。恐峻下伤及正气。

## 案31　湿温化热，积于中焦

白宝山　湿温挟滞，太阴阳明为病，身热三天，胸闷泛恶，腹鸣、泄泻红水，口干欲饮，舌苔腻黄，脉象濡数。症势非轻，姑拟清解伏温，芳香化湿。

淡豆豉三钱　藿香梗二钱半　大腹皮二钱　炒黑荆芥一钱　银花炭三钱　赤茯苓三钱　六神曲三钱　生苡仁四钱　炒赤芍二钱　连翘壳三钱　焦楂炭三钱　炒车前子三钱　荷叶一角

【赏析】

此案为湿温化热，积于中焦。泄泻红水，除治以清化外，酌加凉血祛风之品，如赤芍、荆芥。炭剂收敛，如焦楂炭、银花炭；利小便所以实大便，如车前子、赤茯苓。

## 案32　风温袭肺，湿热中阻

夏先生　寒热渐解，而未能尽退，头痛亦减，而咳嗽痰内带红，胸闷不思饮食，腹鸣泄泻，小溲短少，舌中后薄腻，脉象左弦数右濡缓。风温之邪，蕴袭上焦，湿滞内阻，太阴阳明为病，清不升而浊不降也。还虑缠绵增剧，再宜清温化痰，和中分利。清其温，即所以退其热；利小便，正所以实大肠也。

煨葛根一钱　银花炭三钱　象贝母三钱　赤猪苓（各）三钱　炒扁豆衣三钱　大腹皮二钱　陈广皮一钱　焦楂炭三钱　炒车前子三钱　范志曲三钱　陈莱菔英三钱　炒苡仁四钱　干荷叶一角　藕节三枚

二诊　湿温八天，身热时轻时剧，胸闷不思饮食，腹鸣泄泻黄水，小溲短赤，口干欲饮，舌苔干腻，脉象浦滑而数。伏温蕴湿挟滞交阻，太阴阳明为病，清不升而浊不降也。昨投清温化痰，和中分利之剂，尚觉合度，仍守原意出入。

煨葛根一钱　银花炭三钱　象贝母三钱　赤猪苓（各）三钱　炒扁豆衣三钱　大腹皮二钱　陈广皮一钱　焦楂炭三钱　炒车前子三钱　炒谷芽三钱　炒苡仁三钱　陈莱菔英三钱　干荷叶一角

**【赏析】**

此案乃风温袭其肺，湿热阻其中。袭于肺则咳嗽痰红；阻其中则清浊不分，腹鸣泄泻黄水。用方多以清化和中分利之剂。以治其中，生痰之源清则贮痰之器空，乃探本求源之法。

## 案33　脾湿

郑先生　湿温九天，身热早轻暮重，渴喜热饮，腹痛泄泻，纳谷减少，舌苔薄白而腻，四肢微冷，脉濡无力。水谷之湿内蕴挟滞交阻，时气之邪外受，太阳太阴为病。湿流关节，故遍体酸疼；湿多成五泄故便泄不止。身热不渴，阴盛格阳之见象。湿为阴邪，非温不化，今拟助阳化湿，和中消滞。

熟附片五分　赤猪苓（各）三钱　生白术二钱　大腹皮二钱　陈广皮一钱　焦楂炭三钱　藿香梗半钱　鸡金炭二钱　炮姜炭五分　春砂壳八分　炒谷芽三钱　炒苡仁三钱　清水豆卷四钱　干荷叶一角

二诊　湿温十天，四肢已温，身热略减，腹痛泄泻略见轻减。咯痰不爽，渴喜热饮，舌苔薄腻，脉象濡滑。太阳阳明之邪传入太阴，湿滞内阻，清气不升。湿为黏腻之邪，最难骤化，再宜健运太阴，温化湿邪。

清水豆卷四钱　炮姜炭五分　生白术二钱　清炙草五分　大腹皮二钱　陈广皮一钱　煨木香四分　煨葛根一钱　炒谷芽三钱　炒苡仁三钱　荷叶一角

【赏析】

本案湿温以湿偏重者，又称脾湿；损及中阳，为湿温之变证。腹痛便泄不止而见肢冷，脉无力。非温不能化湿，用附子、干姜温中而化湿。但湿中仍蕴火，过用恐虑化燥煽火生风。泄泻见轻，四肢已温，立撤附留姜，小制其剂。

## 案34　湿温以湿偏重

陈左　湿温十天，呕恶较减，胸闷渴喜热饮，舌苔白腻，脉象濡滑，少阴有寒，太阴有湿。昨投温经达邪，芳香化浊之剂，颇为合度，仍宗原法进步。

熟附片八分　清水豆卷六钱　藿香梗钱半　赤茯苓三钱　仙半夏二钱　枳实炭一钱　福泽泻钱半　六神曲三钱　白蔻壳八分　佩兰梗钱半　甘露消毒丹（包煎）四钱

【赏析】

此案为湿温以湿偏重，兼有寒象，芳香、清化之剂中加温经之附子。苔白腻者用之合度。若舌红、溲短赤、用之唯恐煽火。证减药撤，不可过用。

## 案35　湿热入里

欧阳先生　温邪十三天，身热不退，汗泄不畅，口干欲饮，舌质红苔薄腻，梦语如谵，早用凉下，致大便泄泻七八次，小溲短赤。伏温化热，蕴蒸阳明，因下之后，邪不外达，而反内移大肠，颇虑昏厥之变。脉象濡数，姑拟辛凉解肌，使伏温之邪得从气分而解为幸。

粉葛根二钱　天花粉三钱　鸡苏散（包）三钱　赤茯苓三钱　金银花三钱　连翘壳三钱　象贝母三钱　霜桑叶三钱　炒扁豆衣三钱　生熟谷芽（各）三钱　地枯萝三钱　白茅根（去心）二扎　荷叶一角

二诊　温邪十四天，得汗身热较轻，口干欲饮，腹痛便溏，舌质红苔罩白，脉濡数，小便短赤，胸闷痞塞，《伤寒论》曰："太阳病误下，致成痞气"，邪传太阴，清气不升，而为腹满下痢也。恙势尚在重途，还虑变迁，再宜解肌达邪，和中分利。

煨葛根钱半　银花炭三钱　连翘壳三钱　赤茯苓三钱　炒扁豆衣三钱　生苡仁四钱　六神曲三钱　陈广皮一钱　大腹皮二钱　炒赤芍二钱　陈莱菔英三钱　荷叶一角

三诊　温邪十五天，有汗身热较轻不退，腹痛泄泻亦减，而未能尽止，口干不多饮，小溲短少，夜不安寐，舌苔糙白，脉象濡滑而数。伏温蕴湿逗留募原，太阴阳明为病。还虑变迁，再宜解肌达邪，和中分利。

煨葛根钱半　赤茯苓（朱砂拌）三钱　六神曲三钱　大腹皮二钱　连翘壳三钱清水豆卷四钱　银花炭三钱　益元散（包）三钱　炒扁豆衣三钱　陈广皮一钱　苦桔梗一钱　生苡仁四钱　荷叶一角

四诊　温邪十六天，身热较轻不退，汗不至足，腹痛阵作，泄泻止转为便黑，渴喜热饮，小溲短少，夜不安寐，苔薄腻黄，脉滑数。此无形伏温，与有形湿滞互阻，少阳阳明为病。大便色黑，挟宿瘀也。能得不生他变，可望入于坦途，再宜和解清温，去湿去瘀。

银柴胡一钱　粉葛根一钱　炒豆豉三钱　赤茯苓（朱砂拌）三钱　福泽泻钱半枳实炭一钱　炒银花三钱　连翘壳三钱　炒赤芍二钱　焦楂炭三钱　通草八分　炒竹茹二钱　荷叶一角

五诊　湿温二十四天，身热十去其九，口干不多饮，小溲短赤，五日未更衣，苔薄黄，脉濡数。面黄无华，夜不安寐，气阴暗伤，余温湿热未楚，胃不和则卧不安。兼之肛痈肿痛，亦是湿热下注所致。一波将平，一波又起。

宜清温化湿，和胃祛瘀。

青蒿梗钱半　嫩白薇钱半　西茵陈钱半　赤茯苓（朱砂拌）三钱　益元散（包）三钱　通草八分　生赤芍二钱　连翘壳三钱　广橘白一钱　炒竹茹二钱　炒谷芽三钱　杜赤豆一两

**【赏析】**

湿温初起，邪在卫气，宜用宣化。此案过早运用凉下，而致湿热不得外解而入里。邪在阳明，热蒸心包则梦谵；损及中阳则泄泻。先以解肌达邪，和中分利，使邪有出路而不内陷，甚致厥脱。使湿去则温清，余湿未化之后期，自以清化余湿，和胃生津为要诀。

### 案36　湿温伤正

张左　湿温两候，有汗身热不解，腹鸣泄泻，口干不多饮，烦躁少寐，舌苔干燥无津，脉象濡数无力。此正虚不能托邪外出，津无上承，太阴为湿所困，清气下陷。还虑正不胜邪，致生变迁。宜养阴清温，和中化湿。

南沙参三钱　生甘草八分　炒青蒿梗钱半　赤茯苓三钱　炒扁豆衣三钱　炒怀山药三钱　生苡仁四钱　炒银花四钱　炙粟壳三钱　嫩钩藤（后入）三钱　鲜荷叶一角　香稻叶露（后入）四两　生白术二钱　嫩白薇（炒）钱半

**【赏析】**

本案乃湿温伤正，波及中气、津液。属湿温之变证。清温化湿治其本；津伤，用养阴不碍邪之沙参润之；中气陷，用扁豆衣、怀山药、白术、粟壳补中涩肠以止腹泻。涩肠之品于苔腻者恐其恋邪不可用之。此苔干无津属正虚，稍用加减即止。

### 案37　湿热阻滞太阴阳明

郭小姐　伏温挟湿挟滞，太阴阳明为病，发热十八天，汗泄不畅，口干不多饮，小溲短赤，腹痛泄痢，夹血甚多，舌质红苔薄腻微黄，脉象濡数。

伏温蕴蒸阳明，湿热滞郁于曲肠，气机窒塞，表里同病。拟解肌清温. 而化湿浊。

粉葛根钱半 炒黑荆芥一钱 炒赤芍二钱 炒银花三钱 连翘壳三钱 净蝉蜕八分 细青皮一钱 鸡苏散（包）三钱 苦桔梗一钱 焦楂炭三钱 象贝母三钱 香连丸（包）一钱 干荷叶一角

二诊 湿温十九天，得汗表热略减，腹痛泄痢次数亦少，胸闷气粗，口干欲饮，小便短数，白㾦布于胸膺之间，舌质红苔薄腻黄，脉象濡数。咳嗽，咯痰不爽，伏温湿热蕴蒸气分，肺胃宣化失司，湿浊郁于曲肠，气机流行窒塞，再宜前法进治。

粉葛根钱半 金银花三钱 连翘壳三钱 鸡苏散（包）三钱 净蝉蜕八分 苦桔梗一钱 象贝母三钱 炒赤芍二钱 焦楂炭三钱 香连丸（包）一钱 通草八分 荸荠梗钱半 荷叶一角

【赏析】

本案乃湿热阻滞太阴阳明，太阴属肺，阳明属胃与肠。阻于肺则咳嗽，咯痰不爽，气粗；阻于肠则腹痛泄痢；胃经热盛则发热、汗多、口干、舌红苔黄。解肌宣肺治太阴，清化导滞治阳明。

## 案38 湿热伤及气阴，损及太阴

杨先生 湿温十八日，身热时轻时剧，未曾得汗，口干欲饮，大便溏泄黄水，苔干白而腻，脉濡数无力。此乃正气已虚，伏热逗留少阳阳明。湿在太阴，清气不升，颇虑正不胜邪，邪陷少阴，致昏厥之变。姑拟扶正达邪，和中分利，冀望应手为幸，尚希明正。

南沙参三钱 银州柴胡一钱 粉葛根钱半 赤茯苓（朱砂拌）三钱 炒扁豆衣三钱 生白术二钱 银花炭三钱 焦楂炭三钱 炒谷芽三钱 炒苡仁三钱 炒黑荆芥一钱 干荷叶一角

二诊 湿温十九天，身热早轻暮重，口干不多饮，腹鸣便泄，日夜五六次，形瘦神疲，脉象濡数无力，舌苔干腻，气阴已伤，不能托邪外出，邪入太阴，清气上升，还虑正不胜邪，致生变迁。再宜养正达邪，和中化湿，冀望泄止热减，始能出险入夷。尚希明正。

南沙参三钱　生甘草五分　银柴胡一钱　粉葛根二钱　赤茯苓（朱砂拌）三钱　炒扁豆衣三钱　生白术二钱　嫩白薇（炒）半钱　银花炭三钱　焦楂炭三钱　炒怀山药三钱　炒谷芽三钱　炒苡仁三钱

三诊　湿温二十天，身热朝轻暮重，口干不多饮，腹鸣泄泻，日夜五六次。痧子已布，形瘦神疲，脉象濡数无力，苔薄腻。气阴已伤，不能托邪外出，邪入太阴，清浊混淆。还虑正不胜邪，致生变迁。再宜养正达邪，和中化湿。

南沙参三钱　生甘草六分　银柴胡一钱　粉葛根一钱　赤茯苓（朱砂拌）三钱　炒扁豆衣三钱　生白术二钱　炒黑荆芥一钱　银花炭三钱　焦楂炭三钱　青龙齿三钱　炒谷芽三钱　炒苡仁三钱　戊己丸（包）一钱　干荷叶一角

【赏析】

本案乃湿热伤及气阴，损及太阴。以养正达邪为首务。益气养阴和中健脾，用沙参、扁豆衣、生白术、怀山药之类；达邪清热解肌分利，用柴胡、葛根、白薇、银花、苡仁、荆芥之类。

## 案39　湿热之变证，湿热未除，正气已伤

郁小姐　湿温九天，有汗身热，时轻时剧，手指逆冷，渴喜热饮，白痦布而即隐，舌苔干腻而黄，胸闷泛恶，谷食不进，神疲委顿，脉象左细弱模糊右濡滑而数，重按无神。此气津两伤，津无上承，湿热痰浊逗留中焦，肺胃宣化失司。颇虑正不胜邪，致厥脱之变。勉拟养正和胃而化痰湿，未识能得转机否？

南沙参三钱　吉林参须八分　川象贝（各）二钱　赤茯苓（朱砂拌）三钱　广橘白一钱　炒竹茹钱半　通草八分　嫩白薇钱半　嫩钩藤（后入）三钱　枇杷叶

（去毛、包）四张　　鲜建兰叶（去毛）五张　　香稻叶露（后入）四两　　佛手露（冲服）一两

**【赏析】**

本案乃湿热之变证，湿热未除，正气已伤。湿热逗于肺则胸闷；留于中焦，阻滞气机则泛恶谷食不进；化热则渴，苔干腻而黄；伤于正则手指逆冷，神疲萎顿，脉弱模糊。急以扶正，以防厥脱之变。吉林参救逆力强；川象贝、橘白、枇杷叶宣降肺气；竹茹、佩兰、露类芳香醒胃气。赤茯苓、通草渗利，欲予湿以出路。

### 案40　湿温邪留三阳

赵童　湿温已延月余，身热早轻暮剧，有时畏冷背寒，热盛之时，谵语郑声，渴喜热饮，小溲短赤，形瘦骨立，纳谷衰微，舌质红苔薄黄，脉象虚弦而数，白疹布而不多，色不显明。良由病久正气已虚，太少之邪未罢，蕴湿留恋膜原，枢机不和，颇虑正不敌邪，致生变迁。书云：过经不解，邪在三阳。今拟小柴胡合桂枝白虎汤加减，本虚标实，固本去标为法。

潞党参一钱五分　　软柴胡一钱　　生甘草五分　　仙半夏二钱　　熟石膏（打）三钱　　赤茯苓（朱砂拌）三钱　　炙远志一钱　　川桂枝八分　　通草八分　　泽泻一钱五分　　焦谷芽三钱　　佩兰叶一钱五分

二诊　进小柴胡合桂枝白虎汤加减，寒热渐退，谵语亦止，白疹布而渐多，脉象濡数，苔薄黄。太少之邪，已有外达之势，口干不多饮，精神疲倦，谷食衰微，正气已夺，脾胃鼓舞无权。今拟制小其剂，扶正祛邪，理脾和胃，冀胃气来复，自能入于坦途。

潞党参一钱五分　　银柴胡一钱　　生甘草五分　　云茯苓（辰砂拌）三钱　　仙半夏二钱　　粉葛根一钱五分　　广橘白一钱　　佩兰叶一钱五分　　白薇一钱五分　　川通草八分　　生熟谷芽（各）三钱　　生姜一片　　红枣三枚

【赏析】

本案湿温邪留少阳则身热早轻暮重。背寒者,太阳之邪未解;谵语郑声,邪在阳明化热熏蒸心包。邪在三阳,以柴胡、半夏去少阳;桂枝解太阳;石膏清阳明。配芳化渗利治其本。辨证得当,药进邪达。以祛余湿,理脾和胃以善其后。

## 案41　湿温之重危变证

郑世兄　湿温三候,身热得汗不解,腑行溏薄,口干不欲饮,唇焦齿垢,神识昏糊,始而谵语,继则不言,红疹白㾦,布而不透,㾦色枯暗,苔灰黄,脉细小而数,按之模糊,趺阳脉濡细,太溪脉不现。此里气早虚,邪陷厥阴,不得外达,微有气逆,肺金化源欲竭之象,脉症参合,危险万分!勉拟柴胡龙骨牡蛎救逆汤加减,扶正达邪而安神志,冀望一幸,尚祈前诊先生裁正。

吉林人参一钱五分　银州柴胡一钱五分　嫩白薇一钱五分　朱茯神三钱　煅牡蛎三钱　花龙齿骨（先煎）（各）一钱五分　炙远志一钱　川象贝（各）二钱　炒扁豆衣二钱　干荷叶一角　莲子心五分

二诊　湿温三候余,身热不解,神识昏糊,始而谵语,继则不言,烦躁无片刻之宁,红疹白㾦布而不现,㾦色枯暗,舌灰腻而黄干糙无津,唇红,腑行溏薄,脉细小而数,趺阳脉濡细,太溪脉伏隐似现。此里气早虚,邪陷厥阴少阴,神不安舍,灵机堵塞,脉症参合,还虑厥脱!再拟扶正托邪,清神化痰,冀万一之幸,尚希前诊先生裁正。

吉林人参一钱　银柴胡一钱五分　嫩白薇一钱五分　朱茯神三钱　生甘草六分　川雅连四分　紫贝齿四钱　炙远忘一钱　川象贝（各）二钱　炒银花四钱　莲子心四分　炒扁豆衣三钱

真猴枣粉二分　西黄粉二分,两味同冲服。

三诊　湿温二十二天,身热不解,神志昏糊,不言不语,烦躁略减,红白疹布而不显,苔灰腻糙黄,脉濡细而数,趺阳太溪两脉与昨仿佛,稍有咳嗽。里气早虚，伏温内陷少阴厥阴，无路可出，痰热蒙蔽心包，灵机堵塞，羔势尚在险关，还虑厥脱之变！仍拟养正和解，清神涤痰，尚希前诊先生裁正。

南沙参三钱　银柴胡一钱五分　嫩白薇一钱五分　朱茯神三钱　炙远志一钱　益元散（包）三钱　霜桑叶三钱　光杏仁三钱　川象贝（各）二钱　瓜蒌皮三钱　炒银花四钱　莲子心五分　炒竹茹一钱五分　枳实炭七分　大莩荠（洗打煎汤代水）二两　真猴枣粉二分　西黄粉二分　枇杷叶露（炖温冲服）二两

【赏析】

本案乃湿温之重危变证。邪陷厥阴，不得外达，神不安舍。急以清神化痰，扶正救逆，恐其厥脱。

## 案42　邪在气分

解太太　湿温五候，身热较轻不退，咳嗽痰多泛恶，不能饮食，舌苔薄腻，脉象濡滑带数。余邪蕴湿酿痰，逗留上中二焦，肺胃宣化失司。还虑正不胜邪，致生变迁。今拟和解枢机，宣气淡渗，尚希明正。

银柴胡一钱　嫩白薇钱半　仙半夏二钱　赤茯苓（朱砂拌）三钱　白蔻壳八分　姜竹茹二钱　福泽泻钱半　光杏仁三钱　象贝母三钱　炒谷麦芽（各）三钱　佩兰梗半钱　冬瓜子三钱　枇杷叶（去毛、包煎）四张

【赏析】

本案为邪在气分之初。以宣化淡渗治之。

## 案43　邪在卫气

胡太大　湿温挟滞，太阴阳明为病。身热两候，得汗不解，胸闷泛恶，口干不多饮，遍体骨楚，舌边红苔薄白而腻，脉濡滑而数。此无形之温，与有形之湿蕴蒸募原，湿不化则气不宣，气不宣则湿不化。拟解机达邪，芳香化湿。

粉葛根钱半　炒豆豉三钱　藿香梗钱半　枳实炭一钱　制小朴一钱　仙半夏二钱　赤茯苓三钱　白蔻壳八分　福泽泻二钱　炒麦芽三钱　姜竹茹二钱　甘露消毒丹（包煎）四钱

**【赏析】**

本案湿温邪在卫气，治以解肌、宣化、芳香利湿。

## 案 44　湿温邪在中焦，以热偏重

姚先生　湿温三候，身热入夜甚壮，汗多不解，口干不多饮，小溲短数，神志似有模糊之状，唇焦，舌苔薄腻，脉象濡滑而数。此温在阳明，湿在太阴，蕴蒸气分，漫布二焦，白㾦隐隐，湿热有暗泄之机。虑其缠绵增剧，拟苍术白虎汤加减，清阳明之温，化太阴之湿。

制苍术七分　生石膏（打）三钱　净蝉蜕八分　赤茯苓（朱砂拌）三钱　枳实炭一钱　地枯萝三钱　炒竹茹二钱　光杏仁三钱　通草八分　块滑石（包）三钱　冬瓜子三钱

二诊　湿温二十三天，身热朝轻暮重，汗多不解，咽喉黏痰已少，口干欲饮，小溲短赤，唇焦，苔干腻而黄，左脉弦数，右脉濡滑而数。风温挟湿热逗留募原，阳明为病，湿亦化燥，消灼津液，津少上承，白痦布而不多，还虑变迁。今拟生津清温，清肺化痰。

天花粉三钱　鸡苏散（包）三钱　青蒿梗钱半　朱茯神三钱　金银花三钱　连翘壳三钱　通草八分　鲜竹茹二钱　枳实炭八分　象贝母三钱　嫩白薇钱半　净蝉蜕八分　活芦根一尺

三诊　湿温二十七天，壮热渐减，口干欲饮，唇焦，舌质红，苔糙黄无津，脉象濡滑而数。少阴阴液暗伤，津少上承，伏温化热蕴蒸阳明之里，津液被火炼而为痰，痰热阻于肺胃，故咯痰不爽，而音声不扬也。白㾦布而不多，还虑增变，再宜生津清温，清肺化痰，尚希明正。

天花粉三钱　肥知母钱半　青蒿梗半钱　朱茯神三钱　金银花三钱　连翘壳三

钱　川象贝（各）二钱　鲜竹茹二钱　通草八分　白茅根（去心）二扎　枇杷叶露（后入）六两

四诊　湿温二十九天，壮热十去七八，渴不多饮，咽喉痰阻亦减，神疲肢倦，唇焦，苔薄腻，舌尖红，耳聋失聪，红疹渐布，六七日未更衣，脉象濡小而数，阴液暗伤，伏邪未楚。稍有泛恶，胃有痰浊故也。再宜清温涤痰，宣肺和胃，去疾务尽之意。

川象贝（各）二钱　瓜蒌皮三钱　嫩白薇钱半

【赏析】

此案为湿温邪在中焦，以热偏重。先清阳明热，化太阴湿。继挟风温袭肺，治佐清肺化痰生津和胃。

## 案45　湿温伤正之变证，虚阳外越

陈小姐　湿温匝月，正虚邪陷三阴，虚阳外越，神不守舍，脉伏肢冷，神糊谵语，气逆喉中痰声辘辘，舌质红无津，肺金化源告竭，阴尽津枯，则危在旦夕间矣。勉拟回阳救阴，敛阳安神，亦不过尽人力以冀天佑。

别直参钱半　大麦冬三钱　五味子五分　熟附块钱半　煅牡蛎四钱　花龙骨（先煎）三钱　朱茯神三钱　生于术二钱半　川象贝（各）二钱　干荷叶一角　炙远志一钱　真猴枣粉二分（冲服）

【赏析】

此为湿温伤正之变证，虚阳外越，化源告竭。治以回阳救逆，敛阳安神，生脉散参附龙牡急救之佐以苓、术、贝、远志挟中土化痰湿。

## 案46　余湿未清，伤及中焦

张左　湿温月余，身热已退，大腹微满，脉象虚细。正气已伤，余湿未楚，脾胃运化失常，再宜养正健脾，而化余湿。

吉林参须一钱　川象贝（各）二钱　瓜蒌皮三钱　抱茯神三钱　广橘白一钱

光杏仁三钱　佩兰梗钱半　通草八分　冬瓜子皮（各）三钱　生熟谷芽（各）三钱
资生丸（包煎）三钱

【赏析】

本案为湿温瘥后，余湿未清，伤及中焦，以养正健脾、消化余湿。

## 案47　余湿未清，气阴两亏

项太太　湿温后气阴两亏，余湿留恋，脾胃不和，口有甜味，脘中嘈杂，纳少，小便短赤，汗多心悸，动则头眩，舌前半红绛中后微腻，脉象细弱。宜养正和胃，苦化湿热。

西洋参钱半　川雅连（水炒）三分　川贝母二钱　瓜蒌皮三钱　朱茯神三钱
青龙齿（先煎）三钱　白通草八分　广橘白一钱　佩兰梗钱半　生熟谷芽（各）
三钱　浮小麦四钱　嫩钩藤（后入）四钱

【赏析】

本案乃湿温瘥后余湿未清，气阴两亏。甘寒养阴益气，苦寒清化湿热。

## 案48　湿温挟痰，蒙蔽清窍

丁老兄　复病湿温，已有十天，有汗身热不退，渴喜热饮，小溲淡黄而长，神识模糊，谵语妄言，或时喜笑，舌苔干腻无津，脉象滑数而乱。咳痰不爽，客邪挟痰湿逗留募原，蒙蔽清窍，神明无以自主，症势危笃。勉拟清解伏邪，清神涤痰，尚希明正。

银州柴胡一钱　银花炭三钱　嫩白薇钱半　朱茯神三钱　枳实炭一钱　炒竹茹
钱半　川象贝（各）二钱　益元散（包）二钱　天竺黄二钱　陈胆星八分　紫贝齿
三钱　鲜石菖蒲一钱　万氏牛黄丸一粒（研末冲服）。

二诊　复病湿温，已有十一天，身灼热，得汗不解，渴不知饮，神识模糊，不能言语，舌干燥黄无津，脉数而乱。伏邪湿热化燥，伤阴劫津，邪陷厥阴，肝风内动，内闭外脱，即在旦夕间矣。勉拟生津清温，开窍涤痰，尽人力以冀天眷，尚希明正。

鲜铁皮石斛四钱　羚羊角片（另煎冲）四分　生石膏（打）四钱　金银花四钱　枳实炭一钱　鲜竹茹钱半　川象贝（各）二钱　石菖蒲一钱　竹沥半夏二钱　天竺黄二钱　紫雪丹（冲服）八分　淡竹沥（冲服）一两

【赏析】

此案为湿温挟痰，蒙蔽清窍。治以清热涤痰开窍，渐见化燥伤津，急以生津清热。

## 案49　湿温阴伤

聂左　湿温十九天，壮热，渴喜热饮，红斑满布，肤目皆黄，小溲短赤，舌质红，苔老黄，脉象濡数。阴液已伤，津少上承，伏温湿热逗留募原，肺火输布之权，能得不生变端，则可望出险入夷。宜生津清温，淡渗湿热，尚希明正。

鲜石斛五钱　天花粉三钱　肥知母二钱　茯苓皮四钱　西茵陈二钱　青蒿梗钱半　川象贝（各）二钱　益元散（包）三钱　连翘壳三钱　黑山栀二钱　嫩白薇钱半　通草八分　鲜竹茹二钱　茅芦根（各）一两　枇杷叶露（后入）四两　野蔷薇花露（后入）四两

【赏析】

本案湿温阴伤，拟用生津不恋邪，祛湿不伤阴之品，清热淡渗为佐。

## 案50　湿温内陷血室

盛小姐　发热六天，表不热而里热甚，气急胸闷，口干引饮，心火炽盛，胆怯如见鬼状。适值经来，行而不多，腑气六日未行，邪热不得从外而解，反陷血室，挟痰热蒙蔽心窍，神明无以自主；阴液暗伤，津少上承，症势重险，颇虑痉厥之变。

炒黑荆芥一钱　银柴胡一钱　粉丹皮二钱　炒赤芍二钱　朱茯神三钱　炙远志一钱　金银花三钱　连翘壳三钱　枳实炭一钱　石菖蒲八分　天花粉三钱　杜红花八分　桃仁泥（包）三钱　延胡索一钱

**【赏析】**

此案为湿温正值经期，内陷血室。扰乱心神，治以清热凉血解毒佐以活血。薛生白曰："热入血室……不第凉血并须解毒，然必重剂，乃可奏效。"此方不属重剂，因未通腑气，故有阴液暗伤、痉厥之虑。

## 案 51　湿温湿盛伤阳

陆右　湿温绵延两月，身热不扬，渴喜热饮，咳嗽痰多，四肢厥冷，舌苔薄白而腻，脉象濡细，正气已伤，蕴湿留恋募原，阴盛格阳，内真寒而外假热也。羔势尚在险途，宜扶正助阳，和胃化湿，尚希明正。

吉林参须八分　熟附片八分　清水豆卷四钱　云茯苓三钱　水炙远志一钱　仙半夏半钱　陈广皮一钱　大砂仁（研、后下）五分　藿香梗钱半　炒谷麦芽（各）三钱　佩兰梗钱半　象贝母三钱　冬瓜子三钱　酒炒桑枝三钱

**【赏析】**

本案湿温湿盛伤阳，而见四肢厥冷。格阳于外则见脉细、身热、渴喜热饮。用参附扶正助阳；豆卷、半夏、象贝宣化、佩兰芳化；茯苓、冬瓜子淡渗。

## 案 52　湿温阻滞气分

崔左　湿温类疟，寒热屡发，胸闷泛恶，舌苔白腻，脉象弦滑而数，足秋温伏邪蕴于募原；大便溏薄，阳明少阳太阴三经为病。症属缠绵，宜和解枢机，芳香化湿。

软柴胡一钱　仙半夏二钱　炒豆豉三钱　枳实炭一钱　赤茯苓（朱砂拌）三钱　大腹皮二钱　福泽泻钱半　六神曲三钱　制川朴八分　广藿香钱半　佩兰梗半钱　甘露消毒丹（包煎）五钱

**【赏析】**

本案湿温阻滞气分，邪在半表半里，以湿偏重，故称脾湿。治以和解，芳化淡渗，稍佐清热。

# 八、湿阻

## 案1 湿阻中焦，胸闷纳少

姜左 气湿内阻，脾胃运化失常，胸闷纳少，神疲肢倦，姑拟运脾化湿，和胃畅中。

白蒺藜三钱 陈广皮一钱 厚朴花钱半 赤茯苓三钱 炒枳壳一钱 春砂壳八分 炒谷麦芽（各）三钱 地枯萝二钱 佩兰梗钱半 佛手八分

【赏析】

湿阻者，湿邪阻于中焦脾胃，化热不显。辨证要点，胸闷重，苔白腻。治多以理气畅中化湿为主。与湿温治疗不同，多用厚朴、蔻仁、苍术温燥之品。此案以枳壳、陈皮、佛手理气；厚朴畅中燥湿；佩兰等化湿。

## 案2 湿阻中焦，胸脘痞闷

黄左 湿阻中焦，脾胃运化失常，胸脘痞闷，不思饮食，小便不畅，舌苔薄白而腻。当宜运脾和胃，芳香化湿：其病不在大肠，徒攻无益也。

清水豆卷四钱 藿香梗钱半 陈广皮一钱 制川朴一钱 赤茯苓三钱 福泽泻钱半 白通草八分 白蔻壳八分 六神曲三钱 炒谷麦芽（各）三钱 佩兰梗钱半 生熟苡仁（各）三钱

【赏析】

本案症见胸闷脘痞苔白腻为湿阻之象。以厚朴、豆蔻畅中；谷麦芽、神曲和胃；藿香、佩兰芳化。茯苓、泽泻、通草通利之。

## 案3 湿在卫气，客于肌表，阻于脾胃

朱左 伏邪蕴湿内阻，脾胃不和，形寒头胀，胸闷泛恶，苔薄腻，脉濡滑。宜解肌达邪，和胃化湿。

川桂枝五分 炒赤芍钱半 清水豆卷六钱 藿香梗钱半 陈广皮一钱 赤茯苓

三钱　仙半夏二钱　枳实炭一钱　白蔻仁（后下）五分　六神曲三钱　炒谷麦芽（各）三钱　佩兰梗钱半　生姜一片

二诊　痰湿内阻，脾胃运化失常，胸闷纳少，渴喜热饮，舌苔薄腻，脉象濡滑。宜理脾和胃，化湿畅中。

陈广皮一钱　制苍术一钱　制川朴一钱　赤茯苓（砂仁拌）三钱　仙半夏钱半　白蔻壳八分　福泽泻二钱半　六神曲三钱　炒谷麦芽（各）三钱　佩兰梗钱半　佛手八分

【赏析】

本案湿在卫气，客于肌表，阻于脾胃，以解肌和胃化湿为首务。卫分之邪已除，转为畅中化湿。解肌用桂枝、豆卷；畅中用厚朴、苍术温燥之品。芳香化湿参入其中。

# 九、痉证

### 案1　痰热伤阴，虚风内动

陈幼　两目上窜，时剧时轻，今晚角弓反张，脐腹疼胀，舌强不利吮乳，舌尖边淡红中后薄腻，脉濡弱，哭声不扬。气阴暗伤，虚风内动，痰热逗留，肺胃气机窒塞，窍道不通。予熄风安神，化痰宣肺法。

煅石决明三钱　朱茯神三钱　川象贝（各）三钱　嫩钩藤（后下）三钱　青龙齿（先煎）三钱　炙远志一钱　陈木瓜二钱　山慈菇片五分　净蝉蜕八分　炙僵蚕三钱　珍珠粉（冲服）一分　金器（入煎）一具

二诊　角弓反张之势已和，舌强不利吮乳，手足心热，哭泣声哑，脉象弦细，风阳挟痰热上阻廉泉，横窜络道，肺胃气机窒塞不宣。再拟熄风涤痰，清热宣肺。

霜桑叶二钱　朱茯神三钱　川象贝（各）二钱　嫩白薇一钱五分　甘菊花三钱　远志肉一钱　炙僵蚕三钱　青龙齿（先煎）三钱　净蝉蜕八分　煅石决明三钱　山慈菇片四分　嫩钩钩（后入）三钱　淡竹沥（冲服）一两　真猴枣珍珠粉（冲

服，各）一分　金器（入煎）一具

【赏析】

本案为痰热灼伤阴液，虚风内动。熄风安神治其标；清热宣肺治其本。方用龙齿、石决明、珍珠粉、金器等熄风阳、安心神；猴枣、川象贝、淡竹沥、桑叶等清肺化痰。

## 案2　脾阳受损，经脉失温致痉

朱幼　初病伏邪化热，消烁阴液，发热口渴，唇皮焦燥，过服清凉，以致脾阳受伤，清气下陷，小溲清长，而大便溏泄也，势成慢惊重症。急拟温肾运脾。

煨葛根二钱　炒白术一钱五分　陈广皮一钱　扁豆衣三钱　熟附片八分　炙甘草五分　焦谷芽三钱　炮姜炭四分　炒怀山药三钱　干荷叶一角

【赏析】

本案为过服寒凉，损及脾阳，经脉失于温煦而致痉。治以温中运脾之法。脾旺痉停而便泄止。

## 案3　吐泻脾胃两伤，肝木乘土

冯幼　先天不足，后天又弱，吐泻已久，神疲内热，口干不多饮，舌质红，指纹红紫带青，已过气关。呕吐伤胃，泄泻伤脾，脾阳胃阴两伤，肝木来乘，所谓阴虚生内热，阳陷则飧泄也，渐入慢惊一途，恐鞭长莫及矣。勉拟连理汤加味，温养脾胃，抑木和中，以望转机。

炒潞党参一钱五分　炙甘草五分　炮姜炭三分　焦谷芽三钱　陈木瓜二钱　陈广皮一钱　云茯苓二钱　川黄连三分　炒白术一钱五分　灶心黄土（包）一两

【赏析】

本案为久吐久泻，损及脾阳胃阴。肝木乘之可致慢惊。以温中健脾养胃，防其痉变。

## 案 4　太阳、阳明两经同病

马左　形寒畏冷，遍身骨楚，头项强痛，泛泛作恶，小溲短少，脉紧急，苔薄腻。太阳阳明两经同病，急与葛根汤散其寒邪，不致缠绵是幸。

粉葛根一钱五分　云茯苓三钱　炒谷芽三钱　川桂枝五分　姜半夏三钱　陈佩兰一钱五分　净麻黄五分　陈广皮一钱五分　炒香豉三钱　煨姜两片

二诊　昨进葛根汤，得汗甚多，头项痛骨楚均舒，泛泛作恶已止。身热头眩，口干欲饮，脉象弦数，苔薄腻黄，舌质红。太阳之邪已解，阳明之热内炽，幸喜素体强盛，不致迁延。今与桂枝白虎，一以清阳明之热，一以肃太阳之邪。

川桂枝三分　赤茯苓三钱　炒谷芽三钱　生石膏（打）三钱　江枳壳一钱五分　省头草一钱五分　天花粉三钱　苦桔梗八分　炒竹茹一钱五分　干芦根（去节）五钱

【赏析】

本案为风寒侵袭太阳、阳明之表，阳明内热炽盛。先以葛根汤散太阳之表邪，强痛止，风寒既除，再以桂枝白虎调和营卫，清阳明大热。

## 案 5　阴虚风阳内动

费左　身热不退，头项强痛，角弓反张，神昏谵语，渴喜冷饮，脉象弦数，苔薄腻舌红。前医迭投表散之剂，汗出太多，高年气阴本亏，重汗乏阴，以致阴虚不能敛阳，二元不入于阳，若见风动呃逆，则无望矣！急与桂枝羚羊角，未识能转危为安否。

粉葛根一钱五分　朱茯神三钱　生石决明（先煎）四钱　川桂枝三分　羚羊角片五分　鲜石菖蒲一钱　嫩钩藤三钱　天花粉三钱　天竺黄一钱五分　鲜竹叶三十张　活芦根（去节）一尺

二诊　头项强痛轻减，身热亦略退，神志平静，渴喜多饮，脉细数，苔腻，舌红。阴亏于下，阳浮于上。前方既见效机，仍守原意出入。

粉葛根一钱五分　朱茯神三钱　生石决明（先煎）五钱　羚羊角五钱　石菖蒲八分　嫩钩藤三钱　天花粉三钱　天竺黄一钱五分　川贝母三钱　鲜竹叶三十张　朱灯心二扎

三诊　神志已清，头项强痛亦止，神疲欲卧，纳谷不香，脉濡细，苔薄腻，险岭已逾，可告无虞。再与清养之品善后可矣。

冬桑叶三钱　朱茯神三钱　生谷芽三钱　甘菊花三钱　川贝母三钱　香佩兰一钱五分　生石决明（先）三钱　天花粉三钱　生竹茹一钱五分　嫩钩藤（后入）三钱　鲜竹叶三十张

【赏析】

本案为热证误用辛温散剂，汗出而阴亏。阴虚不得敛阳，风阳内动挟痰而致痉，症见角弓反张、头项强痛。以羚羊角、钩藤、石决明平肝熄风；天竺黄、竹叶、石菖蒲化痰清心；天花粉、芦根补其阴。后以清养善其后。

# 十、寒湿

## 案1　时邪袭表，湿滞胃肠

章左　感受时气之邪，袭于表分，湿滞互阻肠胃，清浊混淆，以致寒热无汗，遍体酸疼，胸闷泛恶，腹鸣泄泻，日十余次，小溲不利，舌腻脉浮，表里两病，勿轻视之。仿喻氏逆流挽舟之意，拟仓廪汤加减，疏解表邪，而化湿滞。

荆芥一钱五分　防风一钱　羌独活（各）一钱　桔梗一钱　炒枳壳一钱　赤茯苓三钱　仙半夏二钱　六神曲三钱　焦楂炭三钱　干荷叶一角　陈仓米四钱　薄荷（后下）八分

【赏析】

仓廪散，即人参败毒散加陈仓米而成，祛邪和中，适用于噤口痢。本例因感受时邪而病泄泻，并无气虚之象，故去人参、甘草、柴胡、前胡，加入荆芥、荷叶清宣疏散时邪，半夏、神曲燥湿和胃化积滞，使表邪清湿滞化而泄泻愈，此即"逆流挽舟"法的具体运用。

## 案2 脾胃气虚夹湿泄泻

谈右 泄泻黄水，为日已久，肾主二便，始因湿胜而濡泻，继因濡泻而伤阴。浊阴上干则面浮，清阳下陷则足肿。脾湿入于带脉，带无约束之权，以致带下频频，脾津不能上蒸，则内热口干。浮阳易于上升，则头眩眼花。腰为肾之府，肾虚则腰酸。脉象弦细，脾失健运之功，胃乏坤顺之德。营血虚则肝燥，脾湿陷则肾寒。拟参苓白术散加味，养胃扶土而助命火，譬之釜底添薪，则釜中之水，自能化气上行，四旁受其滋溉，则少火充足，胃纳渐加，即真阴自生，而湿自化，虚热乃不治自平矣。

炒潞党参三钱　怀山药三钱　焦白芍三钱　煅牡蛎（先煎）五钱　连皮苓三钱　生甘草八分　厚杜仲三钱　红枣三枚　炒白术二钱　熟附子二钱　煅龙骨（先煎）三钱

【赏析】

本例用党参、白术、茯苓、山药，仿参苓白术散，意在健脾益气；甘草、大枣补虚和中；附子杜仲温阳益肾，是釜底添薪之法，加强脾家的运化功能；龙骨、牡蛎敛浮越之阳止头眩，又能涩肠止泻。合而成方有温阳健脾、益气助运止泻的作用。俟泄泻始止，中阳健旺，脾运得振，则诸恙皆可随之而瘥。

## 案3 脾胃两伤，湿热内蕴

刘太太 肠澼澼转为溏泄黄水，日夜五六次，腹痛隐隐，内热，不思饮食，口干不多饮，脉象左濡小而数，右脉濡细，苔薄腻而黄。此脾阳胃阴两伤，肠中湿热滞未楚，肝经气火内炽，还虑口糜呃逆之变。今拟养胃健脾，苦化湿浊，冀望泄止，能进谷食，方有转机，希明正之。

炒怀山药二钱　生白术二钱　炒扁豆衣三钱　炒赤白芍（各）一钱五分　赤茯苓（砂仁拌）三钱　陈皮一钱　银花炭三钱　砂壳八分　炒谷芽三钱　桔梗一钱

佩梗一钱五分　戊己丸（包）一钱　鲜荷叶一角　银州柴胡八分

**【赏析】**

本例脾胃虚弱，运化无权，清浊不分，且有湿热内蕴未清。故治以健脾和胃，清化湿热为主。方取参苓白术散，意在健脾和胃渗湿（原方尚有人参、米仁、甘草），加戊己丸、赤白芍缓急止痛；银柴胡清内热；荷叶升清阳；银花、佩兰芳香清化湿热。如此使脾胃得运，湿热清而泄泻自止。

## 案4　五更泄泻并见脾虚下陷

裴左　五更泄泻，延经数月，泻后粪门坠胀，纳谷衰少，形瘦色萎，舌无苔，脉濡细。命火式微，不能生土，脾乏健运，清气下陷。拟补中益气，合四神加减，益气扶正而助少火。

炒潞党参三钱　清炙黄芪三钱　土炒于术二钱　清炙甘草五分　陈皮一钱　炒补骨脂一钱五分　煨益智一钱五分　淡吴萸五分　煨肉果一钱　炮姜炭八分　桂附地黄丸（吞服）三钱

**【赏析】**

泄泻日久，肾阳虚衰失于温养，脾胃运化失常，黎明之前阳气未振，阴寒较甚，故腹痛肠鸣即泻，此为五更泻，又叫鸡鸣腹泻。本例五更泄泻并见脾虚下陷之象，所以方用补中益气汤升阳益气健脾。肾为胃之关，且病为寒从中生，非自外受，故用桂附地黄丸温阳益肾固关门。配以四神丸则脾肾同温，涩肠止泻。

## 案5　泄泻日久，脾运失权

王孩　泄泻旬日，腹鸣且胀，舌薄黄根白腻，指纹青，已至气关，面色萎黄。此太阴为病，健运无权，清气不升，浊气凝聚，恐有慢惊之变。故仿理中汤加味。

生白术二钱　炮姜炭四分　熟附片六分　清炙草五分　云茯苓二钱　陈皮一钱

煨木香五分　焦楂炭一钱五分　炒荷蒂三枚　炒怀山药三钱　灶心黄土（包煎、煎汤代水）四钱

【赏析】

本例乃泄泻日久，脾气受伤，健运失权而见腹胀。久泻伤及脾阳，中阳不振，故用附子理中汤加减，去人参，加山药、茯苓、木香以益脾肾理气，陈皮、焦楂炭以和胃消滞，荷蒂升举脾阳，灶心土温中涩肠，合而具有温中祛寒，健脾升阳止泻的功效。

## 案6　暑湿交阻，肠胃传化失常

宋右　暑湿挟滞交阻，肠胃为病，腹痛泄泻黄水，日十余次，胸闷不能纳谷，小溲短赤，口干欲饮，舌质红苔黄，脉濡数。治宜和中分利，利小便正所以实大便也。

煨葛根二钱　赤猪苓（各）三钱　生白术一钱五分　炒扁豆衣三钱　陈皮一钱　大腹皮三钱　六神曲三钱　炒车前子三钱　春砂壳八分　六一散（包）三钱　香连丸（吞服）一钱　干荷叶一角　银花炭三钱

【赏析】

本例为夏日暑气熏蒸，且多食生冷易生湿浊，伤及肠胃，传化失常而生泄泻。治以清化湿浊，和中分利。方用葛根、荷叶清热升清止泻；砂仁、大腹皮、陈皮和胃理气；白术、扁豆、六曲健脾化湿消积滞；车前子、猪苓、六一散利小便以实大便；银花炒炭用，既可清热解毒，又可涩肠止泻。

## 案7　寒湿侵袭肠胃，肠胃升降失调

邬左　受寒挟湿停滞，脾胃两病，清不升而浊不降，胸闷泛恶，腹痛泄泻，苔腻脉迟。拟正气饮加减，芳香化浊，分利阴阳。

藿苏梗（各）一钱五分　陈皮一钱　仙半夏二钱　制川朴一钱　赤茯苓（砂仁拌）四钱　大腹皮二钱　白蔻壳八分　大砂仁（后下）八分　六神曲三钱　焦楂炭

二钱　生姜两片　干荷叶一角　另纯阳正气丸（吞服）五分

**【赏析】**

本例为寒湿之邪侵袭肠胃，造成脾胃温运和升降功能失调。治拟化湿解表，理气和中。方用藿香正气饮去白芷、白术、茯苓、桔梗、甘草，加荷叶以轻清升阳；焦楂曲消肠胃积滞；砂仁、白豆蔻化湿而温运脾阳；纯阳正气丸吞服以温中止痛止泻，加强全方的功用。

# 十一、痢疾

### 案1　湿热内阻，气机窒塞

徐奶奶　初起寒热泄痢，上为呕恶，脘胀作痛拒按，里急后重，今泄痢次数虽减，而腹痛依然，欲吐不能，渴喜热饮，自汗肢冷，左脉弦小而数右脉沉细，舌苔干白而腻。此乃邪陷三阴，虚阳逼津液外泄，湿滞内阻曲肠，气机窒塞不通，厥气失于疏泄，脾胃运化无权，颇虑阳亡厥脱，勿谓言之不预。急拟参附回阳，龙牡敛阳为主，寒热并用，取其错杂为佐，冀望阳气内返，气和滞化，始能出险入夷，尚希明正。

吉林参须八分　熟附块六分　陈皮一钱　煅牡蛎二钱　花龙骨（先煎）二钱　带壳砂仁八分　仙半夏二钱　川楝子二钱　焦楂炭三钱　水炒川连（吴萸三分同拌）三分　延胡索炭一钱　炒扁豆衣三钱　浮小麦四钱

**【赏析】**

本例症见呕恶，脘痛，里急后重，腹痛，属湿热内阻、气机窒塞；渴喜热饮，自汗，肢冷为邪陷于内，虚阳外越，急拟参、附、龙、牡回阳救逆；左金丸治寒热错杂；复加理气之品和气化滞。此为初险之标治，入夷后仍需调治湿热之本。

### 案2　湿热挟滞，互阻肠胃

王妪　寒热呕恶，饮食不进，腹痛痢下，日夜五六十次，赤白相杂，里急后重，舌苔腻布，脉象浮紧而数。感受时气之邪，袭于表分，湿热挟滞，互阻肠胃，噤口痢之重症。先宜解表导滞。

荆芥穗一钱五分　青防风一钱　淡豆豉三钱　薄荷叶（后）八分　藿苏梗（各）一钱五分　仙半夏二钱　枳实炭一钱五分　苦桔梗一钱　炒赤芍一钱五分　六神曲三钱　焦楂炭三钱　生姜两片　陈红茶一钱　另玉枢丹（开水先冲服）四分

二诊　得汗，寒热较轻，而痢下如故，腹痛加剧，胸闷泛恶，饮食不进，苔腻不化，脉象紧数。表邪虽则渐解，而湿热挟滞，胶阻曲肠，浊气上干，阳明通降失司，恙势尚在重途。书云：无积不成痢。再宜疏邪导滞，辛开苦降。

炒豆豉三钱　薄荷叶八分　吴萸（川雅连五分拌炒）三分　枳实炭一钱　仙半夏二钱　炒赤芍一钱五分　酒炒黄芩一钱　肉桂心三分　生姜两片　青陈皮（各）一钱　六神曲三钱　焦楂炭三钱　大砂仁（后下）八分　木香槟榔丸（包煎）三钱

三诊　寒热已退，呕恶亦减，佳兆也。而腹痛痢下，依然如故，脘闷不思纳谷，苔腻稍化，脉转弦滑，湿热尚滞留曲肠，气机窒塞不通。仍宜寒热并用，通行积滞，勿得因年老而姑息也。

仙半夏二钱　川连四分　酒炒黄芩一钱五分　炒赤芍二钱　肉桂心三分　枳实炭一钱　金铃子二钱　延胡索一钱　六神曲三钱　焦楂炭三钱　大砂仁（研、后下）八分　全瓜蒌（切）三钱　生姜一片　木香槟榔丸（包煎）四钱

四诊　痢下甚畅，次数已减，腹痛亦稀，惟脘闷不思纳谷，苔厚腻渐化，脉象濡数，正气虽虚，湿热滞尚未清彻，脾胃运化无权。今制小其剂，和中化浊，亦去疾务尽之意。

酒炒黄芩一钱五分　炒赤芍一钱五分　全当归一钱五分　金铃子二钱　延胡索一钱　陈皮一钱　春砂壳八分　六神曲三钱　炒谷麦芽（各）三钱　全瓜蒌（切）四钱　银花炭三钱　荠菜花炭三钱　香连丸（吞服）一钱

【赏析】

此案初发寒热，下痢，脉象浮紧而数，为湿热挟滞袭于表分，所谓逆流

挽舟以解其表，诊表邪渐解，湿热挟滞证显，续以豆豉、薄荷辛开疏邪；用酒炒黄芩、肉桂、生姜平调寒湿，佐以通行积滞之品。三诊重清湿热，以调气滞。然药后湿热本清，脾胃运化乏力，当重在化湿、和中，故用炭剂以收涩之。总之，湿热下痢，初见寒热，应解其表；里急后重腹痛甚者，需理气和血；后期湿热症减，可和中清热收敛。

### 案3　表里双解，通因通用

宣童　发热六天，临晚尤甚，热度至华氏百零四之盛，下痢日夜七八十次之多，速至圊而不能便，腹痛堕胀难忍，谷食不进，幸无呕吐，而口干欲饮，苔腻黄，脉滑数。时疫伏温，蕴蒸阳明，欲达而不能达，湿滞败浊，互阻曲肠，欲下而不能下。手足阳明为病，病情猛烈，急议表里双解，通因通用，冀望热清痢减，始有转机之幸。

粉葛根二钱　薄荷叶（后下）八分　金银花八钱　连翘壳四钱　酒炒黄芩一钱五分　炒赤芍一钱五分　青陈皮（各）一钱　全瓜蒌（切）四钱　春砂壳八分　苦桔梗一钱　六神曲三钱　焦楂炭三钱　枳实导滞丸（包煎）三钱

二诊　连投解肌通腑之剂，得汗甚多，发热较轻，白疹隐隐，布于胸膺之间，伏温之邪，有外达之机，痢下次数虽则不少，而腹痛已减，后重亦松，纳谷元味，口干欲饮，苔黄，脉滑数不静。湿热败浊，尚在曲肠之间，未得下行也。原法增减，努力前进。

原方去薄荷叶，加清水豆卷四钱。

三诊　发热渐退，痢下亦稀，腹痛后重，已减其半。谷食无味，口干不多饮，神疲色萎，苔薄黄，脉濡滑而数。阴液暗伤，湿热滞尚未清彻，肠胃气机不和。今拟理脾和胃，清化湿浊，更宜薄滋味，节饮食，恐有食复之弊，虽有虚象，不可骤补。

炒银花五钱　炒赤芍一钱五分　酒炒黄芩一钱　全当归一钱五分　陈皮一钱　春砂壳八分　苦桔梗一钱　焦楂炭三钱　焦谷麦芽（各）三钱　全瓜蒌（切）三钱　荠菜花炭三钱　香连丸（包）一钱二分

**【赏析】**

本案症见下痢日夜七八十次，腹痛里急，苔黄腻，属湿热疫痢。投枳实导滞丸，通因通用，以下湿热败浊，佐解肌宣表以透邪外达。待白疹隐隐，意为湿邪从表透达。连攻数剂恐苦寒伤脾胃，故佐理脾和胃。症情虽险，仍留滞气分。

### 案4 邪伏营分，耗阴生热

洪左 血痢及旬，日夜十余次，腹疼里急，身热晚甚，口干欲饮，舌前半糙绛中后腻黄，脉象弦数。此乃阴液素亏，津乏上承，伏温在营，血渗大肠，肠中湿浊稽留，气机痞塞不通，症非轻浅，姑拟生津达邪，清营化浊。

鲜石斛三钱　淡豆豉三钱　金银花五钱　连翘壳三钱　白头翁三钱　北秦皮二钱　酒炒黄芩一钱五分　炒赤芍一钱五分　焦楂炭三钱　全瓜蒌（切）四钱　枳实炭一钱　苦桔梗一钱　活芦根（去节）一尺

二诊 昨投药后，诸恙不减，而反烦躁不寐，舌红绛苔糙黑无津，脉弦数。伏温化热，由阳明而传于厥少二阴。厥阴为藏血之经，内寄相火，厥阴有热，则血溢沸腾，而下迫大肠，则为血痢；少阴为水火之脏，水亏火无所济，津液愈伤，神被热扰，则烦躁而不寐也。身热晚甚者，阳明旺于申酉。阳明之温热炽盛也，温已化热伤阴，少火悉成壮火，大有吸尽西江之势！急拟黄连阿胶汤，滋少阴之阴，白头翁汤，清厥阴之热，银翘、花粉，解阳明之温。复方图治，犹兵家之总攻击也。弱往前进，以冀弋获。

阿胶珠二钱　川雅连四分　生甘草五分　白头翁三钱　鲜石斛四钱　连翘壳三钱　生赤白芍（各）一钱五分　酒炒黄芩一钱　北秦皮二钱　金银花四钱　粉葛根一钱五分　天花粉三钱　活芦根（去节）一尺　生山楂三钱

三诊 服药后，已得安静，水火有既济之象，且有微汗，伏温有外解之势，血痢次数亦减，药已中肯，有转危为安之兆。惟阴液大伤，清津无以上供，齿垢唇燥，舌仍焦糙，口渴不欲饮，热在营分，蒸腾营气上升，故口渴而不欲饮也。脉弦数不静，守原法而出入一二，冀望津液来复，邪热退却，由里及表，由营返气，始能入于坦途耳。

原方去葛根，加粉丹皮一钱五分、鲜生地四钱。

四诊　血痢大减，临晚身热亦去其半，舌黑糙已退，转为光红，唇燥口干，不思纳谷，脉濡数，阴液伤而难复，邪热退而未净也。仍拟生津清营，以和胃气。

鲜石斛三钱　天花粉三钱　生甘草五分　阿胶珠二钱　川雅连三分　白头翁三钱　酒炒黄芩一钱　赤白芍（各）一钱五分　嫩白薇一钱五分　炒银花四钱　广橘白一钱　生熟谷芽（各）三钱　活芦根（去节）一尺

五诊　血痢止，潮热亦退，唇燥齿干，睡醒后口舌无津，谷食衰少，神疲萎顿，脉濡数不静。阴液未复，津无上承，脾胃输化无权，生气受戕，人以胃气为本。今拟甘寒生津，养胃清热，以善其后。

西洋参一钱五分　鲜石斛三钱　生甘草五分　大麦冬二钱　炒银花三钱　嫩白薇一钱五分　广橘白一钱　生谷芽四钱　抱茯神三钱　生扁豆农三钱　怀山药三钱　活芦根（去节）一尺

【赏析】

本案证见血痢，身热夜重，口干舌糙，舌红绛。证属邪在营分。腹疼里急，苔黄腻，仍属湿浊未清。治疗因清营不足，而致营阴内耗，虚火上炎，险情骤生，急投黄连阿胶汤，滋少阴之阴，白头翁汤凉血清热利湿，使水火既济，守法数剂，使阴液复，邪热退，佐以养胃清热，以善其后。

## 案5　寒邪伤脾，肠中湿阻气滞

陶左　夏秋痢下，至冬不止，赤白夹杂，日夜二十余次，腹痛后重，纳谷衰少，面色萎黄，舌苔薄腻，脉象沉细而迟，此脾脏受寒，不能统血，血渗大肠，肠中湿浊，胶阻不化，延久有胀满之虑。急拟温运太阴，而化湿浊，勿因久痢骤进兜涩也。更宜节饮食，薄滋味，亦是助药力之一端。

炒潞党参一钱　熟附块一钱五分　炮姜炭八分　清炙草六分　生白术二钱　全当归二钱　炒赤白芍（各）一钱五分　软柴胡七分　川桂枝八分　焦楂炭三钱　大砂仁（研、后下）一钱　炒焦赤砂糖三钱

二诊　投温运太阴，而化湿浊之剂，已服三帖，下痢赤白，已减其半，纳谷衰少，神疲萎顿，脉象沉细，寒浊虽则渐化，脾胃输运无权。既已获效，更进一筹。

原方去柴胡、桂枝，加炒麦谷芽（各）四钱，灶心黄土（色）四钱。

**【赏析】**

本案赤白下痢，纳谷衰少，面色萎黄，脉沉细而迟，是为脾不统血；腹痛后重，仍属湿阻气滞。方投附子理中温运太阴以化湿浊。因见血痢，此与上例证属不同，治法亦异，需细辨察。

### 案6　脾虚阴亏，肠中湿浊交阻

吕右　经闭一载，营血早亏，今下痢赤白，已延三月，腹痛后重，纳谷衰少，形瘦骨立，舌光无苔，脉象濡细。据述未病喜食水果，既病又不节食，脾土大伤，中焦变化之血，渗入大肠，肠中湿浊互阻，积而为痢也。今拟温运脾胃，以和胃气，寒热并调，去其错杂。

炒潞党参一钱五分　熟附块一钱　炮姜炭六分　生白术三钱　清炙草六分　全当归二钱　炒赤白芍（各）一钱五分　肉桂心（饭丸吞服）三分　焦楂炭三钱　大砂仁（研、后下）八分　阿胶珠一钱　戊己丸（包煎）二钱　炒焦赤砂糖三钱

二诊　经治以来，血痢虽则轻减，而余恙如旧。舌边碎痛，恐起口糜之先端，谷食衰少，胃气索然。欲温中则阴分愈伤，欲滋养则脾胃益困，顾此失彼，棘手之症，难许完璧。专扶中土，以冀土厚火敛之意。

炒潞党参三钱　生于术二钱　清炙草五分　炒怀山药三钱　炮姜炭六分　全当归一钱五分　赤白芍（炒，各）一钱五分　御米壳（炒）三钱　炒谷芽四钱　驻车丸（包煎）三钱

**【赏析】**

本案下痢赤白而见舌光无苔，属脾虚阴亏之象，投温中之剂，必致阴分愈亏，虚火上炎，治拟扶脾气、清湿热、养阴血。取理中扶脾气，驻车丸加赤芍、当归清湿热养阴血。

## 案 7 湿热入营，肠中滞浊互阻

靳左 痢下纯红，里急后重，腹痛纳少，苔黄，脉濡数。此湿热入营，血渗大肠，肠中滞浊互阻，煅炼而为红积也。宜清热导滞，调气行血，气调则后重自除，血行则便红自愈。

白头翁三钱 北秦皮二钱 炒黄芩一钱五分 全当归一钱五分 洒川连五分 炒赤白芍（各）一钱五分 桃仁泥（包）一钱五分 杜红花八分 焦楂炭三钱 全瓜蒌（切）四钱 春砂壳八分 细青皮一钱

**【赏析】**

本案以行血之法治血痢，取血行则便红自愈之意。由此观之，丁氏治痢多变法，灵活辨证，不拘一方一法。

## 案 8 痢久伤阴，木火冲胃

祁右 痢下匝月，次数虽少，谷食不进，里热口干，加之呃逆口糜，脉小数，舌质红苔糜腐。痢久伤阴，木火冲胃，湿热败浊，稽留曲肠，肠膜已腐矣，危状迭见，恐难挽同。勉拟参连开噤意，聊尽人工。

西洋参一钱五分 川雅连五分 炒黄芩一钱 生白芍一钱五分 甘草五分 陈皮一钱 炒竹茹一钱五分 清炙枇杷叶（去毛，包煎）三钱 柿蒂十枚 石莲三钱 焦麦芽一钱五分 荠菜花炭三钱 滋肾通关丸（包煎）一钱五分

**【赏析】**

下痢而见口干，口糜，舌质红，属痢久伤阴。方拟西洋参益气养阴；呃逆仍属胆火挟痰上逆，以竹茹、枇杷叶清降上逆之气；川连、黄芩合滋肾通

关丸清湿热而助气化。

### 案9 中气不足，健运失司

吴左 年五十，阴气自半。肠中干燥，喜用西法灌肠，而转为下痢，色青如蓝，肛门时时坠胀，历五六日，片刻不能安适，谷食减少，舌中剥边薄腻，脉虚弦，良由灌肠之时，风邪从肛门而入。风气通于肝，青为肝之色，风淫于肝，肝木乘脾，脾失健运之常，谷食入胃，不能生化精微，而变为败浊。风气从中鼓荡，驱败浊下注大肠，而为之下痢色青如蓝也。肛门坠胀者，中虚清气不升，经所谓中气不足，溲便为之变也。宜补中益气，去风化浊之治。

清炙黄芪三钱　炒防风一钱　清炙草六分　银柴胡一钱　蜜炙升麻五分　炒潞党参一钱五分　全当归二钱　炒白芍一钱五分　苦桔梗一钱　陈皮一钱　炒焦赤砂糖三钱　山楂肉三钱　炒谷麦芽（各）三钱

此方一剂知，三剂已，接服归芍六君汤。

【赏析】

此案乃灌肠而致的肠功能紊乱，中医辨证为中气不足，健运失司。痢色如蓝，为风邪入侵，色青属风。治以补中益气加防风，桔梗祛风，继以归芍六君汤益气和血。

### 案10 寒热错杂，虚实夹杂

哈左 脾有寒，肠有湿热，痢下赤白，腹痛绵绵，舌薄黄，脉沉细。土虚木来侮之，气机窒塞不通，不通则痛。徒用攻剂，恐有流弊，今宜温运脾阳，苦化湿热。

银柴胡八分　清炙草五分　广陈皮一钱　酒炒黄芩一钱五分　金铃子二钱　炒白芍二钱　春砂壳八分　六神曲三钱　肉桂心三分　全当归二钱　苦桔梗一钱　焦楂炭三钱　荠菜花炭三钱　香连丸（包）七分

【赏析】

腹痛需理气，赤痢需凉血。清化凉血理气治其标，温运脾阳用肉桂治其本。此为寒热错杂、虚实夹杂之证。

## 案11　久泻阴伤，中阳不足

王右　脾寒肠湿，血痢色紫，腹无痛苦，久而不止，纳少神疲，脉象沉细，苔薄黄。拟黄土汤加味，温运中阳，而清湿热，以冀火土相生，阳气得以上升，阴血不致下泄矣。

炮姜炭三分　生地炭三钱　酒炒黄芩一钱　当归身二钱　生于术二钱　阿胶珠三钱　炒赤芍二钱　肉桂心三分　清炙草五分　地榆炭三钱　灶心黄土（包、煎汤代水）一两

【赏析】

本案久泻不止，血色紫而见神疲，脉沉细而无腹痛，属阴血已亏，中阳不足。以黄土汤去附子治之，其阴血虽亏，湿热犹存，恐附子过伤阴血而助湿热。

## 案12　湿热下痢兼热毒

黄左　湿热滞郁于肠胃，气机流行窒塞，腹痛痢下鲜血，里急后重，纳谷减少，苔黄脉数，症势沉重。拟白头翁汤加味，苦寒清热，和中涤肠。

白头翁一钱五分　北秦皮一钱五分　全当归三钱　银花炭四钱　酒炒黄芩三钱　川黄柏一钱五分　炒青陈皮（各）一钱五分　炒黑荆芥一钱五分　炒赤芍二钱　地榆炭一钱　春砂壳五分　荠菜花炭三钱　枳实导滞丸四钱

【赏析】

本案为湿热下痢兼热毒。治以清热凉血解毒，和中涤痰。方用白头翁汤加味。

### 案13 疏邪化浊，通因通用

周左 感受外邪，湿邪郁于曲肠，煅炼成积，赤白痢日夜在六十次，腹痛，里急后重，咳嗽，呕恶，舌质红苔腻，脉象濡滑而数。姑拟疏邪化浊，通因通用之义。

炒黑荆芥钱半 银花炭三钱 炒赤芍二钱 青陈皮（各）一钱 全瓜蒌（切）三钱 苦桔梗一钱 六神曲三钱 焦楂炭三钱 白头翁三钱 仙半夏钱半 生姜一片 陈红茶一钱 枳实导滞丸（包煎）五钱

另给通痢散两包，两次开水冲服。

二诊 腹痛痢下次数已减，纳少泛恶，舌质红苔腻黄，脉象濡数。伏邪湿热挟滞，郁于曲肠，气机流行窒塞，再宜疏邪化浊，通因通用。

炒黑荆芥钱半 黄芩炭一钱 炒赤芍二钱 仙半夏二钱 青陈皮（各）一钱 陈红茶一钱 全瓜蒌（切）三钱 苦桔梗一钱 银花炭三钱 焦楂炭三钱 六种曲三钱 白头翁三钱 春砂壳八分 生姜一片 枳实导滞丸（包煎）一钱

【赏析】

本例因感受外邪而症见咳嗽。疏散肺卫之邪以荆芥、桔梗、生姜之属；赤白下痢、日行五六十次，腹痛、里急，为湿热挟滞之重症。急以枳实导滞丸通因通用，并佐以通痢散。下痢稍见缓解后加疏邪化浊之品。

### 案14 素体阴虚，热郁血分

夏奶奶 初起寒热，继则痢下，血多白少，腹痛，里急后遁，口干不多饮，纳少泛恶，舌中剥边薄黄，脉象左弦小而数右滑数，客邪湿热郁于曲肠，煅炼成积；热郁血分，血渗大肠，症势非轻。姑拟白头翁汤加减。

白头翁三钱 北秦皮二钱 炒黄芩钱半 炒赤白芍（各）二钱 银花炭三钱 扁豆花三钱 全当归三钱 春砂壳八分 焦楂炭三钱 陈广皮一钱 苦桔梗一钱 戊己丸（包煎）（钱半） 荠菜花炭三钱 竹茹（炒）（钱半）

二诊 昨投白头翁汤以来，痢血次数略减，少腹痛亦轻，里急后重，口干不多饮，纳谷衰少，夜不安寐，舌花剥苔薄腻黄。咽喉糜腐，客邪湿热郁于曲肠，气机流行窒塞，阴液暗伤，虚火上浮。恙势尚在重途，还虑呃逆之变，再宜和胃化浊，清营调气。

白头翁三钱　炒黄芩钱半　炒赤白芍（各）二钱　全当归二钱　银花炭三钱　锅豆衣三钱　苦桔梗一钱　焦楂炭三钱　春砂壳八分　陈广皮一钱　佩兰梗钱半　戊已丸（包）一钱　荠菜花炭三钱　加香谷芽露、野蔷薇花露（各）四两　龙脑薄荷一支，剪碎泡汤漱口。

三诊　痢下两候，血虽止，次数不减，里急后重，口干不多饮，纳谷减少，舌花剥苔薄腻而黄，咽喉糜腐渐减，脉象濡数。此阴液已伤，虚火上浮，湿热滞郁于曲肠，气机窒塞。仍宜清胃养阴，而化湿浊。

南北沙参（各）二钱　川石斛三钱　炒黄芩钱半　大白芍二钱　银花炭三钱　炒扁豆衣三钱　全当归二钱　春砂壳八分　生甘草六分　苦桔梗一钱　水炒川连六分　焦楂炭三钱　荠菜花炭三钱　苦参子（熟桂圆肉包吞）七粒

【赏析】

本案以血痢为主，并见里急后重，口干。素为阴虚之体。热郁血分而见血痢，急以凉血解毒之白头翁汤治之。二诊以气滞里急为主，阴虚证显，且有胃气上逆之呃逆症，酌加化浊理气再进。后期阴液伤而虚火浮，主以清胃养阴而化湿浊，使正气得扶，余邪得清。

## 案15　中焦虚寒，湿浊内停，而致痢久不止

陈左　休息痢久而不愈，脾脏受寒，湿浊郁于曲肠，兼之病痰溃后，跟脚肿硬不消，缠绵之症。拟温脾饮加减。

炒潞党参三钱　生白术二钱　熟附子块一钱　炮姜炭四分　清炙草六分　全当归二钱　炒赤白芍（各）二钱　仙半夏二钱　焦楂炭三钱　陈广皮一钱　春砂壳八分　炒扁豆衣三钱　干荷叶一角

**【赏析】**

本案为中焦虚寒，湿浊内停，而致痢久不止。温脾饮原方以四逆汤加人参、大黄温运脾阳，攻补兼施。此法去大黄而加化湿理气之品，取温运化湿理气之意。临床报道，以此法治疗慢性结肠炎、慢性痢疾，均获疗效。

### 案 16  湿热滞留未楚，口糜呃逆之变

刘太太  便痢虽减未止，腹痛里急后重，口干不多饮，舌苔薄腻而黄，脉象左弦小而紧右濡迟，谷食衰少。此乃湿热滞留未楚，肝失疏泄，太阴健运失常，阳明通降失司，气阴暗伤，湿浊不化，颇虑口糜呃逆之变。人以胃气为本，姑拟和胃化浊，泄肝理气，冀痢止能进饮食为幸，尚希明正。

银花炭三钱  炒赤白芍（各）二钱  全当归三钱  陈广皮一钱  春砂壳八分 苦桔梗一钱  焦楂炭三钱  炒谷麦芽（各）三钱  佩兰梗钱半  荠菜花炭三钱  炒扁豆衣三钱  金铃子二钱  炒延胡索八分  香连丸（包煎）一钱

二诊  肠澼转为溏泄黄水，日夜五六次，腹痛隐隐，内热不思饮食，口干不多饮，脉象左弦小而右濡细，苔薄腻而黄。此脾阳胃阴两伤，肠中温热滞留未楚，肝经气火内炽，还虑口糜呃逆之变。今宜养胃健脾，兼化湿浊，翼望泄止能进谷食，方有转机。尚希明正。

炒怀山药三钱  生白术二钱  炒扁豆衣三钱  赤茯苓（砂仁拌）三钱  银花炭三钱  炒赤白芍（各）二钱  陈广皮一钱  春砂壳八分  苦桔梗一钱  炒谷芽三钱  炒苡仁三钱  戊己丸（包）一钱  干荷叶二角  银柴胡八分  佩兰梗钱半

**【赏析】**

本案症见口干，脉弦而紧，知其内有肝气肝火。肝气犯胃而见呃逆，肝火伤阴而见口糜。常有腹痛隐隐为脾阳受损。治疗除痢疾之常法清热化湿外，需加重泄肝理气，药用川楝子、炒玄胡之类，兼以健脾扶中。

### 案 17　痢久不愈，恐伤脾阳阴血

韩右　脾弱欠运，肝失疏泄，脏中之湿浊留恋，休息痢赤白相杂，已延七八月，胸闷纳少，屡发寒热。宜温运太阴，泄肝化浊。

生白术三钱　炮姜炭四分　清炙草六分　土炒当归二钱　炒赤白芍（各）二钱　银柴胡一钱　陈广皮一钱　春砂壳八分　焦楂炭三钱　地榆炭钱半　驻车丸（吞服）三钱

【赏析】

本案痢久不愈，恐伤脾阳阴血。投姜、术以温运，驻车丸养阴血而清湿热，胸闷症显，仍需泄肝。

### 案 18　湿热郁毒蕴结曲肠

崔右　寒热渐退，痢下红多白少，苔薄腻黄，脉象濡滑而数。湿热滞郁于曲肠，煅炼成积，宜理脾和胃而化湿浊。

炒黑荆芥一钱　炒赤芍二钱　银花炭三钱　陈广皮一钱　苦桔梗一钱　六神曲三钱　白头翁三钱　槐花炭三钱　地榆炭二钱　焦楂炭三馒　北秦皮二钱　条芩炭一钱　干荷叶一角

【赏析】

本案以赤芍、荆芥为主，属湿热郁毒蕴结肠间而成积滞。治法仍以清热凉血解毒为主。理脾和胃之法体现不多。

## 十二、疟疾

### 案 1　疟邪伏于少阳

马左　夏伤于暑，以营为舍，秋冒风凉，与卫并居。凉者阴邪也，阴欲入而阳拒之，阴并于阳，则阳虚而阴盛，阴盛则寒；暑者阳邪也，阳欲出而

阴格之，阳并于阴，则阴虚而阳盛，阳盛则热。是以先寒栗鼓颔，而后壮热头痛，依时而作，汗出而解，日日如是，已有两旬之久。胸闷不思饮食，舌苔腻布，脉象弦滑，弦为少阳之脉，滑为痰湿之征。邪伏少阳，痰湿阻于募原，无疑义矣。今拟清脾饮加减，和解枢机，蠲化痰湿。

软柴胡一钱　仙半夏二钱　酒黄芩一钱　制川朴八分　煨草果八分　细青皮一钱　生甘草四分　六神曲三钱　鲜佩兰二钱　生姜一片

【赏析】

本案疟疾作时，先寒栗后壮热，头痛，汗出，乃疟邪伏于少阳：胸闷、苔腻，脉滑为痰湿之象。治以和解少阳，祛痰化湿。清脾饮乃小柴胡汤去参、姜、枣加厚朴、草果、青皮，意在和解少阳，理气燥湿。

### 案2　正虚邪伏少阳

钱左　寒热日作，已有匝月，胸脘不舒，纳少神疲，脉象弦滑无力，舌苔薄白，此正虚邪伏募原，少阳枢机为病。今拟小柴胡汤加味，扶正达邪，和胃化痰。

潞党参一钱五分　软柴胡一钱　姜半夏二钱　生甘草四分　广陈皮一钱　炒枳壳一钱　煨草果八分　川象贝（各）二钱　炒谷麦芽（各）三钱　佩兰一钱五分　生姜二片　红枣四枚

【赏析】

本案疟疾日作，见神疲、脉无力者，为疟邪伤正。治以扶正达邪，以小柴胡汤加草果、枳壳等理气燥湿药治之。

### 案3　温疟搏于营卫

陆左　间日疟先寒战而后壮热，热盛之时，烦躁胸闷谵语，自午后至夜半，得汗而解，已发七八次，纳少神疲，脉弦滑而数，苔薄腻而黄。伏邪痰湿互阻阳明为病，营卫循序失司。拟桂枝白虎汤加味，疏解肌邪，而清阳明。

川桂枝八分　陈皮一钱　熟石膏（打）四钱　生甘草一钱　炒谷芽四钱　仙半夏三钱　川象贝（各）二钱　煨草果八分　肥知母一钱五分　佩兰一钱五分　生姜两片　红枣四枚　甘露消毒丹（荷叶包煎）四钱

二诊　服桂枝白虎汤三剂，间日寒热已减大半，发时谵语，惟胸闷纳少，神疲乏力，脉弦滑不静，苔薄腻，夜不安寐。伏邪痰湿未楚，胃不和则卧不安也。前法既效，率由旧章。

川桂枝六分　仙半夏三钱　熟石膏（打）二钱　生甘草四分　陈皮一钱　茯神（朱砂拌）三钱　川象贝（各）二钱　北秫米（包）三钱　炙远志一钱　佩兰一钱五分　生姜二片　红枣四枚

【赏析】

本案为温疟搏于营卫，阳明热盛耗气伤谁，熏蒸心包。以桂枝白虎汤加减。桂枝、姜、枣疏解肌邪、调和营卫。白虎清阳明热邪。草果、川象贝、佩兰、甘露消毒丹以化湿邪。

### 案4　疟疾伤及脾阳之变证

姜童　间日疟已延月余，加之大腹时满，纳少便溏，舌苔薄腻，脉象沉弦。乃久疟伤脾，脾阳不运，浊湿凝聚募原，三焦输化无权，书所谓诸湿肿满，皆属于脾，又曰浊气在上，则生膜胀是也。表病传里，势非轻浅。亟与温运太阴，以化湿浊，和解枢机，而达经邪。

熟附片一钱　淡干姜五分　生白术一钱五分　连皮苓四钱　泽泻一钱五分　软柴胡八分　仙半夏二钱　生甘草四分　制川朴一钱　腹皮二钱　六神曲三钱　炒麦芽苡仁（各）三钱

复诊　温运太阴，和解枢机，连服三剂，腹胀满渐见轻减，寒热又作，是陷入太阴之邪，仍欲还出阳经之佳象。胸闷纳少，腑行不实，小溲短少，脉转弦滑，痰湿留恋中焦，脾胃运化失职。前法颇合，再进一筹。

熟附片一钱　炮干姜六分　生白术二钱　赤猪苓（各）三钱　泽泻一钱五分

软柴胡一钱　仙半夏二钱　粉葛根一钱　生甘草五分　川朴八分　大腹皮二钱　六神曲三钱　干荷叶一角

**【赏析】**

此案乃疟疾伤及脾阳之变证，以小柴胡汤加减和解少阳之邪；以附子理中汤加减温运脾阳。

## 案5　疟邪深入阴分，阳气被阻，阴阳失和

杨右　三日疟已延半载，发时寒战壮热，历十小时始衰，纳谷渐少，面色萎黄，脉象沉弦无力，苔薄腻。此正气已虚，邪伏三阴，营卫循序失司，缠绵之症。姑拟扶正达邪，用阳和阴。

炒潞党参一钱五分　柴胡八分　生甘草六分　仙半夏二钱　川桂枝六分　熟附片一钱　炙鳖甲四钱　青蒿梗一钱五分　鹿角霜三钱　茯苓三钱　陈皮一钱　焦谷芽四钱　生姜两片　红枣四枚

二诊　前方服六剂，寒热即止，接服六君子汤，加草果、姜、枣。

**【赏析】**

本案疟邪深入阴分，阳气被阻，阴阳失和。以小柴胡汤加减和解少阳；附片、鹿角霜与鳖甲同用，和调阴阳，阴阳和则以六君子汤加草果，补中化湿。

## 案6　温疟日久伤阴，正不胜邪

俞左　伏邪久蕴，消耗阴液，临晚身热，至夜半而减，已延数月，咳呛咯痰不爽，纳少形肉消瘦，苔薄黄，脉弦滑而数。少阴之阴已伤，阳明之邪不解。书云：但热不寒，名为瘅疟，久不愈，即为劳疟也。

潞党参一钱五分　生甘草六分　青蒿梗一钱五分　炙鳖甲三钱　川贝母三钱　熟石膏（打）三钱　仙半夏一钱五分　银柴胡一钱　冬瓜子三钱　朱茯神三钱　嫩白薇一钱五分　大荸荠五枚　焦谷芽四钱

**【赏析】**

本案乃温疟日久伤阴液，正不胜邪，亦称劳疟。治宜扶正达邪。以石膏清阳明之热，青蒿、银柴胡、半夏、白薇等和解少阳，鳖甲、党参益气补阴。

## 案7 寒疟深伏中宫，湿盛而阳微

屠右 但寒不热，名曰牝疟，间日而作，已有月余，汗多淋漓，纳谷减少，脉沉细而弦，舌中剥边薄白而腻。是阳虚失于外护，不能托邪外出，痰湿困于中宫，脾胃运化失职，高年患此，勿轻视之，亟拟助阳达邪，和中化湿。

潞党参三钱　熟附块二钱　川桂枝一钱　软柴胡一钱　陈广皮一钱　姜半夏三钱　云茯苓三钱　鹿角霜三钱　煨草果八分　清炙草五分　生姜二片　红枣四枚

二诊 寒减，胸闷气逆，去参，加旋夏花（包）一钱五分，炙白苏子二钱。

三诊 牝疟寒热已减，汗多淋漓，纳少胸闷，脉沉细而弦，舌中剥边薄腻，阳虚气弱，不能托邪外出，痰湿逗留募原，皮毛开而经隧闭也。仍宜助阳达邪，和中化湿。

潞党参三钱　熟附片二钱　川桂枝一钱　白芍一钱五分　清炙草五分　软柴胡八分　仙半夏三钱　煨草果一钱　常山一钱　鹿角霜三钱　生姜两片　红枣四枚

**【赏析】**

牝疟又称寒疟，为疟邪深伏，湿盛而阳微，以辛温达邪、和中化湿治之。

## 案8 邪搏营卫，痰湿中阻

杨左 伏邪痰湿，逗留募原，营卫失其常度，邪与营争则热，与卫争则寒，寒热日作，胸闷泛恶，舌苔薄腻，脉象弦滑。此邪在少阳，湿在阳明，少阳为半表半里之经，寒热往来，职是故也。今宜和解宣化，淡渗湿热，使得邪从外达，湿从下趋，则营卫调和，寒热自解矣。

前柴胡（各）一钱五分　茯苓皮四钱　块滑石（包）三钱　仙半夏二钱　象贝

母三钱　通草八分　酒炒黄芩一钱五分　白蔻壳八分　鲜藿香一钱五分　生姜二片

**【赏析】**

本案为邪在少阳搏于营卫，痰湿阻于阳明。治以和解少阳，宣化利湿。小柴胡汤去参枣，加蔻仁、藿香、象贝母、茯苓、通草。

### 案9　湿蕴三焦，邪搏营卫

安左　伏邪蕴湿内阻，太阳阳明为病，临晚寒热，继则身热大汗而解，欲成疟疾之状。胸闷、纳少，宜桂枝汤加减。

川桂枝四分　炒赤芍钱半　清水豆卷三钱　赤茯苓三钱　仙半夏三钱　陈广皮一钱　福泽泻钱半　通草八分　炒谷麦芽（各）三钱　荷叶一角　佩兰梗钱半

**【赏析】**

此案乃疟疾未成，表现为蕴湿留于三焦，邪搏于营卫。以桂枝汤先调和营卫，加分清走泄之品，使营卫之邪得解，三焦湿邪分利。

### 案10　伏邪痰湿逗留募原

惠右　间日疟又发，先寒后热，胸闷纳少，伏邪痰湿逗留募原，再宜桂枝白虎汤加减。

川桂枝八分　熟石膏（打）三钱　仙半夏三钱　云茯苓三钱　陈广皮一钱　煨草果八分　炒谷麦芽（各）三钱　生姜二片　红枣四枚　佩兰梗钱半　甘露消毒丹（包）五钱　白蔻壳八分　象贝母三钱

**【赏析】**

桂枝白虎汤治温疟初发，加化湿之品，表现为寒少而热多，苔白腻而舌质红。证治相符，方可见效。

### 案11　温疟初发见太阳之表，痰湿内阻

藏左　伏邪挟痰湿逗留募原，太阴阳明为病。间日疟先寒后热，胸闷纳

少，宜桂枝白虎汤加减。

川桂枝五分 熟石膏四钱 仙半夏二钱 云茯苓三钱 陈广皮一钱 煨草果八分 象贝母三钱 炒谷麦芽（各）三钱 佩兰梗钱半 牛姜三片 红枣三枚 甘露消毒丹（包煎）五钱

**【赏析】**

本案温疟初发见太阳之表，痰湿内阻可用此方，参见上案，证同治似。

## 案 12 邪在少阳，搏于营卫，痰湿内留

段左 间日疟先寒后热，胸闷不思饮食，舌苔白腻，脉象弦滑。客邪痰湿留恋募原，太阳少阳为病，拟柴桂各半汤主之。

软柴胡一钱 川桂枝七分 酒炒黄芩一钱 仙半夏二钱 赤茯苓（砂仁拌）三钱 炒枳实一钱 制苍术钱半 制川朴一钱 煨草果一钱 海南子钱半 鲜藿香钱半 鲜佩兰钱半 炒谷麦芽（各）三钱 甘露消毒丹（荷叶包煎刺孔）四钱

**【赏析】**

本案乃邪在少阳，搏于营卫，痰湿内留，以柴桂各半汤：治之。小柴胡汤和解少阳，桂枝汤调和营卫。苍术、厚朴、草果、藿佩以温燥芳化。甘露消毒丹清热而化湿。

## 案 13 疟邪深伏，湿盛而阳损

关左 三日疟已延三月余，寒多热少，胸闷纳少，脉象濡滑。邪在三阴，湿痰内阻，营卫循序失常，故拟温经达邪而化痰湿。

熟附块一钱 炙鳖甲三钱 炒党参一钱 清炙草五分 银柴胡一钱 云茯苓三钱 仙半夏二钱 鹿角霜三钱 煨草果八分 川桂枝五分 炒赤芍钱半 炒谷麦芽（各）三钱 陈广皮一钱 佩兰梗钱半 生姜二片 红枣四枚

**【赏析】**

此案疟邪深伏，湿盛而阳损。以附子、鹿角霜、草果温经化湿；鳖甲、

党参益气补阴扶其正，柴桂和解少阳，调和营卫。

### 案14　痰湿引动伏热，客于肌表，阻于中焦

须右　劳倦感邪，引动伏气，挟湿交阻，太阳阳明为病，形寒身热，得汗而解，胸闷泛恶，渴不多饮，肢节酸疼，小溲短小，舌质红苔薄腻，脉象濡滑。脉症参合，轻则成疟，重则湿温，故拟泄气分之邪，化中焦之湿。

清水豆卷四钱　藿香梗钱半　仙半夏二钱　赤茯苓三钱　炒枳壳一钱　白蔻壳八分　福泽泻钱半　通草八分　大腹皮二钱　姜炒竹茹钱半　炒谷麦芽（各）三钱　甘露消毒丹（包）五钱

【赏析】

本案痰湿引动伏热，客于肌表，阻于中焦。治用宣气泄热，清化淡渗，冀其伏热得透而湿浊得除。

### 案15　久疟不愈，痰凝血瘀，积成疟母

张小　久疟不愈，脾土大伤，客邪蕴湿，逗留募原，三明为病，寒热晚甚，大腹饱满，右胁下疟母作痛，腑行溏薄，小溲浑浊，形瘦纳少，脉象弦细，舌苔薄腻而黄，势成劳疟。故拟扶正和解，健运分消。

炒党参钱半　鳖血炒柴胡五分　仙半夏二钱　带壳砂仁（后下）八分　云茯苓三钱　生白术钱半　熟附片七分　使君肉二钱　福泽泻钱半　陈广皮一钱　大腹皮二钱　炒谷芽三钱　鳖甲煎丸（包）三钱　白雷丸钱半

【赏析】

本案乃久疟不愈，痰凝血瘀，损及脾气，积成疟母。治用四君子汤加附子，温中健脾以扶正；鳖甲煎丸活血化瘀软坚消胁下疟母。

### 案16　邪在少阳，阻遏气机，伤及正气

李奶奶　正虚邪恋少阳，肝脾气滞，类疟寒热，已有数月之久，腹痛隐

隐，纳谷减少，形瘦神疲，舌苔薄腻，脉象弦细，经事愆少，势将成痨。故拟扶正和解，理气和营。

炒潞党参三钱 软柴胡五分 仙半夏二钱 云茯苓三钱 陈广皮一钱 制香附钱半 肉桂心（研细末，饭丸吞服）三分 春砂壳八分 紫丹参二钱 清炙草五分 茺蔚子三钱 炒谷麦芽（各）三钱 生姜一片 红枣四枚

【赏析】

本案类疟而非疟。邪在少阳，阻遏气机，伤及正气。治以和解理气，活血调经，佐以补益。

### 案17 邪在少阳，湿阻营卫

穆左 正虚邪恋少阳，营卫循序失常，寒热屡发，有似疟疾之状，肢节酸痛。宜扶正和解，而化痰湿。

炒党参钱半 仙半夏二钱 软柴胡一钱 清炙草六分 云茯苓三钱 煨草果八分 陈广皮一钱 象贝母三钱 西秦艽二钱 桑寄生三钱 生姜一片 红枣二枚

【赏析】

本案乃邪在少阳，湿阻营卫，似疟而非疟。治以和解，化痰祛湿，兼以扶正。

# 十三、霍乱

### 案1 吐泻伤阴，阳随阴脱

陈左 夏月阳外阴内，偏嗜生冷，腠理开发，外邪易袭。骤触疫疬不正之气，由口鼻而直入中道，以致寒暑湿滞，互阻中焦，清浊混淆，乱于肠胃，胃失和降，脾乏升运，而大吐大泻，挥霍撩乱。阳邪锢闭于内，中阳不升，不能鼓击于脉道，故脉伏；不能通达于四肢，故肢冷，两足转筋。一因寒则收引，一因土虚木贼也。汗多烦躁，欲坐井中之状，口渴不欲饮，是阴盛于

下，格阳于上，此阴躁也。形肉陡然削瘦，脾土大伤，谷气不入，生化欲绝，阴邪无退散之期，阳气有脱离之险，脉症参合，危在旦夕间矣！拟白通四逆加人尿和猪胆汁意，急回欲散之阳，驱内胜之阴，背城借一，以冀获效。

生熟附子（各）三钱　淡干姜五钱　炙草一钱　姜半夏三钱　吴萸七分　川连三分　赤茯苓四钱　陈皮一钱　陈木瓜五钱　童便（冲服）一杯　猪胆汁（冲服）三四滴

复诊　吐泻烦躁均减，脉伏肢冷依然，加炒潞党参四钱。

**【赏析】**

本案感受时疫而致吐泻撩乱、脉伏、肢冷、转筋。此属吐泻而致阴液大亏，阳随阴脱。急以白通四逆清热凉血解毒，回阳救逆而清疫热。

## 案2　寒疫之邪，挟湿滞损及阳

罗左　触受寒疫不正之气，挟湿滞交阻，太阴阳明为病，清浊相干，升降失常，猝然吐泻交作，脉伏肢冷，目陷肉削，汗出如雨。脾主四肢，浊阴盘踞中州，阴气不能通达，脉伏肢冷，职是故也。阳气外越则自汗，正气大虚则目陷肉削。舌苔白腻，虚中夹实，阴霍乱之重症。亟拟白通四逆汤合附子理中汤加减，以期转机为幸。

熟附子块二钱　淡干姜一钱　清炙草八分　姜半夏三钱　吴萸七分　童便（冲服）一酒杯　炒潞党参三钱　生白术二钱　赤茯苓四钱　制川朴一钱　川连三分　猪胆汁（冲服）三四滴　灶心黄土（包煎）一两　阴阳水煎。

**【赏析】**

本案苔白腻，吐泻猝然，知其感寒疫之邪。挟湿滞损及阳气而致脉伏、肢冷，阳气不达之症；阳不敛阴则汗出如雨。感受寒湿疫毒损及阳气，又称"阴霍乱"。治用白通四逆汤回阳救逆，附子理中汤温达祛湿。

## 案3　暑疫之邪，挟湿内阻，阴阳俱伤

朱右　疫疠之邪，由口鼻而直入中道，与伏暑湿滞互阻，脾胃两病，猝

然腹中绞痛，烦躁懊憹，上为呕吐，下为泄泻，四肢厥逆，口干欲饮，脉伏，舌苔薄腻而黄。清气在下，浊气在上，阴阳乖戾，气乱于中，而为上吐下泻，湿遏热伏，气机闭塞，而为肢冷脉伏，热深厥深，霍乱重症，亟宜黄连解毒汤加减，辛开苦降，芳香化浊，冀挽回于什一。

上川连八分　淡吴萸二分　仙半夏二钱　枳实炭一钱　黄芩一钱五分　藿香梗一钱五分　六神曲三钱　赤猪苓（各）三钱　炒白芍一钱五分　玉枢丹（磨冲）四分

阴阳水煎

二诊　昨投黄连解毒汤，吐泻渐减，脉息渐起，四肢微温，佳兆也。惟烦躁干恶，口渴喜冷饮，舌前半红绛中后薄黄，小溲短赤。是吐伤胃，泻伤脾，脾阳胃阴既伤，木火上冲，伏暑湿热留恋不化也。今守原意，加入清暑渗湿之品，能得不增他变，可冀出险履夷。

上川连八分　淡吴萸一分　仙半夏一钱五分　枳实炭八分　黄芩一钱五分　炒白芍一钱五分　炒竹茹一钱五分　枇杷叶（去毛、包）四片　柿蒂五枚　赤茯苓三钱　活芦根（去节）一尺　通草八分　神仁丹（冲服）四分

三诊　吐泻已止，脉起肢温，烦躁干恶亦减，惟身热口渴，欲喜冷饮，小溲短少而赤，舌红苔黄，阴液已伤，伏暑湿热蕴蒸膜原，三焦宣化失司，再拟生津清暑，苦寒泄热，淡以渗湿。

天花粉三钱　仙半夏一钱五分　银花三钱　六一散（包）三钱　赤茯苓三钱　鲜石斛三钱　川雅连五分　连翘三钱　通草八分　竹茹一钱五分　活芦根（去节）一尺　枇杷叶（去毛、包）四张

【赏析】

暑疫为阳热之邪，挟湿阻于脾胃则吐泻、腹绞痛、烦躁；吐泻伤阴则口渴；阴损及阳则四肢厥逆脉伏。此为热深厥深之候，治以辛开苦降。辛开宣化痰湿，苦降以清其热。险情渐夷则用清暑渗湿治其本。渐瘥则生津消暑淡渗善其后。

丁氏神仁丹为丁甘仁先生在临证时常用之辅助药品。除对时令疹气之霍

乱吐泻证外，时病湿温证见有胸痞呕吐，服后有症状立见减轻或治愈的应验。

神仁丹为丁氏家传验方，据记载，本方主治时行疫疬、寒热头痛、时令痧气，症见呕吐、泄泻、胸闷、舟车眩晕等症。除内服外，可随身携带，或吸鼻以避疫气，有宽胸清神之效。每次四分（旧制量），日服二次，小儿减半，温开水送下，孕妇忌服。该丹药不可与甘草同时进服，因甘草反大戟之忌，应予以注意。

药物组成：山慈菇二两，川文蛤二两去毛，千金子二两去油，红大戟一两，当门子一钱，梅片三钱，飞朱砂五钱，飞腰黄五钱，真荸荠粉四两，飞白矾五钱，薄荷精三钱。以上共十一味药，共研极细末，筛去杂质。置于密封瓷罐内，或小玻璃瓶密盖，备用，便于随身携带。

## 案4　寒暑湿滞，两经同病

尤左　寒暑湿滞互阻，太阴阳明为病，阴阳逆乱，清浊混淆，猝然吐泻交作，腹中绞痛，烦闷懊恼，脉沉似伏，霍乱之症，弗轻视之。亟拟芳香化浊，分利阴阳。

藿苏梗（各）一钱五分　枳实炭一钱　陈广皮一钱　姜川连五分　大腹皮二钱　姜半夏二钱　制川朴一钱　白蔻仁八分　淡吴萸二分　六神曲三钱　炒车前三钱　生姜三片　赤猪苓（各）三钱　玉枢丹（冲服）四分

二诊　昨进正气合左金法，吐泻渐止，腹痛亦减，脉转濡数，反见身热，口干不多饮，舌苔灰腻而黄，伏邪有外达之机，里病有转表之象，均属佳境。仍守原意，加入解表，俾伏邪从汗而散。

淡豆豉二钱　嫩前胡一钱五分　苏藿梗（各）一钱五分　仙半夏二钱　大腹皮二钱　薄荷叶（后下）八分　制川朴一钱　陈广皮一钱　炒枳壳一钱　六神曲三钱　白蔻壳一钱　姜竹茹一钱　荷叶一角

三诊　恙由吐泻而起，太阴阳明为病，今吐泻虽止，而里热口渴，烦躁不寐，舌糙黑，脉细数。脾胃之阴已伤，心肝之火内炽。当宜养阴救液而清伏热。

鲜石斛三钱　连翘壳三钱　冬桑叶三钱　朱茯神三钱　细生地三钱　黑山栀一钱五分　粉丹皮二钱　天花粉三钱　生甘草六分　活芦根（去节）一尺

**【赏析】**

本案乃暑天感受寒湿疫邪，霍乱吐泻，腹绞痛。先以左金丸寒热共调；继以疏解分利湿浊。以豆豉、前胡、薄荷宣之，蔻仁、半夏、川朴畅中化之，佐理气利湿，如广陈皮、枳壳、竹茹、荷叶。湿去则当清解伏热而救阴液。

## 案5　暑湿挟滞，互阻中焦

李左　暑湿挟滞，互阻中焦，太阴阳明为病，吐泻交作，腹中绞痛，脉沉，四肢厥冷，舌灰腻微黄。此系感受疫疠之气，由口鼻而入中道，逐致清浊混淆，升降失司。邪入于胃，则为呕吐，邪入于脾，则为泄泻。湿遏热伏，气道闭塞，气闭则不能通达经隧，所以四肢逆冷也。《伤寒论》曰：呕吐而利，名曰霍乱。此重症也，急拟芳香化浊，分利阴阳。

藿苏梗（各）一钱五分　川雅连五分　淡黄芩一钱五分　炒竹叶一钱五分　广陈皮一钱　淡吴萸二分　炒赤芍二钱　大腹皮二钱　仙半夏二钱　制川朴八分　枳实炭一钱　六神曲三钱　炒车前三钱　玉枢丹（冲）四分

**【赏析】**

此案为暑湿疫疠入于中焦，升降失司而致吐泻，阻滞气机而肢冷。芳香化湿，疏利辟秽，合而治之。

## 案6　暑湿挟滞，互阻中焦

居左　疫疠之邪，挟暑湿滞互阻，太阴阳明为病，腹中绞痛，烦躁不安，上为呕吐，下为泄泻，四肢逆冷，口干欲饮，脉细欲伏，舌苔薄腻而黄。清气在阴，浊气在阳，阴阳反戾，气乱于中，遂有此变。湿遏热伏，气机痞塞，所以四肢逆冷，脉道为之不利，霍乱重症，急拟黄连解毒汤加味，辛开苦降，芳香化浊。

川雅连八分　淡吴萸三分　淡黄芩一钱五分　鲜竹叶三钱　枳实炭一钱　大白芍一钱五分　灶心土（包煎）五钱　藿香梗一钱五分　仙半夏一钱五分　六神曲三钱　玉枢丹（磨冲）三分　阴阳水煎

**【赏析】**

此案症情同上。唯上案苔灰腻，提示湿浊更甚，故方加川朴、大腹皮、枳壳，理气化湿；而本案苔薄腻而黄，加白芍、灶心土温中缓急，但总以清化为主。

## 案7　寒湿疫疠，阻滞中焦

赵右　寒疫不正之气，挟湿滞互阻，太阴阳明为病，清浊相干，升降失常，忽然吐泻交作，脉伏肢冷，目陷肉削，汗出如冰。脾主四肢，浊阴盘踞中州，阳气不能通达，肢冷脉伏，职是故也。阴无退散之期，阳有散亡之象，阴霍乱之重症，危在旦夕！勉拟通脉四逆汤加味，驱内胜之阴，复外散之阳，未识能有挽回否？

熟附片三钱　姜川连八分　仙半夏一钱五分　猪胆汁（冲服）三四滴　淡干姜五分　炙甘草五分　赤猪苓（各）三钱　淡吴萸三分　制川朴八分　葱白头三个

**【赏析】**

此案乃寒湿疫疠，阻滞中焦，清浊相干而致吐泻，阻滞阳气则四肢如冰、脉伏。治以温阳通脉，以通脉四逆汤急治。逆转后仍需化湿。

## 案8　寒中厥阴，湿阻气机

萧奶奶　寒中厥阴，少腹陡然绞痛，胸闷微恶，舌苔薄腻，脉象濡细而迟，此干霍乱之重症也！急拟芳香化浊，温通气机，尚希明正。

藿香梗一钱五分　仙半夏二钱　陈皮一钱　制川朴一钱　枳实炭一钱　大腹皮一钱五分　带壳砂仁八分　佩兰梗一钱五分　麦芽三钱　白蔻仁（后）四分　淡吴萸四分　焦谷芽四钱　玉枢丹（开水磨服）四分

二诊 昨投芳香化浊，温通气机之剂，脐腹绞痛较前大减，呕恶亦止，惟头眩眼花，舌质淡红，脉弦小而涩。素体血虚，肝气横逆，宿瘀未楚，脾胃不和。再拟泄肝理气，和胃畅中。

大白芍一钱五分　金铃子二钱　延胡索一钱　朱茯神三钱　陈皮一钱　大腹皮二钱　制香附一钱五分　春砂壳八分　青橘叶一钱五分　佛手八分　炒谷麦芽（各）三钱

**【赏析】**

本案少腹绞痛，未见呕吐，称为"干霍乱"，乃寒湿阻于气机而致。芳香以化浊、温燥通气机，气通则痛减。续以疏肝理气和胃。

丁氏论治霍乱各案，可区别为真霍乱与类霍乱之分。方用萸连解毒汤（吴茱萸、黄连、半夏、枳实、黄芩、白芍）、清暑益气汤（太子参、竹叶、麦冬、鲜石斛、乌梅、荷叶、西瓜皮）加减，以及通脉四逆汤、附子理中汤、藿香正气饮等加减，均有一定效果。

# 十四、麻疹

## 案1　痧毒攻肺阻喉

钱太太　痧子不能透发，喉中痰声漉漉，舌干涸无津，脉象模糊。正虚不能达邪外出，痰火阻塞肺络，治节无权，危在旦夕！勉方冀幸，尚希明正。

真珠粉一分　真猴枣粉一分　淡竹沥一两五钱　枇杷叶露一两五钱　（两味炖温冲服）

**【赏析】**

麻疹，俗称痧子，好发于儿童，然成人亦可罹患。本案痧毒攻肺阻喉，损耗阴液，而见喉中有痰、舌干、脉模糊。西医学认为此证属麻疹并发喉炎，危重者可致喉梗阻而致死。急以解毒化痰而利咽。

### 案 2　痧毒挟痰，内扰心神

钱太太　痧子隐隐，欲布不布，身热汗泄不畅，咳嗽喉有痰声，时时泛恶，烦躁少寐，舌苔粉白而腻，脉象濡滑而数。风温疫疠之邪，郁遏肺胃，痰浊互阻，气机窒塞不宣，症势尚在险关。再拟辛凉清解，宣肺涤痰。

薄荷叶（后下）八分　熟牛蒡子二钱　净蝉衣八分　荆芥穗一钱　枳实炭一钱　苦桔梗一钱　清水豆卷四钱　连翘壳三钱　川郁金一钱五分　光杏仁三钱　大贝母三钱　马兜铃一钱　鲜竹茹一钱五分　鲜枇杷叶（去毛、包）四张

【赏析】

本案乃痧毒欲布不畅，挟痰内攻肺胃，上窜于喉，扰乱心神。用辛凉以疏透，欲使痧出热解；清热化痰治肺胃；涤痰利咽，使气道利而神清。

### 案 3　痧后余邪未清、损及阴津

薛奶奶　痧子后微有咳呛胸闷，不思饮食，咽喉干燥，渴不欲饮，舌质红苔微腻而黄，脉濡数而滑。阴分本亏，津少上承，余邪痰热逗留中焦，肺胃宣化失司。再拟清肺化痰，和胃畅中。

桑叶皮（各）一钱五分　川贝母二钱　象贝母二钱　瓜蒌皮二钱　朱茯神三钱　枳实炭一钱　炒竹茹一钱五分　通草八分　橘白一钱　冬瓜子三钱　鲜枇杷叶（去毛、包）三张　佛手露一两　藏青果一钱　嫩白薇一钱五分　炒谷麦芽（各）三钱

二诊　胸闷渐舒，饮食渐香，胃有醒豁之征，而咽喉干，口渴不多饮，脉象濡滑带数，阴分本亏，津少上承，燥邪痰热，逗留中焦，肺胃宣化失司，再宜清养肺胃，宣化痰热。

川象贝（各）二钱　瓜蒌皮二钱　桑叶皮（各）一钱五分　冬瓜子三钱　朱茯神三钱　广橘白一钱　鲜竹茹一钱五分　生熟谷芽（各）三钱　京玄参一钱　通草八分　藏青果一钱　枇杷叶（去毛，包煎）三张　野蔷薇露一两　佛手露一两　两味冲服。

三诊　胸脘渐舒，食入之后，中脘作胀，咽喉干燥，渴不多饮，舌苔微黄质红，脉濡小而滑。阴分本亏，津少上承，肝气上逆，胃失和降。再拟平肝理气，和胃化痰。

川象贝（各）二钱　瓜蒌皮三钱　白蒺藜三钱　黑芝麻三钱　朱茯神三钱　橘白络（各）一钱　藏青果一钱　炒谷麦芽（各）三钱　佩兰梗一钱五分　冬瓜子三钱　绿萼梅八分　佛手露（冲服）一两

【赏析】

本案乃痧后余邪未清、损及阴津，以清养肺胃之阴，宜化未尽痰热为善后之治。

### 案4　痧出热邪未解，痰热留肺

薛三小姐　痧子后身热不清，咳嗽不爽，腑行不实，小溲短赤，苔薄腻，唇焦，右手腕微肿疼痛，尾闾之上有疮，腐烂，形瘦骨立，脉象濡小而数。阴液暗伤，津少上承，风温伏邪，挟痰热留恋肺胃，清肃之令不行，还虑正不胜邪，致生变迁！再宜生津清温，清肺化痰。

天花粉三钱　白薇一钱五分　川象贝（各）二钱　抱茯神三钱　炒银花三钱　连翘壳三钱　水炙桑叶皮（各）二钱　生赤芍二钱　丝瓜络二钱　活芦根一尺　枇杷叶露（后入）四两

二诊　续布痧子，身热不清，咳嗽不爽，口干欲饮，舌质红苔微黄而腻，脉弦小而数，形瘦骨立，阴液暗伤，伏温由内达外，由营分而转气分，虽属佳兆，还虑正不胜邪，致生他变。再以清温化痰。

净蝉衣八分　炒银花三钱　连翘壳三钱　鸡苏散（包煎）三钱　生赤芍二钱　川象贝（各）二钱　天花粉二钱　丝瓜络二钱　抱茯神三钱　干芦根一两　水炙桑叶一钱五分

三诊　痧子透发，潮热不清，咳痰不爽，小溲短赤，舌尖破碎苔黄，唇焦，尾闾之上，窨疮腐烂，形瘦骨立，脉象细数。阴液亏耗，伏温未楚，痰热留恋肺胃，还虑正不胜邪，致生变迁。再宜养正生津，清温化痰，尚希明正。

西洋参一钱　天花粉三钱　嫩白薇一钱五分　水炙桑叶皮（各）一钱五分　茯神三钱　炒银花三钱　连翘三钱　川象贝（各）二钱　赤芍二钱　丝瓜络二钱　芦根一尺　野蔷薇花露二两　枇杷叶露二两　（两味后入）

【赏析】

本案痧出而热不解，阴液暗伤，痰热留肺。治以生津养正助透毒邪；清热化痰以治其本。

## 案5　麻毒透毕，余邪伤阴

张世兄　痧子已回，身热亦退，夜不安寐，稍有咳呛，脉象濡小带数，舌质淡红。阴液已伤，虚火易升，肺胃宣化失司，今仿吴氏蒌贝养荣意，清养肺胃而化痰热，更当避风节食，则不致反复为要。

川贝母三钱　瓜蒌皮二钱　京玄参一钱五分　天花粉三钱　朱茯神三钱　桑叶皮（各）一钱五分　光杏仁三钱　生甘草五分　生赤芍二钱　冬瓜子三钱　嫩白薇一钱五分　活芦根一尺　枇杷叶霜（后入）四两

【赏析】

本案为麻毒透毕，伤及阴液，肺有余邪。此为麻疹透发顺证中的收没期。辨证属肺胃阴伤、余邪未清，续以清化痰热。

## 案6　痧后脾阳受损，健运失司

张世兄　痧子后因饮食不慎，脾弱欠运，水谷入胃，易于生湿，水湿泛滥，灌浸腠理，以致面浮足肿，大腹胀满，小溲不多，舌质红苔黄，脉象濡滑。昨投健运分消之剂，尚觉合度，仍守原法进步。

连皮苓三钱　猪苓三钱　泽泻三钱　生熟苡仁（各）三钱　陈皮二钱　大腹皮二钱　水炙桑皮一钱五分　地枯萝三钱　飞滑石（包）三钱　汉防己三钱　川象贝

（各）三钱　肥玉竹三钱　冬瓜子皮（各）三钱

【赏析】

此案乃痧后饮食不慎而致脾阳受损，健运失司，而见面浮足肿、腹胀满。属麻疹变证。治以健运中焦，分消水湿。

### 案7　寒热呕恶，邪留肺胃

梁小姐　传染疫邪，蕴袭肺胃，寒热呕恶，防发痧疹，舌苔薄腻，脉象濡数，症势非轻。急宜辛凉疏透。

荆芥穗一钱　薄荷叶（后下）八分　熟牛蒡子二钱　淡豆豉三钱　枳实炭一钱　苦桔梗一钱　净蝉衣八分　生赤芍三钱　连翘壳三钱　象贝母三钱　鲜竹茹一钱五分　玉枢丹（研末冲服）五分

【赏析】

此案为寒热呕恶，邪留肺胃之证。用辛凉透表之剂既可疏散已感之邪，在痧疹流行之时，既未发痧，即可防之。

### 案8　痧疹初起，疏表透疹

王右　吸受时气，引动伏邪，蕴袭肺胃两经。肺主皮毛，胃主肌肉，邪留皮毛肌肉之间，则发为红痧。疹点隐隐，布而不透，形寒发热，胸闷泛恶，邪郁阳明，不得外达也。舌苔薄黄，脉象浮滑而数。邪势正在鸱张，虑其增剧。宜以辛凉清解。

荆芥穗一钱　赤茯苓三钱　净蝉衣八分　炒竹茹一钱五分　淡豆豉三钱　江枳壳一钱　连翘壳三钱　熟牛蒡子二钱　薄荷叶（后下）八分　苦桔梗一钱　京赤芍二钱

【赏析】

本例为痧疹初起，疹点隐隐，布而不透，形寒发热，表证未除。故治以辛凉疏表，透痧解毒。痧疹初起，用药切忌过于寒凉，因恐痧毒不易透发。

方中荆芥、蝉蜕、豆豉、薄荷之属，即为疏表透疹之用。

### 案9　痧后复感外邪，痰滞交阻肺胃

钱左　痧后复感外邪，痰滞内阻，水湿不化，太阴阳明为病，遍体浮肿，气逆难于平卧，寒热甚壮，大便溏泄，泛恶不能饮食，苔腻脉数。此氤氲之外邪，与粘腻之痰滞，交阻肺胃，肺气不能下降，脾弱不能运化，水湿易聚，灌浸腠理，泛滥横溢，无所不到，三焦决渎无权，症势危险。姑宜疏邪分消，而化痰滞，未识有效否。

淡豆豉三钱　川桂枝五分　鲜竹茹（枳实一钱同炒）二钱　大腹皮二钱　连皮苓四钱　象贝母三钱　淡姜皮八分　焦楂炭三钱　猪苓三钱　泽泻三钱　仙半夏二钱　酒炒黄芩一钱五分

【赏析】

本例痧后复感外邪，以致遍体浮肿，气逆难以平卧，大便溏泄，泛恶不能饮食，苔腻脉数，证属肺气不降，脾弱不运，自不待言。惟寒热甚壮一症，似有阳明气分热甚之疑，案中药用豆豉、桂枝，而不用石膏、知母，或许因受制于"大便溏泄"之忌。左右为难，故疏邪分消，而化痰滞之治，只能姑宜而已。

### 案10　痧后痰热壅肺

李左　痧后余邪痰热未楚，肺胃两病，身热无汗，咳嗽气逆，口干欲饮，脉数苔黄。此乃无形之伏温，蕴蒸阳明，有形之痰热，逗留肺络，证势沉重。姑拟清解伏温，而化痰热。

粉葛根一钱五分　金银花三钱　桑叶皮（各）二钱　活芦根（去节）一尺　淡豆豉三钱　连翘壳三钱　光杏仁三钱　京赤芍二钱　黑山栀一钱五分　生甘草八分　象贝母三钱　鲜竹茹二钱　天花粉三钱　薄荷叶（后下）八分

【赏析】

本例痧后阳明蕴无形伏温，肺络壅有形痰热，故治法用药侧重于清肺化

痰、清胃泄热。因其身热无汗，故又用豆豉、薄荷以发散透热；因其口干欲饮，另用芦根、天花粉以甘寒生津。

### 案11 疫疠气血两燔

李左 疫疠之邪，不外达而内传，心肝之火内炽，化火入营，伤阴劫津。拟犀角地黄合麻杏石甘汤，气血双清而解疫毒。

犀角尖五分 熟石膏（打）五钱 金银花三钱 活芦根（去节）一尺 鲜生地四钱 甘中黄八分 连翘壳三钱 鲜竹叶三十张 净麻黄四分 苦桔梗一钱 川贝母三钱 陈金汁（冲）一两 光杏仁三钱 京赤芍二钱 京玄参二钱

【赏析】

本例病案理、法、方、药详备，然临床脉、症未及。若以方测之，患者当有身热不退、喘咳有痰、咽喉肿痛、舌质红绛诸症，以犀角地黄合麻杏石甘佐入银花、连翘、甘中黄、陈金汁、桔梗、川贝等为药，乃气血双清而解疫毒之重剂。

### 案12 孕妇感受疫邪早产

蔡奶奶 怀麟八月，风温疫疠之邪，蕴袭肺胃两经，疫喉痧四天，寒热不退，痧子隐隐，布而不透，咳痰泛恶，咽痛焮红，舌质红苔粉白，脉象濡滑而数。邪势正在鸱张，适值腰酸漏红，颇虑不足月而产，致生变迁。急拟辛凉汗解，宣肺化痰，尚希明正。

荆芥穗一钱五分 薄荷叶八分 蝉蜕八分 熟牛蒡二钱 江枳壳一钱 苦桔梗一钱 轻马勃八分 淡豆豉三钱 连翘壳三钱 光杏仁三钱 大贝母三钱 鲜竹茹一钱五分 芫荽子一钱五分

【赏析】

本例怀孕八月之妇患疫喉痧四天，适值腰酸漏红，有不足月而产之虑。其先兆早产由感受疫疠之邪所致，故治疗仍予辛凉清解，宣肺化痰，尤重发散透疹（如荆芥、薄荷、蝉蜕、豆豉、芫荽子等），因其痧子布而不透之故。

## 案13　风温疫邪化热，蕴蒸肺胃

窦先生　痧子已布，表热较轻，而里热口干，时有呃逆，舌质红绛，脉象濡数无力。风温疫疠化热，蕴蒸肺胃，气火上升，阳明通降失司，宜生津清解，宣肺通胃。

天花粉三钱　净蝉衣八分　熟牛蒡子三钱　生甘草六分　连翘壳三钱　金银花三钱　川象贝（各）二钱　柿蒂十枚　鲜竹茹二钱　活芦根（去节）一尺　生赤芍钱半　朱茯神三钱　鲜枇杷叶（去毛，包煎）四张

【赏析】

本例痧子已布，表热较轻，但里热伤阴较重，且胃气失于通降而致呃逆时作，故治疗用药以天花粉为首清热生津。用柿蒂、鲜竹茹以和胃降逆。方中有多味清热解毒利咽消肿之品，可知本例尚有咽喉焮红肿痛之症状。

## 案14　麻疹逆证之内陷心营

陈奶奶　时疫痧子虽回，灼热未退，口干欲饮，曾经模糊谵语，逾时渐清，咳嗽不爽，续发白㾦，布而不透，舌质红绛，脉象弦滑而数，伏邪化热，由气入营，阴液已伤，津少上承，阳明伏温未解。曾经小产，热搏营分所致。还虑变迁，急宜生津清营，清温凉气，冀营分之伏热得从气分理解为吉。

鲜生地五钱　京玄参二钱　连翘壳三钱　熟石膏（打）四钱　生甘草六分　川象贝（各）二钱　薄荷叶（后下）八分　铁皮石斛四钱　生赤芍二钱　天花粉二钱　金银花三钱　净蝉衣八分　鲜竹叶三十张　活芦根一尺

二诊　时疫痧子布而渐回，身灼热无汗，口干欲饮，神识模糊，谵语妄言，白㾦布而不透，舌质红绛，脉象洪滑而数。微有形寒之状，曾经小产，伏温化热，由阳明入于厥少，由气分而传入血分，即是热入血室。阴液已伤，邪火愈炽，颇虑风动痉厥之变。再宜生津清温，凉气清营，冀津生邪却，始

能出险入夷。

羚羊角片（另煎）四分　鲜生地六钱　粉丹皮二钱　生赤芍二钱　鲜石斛六钱　天花粉二钱　生石膏（打）四钱　生甘草六分　银柴胡八分　粉葛根二钱　炒荆芥一钱　薄荷叶四分　鲜竹叶三十张　活芦根一尺　鲜茅根二两

**【赏析】**

本例为麻疹之逆证。麻疹之所以出现逆证，多因痧疹未能透发而致疹毒遏伏难出，内陷脏腑，探入营血而产生各种变证。以本案所述神志模糊、谵语妄言，舌质红绛等症状看，其逆证属疫毒内陷心营为主。然而从其身热无汗，口渴欲饮，续发白痦，脉洪滑而数看，阳明气分热盛未解。故本案可谓气营两燔、热扰心神之重症。邪入营分，营阴受劫，故所处方药物尤多甘寒养阴生津之品，所谓"留得一分津液，便有一分生机"。如一诊方药有鲜生地、鲜石斛、天花粉、活芦根诸品。羚羊角清热解毒，熄风止痉，用之以防。凡动痉厥之变石膏、银翘与丹皮、赤芍同用，乃凉营清气并用之法。

## 案15　痧疹逆候之内陷三阴

朱老太太　喉痧愈后复感新邪，袭于肺胃，初起身热，咳嗽胸闷泛恶，神识时明时昧，痧子透而暴回，大便溏泄，次数无度，四肢逆冷，口干欲饮，脉沉伏，苔薄腻。高年正不胜邪，其邪不得从三阳而解，反陷入三阴，书所谓：里气虚而表邪陷也。脉症参合，危险万分，勉拟扶正助阳，冀望转机为幸。

熟附块一钱　潞党参三钱　生白术二钱　云茯苓三钱　炒扁豆衣三钱　银柴胡一钱　煨葛根钱半　炙甘草五分　诃子皮（炒）钱半　御米壳（炒）钱半　灶心黄土（包煎）一两

**【赏析】**

本例为痧疹之逆候。痧出暴回，四肢逆冷，神识时昧，大便溏泄，次数无度，脉象沉伏，证属年迈之体，正虚邪盛，疫毒不得从三阳外解，反从三阴内陷（少阴心肾；太阴属脾；厥阴为未，阴阳胜复。三阳多实热，三阴多虚寒），正虚阳脱之象已显，故治以扶正助阳，冀获转机。若经治而阳气未复，肢体复热，脉象复出，便可转手清解宣透。方药附块、党参以益气回阳救逆；炒扁豆衣、煨葛根、诃子皮、御米壳、灶心黄土等均为健脾温中、收涩止泻而用。

# 第二章 内科杂病

## 一、中风

### 案1 痰湿内阻，阳衰阴盛

罗左 年甫半百，阳气早亏，贼风入中经腧，营卫痹塞不行，陡然跌仆成中，舌强不语，神识似明似昧，嗜卧不醒，右手足不用。风性上升，痰湿随之，阻于廉泉，堵塞神明也。脉象尺部沉细寸关弦紧而滑，苔白腻，阴霾弥漫，阳不用事，幸小溲未遗，肾气尚固，未至骤见脱象，亦云幸矣。急拟仲景小续命汤加减，助阳祛风，开其痹塞，运中涤痰，而通络道，冀望应手，始有转机。

净麻黄四分　熟附片一钱　川桂枝八分　生甘草六分　全当归三钱　川芎八分　姜半夏三钱　光杏仁三钱　生姜汁（冲服）一钱　淡竹沥（冲服）一两　另再造丸（去壳研细末化服）一粒

二诊　两进小续命汤，神识稍清，嗜寐渐减，佳兆也。而舌强不能言语，右手足不用，脉息尺部沉细寸关弦紧稍和，苔薄腻。阳气本虚，藩篱不固，贼风中经，经腧痹塞，痰湿稽留，宗气不得分布，故右手足不用也。肾脉络舌本，脾脉络舌旁，痰阻心脾之络，故舌强不能言，灵机堵塞也。虽见小效，尚不敢有恃无恐，再拟维阳气以祛邪风，涤痰浊而通络道，努力前进，以观后效。

熟附片一钱　云茯苓三钱　川桂枝八分　姜半夏二钱　生甘草六分　枳实炭一

钱　全当归二钱　光杏仁三钱　大川芎八分　炙僵蚕二钱　生姜汁（冲）一钱　淡竹沥（冲）一两

三诊　又服三剂，神识较清，嗜寐大减，略能言语，阳气有流行之机，浊痰有克化之渐，是应手也。惟右手足依然不用，腑气六七日不行。苔腻，脉弦紧渐和尺部沉细，肾阳早亏，宗气不得分布，腑中之浊垢，须阳气通，而后能下达，经腑之邪风，必正气旺，始托之外出。仍拟助阳益气，以驱邪风，通胃涤痰，而下浊垢，腑气以下行为顺，通腑亦不可缓也。

生黄芪三钱　桂枝八分　附子一钱　生甘草五分　当归三钱　川芎八分　云茯苓三钱　风化硝五分　全瓜蒌三钱　枳实炭一钱　淡苁蓉三钱　半硫丸（吞服）一钱五分

四诊　腑气已通，浊垢得以下行，神识已清，舌强，言语未能自如，右手足依然不用，脉弦紧转和，尺部沉细，阳气衰弱之体，风为百病之长，阴虚之邪风，即寒中之动气，阳气旺一分，邪风去一分。湿痰盘踞，亦藉阳气充足，始能克化。经所谓阳气者，若天与日，失其所则折寿而不彰，理有信然。仍助阳气以祛邪风，化湿痰而通络道，循序渐进，自获效果。

生黄芪五钱　生白术二钱　生甘草五分　熟附子一钱　桂枝八分　全当归三钱　川芎八分　姜半夏三钱　西秦艽二钱　怀牛膝二钱　嫩桑枝三钱　指迷茯苓丸（包）五钱

服前方，诸恙见轻，仍守原法扩充。生黄芪用至八钱，间日用鹿茸二分，研细末，饭为丸，陈酒吞服，大活络丹，每五日服一粒，去壳研末，陈酒化服，共服六十余帖，舌能言，手能握，足能履。接服膏滋方，药味与煎药仿佛，以善其后。

【赏析】

本例中风，由外邪引动，且内挟痰湿，症见陡然跌仆，舌强不语，神识昏蒙，嗜卧不醒，右侧偏瘫。因脉象沉细弦紧，苔白腻，显有阳衰阴盛之象，即如案中云"阴覆弥漫，阳不用事"。治以助阳祛风，开其痹塞，运中涤痰，通其络道。方投小续命汤（麻黄、防己、人参、黄芩、桂心、白芍、川芎、杏仁、附子、甘草）加减。考有关古医籍，该方出自《备急千金要方》，而并非为仲景方（《金匮要略·中风历节病脉证并治第五》有附方《古今录验》续命汤，《古今录验》为隋唐时期医书，显为后人整理时加入，绝非仲景之方。且该方与小续命汤的药物组成有较大出入）。二诊药后证减，原方略作增删续进。三诊证情续轻，然腑气不通，故始用黄芪益气扶正，苁蓉、半硫丸温通大便。四诊后黄芪剂量渐增，另伍以疏风通络之品，作为善后之用。

## 案 2　中经兼中腑

沈左　年逾古稀，气阴早衰于未病之先，旧有头痛目疾，今日陡然跌仆成中，舌强不语，人事不省，左手足不用。舌质灰红，脉象尺部沉弱，寸关弦滑而数，按之而劲。良由水亏不能涵木，内风上旋，挟素蕴之痰热，蒙蔽清窍，堵塞神明出入之路，致不省人事，痰热阻于廉泉，为舌强不语，风邪横窜经腧，则左手足不用。《金匮》云：风中于经，举重不胜，风中于腑，即不识人，此中经兼中腑之重症也。急拟育阴熄风，开窍涤痰，冀望转机为幸。

大麦冬三钱　玄参二钱　羚羊角片（先煎汁冲）八分　仙半夏二钱　川贝二钱　天竺黄一钱五分　明天麻八分　陈胆星八分　竹茹一钱五分　枳实一钱　全瓜蒌（切）四钱　嫩钩钩（后入）三钱　淡竹沥（冲）一两　生姜汁（冲）二滴　至宝丹（去壳研末化服）一粒

二诊　两投育阴熄风、开窍涤痰之剂，人事渐知，舌强不能言语，左手足不用，脉尺部细弱，寸关弦滑而数，舌灰红。高年营阴亏耗，风自内起，风扰于胃，胃为水谷之海，津液变为痰涎，上阻清窍，横窜经腧，论恙所由来也，本症阴虚，风烛堪虑！今仿河间地黄饮子加味，滋阴血以熄内风，化痰热而清神明，风平浪静，始可转危为安。

大生地四钱　大麦冬二钱　川石斛三钱　羚羊角片（先煎汁冲）四分　仙半夏二钱　明天麻一钱　左牡蛎（先煎）四钱　川贝母三钱　陈胆星八分　炙远志一

钱　九节菖蒲八分　全瓜蒌（切）四钱　嫩钩钩（后入）三钱　淡竹沥（冲服）一两

三诊　叠进育阴熄风，清热化痰之剂，人事已清，舌能言语謇涩，左手足依然不用。苔色灰红，脉象弦数较静尺部细弱，内风渐平，阴血难复。津液被火炼而为痰，痰为火之标，火为痰之本，火不清，则痰不化，阴不充，则火不清。经腧枯涩，犹沟渠无水以贯通也。前地黄饮子能获效机，仍守原意进步。然草木功能，非易骤生有情之精血也。

西洋参一钱五分　大麦冬三钱　大生地三钱　川石斛三钱　生左牡蛎（先煎）四钱　煨天麻八分　竹沥半夏二钱　川贝三钱　炙远志一钱　全瓜蒌（切）四钱　鲜竹茹二钱　嫩钩钩（后入）三钱　黑芝麻（研包）三钱

四诊　神识清，舌强和，言语未能自如，腑气行而甚畅，痰热已有下行之势。左手足依然不用，脉弦小而数，津液亏耗，筋无血养，犹树木之偏枯，无滋液以灌溉也。仍议滋下焦之阴，清上焦之热，化中焦之痰，活经腧之血，复方图治，尚可延年。

西洋参一钱五分　大麦冬二钱　大生地三钱　川石斛三钱　生左牡蛎（先煎）四钱　仙半夏二钱　川贝三钱　全瓜蒌（切）四钱　厚杜仲二钱　怀牛膝二钱　西秦艽二钱　嫩桑枝三钱　黑芝麻（研包）三钱

【赏析】

本例年逾古稀，气阴早衰，水不涵木，肝风内动，挟有痰热，蒙蔽清窍，堵塞神明，中风诸症陡然而作。方用麦冬、玄参、羚角片、明天麻、嫩钩藤等育阴熄风，余药侧重于涤痰开窍。二诊始方仿刘河间《宣明论》地黄饮子（生地黄、巴戟天、山萸肉、石斛、肉苁蓉、五味子、肉桂、茯苓、麦冬、炮附子、石菖蒲、远志、生姜、大枣、薄荷）加减，以加重养阴化痰开窍之力。四诊时因神清舌和，然手足仍不用，故化痰开窍药明显减少而祛风通络药反予加重。

### 案3　中风后阳气衰弱，湿痰内阻

祁妪　中风延今一载，左手不能招举，左足不能步履，舌根似强，言语謇涩，脉象尺部沉细寸关濡滑，舌边光苔薄腻，年逾七旬，气血两亏，邪风入中经腧，营卫痹塞不行，痰阻舌根，故言语謇涩也。书云：气主煦之，血主濡之。今宜益气养血，助阳化痰，兼通络道。冀望阳生阴长，气旺血行，则邪风可去，而湿痰自化也。

潞党参三钱　生黄芪五钱　生于术二钱　生甘草六分　熟附片八分　川桂枝五分　全当归三钱　大白芍二钱　大川芎八分　怀牛膝二钱　厚杜仲三钱　嫩桑枝四钱　红枣十枚　指迷茯苓丸（包）四钱

此方服三十剂，诸恙均减，后服膏滋，得以收效。

【赏析】

本例中风一年，即为今之中风后遗症，左侧偏瘫，言语謇涩，其尺脉沉细，寸关濡滑，提示阳气衰弱，湿痰内阻（尺脉候肾，沉细主阳衰，濡主湿而滑主痰）。阳气虚则鼓动无力，湿痰盛则经络阻滞。故治拟重在温补阳气，养血和营，化痰通络。方中党参、生芪、白术、附片、桂枝补气温阳；当归、白芍、川芎养血和营；指迷茯苓丸合牛膝、杜仲、桑枝化痰开窍，祛风通络。

### 案4　阴血大亏，内风上扰，痰热阻络

李妪　旧有头痛眩晕之恙，今忽舌强不能言语，神识时明时昧，手足弛纵，小溲不固，脉象尺部细小左寸关弦小而数右寸关虚滑，舌光红。此阴血大亏，内风上扰，痰热阻络，灵窍堵塞，中风重症。急拟滋液熄风，清神涤痰，甘凉濡润，以冀挽救。

大麦冬三钱　大生地三钱　川石斛三钱　左牡蛎（先煎）四钱　生石决明（先煎）四钱　煨天麻八分　川贝三钱　炙远志一钱　天竺黄一钱五分　竹沥半夏一钱五分　鲜竹茹一钱五分　嫩钩钩（后入）三钱　淡竹沥（冲服）一两　珍珠粉

（冲服）二分

此方取十剂，诸恙已轻。原方去竹沥、珍珠粉、天竺黄，加西洋参一钱五分，阿胶珠一钱五分。

**【赏析】**

本例旧有头痛眩晕，提示患者素有阴虚阳亢之证。阴血素亏，无力制阳，肝阳上亢，升动无制，化为肝风，另挟痰热，阻滞脉络，闭塞灵窍，以致突发中风重症。治取滋阴潜阳熄风为主，清热涤痰醒神为伍。方中麦冬、生地、石斛、天麻、钩藤、牡蛎、石决明诸药当属前者，余药均为后者而设。

## 案5 气虚痰湿，挟风扰动

黎左 两年前右拇指麻木，今忽舌强语言謇涩，右手足麻木无力，脉象虚弦而滑，舌苔薄腻。此体丰气虚，邪风入络，痰阻舌根，神气不灵。中风初步之重症也，急拟益气去风，涤痰通络。

生黄芪五钱 青防风一钱 防己二钱 生白术二钱 全当归二钱 大川芎八分 西秦艽一钱五分 竹沥半夏二钱 枳实炭一钱 炒竹茹一钱五分 炙僵蚕三钱 陈胆星八分 嫩桑枝三钱 再造丸（去壳研细末化服）一粒

五剂后恙已见轻，去再造丸、枳实，加指迷茯苓丸三钱吞服。

**【赏析】**

本例两年前右拇指麻木，或许即属动风之先兆。今忽见舌强语謇，右侧手足麻木无力，尚未见偏瘫昏迷，有似今之脑血栓形成，古称小中风。患者形体胖盛，肥人多气虚痰湿，又有邪风引动，以致气虚痰湿挟风扰动，诸症而作。治以黄芪益气；防风、防己、秦艽、桑枝祛风通络，尤适宜手足麻木；余药和营活血、涤化痰湿。

## 案6 气虚痰湿之人中脏暴脱

廖左 体丰气虚，湿胜痰多，陡然跌仆成中，不省人事，小溲自遗，喉中痰声辘辘，汗多脉伏，身热肢冷。此本实先拔，真阳飞越，气血涣散，枢纽不交，虽曰中脏，实暴脱也。勉拟一方，聊尽人工。

别直参三钱　熟附块三钱　淡竹沥二两　生姜汁（两液同冲）一钱

【赏析】

中风而神志尚清者，多谓之中腑，神志昏糊者，多谓之中脏。本例跌仆成中而不省人事，故曰中脏。又因其小便失禁，汗多脉伏，四肢厥冷，而谓之暴脱。本例患者原为气虚痰湿之体，而非阴虚阳亢之质，现忽中脏暴脱，故治疗急投参、附以益气回阳救逆。方中淡竹沥、生姜汁既可涤痰，又可和胃止呕以免拒药。

### 案7　脾虚阳衰，湿痰阻脉

张左　阳虚脾弱，湿痰入络，手足麻痹无力，舌根时强，言语不爽，脉象濡细。防成中风，助阳和营，化痰通络。

吉林参须八分　熟附片八分　生甘草六分　嫩桑枝三钱　云茯苓三钱　仙半夏二钱　陈广皮一钱　炙远志一钱　生黄芪四钱　全当归二钱　大川芎八分　紫丹参二钱　川桂枝六分　指迷茯苓丸（包）四钱

【赏析】

本例脾虚阳衰，运化失职，湿痰内生，阻滞脉络，故见手足麻痹，舌根时强，言语不爽，验之临床，似尚未已成中风。故治疗为防中风而助阳和营，化痰通络。方药组成清晰，不作赘评。

### 案8　中风后阳虚感邪，痰湿上阻

胡左　中风已久，舌强言语謇塞，右手足无力，形寒身热，胸闷不思饮食，神识时清时寐，舌苔腻布，脉象沉细而滑。阳虚外风乘隙入中，痰湿上阻廉泉。症势非轻，姑拟小续命汤加减。

川桂枝八分　熟附块钱半　全当归二钱　云茯苓三钱　制半夏二钱　大川芎八

分　陈广皮一钱　大砂仁（后下）八分　光杏仁三钱　嫩桑枝四钱　炒谷麦芽
（各）三钱

【赏析】

本例中风后遗症而见形寒身热，提示近有新感。方用小续命汤加减。《千
金要方》小续命汤组方中有麻黄、防己、黄芩，本例处方中弃之未用，故疏
风解表之力似嫌不够。

## 案9　中风后气虚阳衰、湿痰阻络

傅右　中风舌强不能言语，口角流涎，左手足麻木不仁，阳虚挟湿痰直
中经络，阻于廉泉。宜小续命汤加减。

州桂枝八分　熟附块一钱　全当归三钱　大川芎八分　云茯苓三钱　仙半夏二
钱　生白术二钱　大麻仁四钱　新会皮半钱　全瓜蒌（切）四钱　生草节八分　风
化硝五分　嫩桑枝四钱

【赏析】

以方测证，本例中风后诸证未复，除气虚阳衰、湿痰阻络外，乃有大便
干结、腑气不通之象，故投方中有大麻仁、风化硝两味通泄大便。腑气通畅
对加速中风后诸症的恢复颇有裨益。芒硝在空气中容易失去水分，表面常成
白粉状，此即风化硝。风化的芒硝中硫酸钠的含量颇高，故其泻下作用较强。

## 案10　中风后痰湿阻于廉泉

费左　脉象左弦小而滑右沉细。见症项强不能转侧，舌强语塞，口角流
涎，痰湿阻于廉泉。恙久根深，非易速痊，拟星附六君汤加减。

陈胆星八分　竹节白附子钱半　仙半夏三钱　云伏苓三钱　生白术二钱　陈广
皮一钱　煨益智钱半　炙僵蚕三钱　炙远志一钱　白蒺藜三钱　炒谷麦芽（各）三
钱　稽豆衣三钱　蝎尾（酒洗）五枚

【赏析】

本例中风后项强、语塞、流涎，丁氏认为痰湿阻于廉泉，故用星附六君

汤去人参，加炙僵蚕、蝎尾、炙远志、白蒺藜等药物，以健脾涤痰祛湿通络。

### 案11　素体阴虚，肝风携痰阻络

耿左　先天本亏，惊骇伤肝，肝阳化风，挟痰入络，右手足时时振动，口角歪斜，时时流涎，脉象弦细。宜益肾柔肝，熄风化痰。

生白芍二钱　稆豆衣三钱　左牡蛎（先煎）四钱　青龙齿（允煎）三钱　竹沥半夏二钱　朱茯神三钱　炙远志一钱　煨天麻一钱　炒竹茹钱半　川象贝（各）二钱　陈胆星八分　陈广皮一钱　陈木瓜二钱　潼白蒺藜（各）钱半　嫩桑枝三钱　嫩钩钩（后入）三钱　蝎尾（酒洗）五枚

【赏析】

本例案云"先天本亏"，系指肾阴素亏，以致阴不制阳，阳升化风，肝风携痰，阻滞脉络。方中柔肝熄风，潜阳化痰之品俱备，惟益肾滋阴之物似嫌不足。

### 案12　风阳扰犯阳明之络

王左　呕恶已止，饮食渐香，头痛眩晕，口角歪斜，毒风上升，扰犯阳明之络，宜清泄风阳，和胃化痰。

仙半夏钱半　煨天麻八分　生石决（先煎）六钱　稆豆衣三钱　朱茯神三钱　苍耳子钱半　炒杭菊钱半　广橘白一钱　焦谷芽三钱　嫩钩钩（后入）三钱　金器（入煎）一具　蝎尾（酒洗）五枚　薄荷炭八分　炒竹茹钱半

【赏析】

本例中风病案，原有呕恶、饮食乏味，为阳明胃气失和；现有头痛眩晕，口角歪斜，为阳明经所过部位功能失常（手阳明经循口角而抵于弊奥旁，足阳明经始于迎香挟鼻上升而循前额），故案中有"扰犯阳明之络"语。治以清泄风阳，如大麻、钩藤、杭菊、生石决明、薄荷炭等；和胃化痰，如半夏、橘白、竹茹、谷芽等。

### 案13　阴亏痰盛，虚风窜络

严左　右手足素患麻木，昨日陡然舌强，不能言语，诊脉左细弱右弦涩，苔前光后腻，此乃气阴本亏，虚风内动，风者善行而数变，故其发病也速。挟痰浊上阻廉泉，横窜络道，营卫痹塞不通，类中根苗显著。《经》云：邪之所凑，其气必虚。又云：虚处受邪，其病则实。拟益气熄风，化痰通络。

吉林参须（另煎汁冲服）一钱　云茯苓三钱　炙僵蚕三钱　陈广皮一钱　生白术一钱五分　竹节白附子一钱　炙远志肉一钱　黑穭豆衣三钱　竹沥半夏二钱　陈胆星八分　九节石菖蒲八分　姜水炒竹茹一钱五分　嫩钩钩（后入）三钱

二诊　舌强謇于语言，肢麻艰于举动，口干不多饮，舌光绛中后干腻，脉象右细弱左弦滑，如昨诊状。心开窍于舌，肾脉络舌本，脾脉络舌旁，心肾阴亏，虚风内动，挟痰浊阻廉泉。先哲云：舌废不能言，足痿不良行，即是痱痹重症。再仿地黄饮子意出入。

大生地三钱　云茯苓三钱　陈胆星八分　九节菖蒲一钱　川石斛三钱　竹沥半夏二钱　川象贝（各）二钱　炙远志一钱　南沙参三钱　煨天麻八分　炙僵蚕三钱　嫩钩藤（后入）三钱

三诊　昨投地黄饮子加减，脉症依然，并无进退。昔人云：麻属气虚，木属湿痰。舌强言艰，亦是痰阻舌根之故。肾阴不足是其本，虚风痰热乃其标，标急于本，先治其标，标由本生，缓图其本。以养阴之剂，多能助湿生痰，而化痰之方，又每伤阴劫液，顾此失彼，煞费踌躇，再拟涤痰通络为主，而以养正育阴佐之，为急标缓本之图，作寓守于攻之策，能否有效，再商别途。

南沙参三钱　云茯苓三钱　川象贝（各）二钱　西秦艽一钱五分　竹沥半夏二钱　炙远志一钱　炙僵蚕三钱　枳实炭一钱　煨天麻八分　广陈皮一钱　陈胆星八分　嫩钩藤（后入）三钱　九节菖蒲一钱　淡竹沥（生姜汁两滴同冲服）一两

四诊　脉左细滑右濡数，舌中剥苔薄腻。诸恙均觉平和，养正涤痰，通利节络，尚属获效，仍宗原法再进一筹。

前方去秦艽、枳实，加焦谷芽四钱，指迷茯苓丸（包）四钱。

五诊　舌强言语謇涩已见轻减，左手足麻木依然，脉象细滑，舌苔薄腻，投剂合度，仍拟涤痰通络为法。

照前方去煨天麻、焦谷芽、指迷茯苓丸，加生白术二钱、云茯苓三钱、竹节白附子八分。

**【赏析】**

纵观丁氏"中风"、"类中风"医案，其区别主要在于：凡由外邪引动而陡然成中者，谓之"中风"。唐宋以前对于中风的认识，每以"内虚邪中"立论，即所谓络脉空虚，风邪乘虚而入的真中风也。凡不因外邪入侵而虚风自动致中者，谓之类中风。以后，尤其金元时代，对于中风病因病机多以"内风"立论，至明代医家王履《医经溯洄集》径言其为类中风，张介宾《景岳全书》直名其为"非风"。丁氏正是据于上述而将有关医案分为"中风"与"类中风"两种，在今之临床则均属脑卒中范围。

本例右手足素患麻木，盖为阴亏痰盛虚风窜络已久矣。陡然舌强语謇，步履艰难，已成类中之证。脉细弱则气阴不足，弦滑则肝风挟痰。苔前光则阴液本亏，后腻则痰湿亦盛。初诊治以益气熄风，化痰通络。二诊始仿地黄饮子意，即于原方基础上加入育阴之品，药如生地、石斛、沙参等。地黄饮子之功用，在于滋肾阴，补肾阳，化痰开窍。丁氏取其意而更其药，原方中附子、肉桂、巴戟天、肉苁蓉等辛热温阳之品断不能用，化痰开窍药亦作了某些调整。三、四、五诊之方药稍作出入，而病清渐见轻减。

## 案14　气阴两耗，虚风挟痰

钟左　类中舌强，不能言语，神识时明时昧。苔薄腻，脉弦小而滑尺部无神。体丰者，气本虚，湿胜者，痰必盛。气阴两耗，虚风鼓其湿痰，上阻廉泉之窍，症势颇殆，舍熄风潜阳清神涤痰不为功。

生白芍三钱　云茯苓三钱　陈胆星八分　九节石菖蒲一钱　滁菊花三钱　煨天麻八分　川象贝母（各）二钱　蛇胆陈皮三分　生石决一两　竹沥半夏三钱　炙远

志一钱　嫩钩钩（后入）三钱　淡竹沥（生姜汁两滴同冲服）一两五钱

【赏析】

不因外邪引动而卒然成中者，谓之类中。本例类中舌强语謇，神识昏糊，案中辨证为气阴两耗，虚风挟痰。其舌脉、形体之象亦足可佐其辨证。苔见腻主痰湿，脉弦小主阴虚阳亢，略带滑象主挟有痰湿，尺部无神主肾气早亏。形体丰盛为气虚、痰湿之状。据此治当熄风潜阳清神涤痰，属急则治其标之列，丁氏认为舍此不为功。若经治症势好转而入于坦途后，想必尚需顾及气阴而扶其正。方中白芍、天麻、钩藤、生石决明、菊花诸药柔肝潜阳熄风，余药多为涤痰清神而设。

## 案 15　类中偏瘫而呃逆重症

钱左　类中偏左，半体不用，神识虽清，舌强言謇，咬牙嚼齿，牙缝渗血，呃逆频仍，舌绛，脉弦小而数。诸风掉眩，皆属于肝，阴分大伤，肝阳化风上扰，肝风鼓火内煽，痰热阻于廉泉之窍，肺胃肃降之令不行，恙势正在险关。勉拟地黄饮子合竹沥饮化裁，挽堕拯危，在此一举。

鲜生地四钱　川石斛三钱　瓜蒌皮二钱　柿蒂十枚　大麦冬二钱　抱茯神三钱　生蛤壳六钱　老枇杷叶四张　西洋参一钱五分　川贝母二钱　鲜竹茹三钱　嫩钩钩（后入）三钱　活芦根（去节）一尺　淡竹沥（冲）一两　真珍珠粉一分　真猴枣粉一分（两味另服）

【赏析】

本例类中偏瘫而呃逆频作，确系"恙势正在险关"，呃逆一症，可轻可重。轻者如吸入寒气，或饱食之后，或肝气犯胃，以致胃气上逆而成。重者，见于危重病证过程中，属胃气将绝、生命垂危之恶兆。本例呃逆频作见于卒中偏瘫之际，预后险恶。故勉拟地黄饮子合竹沥饮（竹沥、生葛汁、生姜汁，方出《成方切用》）化裁，以滋阴益气、熄风醒神、涤痰降逆，挽堕拯危，在此一举。

### 案 16 脾虚痰湿阻络

顾左 疥疮不愈，湿毒延入经络，四肢酸软，不能步履，痰湿阻于廉泉，舌强不能言语，口角流涎，脾虚不能摄涎也。《内经》云：湿热不攘，大筋软短，小筋弛长，软短为拘，弛长为痿。此证是也。恙久根深，蔓难图治，姑拟温化痰湿，通利节络，以渐除之。

潞党参二钱　仙半夏二钱　陈胆星八分　木防己三钱　生白术一钱　陈广皮一钱　西秦艽二钱　全当归二钱　竹节白附子一钱五分　炙甘草五分　陈木瓜二钱　紫丹参二钱　酒炒嫩桑枝四钱　指迷茯苓丸（包）五钱

**【赏析】**

本例四肢酸软，不能步履，舌强语塞，口角流涎，究属类中，抑或痿证，因证候记述过简而难以断定。治以益气健脾，祛痰化湿，疏风通络法。

### 案 17 阴虚阳亢，痰湿上扰心神

金左 气阴本亏，外风引动内风，挟湿痰上阻廉泉，横窜络道，陡然右手足不用，舌强不能言语，神识时明时昧，口干欲饮，舌质红苔薄腻，脉虚弦而滑。类中重症，急宜熄风潜阳，清神涤痰。

西洋参一钱五分　朱茯神三钱　煨天麻八分　生石决明八钱　大麦冬二钱　竹沥半夏二钱　炙僵蚕三钱　炙远志肉一钱　川石斛三钱　川贝母二钱　嫩钩钩（后入）三钱　鲜石菖蒲一钱　淡竹沥（冲）一两　真猴枣粉（冲服）二分

### 案 18 阴虚风动，痰湿阻络

董左 心开窍于舌，肾脉络舌本，脾脉络舌旁，外风引动内风，挟湿痰阻于廉泉，横窜络道，右半身不遂日久，迩来舌强不能言语，苔薄腻，脉弦小而滑，类中风之重症。姑拟熄风涤痰，和营通络。

左牡蛎四钱　朱茯神三钱　炙僵蚕二钱　淡竹沥一两五钱　生姜汁（冲服）二

滴　花龙骨三钱　炙远志肉一钱　陈胆星八分　川象贝（各）二钱　仙半夏二钱
枳实炭一钱　西秦艽二钱　煨天麻八分　嫩钩钩（后入）三钱

【赏析】

以上两例案中明言"外风引动内风"而致偏瘫失语，然均被辨为类中重症，可见中风与类中风的区别亦不甚严格。金案类中风乍发，神识不清，故在熄风潜阳的同时，用鲜石菖蒲、真猴枣粉等涤痰清神开窍。董案类中已久，半身不遂，然未言其神识不清，故在熄风涤痰的同时，用秦艽、天麻等祛风通络。

## 案19　阴虚阳亢，痰热阻络闭窍

【医案】

朱左　高年营阴亏耗，肝阳易于上升，痰热阻于廉泉，舌强言语謇塞，头眩眼花，右手指麻痹，类中根萌。姑拟养阴柔肝，和营通络。

大生地三钱　生白芍二钱　黑穞豆衣三钱　生石决（先煎）八钱　抱茯神三钱
竹沥半夏二钱　煨天麻一钱　川象贝（各）二钱　炙僵蚕二钱　鲜竹茹钱半　炒杭菊钱半　嫩钩钩（后入）三钱　嫩桑枝四钱　黑芝麻三钱

【赏析】

阴虚阳亢，挟有痰热，阻络闭窍，故舌强语謇，手指麻痹，是为类中之先兆，即案中所云"类中风"方用天麻、钩藤、生地、白芍、石决明、杭菊诸品养阴柔肝潜阳熄风，投余药疏风通络，兼化痰热。

## 案20　肝风化火上扰，痰热阻于廉泉

钟先生　类中偏左，左手足不用，神识虽清，舌强言謇，咬牙嚼齿，舌红绛、脉象弦小而数。牙缝渗血，加之呃逆，阴分大亏，肝风化火上扰，痰热阻于廉泉，肺胃之气失于下降，羔势尚在重险，未敢轻许不妨。仿地黄饮子合竹沥饮加减。

鲜生地四钱　大麦冬二钱　西洋参钱半　抱茯神三钱　川贝母二钱　瓜蒌皮三钱　川石斛三钱　生蛤壳六钱　鲜竹茹二钱　嫩钩钩（后入）三钱　柿蒂十枚　枇

杷叶（去毛，包煎）四张　活芦根一尺　淡竹沥一两（冲服）

另用珍珠粉一分、真猴枣粉一分，冲服。

【赏析】

本案肝风化火上扰清窍，挟有痰热阻于廉泉，以致类中偏瘫，失语咬牙，神识虽清，然见牙缝渗血，且有呃逆（重症见呃逆，可有胃气将绝之虑），故案中云其恙势尚在重险，未敢轻许不妨，方投地黄饮子合竹沥饮加减，以育阴潜阳熄风，清热涤痰降气。

### 案 21　中风后舌强语謇

居左　舌强言语謇涩，延今已久，此乃虚风挟湿痰上阻廉泉，宜星附六君汤加减。

吉林参须八分　生白术钱半　云茯苓三钱　生甘草四分　仙半夏二钱　炙远志一钱　陈胆星八分　竹节白附子一钱　川象贝（各）二钱　炙僵蚕三钱　陈广皮一钱　稽豆衣三钱

【赏析】

中风后舌强语謇经久不复，治疗多侧重于涤化痰湿，故本案投星附六君汤加减以化湿涤痰为宜。

### 案 22　气血两亏，虚风挟痰

汪左　左半身不遂，高年气血两亏，虚风湿痰入络，营卫闭塞不通。姑拟益气和营，化痰通络。

生黄芪五钱　生白术二钱　全当归二钱　大川芎八分　云茯苓三钱　仙半夏二钱　西秦艽二钱　紫丹参二钱　茺蔚子三钱　怀牛膝二钱　嫩桑枝四钱　红枣五枚

如舌苔淡白，口不渴，可加熟附片一钱、桂枝四分、炙甘草六分，以助阳气。

【赏析】

本案中风半身不遂，证属气血两亏，虚风挟痰，故治用生黄芪、白术、当归、川芎、丹参以益气和营活血，余药祛风化痰通络。方后附如舌苔淡白、口不渴等语，可见该案非丁氏案诊之病例，上述处方可视作治中风半身不遂的习用方。

### 案23　阴虚阳亢兼有湿毒瘀血

顾先生　阴虚体质，肝阳升腾，流火湿毒。瘀结下焦，两足浮肿色红，甚至破烂、渗水、出血，不能步履。神志不明，舌根强，言语謇涩，头脑空虚，舌苔薄黄，脉象弦小而数。病属缠绵，宜清营化湿，清泄厥阳。尚希明正。

紫丹参二钱　生赤芍二钱　连皮苓三钱　生苡仁四钱　忍冬藤三钱　连翘壳三钱　木防己二钱　川象贝（各）二钱　川牛膝二钱　南沙参二线　稽豆衣三钱　冬瓜子三钱　丝瓜络二钱　杜赤豆一两

【赏析】

本例阴虚阳亢兼有湿毒瘀血，有似于今之中风后遗症兼有"下肢流火"、口不渴谓旧病新病并作。治疗侧重于清营（如丹参、赤芍）解毒（如忍冬藤、连翘壳）化湿（如连皮苓、生苡仁、防己、赤豆）。佐以清泄厥阳（肝阳），如稽豆衣、川牛膝等。

## 二、眩晕

### 案1　阴虚阳亢，肝风内动，心神失宁

陆左　经云：诸风掉眩，皆属于肝。肝阴不足，肝阳上扰，头疼眩晕，心悸筋惕，屡屡举发，脉象细弱。再宜滋肾阴而柔肝木，和胃气而安心神。

阿胶珠二钱　生白芍二钱　左牡蛎（包煎）四钱　青龙齿三钱　朱茯苓三钱　炒枣仁三钱　柏子仁三钱　炒杭菊钱半　煨天麻八分　潼蒺藜三钱　黑芝麻三钱　磁朱丸（包）三钱

【赏析】

本例属阴虚阳亢，肝风内动，心神失宁之证，药选阿胶、白芍滋阴养液，

柔肝熄风；左牡蛎、煨天麻、炒杭菊、青龙齿平肝潜阳；朱茯苓、炒枣仁、柏子仁养心安神；磁朱丸镇惊安神，水火相济；潼蒺藜、黑芝麻滋补肾阴。诸药合用，配伍得当，标本兼治。

## 案2 阴虚阳亢，痰湿中阻，胃失和降

郑右 诸风掉眩，皆属于肝，肝阴不足，肝阳上僭，头眩眼花，泛泛呕吐，纳谷减少，苔薄腻，脉弦滑。湿痰内阻，胃失和降。丹溪云：无痰不作眩。当柔肝潜阳，和胃化痰。

生白芍三钱　稽豆衣三钱　仙半夏二钱　明天麻一钱　朱茯神三钱　枳实炭一钱　炒竹茹一钱　陈皮一钱　潼白蒺藜（各）二钱　炒杭菊一钱五分　生石决明八钱　嫩钩钩（后入）三钱

【赏析】

本例眩晕由肝阴不足，肝阳上亢，痰湿中阻，胃失和降所致。案中用方仿天麻钩藤饮（天麻、钩藤、生石决明、川牛膝、桑寄生、杜仲、枳实炭、黄芩、益母草、朱茯神、夜交藤）合温胆汤（陈皮、半夏、茯苓、甘草、枳实、竹茹），加白芍、潼蒺藜柔肝；稽豆衣、白蒺藜、菊花、竹茹冀肝阳下潜，痰湿得化，则病体康复。

## 案3 肝肾阴虚，风阳挟痰湿阻络，蒙蔽清窍

黄左 肾阴不足，肝阳上升，湿痰阻于中焦，肺气失于下降。初起头眩跌仆，继则神识时明时昧，入夜气逆，难于平卧，脉象弦细而滑。恙根已深，非易速瘳。姑拟益肾柔肝，清神涤痰。

左牡蛎（先煎）四钱　炙远志一钱　青龙齿（先煎）三钱　竹沥半夏二钱　朱茯神三钱　陈胆星八分　甘杞子三钱　枳实炭一钱　川象贝（各）二钱　天竺黄钱半　嫩钩钩（后入）三钱　九节菖蒲八分

【赏析】

本例肝肾阴虚，风阳挟痰湿阻滞经络，蒙蔽清窍。投方仿《济生方》涤

痰汤。方中竹沥、半夏燥湿化痰；陈胆星、九节菖蒲开窍豁痰；川象贝、天竺黄清热化痰；枳实炭降气以利风痰下行；青龙齿、嫩钩钩平肝熄风；甘杞子益肾柔肝；左牡蛎平肝潜阳，重镇安神；远志、茯神宁心安神。诸药合用，共奏益肾柔肝，豁痰熄风，开窍安神之功。

### 案4　肝阳上扰，痰浊交阻，胃失和降

张左　头眩眼花，纳少泛恶，唇舌麻木，脉象弦滑。肾水本亏，肝阳上扰清空，湿痰中阻，胃失降和，宜柔肝潜阳，和胃化痰。

生白芍二钱　黑穞豆衣三钱　炒杭菊钱半　生石决（先煎）八钱　朱茯神三钱　煨天麻八分　潼蒺藜三钱　炒竹茹钱半　焦谷芽三钱　仙半夏钱半　薄荷炭（后下）八分　槐花炭二钱

【赏析】

经云：诸风掉眩，皆属于肝。朱丹溪曰：无痰不作眩。本例少阴水乏，水不涵木，肝阳上扰，挟痰浊交阻，胃失和降。法取肾与肝胃同治，柔肝潜阳，和胃化痰。辨证完善，立法正确，遣方用药恰当。

### 案5　肝经风阳上扰，中焦湿浊阻滞

冯右　肝阳上升，湿滞未楚，脾胃不和，心悸头眩，胸闷纳少，午后潮热，舌苔薄腻，脉象弦小而滑。宜清泄风阳，和中化湿。

霜桑叶三钱　黑穞豆衣三钱　炒谷麦芽（各）三钱　甘菊花三钱　朱茯神三钱　全瓜蒌（切）四钱　佩兰梗钱半　薄荷炭（后下）八分　枳实炭一钱　紫贝齿三钱　广橘白一钱　嫩钩钩（后入）三钱　荷叶边一圈

【赏析】

本例心悸头眩，脉弦，属肝经风阳上扰；胸闷纳少，午后潮热，苔薄腻，脉滑为中焦湿浊阻滞。方中选用桑叶、菊花、薄荷、钩藤、荷叶等辛凉清泄之品，使风阳从上而散；加入佩兰梗、橘白等和中化湿之品，使脾胃气机

宣畅。

### 案6　肝肾阴虚，肝阳上亢

黄左　脊乃肾之路，肾虚则脊痛，肝阳上扰清空，头眩眼花。宜益肾柔肝而潜厥阳。

生白芍二钱　黑穞豆衣三钱　左牡蛎（先煎）四钱　潼蒺藜三钱　朱茯神三钱
杭菊花（炒）二钱　薄荷炭（后下）八分　厚杜仲三钱　杜狗脊三钱　甘杞子三钱
熟女贞三钱　嫩钩钩（后入）二钱　荷叶边一圈

【赏析】

本例脊痛，头眩眼花乃肝肾阴虚，肝阳上亢所致。因为足少阴肾经贯脊属肾，故肾虚则脊柱失养而疼痛；肾水亏乏，水不涵木，肝阳上亢则头眩眼花。故用益肾柔肝潜阳之法治之。方中薄荷炭一药，辛凉清泄，为引经药。

### 案7　本虚标实

尹左　诊脉左三部弦数，右三部滑数，太溪细弱，趺阳濡数。见症饮食不充肌肤，神疲乏力，虚里穴动，自汗盗汗，头眩眼花。皆由阴液亏耗，不能涵木，肝阳上僭，心神不得安宁，虚阳逼津液而外泄则多汗，消灼胃阴则消谷。头面烘热，汗后畏冷，营虚失于内守，卫虚失于外护故也。脉数不减，颇虑延成消症。姑拟养肺阴以柔肝木，清胃阴而宁心神，俾得阴平阳秘，水升火降，方能渐入佳境。

大生地四钱　抱茯神三钱　潼蒺藜三钱　川贝母二钱　浮小麦四钱　生白芍一钱五分　左牡蛎（先煎）四钱　熟女贞三钱　天花粉三钱　肥玉竹三钱　花龙骨（先煎）三钱　冬虫夏草二钱　五味子三分

二诊　心为君主之官，肝为将军之官，曲运劳乎心，谋虑劳乎肝，心肝之阴既伤，心肝之阳上亢，消灼胃阴，胃热炽盛，饮食入胃，不生津液，既不能灌溉于五脏，又不能输运于筋骨，是以饮食如常，足膝软弱。汗为心之液，心阳逼津液而外泄则多汗；阴不敛阳，阳升于上则头部眩晕，面部烘热，且又心悸。胃之大络名虚里，虚里穴动，胃虚故也。脉象左三部弦数右三部滑数，太溪细弱，趺阳濡数，唇红舌光微有苔意，一派阴液亏耗，虚火上炎之象，此所谓独阳不生，独阴不长也。必须地气上升，天气始得下降。今拟滋养肺阴，以柔肝木，蒸腾肾气，而安心神。务使阴阳协和，庶成既济之象。

北沙参三钱　抱茯神三钱　五味子三分　肥玉竹三钱　天麦冬（各）二钱　左牡蛎（先煎）四钱　生白芍二钱　川贝母二钱　大生地四钱　花龙骨（先煎）三钱

潼蒺藜三钱　制黄精三钱　浮小麦四钱　金匮肾气丸（包）四钱

三诊　饮食入胃，不生津液，始不为肌肤，继不为筋骨，书谓食亦见症，已著前章矣。阴液亏耗，肝阳上僭，水不制火，火不归宅。两进养肺阴以柔肝木，益肾阴而安心神之剂，尚觉合度。诊脉弦数较和，细数依然，仍守原意出入，俾得阴阳和谐，水火既济，则入胃之饮食，自能生化精微，灌溉于五脏，洒陈于六腑。第是恙延已久，断非能克日奏功也。

照前方去金匮肾气丸、五味子、制黄精，加怀山药三钱、盐水炒杜仲三钱、上挂心四分。

【赏析】

本例眩晕为本虚标实之证，其本虚乃阴虚也。丁氏根据阴阳互根的理论，在补阴的同时，辅以金匮肾气丸、杜仲、上桂心等补阳之药，以阴根于阳，使阴有所化，同时借助阳药的温运，以制阴药的凝滞，使之滋而不滞，从而免致孤阴独阳之弊。《景岳全书》有云："善补阳者，必于阴中求阳，则阳得阴助而生化无穷；善补阴者，必于阳中求阴，则阴得阳升而源泉不竭。"

## 案8　肾阴不足，肝阳上亢，扰乱心神

黄左　肾阴不足，肝阳上扰清空，头眩眼花，心悸少寐。宜养阴柔肝，和胃安神。

生白芍三钱　黑穞豆衣三钱　青龙齿（先煎）三钱　左牡蛎（先煎）四钱　朱

茯神三钱　　炙远志一钱　　炒枣仁三钱　　潼蒺藜三钱　　熟女贞三钱　　炒杭菊二钱半　　甘杞子三钱　　嫩钩钩（后入）三钱　　黑芝麻三钱

二诊　肝阳渐平，头眩眼花较前轻减。惟营血亏虚，难以骤复，再宜养血柔肝，和胃安神。

生白芍二钱　　黑穭豆衣三钱　　生石决明（先煎）四钱　　左牡蛎（先煎）四钱　　朱茯神三钱　　炒枣仁三钱　　炒杭菊钱半　　煨天麻八分　　薄荷炭（后下）八分　　潼蒺藜三钱　　广橘白一钱　　生熟谷芽（各）三钱　　嫩钩钩（后入）三钱　　荷叶边一圈

【赏析】

本例眩晕之证，为肾阴不足，肝阳上亢，扰乱心神所致，临床较为多见，丁氏选用养阴平肝安神之法，冀阴液渐复，肝阳渐平，心神得宁，则头晕眼花，心悸少寐等症逐步痊愈。

### 案9　阴血不足，肝气郁滞，脾胃失健

杨右　少腹作胀，纳谷不香，头眩且胀，血虚肝阳上升。宜养血柔肝，理脾和胃。

生白芍二钱　　紫丹参二钱　　潼白蒺藜（各）钱半　　黑穭豆衣三钱　　云茯苓三钱　　陈广皮一钱　　薄荷炭（后下）八分　　茺蔚子三钱　　炒杭菊二钱半　　生熟谷芽（各）三钱　　嫩钩钩（后入）三钱　　荷叶边一圈

【赏析】

本例阴血不足，肝失濡养，肝阳易升，则头眩且胀；少阴为足厥阴肝经循行部位，肝气郁滞，则少腹作胀；横逆犯脾（胃），脾胃失健，则纳谷不香。投以养血柔肝、理脾和胃之剂，补其虚，柔其肝，行其滞，调其气，和其脾胃，以图病愈。

### 案10　肾阴不足，肝阳上亢，心肾不交

张左　水亏不能涵木，肝阳上扰清空，头眩眼花，心悸少寐，脉象虚弦。肝为刚脏，非柔养不克。

生白芍二钱　　黑穭豆衣三钱　　左牡蛎（先煎）四钱　　青龙齿（先煎）三钱

朱茯神三钱　　生枣仁四钱　　煨天麻八分　　炒杭菊钱半　　潼蒺藜三钱　　熟女贞三钱
川石斛三钱　　炒竹茹钱半　　嫩钩钩（后入）三钱　　琥珀多寐丸（吞服）钱半

【赏析】

肾与五脏六腑的关系至为密切。本例肾阴不足，致水不涵木，肝阳上亢则头眩眼花；水不上承则心肾不交，心悸少寐。丁氏拟养阴柔肝，宁心安神之法图治。辨证得体，用药贴切病情，配伍至为合理。

# 三、头痛

## 案1　风寒外束之太阳头痛

葛左　头为诸阳之会，惟风可到，风邪客于阳位，袭入太阳之经，头脉胀痛，痛引后脑，连及项背，恶风，鼻流清涕，胸闷纳少，脉浮苔白。治以辛温解散。

荆芥穗一钱　　青防风一钱　　川桂枝五分　　生甘草五分　　江枳壳一钱　　苦桔梗一钱　　炒赤芍一钱五分　　炒薄荷八分　　广陈皮一钱　　荷叶一角

【赏析】

头为诸阳之会，足太阳膀胱经循项背，上行巅顶。本例太阳头痛，丁氏用辛散之剂发散风寒。方中荆芥、防风为驱散风寒之要药；桂枝通阳以祛风，使阳气畅达，腠理温煦，则风寒之邪，自能从外而解；薄荷、荷叶上清头目；枳壳、桔梗宽胸宣气；赤芍止痛；陈皮、甘草和中健脾。

## 案2　产后血虚，肝血不足，肝阳上扰

詹右　产后血虚，厥阳上扰，头脑空痛，目花眩晕，脉弦细，舌光无苔。当养血柔肝，而潜厥阳。

大生地四钱　　生白芍二钱　　阿胶珠二钱　　稽豆衣三钱　　炒杭菊一钱五分　　潼蒺藜三钱　　熟女贞二钱　　酸枣仁三钱　　生石决八钱　　生牡蛎六钱　　黑芝麻（研，包）

三钱　嫩钩钩（后入）三钱

【赏析】

本例产后血虚，血不养肝，致肝血不足，阴不敛阳，肝阳上扰。方用生地、阿胶养阴补血；生白芍、酸枣仁养血柔肝；稆豆衣养血祛风；潼蒺藜、女贞子、黑芝麻益肝肾、补阴血；石决明、牡蛎潜镇，以定风阳之上扰；钩藤平肝熄风，菊花清头目以止痛。诸药合用，肝血得养，厥阳得平，则头痛自除。

## 案 3　风邪侵袭阳明

何右　头痛且胀，痛引头额，畏风鼻塞，苔黄脉浮。风邪客于阳明之经也，风为阳邪，辛以散之，凉以清之。

荆芥穗一钱五分　薄荷炭八分　净蝉衣八分　蔓荆子一钱五分　冬桑叶三钱　甘菊花三钱　江枳壳一钱　苦桔梗一钱　粉葛根一钱五分　连翘壳三钱　苦丁茶一钱五分　荷叶边一圈

【赏析】

头额为阳明经的循行部位。本例邪客阳明经脉，循经上犯，则头痛且胀，痛引前额。案中方药仿《温病条辨》桑菊饮（桑叶、菊花、连翘、薄荷、桔梗、杏仁、芦根、甘草），加蔓荆子、苦丁茶、荷叶边、蝉蜕辛散凉清。冀阳明风邪得以驱散，则诸症自除。

## 案 4　风热侵袭阳明少阳，两经合病

任左　头额掣痛，痛引左耳，夜半则痛尤甚，脉浮数，苔黄。阴分本亏，风邪化热，引动肝胆之火，上犯空窍。姑拟辛凉解散，清泄厥少。

冬桑叶三钱　甘菊花三钱　薄荷炭八分　羚羊角片（先煎汁冲服）三分　连翘壳三钱　黑山栀二钱　京赤芍一钱五分　生甘草五分　苍耳子一钱五分　夏枯花一钱五分　荷叶边一圈

【赏析】

本例头额掣痛，痛引左耳，乃风热之邪客于阳明及少阳经络，两经合病。

方中用羚羊角片、菊花、桑叶凉肝熄风；薄荷、荷叶边、连翘壳、山栀辛凉轻解；赤芍、夏枯花清泄肝火；苍耳子散风湿而上通脑顶；甘草调和诸药。

## 案5　肝阴不足，肝阳上亢

黄左　肝为风木之脏，赖肾水以滋养，水亏不能涵木，肝阳上扰清空，头痛眩晕，心悸少寐，筋惕肉瞤，恙久根深，非易速痊。当宜滋肾水以柔肝木，潜浮阳而安心神。

阿胶珠三钱　生白芍三钱　左牡蛎六钱　青龙齿三钱　朱茯神三钱　酸枣仁三钱　稽豆衣三钱　炒杭菊一钱五分　潼蒺藜三钱　仙半夏二钱　北秫米（包）三钱　嫩钩钩（后入）三钱　黑芝麻三钱　琥珀多寐丸（吞服）一钱

**【赏析】**

《素问·至真要大论》曰："诸风掉眩，皆属于肝。"本例肝阴不足，肝阳上亢，上扰清窍则头痛眩晕；扰乱心神则心悸少寐；筋惕肉瞤乃阳动化风之势。用方仿吴瑭加减复脉汤法，加牡蛎镇摄益虚，和阳熄风；龙齿、茯神、枣仁、半夏秫米汤、琥珀多寐丸宁心安神；稽豆衣、炒杭菊，潼蒺藜、嫩钩钩、黑芝麻滋肾液，熄肝风。辨证用药至为严谨。

## 案6　肝经风火

居右　头痛如劈，筋脉掣起，痛连目珠，舌红绛，脉弦数。此肝阳化火，上扰清空，当壮水柔肝，以熄风火。勿可过用风药，风能助火，风药多则火势有更烈之弊。

小生地四钱　生白芍二钱　粉丹皮二钱　生石决八钱　薄荷叶八分　甘菊花三钱　羚羊角片（另煎汁冲服）四分　夏枯花一钱五分　黑山栀二钱　黑芝麻三钱　嫩钩钩（后入）三钱

**【赏析】**

本例头痛如劈，痛连目珠，舌红绛，脉弦效，系肝经风火所致。因风能助火，丁氏认为治疗当用壮水柔肝，以熄风火之法，切不可过用风药。配方仿《医学滕义》羚羊角汤（羚羊角、龟板，生地、丹皮、白芍、柴胡、薄荷、蝉蜕、菊花、夏枯草、石决明）。处方用药至为合理。

### 案7 营阴亏虚，肝阳上扰，痰热阻肺

吴右 营阴亏虚，肝阳上扰清空，燥邪旋热逗留肺络，咳痰不爽，头疼眩晕，脉象弦细，舌苔淡白。宜养血柔肝，润肺化痰。

生白芍二钱 黑穭豆衣二钱 左牡蛎（先煎）四钱 煨天麻八分 朱茯神三钱 炙远志一钱 仙半夏钱半 炒杭菊钱半 薄荷炭八分 川象贝（各）二钱 瓜蒌皮三钱 嫩钩钩（后入）三钱 黑芝麻三钱 甜光杏三钱

**【赏析】**

本例病证为本虚标实之证，营阴亏虚为本，肝阳上扰、痰热阻肺为标。治取养血柔肝，润肺化痰之法，标本兼顾。冀营阴得复，肝阳下潜，热清痰祛，肺燥得润，则诸症向消。

### 案8 肝脾两虚，肝阳上扰，升降失调

陈太太 胁为肝之分野，肝气入络，胁肋痛起，咳嗽痰多，纳谷减少，肝阳上升，扰犯清空，头疼眩晕，甚则眼花，泛恶，脉象左弦右濡滑。宜清泄风阳，和胃化痰。

冬桑叶三钱 滁菊花三钱 黑穭豆衣三钱 薄荷叶炭（后下）八分 抱茯神三钱 广橘白一钱 炒竹茹二钱 竹沥半夏二钱 象贝母三钱 光杏仁三钱 煅石决六钱 煨天麻八分 嫩钩钩（后入）三钱 荷叶边一圈

二诊 脘胁胀轻而复甚，胃纳醒而复呆，腑行不畅，舌中后薄腻，脉细涩，形瘦神疲，身有自汗，皆由血虚不能养肝，肝气横逆，犯胃克脾，升降失其常度。肝为刚脏，非柔养不克，胃以通为补。再宜养血柔肝，运脾和胃。

大白芍二钱 仙半夏二钱 炒谷麦芽（各）三钱 潼白蒺藜（各）二钱 炒

枣仁三钱　真獭肝八分　炙乌梅五分　春砂壳八分　合欢花钱半　朱茯神三钱　橘白络（各）一钱　炒川贝二钱　黑芝麻三钱

**【赏析】**

肝主藏血，体阴而用阳；脾胃主受纳和运化，升清而降浊。本例血虚则肝阳难平，脾虚则清阳不升，浊阴不得下降。故案中一诊以化痰、平肝为主，肝平则风阳清，痰化则气机通。二诊则以养血、安神、化痰三法同用，以图良效。

### 案9　营血亏虚，肝阳上扰

盛右　营血亏耗，肝阳上升头痛眩晕，心悸咳嗽，胁痛腰痛，带下绵绵。宜养血柔肝，清肺束带。

生白芍二钱　黑穞豆衣三钱　生石决（先煎）六钱　南沙参三钱　抱茯神三钱　怀山药三钱　川象贝（各）二钱　瓜蒌皮三钱　厚杜仲三钱　乌贼骨三钱　橘白络（各）一钱　嫩钩钩（后入）三钱

另用白金丸二分吞服。

**【赏析】**

《素问·至真要大论》云："谨察阴阳所在而调之。"是治疗一切疾病的原则。就本例病情而言，虽然病位在肝、肾、肺、心四脏，但丁氏立法、选方既注意局部病变，又将人体各脏腑视作一个整体，通过养血柔肝、清肺束带等整体调治，使阴阳处于相对平衡，从而获得良好的治疗效果。

## 四、心悸

### 案1　脾肾两虚，气逆于肺

陈先生　心悸气逆时发，咳嗽不爽，昨日上为呕吐，下为泄泻。吐伤胃，泻伤脾，中土既伤，肝木乘胜，纳谷减少，腹疼隐隐，脉象虚弦，舌光无苔，本虚标实，显然可见。人以胃气为本，今宜和胃健脾，纳气安神。

大白芍二钱　煅牡蛎四钱　青龙齿（先煎）三钱　朱茯神三钱　炙远志一钱
炒枣仁三钱　广橘白一钱　炒扁豆衣三钱　炒谷芽三钱　炒苡仁三钱　干荷叶一角

二诊　心悸气逆，难于平卧，咳嗽痰多，足跗浮肿，脉象虚弦而滑，舌光无苔。肾虚冲气逆肺，脾弱积湿下注。今拟培土生金，肃肺化痰，佐入纳气归肾之品。

南沙参三钱　连皮苓三钱　生白术二钱　炙远志一钱　左牡蛎（先煎）三钱
青龙齿（先煎）三钱　川象贝（各）二钱　瓜蒌皮三钱　甜光杏三钱　炙款冬钱半
冬瓜子皮（各）三钱　生熟苡仁（各）三钱

三诊　足跗浮肿略减，咳嗽气逆，不能安卧，不时心悸，舌质光红，脉象虚弦，肾虚冲气逆肺，脾弱痰湿留恋，再宜培土生金，顺气纳气。

南沙参三钱　连皮苓四钱　生白术二钱　炙远志一钱　川石斛三钱　甘杞子三钱　川象贝（各）二钱　左牡蛎（先煎）四钱　青龙齿（先煎）三钱　瓜蒌皮三钱　甜光杏三钱　灵磁石（先煎）四钱　冬瓜子皮（各）三钱

真猴枣粉一分、珍珠粉一分，吞服。

【赏析】

心悸的治疗，当区分标本主次。虚者宜补虚，实者宜祛邪，虚实夹杂者，又当标本兼顾。本例心悸时发，又上吐下泻，腹痛隐隐，脾胃已受损，故先健脾和胃为佳。一诊见心悸气逆、咳嗽痰多、足跗浮肿等症，乃脾肾两虚，脾虚则运化无权，水湿停留、发为浮肿。肾虚则气上逆于肺，咳嗽痰多。治当健脾化湿，止咳化痰，佐以纳气归肾之品。三诊再行肺脾肾同治之法。

## 案2　肾不纳气，冲气逆肺

俞左　咳嗽已延数月，近来气急，不能平卧，心悸跳跃。脉象弦硬不柔，无胃气之象。肾虚不能纳气，冲气逆肺，肺失肃降，症势重险。姑拟扶土化痰，顺气纳气。

南沙参三钱　炙白苏子二钱　甜光杏三钱　朱茯神三钱　仙半夏二钱　炙远志一钱　左牡蛎（先煎）四钱　花龙骨（先煎）二钱　花龙齿（先煎）二钱　厚杜仲三钱　炙款冬钱半　金沸花（包）钱半　补骨脂（合桃肉二枚、拌炒）钱半　磁朱丸（包煎）三钱

**【赏析】**

肺为气之主，肾为气之根。肾精不足，气失摄纳，则上逆而致咳嗽气急；肺病日久，致脾失健运，故治宜培土生金，益肾纳气。务期咳嗽除而心悸愈。

### 案3　血虚失养，肝阳上亢

鲍右　牙关拘紧偏右，头痛且胀，心悸少寐，脉象弦细。血虚肝阳上扰，肝风袭于阳明之络。宜养阴熄风，祛风化痰。

全当归二钱　紫丹参三钱　煅石决六钱　明天麻八分　朱茯神三钱　苍耳子钱半　薄荷炭（后下）八分　象贝母三钱　炒荆芥一钱　炒杭菊钱半　黑豆衣三钱　炙僵蚕三钱　茵陈散（包）三钱

**【赏析】**

本案血虚而脑欠涵养，且血不养肝以致肝阳上亢而头痛。心悸少寐，由于血不养心。牙关拘紧为痰浊蒙蔽心窍之候。治宜养血平肝，佐以化痰。

# 五、胸痹

### 案1　寒客中焦，肝气犯胃

朱右　诊脉左弦右涩，胸痹心痛，痛引背俞，食入梗胀，甚则泛吐，舌苔白腻。此寒客中焦，厥气上逆，犯胃贯膈，浊阴闭塞所致。拟瓜蒌薤白半夏汤加味。

瓜蒌皮三钱　薤白头（酒炒）钱半　仙半夏三钱　云茯苓三钱　枳实炭一钱

陈皮一钱　蔻壳八分　砂仁（研、后下）八分　制川朴一钱　范志曲二钱　生姜二

片　陈香橼皮八分

【赏析】

胸痹，是指胸部闷痛，甚则胸痛彻背为主症的一种疾病。本案心痛引背，脉象弦涩，胸痹无疑。舌苔白腻，食入梗胀，甚则泛吐，是属阴寒湿浊闭塞，肝气横逆犯胃，故投瓜蒌薤白半夏汤加味，以通阳行气，燥湿泄浊，豁痰开结。

## 案2　阴寒阻滞，肝气犯胃

袁左　胸痛彻背，背痛彻胸，脘胀肠鸣，甚则泛吐。舌苔薄白，脉象沉迟而涩。此寒客阳位，阴邪充斥，厥气横逆，食滞互阻，脾胃运行无权。急宜温通气机为主，畅中消滞佐之。

熟附子一钱　淡干姜四分　淡吴萸四分　桂心三分　姜半夏二钱　茯苓三钱

陈皮一钱　大砂仁（研、后下）一钱　范志曲二钱　薤白头（酒炒）钱半　厚朴一钱

二诊　前投温通气机畅中消滞之剂，胸背痛已见轻减，泛吐亦止，而脘闷作胀，不能饮食，脉沉小涩迟。脾不健运，胃不流通，肝气拂郁，寒滞未能尽化也。今原意进取。

桂心四分　炒白芍钱半　瓜蒌皮二钱　薤白头（酒炒）一钱　云茯苓三钱　姜半夏二钱　陈皮一钱　厚朴一钱　广木香五分　大砂仁（研）一钱　范志曲二钱　炒谷麦芽（各）三钱

【赏析】

本案阴寒之邪阻滞胸阳，故见胸痛彻背，背痛彻胸，脉沉迟而涩，苔白；厥阴肝气逆犯脾胃，故见脘胀、肠鸣、泛吐。方用附子、桂心、干姜、薤白头等温阳祛寒，行气开结；余药重在健脾燥湿，消滞畅中。二诊因胸背彻痛

减轻而原方去附子之温阳，加白芍、木香、谷麦芽等柔肝理气、和胃消滞之品。

### 案3 肝气上逆，侵犯肺胃

吴左 胸痹嗳气，食入作梗，稍有咳嗽，肝气上逆，犯胃克脾，肺失清肃，脉象左弦右涩。宜平肝理气，宣肺通胃。

代赭石（先煎）三钱 旋覆花（包）钱半 白蒺藜三钱 大白芍二钱 云茯苓三钱 仙半夏二钱 陈广皮一钱 瓜蒌皮三钱 薤白头（酒炒）钱半 制香附钱半 春砂壳八分 光杏仁三钱 象贝母三钱 佛手八分

【赏析】

本案胸阳失展而见胸痹疼痛外，另有食入作梗、稍有咳嗽等肝气犯胃侮肺之象。故方投瓜蒌薤白半夏汤以通阳泄浊开痹外，加入代赭石、旋覆花等以和胃降逆，杏仁、象贝等以宣肺止咳。

### 案4 营血不足，肝气犯胃

陆右 营血不足，肝气上逆，犯胃克脾，胸痹不舒，食入作梗，头眩心悸，内热口干。宜养血柔肝，和胃畅中。

生白芍二钱 薤白头（酒炒）一钱 川石斛三钱 瓜蒌皮三钱 朱茯神三钱 青龙齿（先煎）三钱 珍珠母（先煎）四钱 川贝母二钱 潼蒺藜钱半 白蒺藜钱半 广橘白一钱 青橘叶一钱 嫩钩钩（后入）三钱

【赏析】

胸阳失展而致胸痹不舒；营血不足而致头眩心悸；肝气犯胃而致食入作梗。至其内热口干一症，从方中使用嫩钩藤、潼白蒺藜看，当为肝阳亢盛所致。

### 案5 肝气升腾，浊阴上干阳位

瞿左 胸痹脘痛较轻，呕恶亦觉渐止，屡屡嗳气，舌苔薄腻，脉象左弦右细，厥气升腾，浊阴上干阳位，再宜泄肝和胃，温通气机。

肉桂心（研末饭丸吞服）四分　大白芍钱半　薤白头（酒炒）钱半　瓜蒌皮二钱　云茯苓三钱　仙半夏三钱　陈广皮一钱　沉香片四分　春砂仁（后下）八分　熟附片四分　煅代赭石三钱　金沸花（包）钱半　陈香橼皮八分　炒谷麦芽（各）三钱

二诊　胸痹不舒，食入作梗，半月未更衣，苔薄白，脉沉细，此中阳不运，阴结于内。恙势尚在重途，还虑变迁，再宜温运中阳，而通腑气。

熟附块二钱　瓜蒌皮三钱　薤白头（酒炒）钱半　仙半夏二钱　云茯苓三钱　福泽泻钱半　陈广皮一钱　春砂仁（后下）八分　炒谷麦芽（各）三钱　佩兰梗钱半　郁李仁（研）四钱　大麻仁四钱　半硫丸（吞服）钱半

三诊　腑气已通，纳谷浅少，脉象濡。再宜温运中阳而化湿浊。

熟附子块二钱　淡干姜六分　瓜蒌皮三钱　薤白头（酒炒）钱半　云茯苓三钱　福泽泻钱半　新会皮钱半　仙半夏二钱　春砂仁（研、后下）一钱　炒谷麦芽（各）三钱　生熟苡仁（各）三钱　佩兰梗钱半　佛手八分

**【赏析】**

本案共三诊，处方用药大同小异。惟熟附片剂量由初诊时四分，至二诊时增至二钱，而肉桂心仅用于初诊，三诊弃之未用，可见温补之力加重，而温通之功渐减。附子温补而无辛燥伤阴之弊，桂心温通而有辛热助燥之性。二诊云"半月未更衣"，提示肠液已亏，切不可更伤阴液，故处方去肉桂心加郁李仁、火麻仁、半硫丸以润肠而温通腑气。待腑气一通，上述药物即可撤去，故三诊治以温运中阳宣化湿浊，而不加通便泄腑之品。

## 案6　痰浊积于胸中

沈左　脉滑而有力，舌苔薄腻，胸痛彻背，夜寐不安，此乃痰浊积于胸中，致成胸痹。胸为清阳之府，如离照当空，不受纤翳，浊阴上僭，清阳被蒙，膻中之气，窒塞不宣，症属缠绵。当宜金匮瓜蒌薤白半夏汤加味，辛开

苦降，滑利气机。

瓜蒌皮四钱　仙半夏二钱　云茯苓三钱　薤白头（酒炒）一钱五分　江枳壳一钱　广陈皮一钱　潼蒺藜三钱　广郁金一钱五分

**【赏析】**

本案痰性黏腻，阻于心胸，则窒塞阳气，阻滞络脉。用方拟仲景瓜蒌薤白半夏汤加味。方中君药瓜蒌一味，善于祛痰散结开胸；辅以薤白头温通滑利，通阳行气止痛；白酒行气活血，炒薤白头以加强行气通阳作用；半夏、枳壳行气而破痰结；陈皮理气化痰，郁金活血行气。诸药合用，冀胸中阳气宣通，痰浊消散气机舒畅，胸痹得除。

## 六、胸胁痛

### 案1　肝气上逆，痰淤阻络

孙左　左胸膺骨胀漫肿，按之疼痛，痛引背俞，肝气挟痰瘀交阻络道，营卫不从，缠绵之症也。

全当归二钱　川象贝（各）二钱　光杏仁三钱　京赤芍二钱　仙半夏二钱　冬瓜子三钱　紫丹参二钱　炙僵蚕三钱　福橘络一钱　指迷茯苓丸（包煎）四钱　加陈海蜇皮（漂淡）二两　煎汤代水

**【赏析】**

疏畅气血是肝主疏泄的生理作用之一。肝的疏泄功能失常（太过或不及），则气血失于调畅而出现一系列病证。本案肝之疏泄太过，气机不和，横窜上逆，阻滞经络，导致津液与血液的运行失常，水液蓄积成痰，营卫流通受阻成瘀。本案辨证求因，审因论治。宜予理气化痰，祛瘀通络之剂治之。方中当归、赤芍、丹参能活血祛瘀止痛，而丹参又有通络之功；川象贝、杏仁、半夏、冬瓜子、僵蚕、橘络、指迷茯苓丸、陈海蜇皮都具有化痰的作用，橘络又有理气通络之效。

### 案2　脾肾两亏，痰瘀阻络

萧左　便血后脾肾两亏，肝气上逆，胸膺牵痛，转侧不利。再宜养血柔肝，化痰通络。

川石斛三钱　抱茯神三钱　生熟谷芽（各）三钱　生白芍二钱　川贝母二钱　丝瓜络二钱　清炙草五分　广橘白一钱　天花粉三钱　全当归二钱　冬瓜子三钱　鲜藕（去皮入煎）二两

【赏析】

本案肝脾内伤，肝不藏血，脾不统血，血溢脉外致便血。营血亏乏，则肝脏失其柔和之性，气机逆乱；脾脏不能为胃行其津液，酿湿成痰；初病在经，久病入络。故见胸膺牵痛，转侧不利。采用养血柔肝，化痰通络之法。该方以石斛、天花粉生津，取其津血同源，津液可以注入脉中化而为血之意；白芍、当归养血柔肝；炙甘草、茯神、谷芽健脾；川贝母、冬瓜子化痰；丝瓜络化痰通络。立法贴切病情，配方运用灵活。

### 案3　肝胃不和，气机阻滞

瞿左　胸痹脘痛较轻，呕恶亦觉渐止，屡屡嗳气，舌苔薄腻，脉象左弦右细，厥气升腾，浊阴上干阳位，再宜泄肝和胃，温通气机。

肉桂心（研末饭丸吞服）四分　大白芍钱半　薤白头（酒炒）钱半　瓜蒌皮二钱　云茯苓三钱　仙半夏三钱　陈广皮一钱　沉香片四分　春砂仁（后下）八分　熟附片四分　煅代赭石三钱　金沸花（包）钱半　陈香橼皮八分　炒谷麦芽（各）三钱

二诊　胸痹不舒，食入作梗，半月未更衣，苔薄白，脉沉细，此中阳不运，阴结于内。恙势尚在重途，还虑变迁，再宜温运中阳，而通腑气。

熟附块二钱　瓜蒌皮三钱　薤白头（酒炒）钱半　仙半夏二钱　云茯苓三钱　福泽泻钱半　陈广皮一钱　春砂仁（后下）八分　炒谷麦芽（各）三钱　佩兰梗

钱半　郁李仁（研）四钱　大麻仁四钱　半硫丸（吞服）钱半

三诊　腑气已通，纳谷浅少，脉象濡。再宜温运中阳而化湿浊。

熟附子块二钱　淡干姜六分　瓜蒌皮三钱　薤白头（酒炒）半钱　云茯苓三钱
福泽泻钱半　新会皮钱半　仙半夏二钱　春砂仁（研）一钱　炒谷麦芽（各）三钱
生熟苡仁（各）三钱　佩兰梗钱半　佛手八分

【赏析】

胃气以通为和，以降为顺。肝的升发作用有助于脾胃气机的升降。本案肝气升发太过，肝热而厥气升腾，惹动胃失和降，浊阴上干阳位。初诊立方有泄肝、和胃、温中之效；二诊时脘痛嗳气已除，脉弦消失，但腑行干结，故拟温中、通腑；二诊时腑气已通，但纳谷浅少，脉濡，改用温中、化湿之法。由此可见，内伤病证演变的不同阶段，其病机、证候特点各有不同，临证必须分段论治。

## 案4　肝气入络，痰湿中阻

吴右　肝气入络，湿痰交阻，脾胃不和，胁肋牵痛，舌苔薄腻，脉象弦小而数。宜泄肝理气，和中化饮。

当归须二钱半　大白芍二钱　旋覆花（包）钱半　真新绛八分　云茯苓三钱
仙半夏二钱　陈广皮一钱　金铃子三钱　延胡索一钱　紫降香四分　炒谷芽三钱
制香附二钱　春砂壳八分　川郁金钱半

【赏析】

本案胁肋牵痛，脉弦为肝气入络，舌苔薄腻为痰湿中阻。丁氏选用旋覆花汤（旋覆花、新绛、葱）合二陈汤（陈皮、半夏、茯苓、甘草）、川楝子散（川楝子、延胡索）加减治疗，共奏泄肝理气、和胃化饮、祛痰通络之效。使气行血活，胁肋疼痛自止；脾胃调和，痰湿自化。

## 案5　肝气肝阳上升，燥痰袭于上焦

吴右　清晨咯痰不爽，胸膺牵痛，午后头眩，肝气肝阳上升，燥痰袭于上焦，肺胃肃降失司。宜清肺化痰，清泄厥阳。

川贝母二钱　抱茯神三钱　生白芍二钱　瓜蒌皮三钱　竹沥半夏钱半　金沸花（包）钱半　黑穭豆衣三钱　生牡蛎（先煎）四钱　福泽泻钱半　嫩钩钩（后入）三钱　潼白蒺藜（各）钱半　炒杭菊钱半　荷叶边一圈

【赏析】

肝气肝阳及上焦燥痰是本案病证的关键所在，因此平肝、清肺化痰二法同用是本案的基本治法。选用荷叶通常是取其清暑利湿及止血之功，然丁氏在本方中运用，一则是因该药入肝经，二则因其具有"上清头目之风热，止眩晕，清痰，泄气，……"（《滇南本草》）的作用。

## 案6　脾肾阴阳两亏，肝气入络

王左　脾肾阴阳两亏，肝气入络，左胁牵痛，连及胸脘，纳少形瘦，脉象弦细而涩，舌苔薄腻而黄。病情夹杂，非易图功。宜培养脾肾，理气通络。

炒怀山药三钱　旋覆花（包）钱半　真新绛八分　川郁金钱半　云茯苓三钱　大白芍二钱　炒谷麦芽（各）三钱　冬瓜子三钱　生熟苡仁（各）三钱　丝瓜络二钱

【赏析】

本案脾肾两亏，肝气入络，治仿《医学纲目》旋覆花汤加减。旋覆花汤理气活血通络；加怀山药健脾益肾，苡仁健脾益胃，山药、苡仁虽皆为清补脾阴之药，但是单用山药，久则失于滋腻，单用苡仁，久则失于淡渗，而两者合用则无此弊端。

## 案7　寒湿伤肝，肝脾不和

严右　新寒引动厥气，肝脾不和。初寒热，继则胸腹作痛，痛引腿股，小溲不利，腑行不爽。宜疏泄厥气，而渗湿热。

柴胡梢七分　炒赤芍二钱　清水豆卷四钱　金铃子二钱　延胡索一钱　陈橘核

四钱　绛通草八分　茺蔚子二钱　黑山栀钱半　春砂壳八分　两头尖钱半　枸橘（打）一枚　路路通二钱　滋肾通关丸（包煎）二钱

**【赏析】**

足厥阴肝经之脉，沿股内侧上行，绕阴器，过少腹，分布胁肋，为肝经之分野。本案新寒引动厥气，肝气横逆犯脾，肝脾不和。丁氏仿仲景四逆散（柴胡、芍药、枳实、甘草）合《圣惠方》川楝子散以疏肝泄肝，佐以黑山栀、通关丸等清热化湿之品。

### 案8　肝气入络，脉络瘀阻

黎右　胁乃肝之分野，肝气入络，胁痛偏左，转侧不利，胸闷纳少，甚则泛恶，自冬至春，病势有增无减。先哲云：暴痛在经，久痛在络，仿肝着病例治之。

旋覆花（包）一钱五分　真新绛八分　大白芍二钱　金铃子二钱　左金丸（包）七分　橘白络（各）一钱　炒竹茹一钱　春砂壳八分　当归须一钱五分　丝瓜络二钱　川郁金一钱五分　紫降香四分

**【赏析】**

胃病有在气在血之分，通常初病在气，久病在血。本例病程一季，久痛入络，丁氏仿《金匮要略》肝着病主方——旋覆花汤（旋覆花、新绛、葱）加减。主药旋覆花善通肝络而行气，臣药新绛活血化瘀，两药相伍，气行血行，相得益彰。

## 七、不寐

### 案1　心血不足，湿痰中阻

李左　不寐已久，时轻时剧，苔薄腻，脉弦小，心体亏，心阳亢，不能下交于肾，湿痰中阻，胃因不和，胃不和故卧不安也。拟和胃化痰，交通心肾。

生白芍二钱　朱茯神三钱　上川连一分　炒枣仁三钱　法半夏二钱　远志肉一钱　上肉桂一分　柏子霜二钱　北秫米（包）三钱　炙甘草八分

【赏析】

不寐一症，有虚有实。本案病程已久，脉弦小，心血不足，复有湿痰中阻，总属胃不和而不寐之症。故用半夏秫米汤和胃安眠，交泰丸交济水火而安神。白芍、茯神、柏子仁用以养心血，安心神。

## 案2　肝郁化火，痰火上扰

程右　郁怒伤肝，肝胆之火内炽，痰湿中阻，胃失和降，懊忱少寐，胸痹不舒。拟温胆汤加减。

法半夏二钱　朱茯神三钱　珍珠母三钱　黑山栀一钱五分　北秫米（包）三钱　远志肉一钱　青龙齿三钱　川贝母二钱　炒枣仁三钱　生白芍二钱　鲜竹茹（枳实一钱　同捣）一钱五分　广郁金一钱五分　合欢花一钱五分　夜交藤三钱

【赏析】

郁怒伤肝，肝失条达，气郁化火，痰火上扰心神而生不寐。方用温胆汤加枣仁、白芍清热化痰，养血柔肝；山栀、郁金、珍珠母疏解肝郁清肝火；远志、龙骨交通心肾；秫米、川贝和胃化痰湿；合欢花、夜交藤宁神助寐。证药合拍而病愈。

## 案3　气阴两亏，肝阳挟痰上蒙清窍

陈左　高年气阴两亏，肝阳挟痰浊上蒙清空，健忘少寐，神疲肢倦，脉象虚弦而滑，苔薄腻。虚中夹实，最难着手。姑拟益气阴以柔肝木，化痰浊而通神明。

太子参一钱　仙半夏二钱　白归身二钱　穞豆衣三钱　抱茯神三钱　薄橘红八分　生白芍二钱　炒杭菊一钱五分　炒竹茹一钱五分　远志肉一钱　天竺黄一钱五分　石菖蒲八分　淡竹油一两　生姜汁（同冲服）两滴

【赏析】

本案高年健忘不寐，证属虚实夹杂，肝阳挟痰上蒙清窍。方用温胆汤加天竺黄清热化痰，定惊安神；当归、白芍养血而涵肝木；杭菊、稽豆衣息风而平肝阳；太子参、茯神、菖蒲、远志是为定志丸，益气养心，开窍安神。合而成方，使肝阳平、痰热清、心神宁而安然寐。

## 案4　阴虚肝阳上亢，心肾不交

陈左　阴虚难复，肝火易升，宗气跳跃，夜梦纷纭，脉象软小而数。拟育阴潜阳，交通心肾。

蛤粉炒阿胶二钱　朱茯神三钱　珍珠母三钱　生白芍二钱　小生地三钱　炙远志一钱　青龙齿三钱　粉丹皮一钱五分　川贝母二钱　潼蒺藜三钱　熟女贞二钱　炒竹茹二钱　鲜藕（切片入煎）一两

【赏析】

本案阴虚肝阳上亢，治仿三甲复脉汤意，加女贞子、潼蒺藜育阴潜阳，养血平肝；远志、龙骨交通心肾；丹皮、茯神、竹茹、川贝泻肝火、渗脾湿、清化郁热。鲜藕入药既可清热又可安神开胃。

## 案5　肾阴不足，肝阳上亢

倪左　不寐之恙，乍轻乍剧，胁痛略减，头眩心悸，皆由阴虚不能敛阳，阳亢不入于阴也。拟柔肝潜阳，和胃安神。

蛤粉炒阿胶二钱　朱茯神三钱　青龙齿（先煎）三钱　左牡蛎（先煎）四钱　生白芍二钱　酸枣仁三钱　仙半夏二钱　炙远志一钱　川雅连二分　柏子仁三钱　北秫米（包）三钱　琥珀多寐丸（吞服）一钱

【赏析】

本案不寐反复发作伴头眩心悸，是由于肾水不足不能涵木则肝阳上亢，失于上承则心火浮越。方中阿胶、柏子仁、酸枣仁滋养营血而育阴；牡蛎、白芍柔肝潜阳；远志、龙骨交通心肾；半夏、秫米和胃安寐；黄连、茯神清心火而安心神。配用琥珀多寐丸加强平肝安神的作用。

## 案6 痰湿中阻，化火扰神

沈左 昼夜不寐，头眩神疲，胸闷纳少，舌苔薄腻，脉濡小而滑，湿痰中阻，胃不和则卧不安。拟半夏秫米汤合温胆汤加味。

仙半夏三钱　北秫米（包）三钱　煨天麻钱半　朱茯神三钱　炙远志一钱　炒枣仁（枳实炭一钱　同捣）三钱　姜竹茹二钱　煅石决四钱　青龙齿（先煎）三钱　黑稽豆衣三钱　嫩钩钩（后入）三钱　灯心（朱砂拌）两扎　夜交藤三钱

【赏析】

本案用半夏秫米汤合温胆汤清热化痰，和胃安神。肝胆相为表里，胆热则可引肝阳亢盛，上扰清窍，故加天麻、钩藤、石决明、稽豆衣平潜肝阳，使肝胆表里相安，痰化热去。龙齿、远志、灯心、夜交藤交通水火，宁心安神。

## 案7 营血亏耗，肝气郁结，心肾不交

文右 营血亏耗，肝气郁结，阳升于上，心肾不得交通，入夜不寐，纳少神疲，腑行燥结，脉象细弱。宜养血柔肝，和胃安神。

生白芍二钱　黑稽豆衣三钱　青龙齿（先煎）三钱　朱茯神三钱　炙远志一钱　炒枣仁三钱　柏子仁三钱　仙半夏钱半　北秫米（包）三钱　合欢花钱半　夜交藤四钱

二诊 夜寐稍安，心神不宁，纳谷减少，舌苔干白，脉象弦细，血虚肝阳上升，神魂不得安宁。再宜柔肝潜阳，和胃安神。

生白芍三钱　柏子仁三钱　炒枣仁三钱　炒竹茹钱半　左牡蛎（先煎）四钱　青龙齿（先煎）三钱　朱茯神三钱　炙远志一钱　仙半夏二钱　北秫米（包）三钱　阿胶珠二钱　川连（生甘草四分拌）四分　黑芝麻三钱　金器一具　朱灯心两扎　真珍珠粉一分

另保心丹四分。

**【赏析】**

本案血虚失于涵木，再因肝气郁结而致肝阳上亢，营阴不足，肾水失于上承，心肾失济而生诸症。用柏子仁、酸枣仁养血；白芍、穞豆衣柔肝熄风，茯神、远志、龙齿养心安神，半夏秫米汤和胃除烦安神，合欢花、夜交藤散郁安神。药证合拍，故二诊夜寐略安，然血虚不能速复，故原方去合欢花、夜交藤，加阿胶、芝麻滋养阴血，补益肝肾；珍珠粉、牡蛎、金器重镇定志；灯心、川连清心火，使心神得宁而寐安。

# 八、多寐

## 痰郁化火，肝阳上扰

倪左　脉象左虚弦右濡滑，多寐梦语，睡中起坐，此肝阳升腾，痰浊上蒙清窍，清阳之气失旷，缠绵之症。姑拟柔肝潜阳，运脾化痰。

左牡蛎（先煎）四钱　青龙齿（先煎）三钱　煨天麻八分　云茯苓三钱　竹沥半夏二钱　炙远志一钱　陈胆星八分　天竺黄钱半　赖氏红一钱　淡竹沥二两　生姜汁三滴　白金丸（吞服）四分

**【赏析】**

《类证治裁》说："多寐湿胜也"。湿困脾土而泛生痰浊，上蒙清窍，痰郁化火，引动肝阳上扰，妨碍气机的条达疏畅。故治仿导痰汤意，加远志、竹沥祛痰化饮；再配用白金丸豁痰开窍；牡蛎、龙齿、天麻平肝阳、熄肝风；配用天竺黄利窍定惊而养心。

# 九、郁证

### 案1　痰湿内蕴，肝火上扰

徐左　无故悲泣，脾虚脏躁，神不安舍，痰热居之，神识时清时昧，谵语郑声，脉象虚弦而滑。宜养阴柔肝，清神涤痰，然非旦夕可以图功也。

生白芍二钱　左牡蛎（先煎）四钱　青龙齿（先煎）三钱　炒枣仁三钱　炙

远志—钱 朱茯神三钱 竹沥半夏二钱 天竺黄钱半 川象贝（各）二钱 合欢皮
钱半 黑穞豆衣三钱 淮小麦四钱 红枣五枚 炒竹茹（枳实炭—钱 同拌）钱半

**【赏析】**

脾虚营血生化无源，不能奉养心神，心神不宁而无故悲泣，此即《金匮》
脏躁之症。今脾虚失运，湿蕴成痰，且脏阴不足，肝火上扰，挟痰蒙蔽清窍，
故神识时清时昧。方用甘麦大枣汤去甘草加枣仁补虚和中，养血安神；远志、
合欢皮、茯神定志疏郁安神；半夏、竹茹、枳实、天竺黄、川象贝、竹茹化
痰清热；白芍、龙齿、牡蛎柔肝平潜上扰之肝火。合而共奏养阴柔肝，清神
涤痰之功。

## 案2 阴虚肝阳化风挟痰上蒙清窍

傅左 阴分本亏，肝阳化风，挟痰热上蒙清窍，头眩眼花，神识模糊，
甚至抽搐。舌苔薄腻而黄，脉象弦小而滑。症属缠绵，姑拟熄风涤痰，清神
开窍。

生石决（先煎）八钱 紫贝齿三钱 朱茯神三钱 炙远志—钱 竹沥半夏二钱
枳实炭钱半 炒竹茹钱半 川贝母二钱 天竺黄钱半 陈胆星七分 淡竹沥（冲
服）—两 嫩钩钩（后入）三钱 九节菖蒲八分 羚羊角片另煎汁冲服三分

二诊 阴分本亏，惊骇伤肝，肝阳上扰，挟痰热上蒙清窍，神明无以自
主，神识模糊，甚则四肢抽搐。投剂合度，仍宜熄风潜阳，清神涤痰。

生石决八钱 紫贝齿三钱 生白芍二钱 朱茯神三钱 炙远志—钱 川贝母二
钱 竹沥半夏二钱 陈胆星七分 九节菖蒲八分 炒竹茹钱半 嫩钩钩（后入）三
钱 淡竹沥（冲服）—两 枳实炭—钱 羚羊角片另煎汁冲服三分 礞石滚痰丸
（包）四钱 天竺黄钱半

**【赏析】**

本案阴虚肝阳化风挟痰上蒙清窍，故用羚角钩藤汤去桑叶、菊花、生地、
白芍、甘草，加胆星、竹沥、天竺黄平肝熄风、化痰热，再配远志、菖蒲开

窍定志；石决明、紫贝齿清肝热；半夏、枳实利气化痰。药后再诊称投剂合度，药已见效，为增加药力，故加白芍缓急平肝风；礞石滚痰丸进一步涤痰泻火、清肝热以提高疗效。

### 案3　肝郁气滞，肝气犯胃

宋右　恙由抑郁起见，情志不适，气阻血瘀，土受木克，胃乏生化，无血以下注冲任，经闭一载，纳少形瘦，临晚寒热，咳嗽痰沫甚多，脉象左虚弦右濡涩，经所谓二阳之病发心脾，有不得隐曲，女子不月，其传为风消，再传为息贲，若加气促，则不治矣。姑拟逍遥合归脾、大黄䗪虫丸，复方图治。

全当归三钱　大白芍二钱　银柴胡一钱　炒潞党参二钱　米炒于术一钱五分　清炙草五分　炙远志一钱　紫丹参二钱　茺蔚子三钱　川贝母二钱　甜光杏三钱　北秫米（包）三钱　大黄䗪虫丸（每日吞服，以经通为度）一钱

复诊　临晚寒热，虽则轻减，而咳嗽依然。经闭纳少，舌光无苔，脉左弦右涩，此血室干枯，木火刑金，脾胃生化无权。还须怡情适怀，以助药力。今拟培土生金，养血通经，然亦非旦夕所能图功者也。

蛤粉炒阿胶二钱　茯神三钱　怀山药三钱　川贝二钱　甜光杏三钱　紫丹参二钱　茺蔚子三钱　全当归三钱　怀牛膝二钱　广艾绒六分　西藏红花八分　北秫米（包）三钱　大黄䗪虫丸（吞服）一钱

【赏析】

本案抑郁气滞，肝气横逆妨碍脾胃运化，营血生化不足，又胞脉连心，心脾虚馁则经闭。治当柔肝疏郁、健脾养心通络，故用银柴胡、当归、白芍取逍遥意养血柔肝，党参、白术、甘草、远志合归脾意健脾养心生血，丹参、茺蔚子通胞脉，临晚咳嗽则加川贝、杏仁润肺止咳，秫米和胃，大黄蛰虫丸通经；药后热减而余症未瘥，经闭不行是由于肝肾阴虚，血海干枯而致，故原方去党参、白术、白芍、甘草、远志、银柴胡，加阿胶、怀牛膝、山药以养血滋补肝

肾，添经血来源；艾叶，藏红花温经活血，药虽如此，尚嘱患者怡养情志，自我调摄气机以配合药物治疗，这亦是中医治病的一大特色，应注意发扬。

# 十、厥证

## 案1 肝阴不足，肝阳上亢，痰浊中阻

刘姑 肝为将军之官，其体阴，其用阳。血亏不能养肝，肝阳化风上扰清空，湿痰中阻；胃失降和，陡然晕厥，逾时而醒，心悸跳跃，纳少泛恶，加之咳嗽。舌苔薄腻，脉象弦细而滑。风燥之邪，乘隙袭肺，滋阴收敛，尚非其时，姑拟清泄风阳，和胃化痰。

霜桑叶三钱 滁菊花二钱 煅石决六钱 朱茯神三钱 炙远志一钱 仙半夏钱半 紫贝齿三钱 光杏仁三钱 象贝母三钱 稽豆衣三钱 煨天麻八分 焦谷芽三钱 炒竹茹钱半 嫩钩钩（后入）三钱 黑芝麻三钱 金器（入煎）一具

【赏析】

《证治汇补》曰：厥有多端，须分阴阳虚实。本例素体肝阴不足，肝阳偏亢；胃失和降，痰浊中阻，气机不利，痰随气逆而致晕厥。本虚而标实，先以平肝潜阳，化痰开窍为要。

## 案2 肝气挟痰湿留恋中焦

曾先生 素有胃病，迩来肝气，晕厥一日半而醒，风虽平而胃病复发，脘痛胸闷。继则寒热，纳谷减少，小溲短赤，舌苔薄腻，脉弦细而滑。肝气挟痰湿交阻中焦，胃失和降，膀胱宣化失司。人以胃气为本，今宜和胃化痰，柔肝渗湿。

仙半夏二钱 陈广皮一钱 白蒺藜三钱 云茯苓三钱 春砂壳八分 炒谷麦芽（各）三钱 佩兰梗钱半 通草八分 稽豆衣三钱 嫩钩钩（后入）三钱 佛手八分

【赏析】

本案肝气挟痰湿留恋中焦而致晕厥，故治宜化湿和胃及疏肝泄风并举，

选药以半夏、陈皮、茯苓、春砂壳、炒谷麦芽、通草和胃化湿，白蒺藜、钩藤疏肝泄风。

# 十一、癫狂

## 案1　肾阴亏虚，心肝火旺，痰热上扰

谭延恺　心肾阴亏，肝火上升，火灼津液为痰，痰热上蒙清空，神不守舍，内热口干，多疑多虑，脉象弦小而滑。宜养阴凉肝，清神涤痰。

南北沙参（各）二钱　生石决八钱　青龙齿三钱　朱茯神三钱　炙远志一钱　竹沥半夏二钱　川象母（各）二钱　瓜蒌皮三钱　天竺黄二钱　天花粉三钱　鲜竹茹二钱　嫩钩钩（后入）三钱　珍珠粉（冲服）一分　琥珀粉（冲服）二分　朱灯心二扎　金器一具

另保心丹。

【赏析】

《丹溪心法·癫狂》曰："癫属阴，狂属阳……大率多因痰结于心胸间。"今肾阴亏逝，水不涵木，心肝火旺，炼液成痰，痰热上扰清窍而疑虑重重。治宜滋阴平肝，化痰开窍为要。

## 案2　肝气郁结，痰火上扰

吴右　惊骇抑郁伤肝，肝阳上扰清空，痰热内阻，心神不得安宁，神识时明时昧，谵语妄言，心悸脑眩。脉象濡滑而数，虑成癫症。姑拟柔肝潜阳，清神涤痰。

天花粉三钱　生石决（先煎）六钱　青龙齿（先煎）三钱　川象贝（各）二钱　朱茯神三钱　竹沥半夏二钱　川雅连（酒炒）四分　天竺黄钱半　细木通八分　枳实炭一钱　炒竹茹二钱　鲜石菖蒲八分　淡竹沥（冲服）一两　金器一具

二诊　神识时明时昧，谵语妄言，脉象濡滑而数。阴虚体质，肝火挟痰热上蒙清窍，神明无以自主。投剂合度，仍守原意出入。

生石决明（先煎）六钱　青龙齿（先煎）三钱　朱茯神三钱　天化粉三钱
川雅连（酒炒）四分　细木通（酒炒）八分　竹沥半夏二钱　鲜竹茹（枳实炭一钱　同炒）二钱　天竺黄钱半　川象贝（各）二钱　石菖蒲八分　淡竹沥（冲服）一两　大地粟（洗打）二两　活芦根（去节）一尺　金器一具

【赏析】

本案肝气郁结，气郁化火，津液受灼，熬成痰浊，痰火上扰，心神逆乱而成癫证。治当平肝潜阳，豁痰开窍。二诊加大地粟、活芦根，以加强清热化痰之力。

## 案3　痰蒙清窍，上扰神明

蒋右　痰浊上蒙清窍，神明无以自主，神识模糊，梦语妄言，舌苔白腻，脉象弦滑。宜清神涤痰，而通神明。

竹沥半夏二钱　枳实炭一钱　炒竹茹钱半　朱茯神三钱　炙远志一钱　细木通（酒炒）八分　九节菖蒲一钱　川雅连（酒炒）四分　天竺黄钱半　合欢花钱半
白金丸（吞服）四分

【赏析】

本案为痰蒙清窍，上扰神明而神识模糊，语无伦次。方投黄连温胆汤加减合白金丸，以清热化痰开窍。

## 案4　肝郁化火，挟痰上扰

蒋左　肝郁化火，挟痰浊上蒙清窍，神明无以自主，神糊谵语，夜不安寐，脉象弦小而滑，先宜清神涤痰。

大麦冬二钱　川雅连（酒炒）四分　细木通（酒炒）八分　朱茯神三钱　竹沥半夏二钱　枳实炭一钱　川贝母三钱　天竺黄钱半　陈胆星八分　炒竹茹钱半
金器（入煎）一具　九节石菖蒲一钱　礞石滚痰丸（包煎）四钱

【赏析】

癫狂的发病，常与痰浊有关。患者由于情志怫逆，气机不畅，痰浊内生，肝郁化火，挟痰浊上扰清空，心神逆乱，胡言乱语，夜寐不宁。治宜涤痰开窍为要。

### 案5 痰浊上蒙清窍，心火阻于脾络

刘右 神智不灵，舌强言语謇涩，舌为心苗，肾脉络舌本，脾脉络舌旁，心火痰热阻于脾络，易于蒙闭清窍。当宜清心涤痰而通络道。

上川雅连（酒炒）四分 细木通（酒炒）八分 竹沥半夏二钱 朱茯神二钱 炙远志一钱 炒枣仁（枳实炭八分同打）三钱 川贝母八钱 天竺黄钱半 川郁金钱半 南沙参三钱 炒竹茹钱半 合欢花钱半 九节石菖蒲八分

二诊 舌强言语謇涩，神明无主，时清时昧，清晨气逆，临晚腿肿。脾弱生湿，湿痰逗留络道，再宜理脾和胃，清神化痰。

生白术钱半 连皮苓四钱 紫丹参二钱 竹沥半夏二钱 炙远志一钱 九节菖蒲一钱 川象贝（各）二钱 陈胆星八分 生熟苡仁（各）四钱 冬瓜子皮（各）三钱 杜赤豆一两

**【赏析】**

《证治汇补·癫狂》曰："或大惊而动心火，或痰为火升，升而不降，壅塞心窍，神明不得出入，主宰失其号令，心反为痰火所役"。本例患者痰浊上蒙清窍，神志不清；心火阻于脾络，舌强言语謇涩。治宜清心火，化痰浊为主。二诊再行化痰开窍，务使痰浊去而神志清。

# 十二、神不自主

### 案1 肾阴亏虚，肝木失涵，脾气不运

倪左 诊脉左尺沉濡，寸关弦滑而数，右寸郁涩，右关软滑，舌质红，苔淡白。此乃少阴水亏，水不涵木，厥阳独亢，引动中焦素蕴之痰浊，上蒙清窍，堵塞神明出入之路，上焦清旷之所，遂成云雾之乡，是以神机不灵，或不语而类癫，或多言而类狂，经所谓重阴则癫，重阳则狂是也。重阳者，

乃风乘火势，火藉风威，则痰悉变为火，故云重阳。重阴者，乃火渐衰而痰浊弥漫，类乎阴象，究非真阴可比。据述大便通则神识稍清，胃络通于心包，胃浊下降，痰亦随之而下也。小溲短少而黄，气化不及州都也。恙久根深，非易速功，拙拟滋肺肾以柔肝木，涤痰浊而清神智，冀水升火降，阴平阳秘，则肺金有输布之权，痰浊有下降之路，伏匿虽深，可望其肃清耳。

北沙参三钱　全瓜蒌四钱　朱茯神三钱　鲜竹茹（枳壳一钱同炒）一钱五分 川贝母八钱　珍珠母（先煎）八钱　酒炒黄连三分　生甘草四分　仙半夏三钱　青龙齿（先煎）三钱　酒炒木通七分　远志一钱　鲜石菖蒲七分　保心丹（开水吞服）三分

二诊　心为君主之官，神明出焉；肝为将军之官，谋虑出焉；脾为谏议之官，思想出焉。曲运神机，劳伤乎心；谋虑过度，劳伤乎肝；持筹握算，劳伤乎脾。心肝之阴已伤，暗吸肾阴，水不涵木，厥阴独亢，脾弱不能为胃行其津液，水谷之湿生痰。阳升于上，痰浊随之，蒙蔽清窍，堵塞种机，神呆不语，类乎癫也，时或多言，类乎狂也。前哲云：阴并于阳则狂，阳并于阴则癫，癫则如醉如痴，皆由顽痰积热，阻于上中二焦，神明无出入之路。夫痰为火之标，火为痰之本，痰得热而色应黄，今反白而粘腻者，何也？盖肺津不能输布，聚液为痰，津液之痰，与湿浊之痰，互结为援，肺色属白，故痰色白而粘也。腑气五日不行，痰浊不得下达也；小溲短少而黄，肺为水之上源，源不清则流不洁也。脉尺部沉濡，左寸关弦滑而数，依然如昨，右部寸涩关滑，舌质红，苔薄黄。本虚标实，显然可见。况素有肢麻腿足无力等症，非本虚之明证乎。今脉数便秘，非标实之明证乎。治本宜补，治标宜攻，颇有顾此失彼之虑。进药后尚属平平，兹拟七分攻三分补，祛其顽痰，存其津液，俾腑气通则顽痰可以下降，阴液存则浮火不致上扰，窃恐根株已深，难图近功耳。

北沙参四钱　生甘草五分　陈胆星八分　生石决（先煎）八钱　玄参一钱五分 小生地四钱　仙半夏三钱　天竺黄一钱五分　川贝母八钱　炙远志一钱　鲜竹茹（枳壳一钱　同捣）一钱五分　保心丹三分　礞石滚痰丸（包煎）三钱　九节石菖

蒲八分　淡竹沥一两　生姜汁一二滴（两味同冲）

三诊　昨进祛痰浊，养津液，系养正攻邪，增水行舟之意。脉寸略小，右关脉流利，余部平平。腑气得通，痰浊虽有下行之势，惟顽痰郁闭心包，依然不化。痰而曰顽，是梗而不化也。譬如盗贼焉，伏匿深藏，扰乱莫测，搜逐甚艰，苟欲直捣巢穴，绝其种类，当初病时，正气尚充，不妨出偏师以制胜，荡然肃清。尊恙之来，由乎谋虑过度，深思气结，心神过用，暗吸肾阴，坎水亏于下，坤土困于中，脾不能为胃行其津液，致所入水谷，不能化生精液，悉变为痰。涎渍于肺则咳嗽，沃于心包则神呆，蔽障神明，灵机堵塞，始而语无伦次，继则默默不言，其来也渐，其去也亦不易。夫寇不除，则党类日众；病不去，则枝节横生。张石顽先生曰：癫症既久，面色萎黄，时多疑惑，或吐白沫，默默不言，虫积为患。审色辨证，有类乎是。为今之计，拟十味温胆汤扶正涤痰为君；以妙功丸杀其虫积为佐；以秘方甘遂丸搜内窜之痰涎，驱痰下降为使。犹兵家深沟高垒，先立于不败之地，而后出奇兵以制敌也。然乎否乎？请质高明！

北沙参四钱　姜半夏三钱　川贝母八钱　炙远志五分　小生地四钱　枳实炭五分　陈胆星八分　竹沥油（冲）一两　甘草六分　炒竹茹五钱　天竺黄三钱　生姜汁（冲）一二滴

### 妙功丸方

丁香、木香、沉香（各）五分　乳香（研）、麝香（另研）、熊胆（各）二分五厘　白丁香三十粒（即雄雀屎，但直者为雌屎）　鹤虱（即天名精子，勿误胡萝卜子）、陈皮（去白）（各）一钱　轻粉四分五厘　大黄（酒浸）一钱五分　赤小豆三十粒（即杜赤豆，择其细者，勿误认半赤半黑者，名相思子也）　巴豆（去皮，研压去油净）一粒　朱砂（水飞，一半为衣）一钱

鄙意加制黄精三钱、明天冬三钱，烘燥研入，以监制其香燥，而助杀虫之用。

上药为末，荞麦粉三钱作糊为丸，每丸约重一钱，朱砂为衣，阴干，间日服一粒，温水浸一宿，去水，再用温水化开，空心服之。

**治癫症秘方甘遂丸**

甘遂二钱为末，以猪心管血和药入心内缚定，湿纸裹煨熟取药，用辰砂末一钱，分四丸，每服一丸，以猪心煎汤下，大便利下恶物为效，未下，再服一丸。如下后，缓一二日再服。

【赏析】

本案患者病起于思虑过度，过用心神，而致劳伤肝脾心神，造成肾阴虚损，水火失济，心火独亢而心神不宁，肝木失涵；横逆犯脾，脾气失运而生痰涎，再加肝火，合而阻于胸膈，上蒙清窍而致种种病患。其治本应予柔阴疏肝理气化痰开窍为主。但由于本例小便短少而黄，乃水道气化不利，痰火与湿浊相合，肺气输布无权而致。丁氏以为肺为水之上源，水不清则源不洁，肺气水道通畅则饮邪痰浊可顺之外出。故二诊在用祛痰浊、清神志之中，俱用滋润肺肾之药，如沙参、川贝、玄参、生地之类，冀其肺得滋润，肺气通调，肺津得以输布，湿浊之痰可去。同时肺肾之阴得复之时，既可上涵肝木平潜亢阳，又可上承心火，使水火相济而神清志明。乃一法可代多法之用，斯为高超。

## 案2　水火不济，痰热扰神

李左　肾阴不足，心肝之火有余，此离坎不交之象也。痰热蒙蔽清窍，神不守舍，舍空而痰热踞之，痰火上炎，故彻夜不寐；痰蒙心则多疑，时闻申申之詈。脉弦滑带数。治宜益肾阴，清心火，助入安神涤痰之品。

大麦冬二钱　朱茯神三钱　煅石决一两　淡竹沥油（冲）一两　川雅连四分　炙远志肉一钱　生甘草五分　金器（入煎）一具　细木通八分　紫贝齿三钱　川贝母三钱　鲜竹茹叶（各）二钱

【赏析】

本案首用麦冬益阴滋液上济心窍；配合贝母、茯神、竹沥油、竹茹化痰清热；再仿导赤散意，用竹叶、木通、生甘草使痰热心火从小便出；石决明、紫贝齿、远志、川连，合金器，清心火重镇安神以助寐。诸药合用有交济水火，涤痰清热安神之功。

## 案3 心肝肾三脏俱虚，阴阳失调

钱左 肝藏魂，心藏神，肾藏精。肝虚则魂不安宁，心虚则神无所依，肾虚则封藏失职，以致惊悸惕息，恍若有亡，遗泄频频，心肾之阴不足，君相之火有余也。盗汗甚多，汗为心液，虚阳迫津液而外泄也。脉象软弱，右尺虚数，肝与胆为表里，肾与肝为乙癸，三阴既虚，君相内动，欲潜其阳，必滋其阴。王太仆云：壮水之主，以制阳光。当拟三才合六味珍珠母丸加减，滋肾阴以柔肝木，清君相而安神志，俾得阴平阳秘，水升火降，则诸恙可愈。

北沙参三钱　粉丹皮二钱　珍珠母八分　生白芍二钱　天麦冬（各）一钱五分　抱茯神三钱　青龙齿（先煎）三钱　炒枣仁三钱　大生熟地（各）三钱　怀山药三钱　左牡蛎（先煎）四钱　炙远志肉一钱　封髓丹（包）三钱　金器（入煎）一具

### 【赏析】

本案虽为心肝肾三脏俱虚，但究其源仍缘肾阴虚馁为主。故用三才封髓丹去人参、苁蓉，加沙参、山药，益元阴、固精髓，再配合珍珠母丸平肝养心安神之用，佐金器、牡蛎重镇收敛浮阳，以进一步加强疗效。

## 案4 心肾两亏，痰热内扰

朱左 心者，君主之官，神明出焉。肾者，作强之官，伎巧出焉。心营与肾水交亏，神机不灵，作强无权，不能动作，不能思想，心悸跳跃，右耳响鸣，两目羞明，腰痛酸胀，健忘胆怯。舌质光，苔尖白、中后黄腻，脉象弦小而滑。痰热乘势内生，弦乃肝旺，小属肾虚，滑则有痰之明证。经云：主不明则十二官危。心病则一身皆病矣。脉症参合，或则成损，或则为癫，欲求速愈，静养调摄，当居其半，草木扶助，尚在其次，姑宜复方图治，养心阴，益肾水，柔肝木，化痰热，参以调和脾胃之品。水足则木得涵养，脾健则痰热自化。

柏子仁四钱　朱茯神三钱　广橘白一钱　枸杞子三钱　酸枣仁三钱　水炙远志一钱　青龙齿（先煎）四钱　陈胆星八分　滁菊花二钱　潼蒺藜三钱　九节菖蒲八分　生熟谷芽（各）三钱　冬青子三钱　合欢皮三钱

**【赏析】**

本案证属心肾两亏，痰热乘虚内扰。方用柏子仁、茯神柔养心阴；枸杞子、龙齿益肾敛阳；菊花、枣仁、潼蒺藜柔肝养血；菖蒲、远志开窍定志；橘白、胆星、谷芽和胃化痰调脾。诸药合用，使心营充足，神明得主，肾水充盈，伎巧得利而诸症得平。

## 案5　肝郁生痰化火，五脏气机不和

陈先生　抑郁伤肝，肝气化火，湿郁生痰，痰火蒙蔽清窍，神明无以自主，自寻短见，已有两次，始服洋烟，继服硝镪水。据述西法治疗，而痰火郁热依然留恋中焦，胃气不得降和，纳谷减少，夜寐不安，脉象左弦数右濡滑，舌苔薄腻。书云：凡百怪病，皆属于痰。痰为火之标，火为痰之本，欲化其痰，必清其火，欲清其火，必凉其肝，仿此为法，尚希明正。

黑山栀二钱　生石决（先煎）八钱　川贝母三钱　川雅连四分　朱茯神三钱　远志肉一钱　竹沥半夏一钱五分　通草八分　炒枣仁三钱　枳实炭一钱　竹茹（同拌炒）一钱五分　天竺黄一钱五分　川郁金一钱五分　淡竹沥（冲服）一两

二诊　抑郁伤肝，思虑伤脾，气郁化火，脾湿生痰，痰浊上蒙清窍，胃失降和，心肾不得交通，夜不安寐，心悸筋惕，纳谷减少，舌苔薄腻，脉弦滑。投剂合度，仍宜解郁化痰，和胃安神。

仙半夏二钱　川郁金一钱五分　炙远志一钱　合欢皮一钱五分　朱茯神三钱　炒枣仁三钱　枳实炭（竹茹一钱五分　同拌炒）一钱　龙齿（先煎）三钱　天竺黄一钱五分　生石决（先煎）八钱　嫩钩钩三钱　川贝母三钱　淡竹沥一两　琥珀多寐

丸（包）一钱五分

**三诊** 脉象虚弦，夜不安寐，心中尚有恐慌之状，咳呛咯痰不爽，皆由水亏不能涵木，木火上升，肺金受制，津液不布为痰，水火不能既济，心肾难以交通，故屡屡而少寐也。再宜育阴潜阳，交通心肾，培土生金，清肺化痰，俾肾有摄纳之权，肺有治节之令，则诸恙可以轻愈矣。

蛤粉炒阿胶二钱　左牡蛎（先煎）四钱　怀山药三钱　花龙骨齿（先煎）（各）一钱五分　川贝母三钱　朱茯神三钱　酸枣仁三钱　甜光杏三钱　甘杞子三钱　肥玉竹三钱　川石斛三钱　瓜蒌皮二钱　冬瓜子三钱　琥珀多寐丸（包）一钱五分

**【赏析】**

本案乃情志所伤，肝气郁而生痰化火，上蒙清窍，并致五脏气机不和。其本在痰火，故用温胆汤加减，清热化痰，和胃除烦，再加黄连、通草清心火、定神志，石决、郁金平肝火，贝母、山栀化痰除烦，枣仁、远志养血安神。故药后神明略有自主。但患者肝脾两伤，耗损心气，心失所养，心肾不交之病因仍在，故仍有不寐、心悸、纳呆，故用药在前基础上继续平肝疏郁、养心安神。加用合欢、钩藤、龙齿、琥珀多寐丸之类。三诊之时，上扰之痰热渐平。肝肾阴伤，水火失济，肺金失养，虽有夜不安寐，但为郁积痰火所为，治以育阴潜阳，清肺润金，交通心肾立方，药随病变，先生灵活用药，可见一斑。

# 十三、虚损

## 案1　正虚邪恋，营卫不和

余左　正虚邪恋，营卫循序失常，身热十天，时轻时剧，胸闷纳少，脉象濡数。颇虑延入损途，姑拟养正和解，调胃畅中。

南沙参三钱　银柴胡一钱　嫩白薇钱半　赤茯苓三钱　仙半夏钱半　陈广皮一钱　春砂壳八分　福泽泻钱半　白通草八分　炒谷麦芽（各）三钱　大腹皮二钱　佩兰梗钱半　地枯萝三钱

【赏析】

本案发热时轻时剧，胸闷纳少，为正邪相争，病在少阳之候。治宜扶正和解，以期正气胜邪，气从内达，邪从外出。

## 案2　营卫不和，虚火内扰

王右　卫虚失于外护，营虚失于内守，虚寒虚热，屡次举复，肝经气火上升，肺金受制，清肃之令不行，咳嗽咯血，脉象虚弦而数，颇虑入损，姑拟养阴清肝，调和营卫。

南沙参三钱　银柴胡一钱　抱茯神三钱　怀山药三钱　茜草根二钱　侧柏炭钱半　甜光杏三钱　紫丹参二钱　蛤粉炒阿胶二钱　青龙齿（先煎）三钱　川贝母二钱　粉丹皮钱半　藕节三枚

【赏析】

本案营卫不和，故寒热反复；肝火上升，肺失肃降，而见咳嗽咯血。治当调和营卫，清肝润肺，以防延入损途。

## 案3　肺胃热盛，气阴虚损

吕左　身热月余，时轻时剧，咳嗽痰多，口疮碎痛，形瘦骨立，脉滑数。阴液已伤，风温伏邪蕴蒸肺胃，外感而致内伤，渐入虚损一途。姑拟人参白虎汤意。

南北沙参（各）钱半　熟石膏（打）一钱　炒知母二钱　朱茯神三钱　生甘草六分　竹沥半夏二钱　水炙桑叶皮（各）钱半　光杏仁三钱　川象贝（各）二钱　冬瓜子三钱　鲜竹茹二钱　北秫米（包）三钱　干芦根（去节）一尺　枇杷叶露（后入）四两

【赏析】

本案肺胃热盛，日久伤气耗液，渐成虚损。治宜清热生津，益气养阴。

## 案4　脾肾两亏，痰饮恋肺

颜左　脾肾两亏，痰饮恋肺，咳嗽已久，腰酸骨楚，纳少便溏，舌苔薄腻，脉象濡滑。颇虑入损，姑拟培土生金，肃肺化痰。

炒怀山药三钱　云茯苓三钱　生白术钱半　仙半夏二钱　象贝母三钱　炙款冬钱半　水炙远志一钱　炒补骨脂钱半　熟附片四分　厚杜仲三钱　炒谷芽三钱　炒苡仁三钱　干荷叶一角　薄橘红一钱

【赏析】

脾虚则水液停滞，聚而成痰，肺失肃降，并且纳少便溏；肾虚则腰酸骨楚。治宜健脾益肾，化痰止咳，以防入损。

## 案5　肺肾之上实下虚

邱左　吐血虽止，咳嗽痰多，动则气逆，舌苔薄腻，脉象细数。肾虚冲气上升，肺虚痰热留恋，势将成损，恐难完璧。今拟清上实下主治。

怀山药三钱　川象贝（各）二钱　抱茯神三钱　甜光杏三钱　茜草根二钱　旱莲草三钱　瓜蒌皮三钱　潼蒺藜三钱　北秫米（包）三钱　冬瓜子三钱　鲜竹茹二钱　水炙桑叶皮（各）钱半　鲜藕节二枚　六味地黄丸（包煎）一两

【赏析】

肺为气之主，肾为气之根。本例肾精不足，摄纳无权，气浮于上；肺失肃降，咳嗽痰多，上实下虚，已有虚损之候。治宜益肾生精，润肺止咳为要。

## 案6　肾阴亏虚，肝郁化火，上逆侮肺

吴左　失血后咳嗽已延数载，清晨气逆，脉象弦细。肾虚于下，肝火挟冲气上升，肺金受制，清肃之令不得下行，已成损怯，非易图治。姑宜清上实下，培土生金。

蛤粉炒阿胶二钱　左牡蛎（先煎）四钱　花龙齿（先煎）三钱　抱茯神三钱　怀山药三钱　潼蒺藜三钱　米炒于术一钱　熟女贞三钱　川贝母二钱　北秫米（包）三钱　七味都气丸（包煎）五钱

【赏析】

本案肾阴亏虚，水不涵木，肝气郁结化火，上逆侮肺，肺失肃降，而致

气逆作咳，已成虚损之势，药投健脾清肺，益肾平肝之品。

### 案7 肝肾不足，肝火上炎，木火刑金

汪左 吐血屡发，咳呛已延半载，难于平卧，脉象弦细而数。阴分本亏，肝火上升，肺失清肃，木旺金制，颇虑入损。姑拟养阴柔肝，清肺祛瘀。

蛤粉炒阿胶二钱 甜光杏三钱 川贝母二钱 左牡蛎（先煎）四钱 抱茯神三钱 粉丹皮二钱 茜草根二钱 旱莲草一钱 瓜蒌皮二钱 冬瓜子三钱 鲜竹茹钱半 潼蒺藜二钱 鲜藕节二枚 枇杷叶膏（冲服）三钱

【赏析】

本案患者肝肾不足，肝火上炎，木火刑金，肺损络伤，而见吐血咳呛。治宜清肺平肝，养阴止血，以防延入损途。

### 案8 肺脾肾三阴俱亏

王左 吐血后季春咳嗽，至冬益甚，动则气逆，腑行溏薄，形肉消瘦，脉象虚弦，舌苔干腻。肺脾肾三阴俱亏，冲气上升，已成损怯，恐鞭长莫及。勉拟培土生金。

南沙参三钱 云茯苓三钱 炒怀山药三钱 煅牡蛎四钱 花龙骨（先煎）三钱 川贝母二钱 炙粟壳三钱 诃子皮三钱 炒苡仁三钱 炒谷芽三钱 炒冬术钱半 干荷叶一角

【赏析】

对虚损的治疗，当以补益为基本原则。本例肺脾肾三阴俱亏，已成虚损，当先健脾润肺，以挽颓势。

### 案9 木火刑金，脾虚木乘

郑左 脏阴营液亏耗，木火刑金，脾虚木乘，运化失常，咳嗽已久，大腹胀满，内热口干，形肉消烁，脉象弦细，舌光无苔。脉症参合，已入不治

之条，勉方冀幸。

南沙参三钱　川石斛三钱　生白术二钱　连皮苓四钱　陈广皮一钱　怀山药三钱　川贝母三钱　甜光杏三钱　冬瓜子三钱　炒谷芽三钱　炒苡仁三钱　陈葫芦瓢三钱

【赏析】

肝肾不足，肝火上逆侮肺，肺失肃降，咳嗽缠绵不愈；脾失健运，生化之源自薄，气血亏损，不能洒陈于五脏六腑，充达于营卫经络，已属虚损之症。《金匮》有五劳极虚羸瘦，腹满不能饮食之说，拟先从肺脾着手，治以健脾润肺。

## 案 10　肾阴虚衰，肝火上炎克肺

陈右　阴分久亏，木火上升，肺金受制，咳嗽已久，内热咽痛，舌有糜点，脉象濡滑而数。势将成损，恐鞭长莫及矣。姑拟补肺阿胶汤加减。

蛤粉炒阿胶二钱　川象贝（各）二钱　甜光杏三钱　蜜炙马兜铃二钱　抱茯神三钱　怀山药三钱　川石斛三钱　南沙参三钱　左牡蛎（先煎）四钱　冬瓜子三钱　藏青果一钱　北秫米（包）三钱　野蔷薇露（后入）四钱　枇杷叶膏（冲服）三钱

【赏析】

本案乃肾阴虚衰，肝火上炎，肺受火邪所克，肺热熏蒸，阴液受损，咳嗽难愈，故用养阴清肺之法，以阻虚损之势。

## 案 11　肺脾两虚，肝肾不足

韩左　劳力伤脾，汗出遇风，肺脾肃运无权，痰湿蕴结募原之间，脐旁痞块已久，不时作痛，入夜盗汗，耳鸣头眩，咳嗽痰多，脉象左弦细右紧滑，舌苔薄腻。颇虑入于损途。

熟附片五分　煅龙骨三钱　煅牡蛎三钱　云茯苓三钱　炙远志肉一钱　仙半夏

钱半  光杏仁三钱  象贝母三钱  炙款冬钱半  带壳砂仁（后下）八分  黑稽豆衣三钱  炒谷麦芽（各）三钱  浮小麦四钱

【赏析】

劳力伤脾，即是劳伤。劳则形体震动，汗出阳气先伤。《内经》谓"劳者温之"。此温字，乃温养之意，非温热竞进之谓。劳伤久不复元为损。《内经》有"损者益之"之说，益者，补益也。取其气温味甘，培养身中阳气，是劳损主治法则。根据本患者脉症，当属肺脾两虚，肝肾不足，与阳气虚者有别。故用健脾润肺，益肾平肝之法。

## 案12  营卫不和，肺脾两虚

胡左  卫虚失于外护，营虚失于内守，虚寒虚热已久，咳嗽纳少，耳鸣神疲，脉濡小而滑，势将成损，姑拟培土生金，助阳和解。

吉林参须一钱  银柴胡一钱  仙半夏二钱  炙远志一钱  生白术二钱  抱茯神三钱  川象贝（各）二钱  炒怀山药三钱  熟附片七分  煅牡蛎四钱  花龙骨（先煎）三钱  炒谷芽三钱  炒苡仁三钱  蜜姜二片  红枣四枚

【赏析】

本案营卫不和，邪在少阳，寒热往来，缠绵不愈；肺脾两亏，咳嗽纳少，治当健脾养肺，调和营卫。

## 案13  肺肾两虚，出纳之气失常

李左  咳嗽已延三月，动则气逆，曾经痰红，脉象弦细而数。形寒内热，营卫两虚，肝火上升，肺金受制，肺病及肾，肾不纳气。脉症参合，已入损途。姑拟培土生金，养肺化痰。

南沙参三钱  银柴胡一钱  瓜蒌皮二钱  怀山药三钱  抱茯神三钱  北秫米（包）三钱  炙远志一钱  水炙桑叶钱半  甜光杏三钱  川象贝（各）二钱  六味地黄丸（包）六钱

**【赏析】**

肺主出气，肾主纳气，本例肺肾两虚，出纳之气失其常度，遂咳嗽缠绵难愈，动则气逆，已成虚损之候，治宜健脾益肾，润肺化痰。

## 案14　肺脾肾三脏俱虚之虚损

周先生　脉象细小而数，舌苔干腻。吐血之后咳嗽气逆，纳谷减少，形瘦神疲，小溲短赤。此阴分早亏，木火升腾，阳络损伤则血妄行；肾虚冲气逆肺，故气促而鼻煽也。脉症参合，已入损怯一门，勉拟培土生金，养肺化痰。未识能挽回否？尚希明正。

怀山药三钱　南沙参三钱　甜光杏三钱　炙远志一钱　抱茯神三钱　川贝母二钱　瓜蒌皮三钱　左牡蛎（先煎）三钱　潼蒺藜三钱　北秫米（包）三钱　七味都气丸（包煎）六钱

二诊　脉象细小短数，舌苔干白而腻，咳嗽咯痰不爽，气喘不能平卧，形瘦神疲，纳谷减少，小溲短赤，额汗甚多，肌肤灼热，阴阳两亏，冲气逆肺，肺金化源告竭，颇虑喘脱之变，勉拟纳气补肾，和胃肃肺，亦不过尽人力以冀天眷耳。

蛤蚧尾（入煎）八分　花龙骨（先煎）三钱　左牡蛎（先煎）四钱　抱茯神三钱　炙远志一钱　怀山药三钱　川贝母二钱　甜光杏三钱　广橘白一钱　浮小麦四钱　生熟谷芽（各）三钱　七味都气丸（包煎）六钱

**【赏析】**

脾为后天之本，肾为先天之本，本患者因脾虚而见纳谷减少，形瘦神疲，因肾虚而肝火上炎，咳嗽气逆，逼血妄行，肺脾肾三脏俱亏，已显虚损之候，先拟健脾润肺，益肾清肝。二诊见喘咳不能平卧，加蛤蚧尾以摄纳肾气，定喘止咳；生熟谷芽、橘白以增强健脾和胃之功。

## 案15　肝火上炎，木火刑金

李先生　脉象虚弦而数，咳嗽咯痰不爽，吐血屡发，不时寒热，舌质红苔薄腻而黄。据述初病伤于酒，酒性本热，热则伤阴，阴伤木火易于升腾，扰犯营络，络损血溢，肺受火刑，清肃之令不行，损怯根萌，姑拟滋养三阴，以柔肝木；润肺化痰，而祛宿瘀。

蛤粉炒阿胶三钱 生左牡蛎（先煎）四钱 侧柏炭钱半 茜草根二钱 抱茯神二钱 旱莲草二钱 川贝母二钱 怀山药三钱 嫩白薇钱半 甜光杏二钱 冬瓜子三钱 冬虫夏草三钱 葛氏十灰丸（包）二钱 鲜藕（去皮）二两切片煎。

**【赏析】**

《临证指南医案·吐血》邵新甫按："酒热戕胃之类，皆能助火动肝。"本例初病伤于酒，肝火上炎，木火刑金，肺失肃降，而咳嗽咯痰，热损血络，而吐血不止，肾精也亏。已有虚损之势，治宜健脾益肾，清肝润肺。

### 案16 肺脾两虚，内有宿瘀

徐先生 吐血渐止，咳嗽依然，潮热纳少，舌中剥绛苔薄腻而黄，脉象弦细而数。肺阴已伤，湿热酿痰留恋，宿瘀郁蒸为热，损症根萌已著，非易图治。再宜培土生金，养肺去瘀，未识能挽回否？尚希明正。

南沙参三钱 抱茯神三钱 怀山药三钱 嫩白薇半钱 茜草根二钱 紫丹参二钱 生苡仁四钱 川象贝（各）二钱 瓜蒌皮三钱 甜光杏三钱 冬瓜子三钱 生熟谷芽（各）三钱

**【赏析】**

湿邪困脾，脾失健运，而见纳少，苔薄腻而黄；燥伤肺津，久则肺阴亏虚，虚热内灼，肺失润降，而见咳嗽潮热，舌中剥绛。本例肺脾两虚，内有宿瘀，已成虚损之候，治当健脾润肺，佐以活血化瘀。

### 案17 阴阳两亏，心肾不交

陈右 久恙少阴，阴阳两亏，火不生土，脾胃正气不振，血不养心，心肾不能交通，少寐，纳谷不旺，形瘦神疲，面无华色，舌苔干腻，脉象濡细。颇虑延入损途，姑拟培补阴阳，和胃安神。

吉林参须（另煎汁冲）八分　熟附片八分　煅牡蛎四钱　青龙齿（先煎）三钱　朱茯神三钱　仙半夏二钱　广橘白一钱　佩兰梗钱半　焦谷芽三钱　夜交藤三钱　炙远志一钱　合欢花钱半　春砂壳八分

【赏析】

久恙少阴，肾阳衰微，不能温煦脾胃，而见纳谷不旺，形瘦神疲，舌苔干腻；肾阴亏虚，心火上炎，心肾不交，故少寐；脾为生血之源，血虚不能上荣于面而面色少华，日久势将成虚损，治当健脾益胃，佐以安神。

### 案18　脾胃肾三阴俱虚

宦左　入夜潮热，延今两月，纳少形瘦，神疲乏力，舌质光绛，脉象濡小而数。此三阴亏耗，脾胃生气受戕，虑成损怯。

西洋参一钱五分　川石斛三钱　朱茯神三钱　怀山药三钱　青蒿梗一钱五分　炙鳖甲四钱　嫩白薇一钱五分　陈皮一钱　生熟谷芽（各）三钱　红枣五枚

【赏析】

本案方取青蒿鳖甲汤义配以西洋参、石斛、山药而益肾滋阴，凉血清热，脾气宜运，方为上治，故用陈皮、麦芽、茯神以健运脾胃气机，使中阳振奋，精气生化方能源源不息；佐以红枣养血，白薇清虚热。虚劳的治疗有阳易回、阴难复的特点。本例在益肾滋阴的基础上，配以运化振奋脾胃中阳气机的药物，符合阴阳互根的原理，使处方用药更易取效。

### 案19　营阴不足，心肾不交

匡左　诵读劳伤乎心，房帏劳伤乎肾。阴虚于下，阳升于上，头眩耳鸣，心悸少寐，遗泄频频，神疲肢倦。脉象尺部细弱，寸关虚弦，舌质淡红。姑拟育阴潜阳，交通心肾。

大生熟地（各）四钱　粉丹皮一钱五分　生石决（先煎）四钱　左牡蛎（先煎）四钱　抱茯神三钱　怀山药三钱　炙远志一钱　炒枣仁三钱　潼蒺藜三钱　北

秫米（包）三钱　生白芍二钱　白莲须一钱五分　三才封髓丹（清晨淡盐汤送下）三钱

【赏析】

本案心肾两伤而诸症蜂起，心营不足，心阳浮升则头眩心悸，肾阴不足则耳鸣遗泄，心肾失济则少寐。方用六味地黄丸意（原方去山茱萸、泽泻），加三才封髓丹滋阴补肾而固精髓；石决明、牡蛎敛阳配远志交济水火；枣仁、秫米养血和胃安神；白芍、潼蒺藜、莲须固肾涩止遗泄。合而成方而得育阴潜阳，交通心肾之用。

### 案20　劳役太过，脾胃两伤，营卫失常

蒋左　劳役太过，脾胃两伤，营卫循序失常，寒热似疟，已有数月。形瘦色萎，食减神疲，脉象虚迟，舌光有津，势将入于虚损一途。损者益之，虚者补之。甘温能除大热，补中益气汤加减。

潞党参三钱　炙黄芪三钱　炒冬术二钱　清炙草五分　银柴胡一钱五分　陈广皮一钱　全当归二钱　怀牛膝二钱　西秦艽一钱五分　大砂仁（研、后下）八分　焦谷芽四钱　生姜二片　红枣四枚

【赏析】

患者寒热反复，气虚发热，故用补中益气汤以取甘温除热之效；形瘦神疲舌光乃阴虚之象，配用秦艽、银柴胡、怀牛膝清营滋补肝肾。虚劳的治疗以调补脾胃为关键，因脾胃是精气生化之源。若脾胃虚弱，生化不足，全身欠养，必至虚损衰竭。本案处方用意就在于此。

## 十四、痨瘵

### 案1　咳久伤肺，肺病及肾，肾不纳气

沈左　脉象左弦右濡滑而数，咳久伤肺，肺病及肾，肾不纳气，咳痰不

爽，动则气逆，咳甚多汗，舌质红苔薄腻微黄。颇虑入于肺损一途，肺为娇脏，最畏火刑。宜培养脾土，生金养肺，虚则补母之义。

南沙参三钱　抱茯神三钱　怀山药三钱　蛤粉炒阿胶二钱　炙远志一钱　瓜蒌皮三钱　炙款冬钱半　甜光杏三钱　煅牡蛎三钱　潼蒺藜三钱　冬瓜子三钱　川象贝（各）二钱　北秫米（包）三钱　核桃肉（去紫衣）二枚

【赏析】

《理虚元鉴》曰："治虚有三本，肺脾肾是也。肺为五脏之天，脾为百骸之母，肾为性命之根。治肺、治脾、治肾，治虚之道毕矣。"此乃治疗肺痨诸虚的法则。丁氏对于本例痨瘵辨证求因，审因论治，采用补虚以复其真元作为治疗宗旨，意在使机体的正气逐渐旺盛，祛邪外出。由于肺痨多为肺有伏火，肺为娇脏，肺金最畏火刑，故用南沙参、蛤粉炒阿胶、瓜蒌皮、牡蛎、川象贝、远志、杏仁、款冬、冬瓜子等养阴清热，润肺化痰；配合山药、北秫米培中土而生肺金；核桃肉、山药、潼蒺藜等补肾纳气；茯神安神。处方用药避免使用苦燥伤阴寒凉败胃伤脾之品。

## 案2　感染痨虫，肺体受损，累及脾肾

仲左　久咳伤肺，肺病及肾，咳呛动则气逆，腑行不实，脾土亦弱。脉象虚弦而数，舌苔白腻而黄，外感而致内伤，已入肺痨一途。姑拟培土生金，摄纳肾气。

炒怀山药三钱　抱茯神三钱　煅牡蛎四钱　花龙骨（先煎）三钱　炙远志一钱　炙白苏子钱半　甜光杏三钱　川象贝（各）二钱　仙半夏二钱　炙款冬钱半　广橘白一钱　核桃肉（去紫衣）三枚　生熟谷芽（各）三钱

【赏析】

脾为生痰之源，肺为贮痰之器。本例感染痨虫，肺体受损，耗伤肺阴，累及脾肾，致肺虚清肃失司，脾虚痰浊内生，肾虚摄纳无权，故用怀山药、龙骨、牡蛎、茯神、生熟谷芽、核桃肉补肺、健脾、益肾的同时，另用远志、

苏子、杏仁、款冬、半夏、橘白、川象贝等化痰，以杜生痰之源。标本同治，相得益彰。

## 案3 肺、脾、肾三脏皆虚，脏腑功能失调

宋先生 肺肾两亏，脾多湿痰，咳嗽已延一载，虚热久而不愈，颇虑延入损途。姑拟培土生金，养肺化痰。

南沙参三钱 抱茯神三钱 怀山药三钱 炙远志一钱 仙半夏二钱 川象贝（各）二钱 甜光杏仁三钱 左牡蛎（先煎）三钱 花龙骨（先煎）三钱 炙款冬钱半 北秫米（包）三钱 冬瓜子三钱 枇杷叶膏（冲服）三钱

【赏析】

经云："正气存内，邪不可干。"本患者病程迁延日久，肺、脾、肾三脏皆虚，脏腑功能失调，何以抵御外邪之侵袭或达邪外出？丁氏治疗时，肺、脾、肾三脏同治，但以健脾化痰、清热润肺为主，标本兼顾，扶正祛邪。其用药特点为健脾而不助热，润肺而不滞脾，组方堪称合度。

## 案4 脾肾久亏，冲气逆肺

朱先生 咳嗽已久，动则气逆，形瘦神疲，脉象濡细，舌光无苔。脾肾久亏，冲气逆肺，今日上吐下泻，中土败坏，清气下陷，颇虑久虚成损，损而不复，延成虚劳。宜培土生金，摄纳肾气。

潞党参三钱 米炒于术半钱 怀山药三钱 煅牡蛎三钱 云茯苓三钱 半夏二钱 远志一钱 橘白一钱 款冬钱半 炒川贝二钱 炒补骨脂二钱 炙粟壳钱半 炒谷麦芽（各）三钱 干荷叶一角

二诊 吐泻虽则渐止，惟咳嗽痰多，不时气逆，形瘦神疲，四肢浮肿，舌光微有糜苔，脉象濡细无力。纳谷衰少，肺肾久亏，脾土亦败，颇虑虚中生波；再宜培土生金，摄纳肾气。

米炒党参三钱 米炒于术二钱 炒怀山药三钱 煅牡蛎三钱 云茯苓三钱 炙

远志一钱　仙半夏二钱　炙款冬钱半　潼蒺藜三钱　炒补骨脂钱半　炒川贝二钱
炒谷芽三钱　炒苡仁三钱　冬瓜子皮（各）三钱　冬虫夏草钱半

【赏析】

《医碥·气》曰："气根于肾，亦归于肾，故曰肾纳气，其息深深。"肾阴为各脏之阴的根本。本例病程日久，累及肾脏，致肾阴亏损。再者肺病及脾，子盗母气，致中土衰败，清气不升，浊阴不降，而生吐泻。所以本例一诊时仿《医学正传》六君子汤（人参、白术、茯苓、炙草、陈皮、半夏、生姜、大枣）出入，益气健脾，陈皮改橘白乃"补脾胃药中用之，自无燥散之谷"（《本草便读》），加半夏、远志、川贝、款冬润肺化痰，补骨脂、山药益肾，粟壳敛肺涩肠，荷叶升清。经治疗，吐泻已止，气逆好转，但阴损及阳，四肢出现浮肿。《素问·至真要大论》载："诸湿肿满，皆属于脾"，又如《素问·逆调论》云："肾者水脏，主津液。"因脾肾阳虚，水湿内停，发为水肿。因此，在二诊时，去橘白、粟壳、荷叶、麦芽，加潼蒺藜、冬虫夏草、苡仁、冬瓜子皮温补肾阳，利水消肿。

### 案5　肺脾两亏，氤氲外袭

徐左　肺脾两亏，肃运无权，氤氲之邪外袭，咳嗽音声不扬，形寒内热，四肢浮肿，形瘦色萎，脉象濡小而数，舌光无苔，势将成损，恐难完璧。姑拟培土生金，开肺化痰。

抱茯神三钱　怀山药三钱　炙远志一钱　连皮苓四钱　川象贝（各）二钱　光杏仁三钱　炒黑荆芥一钱　水炙桑叶钱半　水炙桑皮钱半　净蝉蜕八分　冬瓜子三钱　生熟苡仁（各）三钱　广橘白一钱　凤凰衣钱半

【赏析】

《素问·评热病论》云："邪之所凑，其气必虚。"本例发病的关键是正气虚弱。肺脾两亏，氤氲之邪乘虚而入，由此造成气阴两亏，肺脾肾三脏俱亏，阴损及阳，致阴阳两虚。故丁氏治疗强调补虚培元，增强体质，提高机体的抗病能力。但是补虚不忘治实，在养阴、健脾、补肾的同时，开肺化痰，中病即止。

### 案6　燥邪犯肺，痰热留恋

滕左　客岁初冬咳嗽起见，继则音瘖咯红，至今咳嗽不止，痰红又发，脉象左弦右濡数。肺阴已伤，燥邪痰热留恋，颇虑外感而致内伤，入于肺损一途。

南沙参三钱　冬桑叶三钱　粉丹皮二钱　抱茯神三钱　茜草根二钱　侧柏炭钱半　川象贝（各）二钱　瓜蒌皮三钱　仙鹤草三钱　鲜竹茹二钱　生石决（先煎）四钱　葛氏十灰丸（包）三钱

【赏析】

本案燥邪犯肺，灼津成痰，日久不愈，痰热留恋，损伤肺阴，虚火灼络。故丁氏拟《温病条辨》桑杏汤（桑叶、杏仁、沙参、象贝、栀子、香豉、梨皮）加减，养阴清肺润燥，化痰清热凉血。冀阴液复，痰热清，肺络宁而咳嗽咯红得止。

### 案7　脾肾两亏，木火犯肺

叶先生　咳嗽潮热，时轻时剧，腹痛隐隐，脉弦小而数。脾肾两亏，木火犯肺，损症根萌。仍宜培土生金，养肺化痰。

炒北沙参三钱　茯神三钱　怀山药三钱　煅牡蛎三钱　蛤粉炒阿胶一钱五分　川象贝（各）二钱　水炙桑叶一钱五分　嫩白薇一钱五分　橘络一钱　生苡仁三钱　冬瓜子三钱　北秫米（包）三钱　肥玉竹三钱

【赏析】

经云："五脏六腑皆令人咳，非独肺也。"本例患者情志不遂，肝郁化火，木火刑金，肺阴受损，故咳嗽潮热，脉弦小而数；肺病及脾，子盗母气，脾虚运化不健，气机疏泄失司，故腹痛隐隐。此为内伤之症，治用补益肺脾为主，清化痰热为辅之法，充分体现了"治病必求于本"的理论思想。

### 案8　肺痨分期而治

肝火旺盛，风湿燥邪侵袭

徐先生　痰血渐止，咳呛气逆，潮热晚甚，小溲短赤，口干不多饮，左脉弦小而数右脉滑数，舌苔薄黄。肺经早伤，肝火内炽，风温燥邪乘隙而入，还虑增剧。今拟清燥救肺，清温祛邪。

南沙参三钱　生甘草五分　霜桑叶一钱五分　嫩白薇一钱五分　朱茯神三钱　金银花三钱　连翘壳三钱　冬瓜子三钱　光杏仁三钱　茜草根二钱　川象贝三钱　侧柏炭一钱五分

二诊　吐血渐止，咳嗽依然，潮热纳少，舌中剥绛，苔薄腻而黄，脉弦细而数。肺阴已伤，湿热酿痰，留恋宿瘀，郁蒸为热，损症根萌已著，非易图治。再拟培土生金，养肺去瘀，未识能得挽回否，尚希明正。

南沙参三钱　抱茯神三钱　怀山药三钱　嫩白薇一钱五分　茜草根二钱　丹参二钱　通草八分　生苡仁四钱　川象贝（各）二钱　瓜蒌皮二钱　甜杏仁二钱　冬瓜子四钱　生熟谷芽（各）四钱

**【赏析】**

肺痨之治应分初、中、后三期，不同阶段治疗方法迥异。病之初期，应清热润肺；中期因肺阴受伤，损及脾胃，故应益肺健脾；后期因肺脾肾俱已受损，故应调补肺、脾、肾三脏。本例一诊肺经已伤，虽经治疗，肺络渐宁，但因肝火旺盛、风温燥邪侵袭，恐病情有发展趋势，故用桑杏汤（桑叶、杏仁、沙参、象贝、香豉、栀皮、梨皮）加减，功效清肺润燥，疏风清热，佐以止血。因络伤日久必有留瘀，肺病日久必累脾病，所以二诊时养肺、健脾、化痰、祛瘀四法同用，冀扶正祛邪，病情渐入坦途。

## 案9　脾肾两亏，痰饮恋肺

陈左　脾肾两亏，痰饮恋肺，咳嗽一载有余。动则气逆，形瘦神疲，不时遗泄，舌苔薄腻，脉象虚滑，虑成肺痨。宜培土生金，肃肺化痰。

怀山药三钱　抱茯神三钱　炙远志一钱　仙半夏二钱　甜光杏三钱　川象贝（各）二钱　炙款冬钱半　煅牡蛎四钱　冬瓜子三钱　北秫米（包）三钱　核桃肉

（去紫衣）三枚　煅鹅管石一钱

【赏析】

本案咳嗽年余，母虚累及其子为肺病及肾，系肺阴虚不能滋养肾水，而致肾阴不足；子盗母气为肺病及脾，系肺虚日久，脾失濡养，脾的运化功能失常而发生脾虚。脾虚则痰饮内生；肾虚则封藏失职。所以治疗在肃肺化痰的同时，不忘补肺、健脾、固肾，标本兼治。方中山药温补而不骤、微香而不燥，实乃调肺、助脾、补肾之佳品。

## 案10　土败金伤，子盗母气

杨左　肺以能食便结者为吉，今咳嗽已久，曾经吐血，迩来纳少便溏，脉象濡小带数。土败金伤，子盗母气，脉症参合，恐难全璧。治宜培土生金。

南沙参三钱　抱茯神三钱　怀山药三钱　米炒于术钱半　炒扁豆衣三钱　川象贝（各）二钱　煅牡蛎四钱　花龙骨（先煎）三钱　炒诃子皮二镪　炒御米壳三钱　广橘白一钱　炒谷芽三钱　炒苡仁三钱　干荷叶一角

【赏析】

经云："饮入于胃，游溢精气，上输于脾，脾气散精，上归于肺，……。"故脾胃功能健旺，则肺脏先受其益，即谓"脾土生肺金"。本患者咳嗽日久，肺金受损，肺病及脾，脾气虚衰，纳少便溏。所以本例选用润肺健脾，并侧重于培土作为主要治疗法则，同时配合炒罂粟壳、炒诃子皮敛肺止咳，涩肠止泻。

## 案11　肺胃阴伤，瘀血阻络

沈右　仲夏咳嗽起见，至初冬更甚，屡屡痰中夹血，外感而致内伤，渐入肺损一途。姑拟补肺阿胶汤加减。

蛤粉炒阿胶二钱　甜光杏三钱　炙远志一钱　蜜炙马兜铃一钱　川象贝（各）二钱　抱茯神三钱　怀山药三钱　冬瓜子三钱　广橘白一钱　紫丹参二钱　芫蔚子

三钱　北秫米（包）三钱　炒竹茹钱半

**【赏析】**

肺痨一病，病位在肺、脾、肾之脏，但以肺脏受损为主。病理特点主乎阴虚。治疗以滋阴为主。本例治疗在甘寒滋阴的同时，配伍山药、橘白、秫米等甘淡实脾之品，使补阴而不碍脾；同时，避免辛燥之剂，以防耗气劫液动血。患者屡屡痰中带血，此乃瘀血阻滞肺络，故兼用丹参、蛤粉炒阿胶活血祛瘀，宁络止血。

### 案12　肺痨之久病伤阴动热

顾左　咳嗽已久，音声不扬，临晚潮热颧红，脉象濡滑而数。外感而致内伤，已入肺损一途。姑拟补肺阿胶汤，未识能得挽回否？

蛤粉炒阿胶二钱　怀山药三钱　熟女贞三钱　蜜炙兜铃一钱　川象贝（各）二钱　抱茯神三钱　牡蛎（先煎）三钱　花龙骨（先煎）三钱　潼蒺藜三钱　冬瓜子三钱　北秫米（包）三钱　凤凰衣钱半

**【赏析】**

肺痨是由痨虫侵袭肺脏，腐蚀肺叶而引起的具有传染性的慢性衰弱性疾病。痨虫沿肺系上侵气道，则失音；痨虫致病易伤阴动热，故见潮热颧红。本例治疗采取养阴补肺之法，仿补肺阿胶汤（阿胶、马兜铃、牛蒡子、杏仁、糯米、甘草）。同时，因久病及肾，而且喉咙亦为足少阴肾经的循行部位，故在补肺阿胶汤的基础上加用怀山药、女贞子、蛤粉、牡蛎等入肾经之药，配合凤凰衣养阴清肺。处方用药至为合理，使病情有转机之望。

### 案13　风热包肺之肺脾同病

朱左　初病风热，包热于肺，咳嗽音喑，继则肺阴渐伤，音哑愈甚。颇虑延成肺痨。姑宜培土生金，开肺化痰。

怀山药三钱　抱茯神三钱　南沙参三钱　生甘草五分　川象贝（各）二钱　瓜蒌皮三钱　净蝉衣八分　嫩射干八分　轻马勃八分　蜜炙兜铃一钱　凤凰衣钱半

玉蝴蝶一对　蛤粉炒阿胶二钱

二诊　咳嗽音哑，咯痰不爽，外感而致内伤，已入肺损一途。再宜培土生金，开肺化痰。

蛤粉炒阿胶钱半　生甘草五分　抱茯神三钱　蜜炙兜铃一钱　南沙参三钱　怀山药三钱　轻马勃八分　川象贝（各）二钱　瓜蒌皮二钱　甜光杏三钱　净蝉衣八分　嫩射干八分　凤凰衣钱半　竹衣三分

【赏析】

本案风热之邪，侵犯肺系，肺阴受耗，肺气上逆则咳嗽咯痰；声道失润、金破不鸣则声音嘶哑。根据五行生克乘侮理论，肺为脾之子，肺气虚耗，子盗母气，则脾气亦虚；脾气虚弱，不能化水谷为精微而输，肺失濡养则亦虚，致肺脾同虚。故治疗重视培脾土生肺金，但补虚不忘治实，在补脾助肺的同时，清热化痰，利咽开音。

### 案 13　胃虚寒虚，虚阳浮越

姜左　虚寒虚热，寒多热少，口吐白沫，纳减便溏，苔薄腻，脉濡细，脾弱胃虚，卫阳不入于阴也，虚劳堪虑。拟黄芪建中合二加龙骨汤加减。

清炙黄芪一钱五分　炒白芍一钱五分　清炙草六分　熟附片一钱　煅牡蛎三钱　花龙骨（先煎）三钱　米炒于术三钱　云茯苓三钱　炒怀山药三钱　砂仁（研、后下）八分　陈皮一钱　焦谷芽四钱　煨姜二片　红枣四枚

【赏析】

本案乃脾胃虚寒之证，方用黄芪建中汤去桂枝，加附片、白术、茯苓温中补虚，养血和血；砂仁、陈皮、谷芽理气调中助运化；龙骨、牡蛎摄敛肾阴、浮越之虚阳，而使阳能入阴而达阴平阳秘的状态。

# 十五、咳嗽

### 案1 风邪袭肺，营阴失调

胡右　血虚有热，经事行而不多，风邪袭肺，清肃之令不行，咳嗽痰多，先宜祛风化痰，和营调经。

炒黑荆芥钱半　净蝉蜕八分　嫩前胡钱半　冬桑叶三钱　朱茯神三钱　炙远志一钱　光杏仁三钱　活贯众炭三钱　象贝母三钱　紫丹参二钱　青龙齿（先煎）三钱　茺蔚子三钱　冬瓜子皮（各）三钱

二诊　伤风咳嗽，轻而复重，昨晚形寒，经事行而太多，有似崩漏之状。冲任亏损，血不归经，虚气散逆，为面浮足肿也。今拟标本同治。

炒黑荆芥炭一钱　冬桑叶三钱　象贝母三钱　炙远志一钱　朱茯神三钱　青龙齿（先煎）三钱　炒扁豆衣三钱　生白术钱半　阿胶珠钱半　炮姜炭四分　焦楂炭三钱　炒谷芽三钱　炒苡仁三钱　莲蓬炭三钱

【赏析】

本案脾为血虚之体，经期风邪外束，肺失肃降，惟恐热入血室，故治法当为祛风化痰，和营调经。方中桑叶、蝉蜕、荆芥、贯众疏风祛邪，因在行经期间，所以荆芥，贯众炒炭取用，以透散血分之郁热。前胡、远志、杏仁、贝母、冬瓜子、茯神肃肺化痰健脾运；茺蔚子、丹参活血养血调经。药后咳嗽有减，但摄养不慎，再遭外邪，形寒咳嗽又剧，经多似崩，血损及气而显面浮足肿。治以荆芥、桑叶、贝母、茯神、远志疏风化痰止咳为治标；白术、扁豆、苡仁、谷芽、阿胶健脾益气养血为治本；炮姜炭、莲蓬炭温中止血，防血崩太多而加重病情。标本同治而望病愈之效。

### 案2 风温伏邪，化燥伤阴

叶左　风温伏邪，化燥伤阴，肺胃为病，枢机窒塞不行，身热咳嗽，腹痛胁痛，口干欲饮，舌红绛，脉滑数，症势非轻。姑拟生津清温，宣肺化痰。

天花粉三钱　肥知母二钱　冬桑叶三钱　光杏仁三钱　象贝母二钱　川贝母二钱　抱茯神三钱　金银花四钱　连翘壳三钱　川郁金钱半　福橘络一钱　冬瓜子三

钱 丝瓜络二钱 鲜石斛三钱 活芦根一尺

二诊 临晚寒热，咳嗽胁痛，口干欲饮，不时呃逆，舌红绛，脉浮数。风温伏邪，挟痰热交阻肺胃，阴液暗伤，木火上升，还虑增变，仍宜生津清温，清肺化痰。

天花粉三钱 肥知母二钱 银柴胡一钱 川石斛三钱 连翘壳三钱 抱茯神三钱 金银花三钱 川象贝（各）二钱 光杏仁三钱 桑叶三钱 西茵陈钱半 冬瓜子三钱 活芦根（去节）一尺 柿蒂十枚

【赏析】

本案风温伏邪，化燥伤阴造成肺胃气机不畅而生种种病症。故方中先用桑叶、杏仁、象贝清宣风燥之温热；花粉、石斛、贝母、知母、冬瓜子润肺化痰；银花、连翘、芦根清解风热表邪；郁金、橘络、丝瓜络疏利气机、通络止胁痛。药后身热虽退未净，入暮尤作，舌绛脉数，是肺胃阴液已伤，深恐肝火上炎再生病变，故在前方基础上去郁金、橘络、丝瓜络，加银柴胡、茵陈清热凉血、平降肝火，柿蒂一味以治呃逆，亦是"治未病"思想的一种体现。

## 案3 伏风湿热，痰留肺胃

张左 伏风湿热，酿痰逗留肺胃，甚则气逆，纳谷减少。宜疏邪化痰，肃降肺气。

嫩前胡钱半 仙半夏二钱 光杏仁三钱 象贝母三钱 云茯苓三钱 水炙远志一钱 薄橘红一钱 水炙桑皮钱半 佩兰梗钱半 炒谷麦芽（各）三钱 冬瓜子三钱

【赏析】

痰阻于肺，肺气失肃，气滞上逆；痰阻于胃，胃失和降则纳呆。伏风湿痰为病因，用佩兰芳香发表祛湿；二陈汤和中理气化痰，配谷麦芽调中助运；桑白皮以泻肺气，配前胡、杏仁、贝母、冬瓜子肃肺化痰降气，诸药合用以求疏邪化痰、肃降肺气之用。

### 案 4　温邪内郁，复感外邪

林左复感氤氲之邪，蕴袭肺经，咳嗽又发，昨有形寒。先宜祛风清金，治其标也。

净蝉衣八分　嫩前胡钱半　霜桑叶三钱　抱茯神三钱　象贝母三钱　光杏仁三钱　瓜蒌皮二钱　福橘络一钱　冬瓜子三钱　鲜荷叶边一圈　鲜藕二片

**【赏析】**

原有温邪内郁，复感之后，咳嗽形寒，是宜清宣风热，用桑叶、象贝、杏仁、仿桑杏汤意，配合前胡、冬瓜子宣肺化痰，茯神、橘络、瓜蒌皮健脾理气通肺络，蝉蜕、荷叶、鲜藕清轻宣透散邪。使表邪解而形寒止，肺金清宣而咳嗽可瘥，处方意图可达矣。

# 十六、咳血

### 案 1　阴阳两虚，血不循经

徐左　咯痰夹红色紫，阴虚肝火上升，阳虚不能导血归经，而血上溢也。腑行燥结，宜《金匮》侧柏叶汤加减。

蛤粉炒阿胶二钱　侧柏炭钱半　炮姜炭二分　茜草根二钱　紫丹参二钱　仙鹤草三钱　川贝母二钱　全瓜蒌三钱　鲜竹茹二钱　黑芝麻三钱　藕节炭两枚　葛氏十灰丸（包）二钱

**【赏析】**

本案久病阴阳两虚，阴虚肝火上炎伤络，阳虚不能导血归经则咳血。丁氏仿《金匮》侧柏叶汤加减。方中蛤粉炒阿胶滋阴养血止血；柏叶炭清降，折其上逆之势，又能收敛止血；炮姜炭温阳摄血；茜草根、藕节炭、十灰散凉血止血；仙鹤草收敛止血；丹参活血化瘀；川贝母、鲜竹茹、全瓜蒌清热化痰；黑芝麻润五脏并有通便的作用。诸药合用，刚柔相济，温阳止血而不伤阴，滋阴养血而不碍脾。

### 案2 肺肾阴虚，木火刑金

张左 头痛咳嗽，屡屡痰红，阴虚于下，木火犯肺。宜清燥救肺，而降肝火。

蛤粉炒阿胶钱半　川象贝（各）二钱　抱茯神三钱　瓜蒌皮三钱　甜光杏三钱　炙远志一钱　蜜炙马兜铃一钱　生石决（先煎）八钱　黑穭豆衣三钱　冬瓜子三钱　北秫米（包）三钱　藕节三枚　水炙桑叶皮（各）钱半　枇杷叶膏（冲服）三钱

【赏析】

本案肺肾阴虚，木火刑金，肺失清肃，肺络受损，则咳嗽、痰中带血；肝火上炎，上扰清窍则头痛。故丁氏仿《医门法律》清燥救肺汤（桑叶、石膏、杏仁、甘草、麦冬、人参、阿胶、炒胡麻仁、炙枇杷叶），加茯神、远志宁心安神；黑穭豆衣养血疏风；生石决明平肝。诸药合用，使肺金之燥得以滋润，肝木之火得以平熄，病情有好转之希望。

### 案3 肺阴亏耗，虚热内生

管左 咳嗽痰红又发，阴分早亏，木火上升，肺金受制，阳络损伤。先宜清肝肺祛瘀。

冬桑叶二钱　粉丹皮二钱　生石决（先煎）六钱　抱茯神三钱　茜草根二钱　侧柏炭钱半　川贝母二钱　甜光杏三钱　仙鹤草三钱　鲜竹茹三钱　白茅花（包）钱半　藕节三枚　蚕豆花露（后入）四两

【赏析】

本案咳血一症，病程日久，肺阴亏耗，虚热内生，灼伤肺金，金水交亏，肝木失荣，木火刑金，损伤肺络，故咳嗽痰红又发。丁氏将止血消瘀，清肺平肝作为首要治疗方法，冀其火清气降而血自静，血止瘀除则血自治。处方用药合理，病症定能迅速好转。

### 案 4　瘀血阻滞，肝火犯肺

刘左　旧伤络有宿瘀，肝火上升，咳嗽痰内带红，胸膺痹痛，内热口燥。脉象濡数。虑其增剧，姑拟清肝祛瘀。

冬桑叶三钱　粉丹皮二钱　紫丹参二钱　茜草根二根　侧柏炭二钱　川贝母二钱　瓜蒌皮二钱　甜光杏三钱　鲜竹茹二钱　白茅根二扎　白茅花（包）一钱　鲜藕节三枚　参三七（研细末）三分　鲜藕汁二两　炖温冲服。

【赏析】

本案久病瘀血阻滞，肝火炽盛，上炎犯肺，灼伤血络故咳嗽痰血；胸膺为肝之分野，肝火内盛，肝经失和，故见胸膺痹痛；内热口燥，脉数为肝火内盛之症。丁氏拟清肝凉血，祛瘀止血之法治之，止血而不留瘀，冀肝火泄，瘀血祛，则诸症尽除。

## 十七、衄血

### 案 1　腹痛误治，引动心肝之火上亢

李左　始由腹痛，误服姜醋，辛热过度，引动心肝之火上亢，阳络损伤则血上溢，舌衄如涌，气粗喘促，口干不欲饮，欲小溲则大便随之，脉弦数而促，舌干涸无液。肺金化源告竭，龙雷之火飞越升腾，颇虑喘脱之险。急拟生脉汤救化源，犀角地黄汤清血热。

西洋参二钱　鲜生地三钱　生白芍二钱　鲜竹茹一钱五分　大麦冬二钱　犀角尖四分　粉丹皮一钱五分　鲜藕汁（冲服）一杯　鲜铁石斛三钱　川贝母二钱　怀牛膝二钱

【赏析】

本案腹痛误治，辛热过度，引动心肝之火上亢。舌为心之苗，火热迫血妄行，故舌衄如涌；肝火上干于肺，肺失清肃，故气粗喘促；热邪伤津耗气，故口舌干涸无液，欲小溲则大便随之。此乃危急之症，丁氏急投生脉汤合犀

角地黄汤加减，救肺金化源，凉血分炽热，以防厥脱之变。

## 案2　阴血亏损，虚火内炽，逼血妄行

郭右　发乃血之余，血虚则发落。血虚生热，热搏营分，上为鼻衄，下为便血。宜养血清营主治。

　　细生地四钱　天麦冬（各）二钱　槐花炭二钱　夏枯花一钱五分　生甘草六分　粉丹皮一钱五分　侧柏炭一钱五分　肥知母一钱五分　冬桑叶二钱　川石斛三钱　鲜藕（切片入煎）二两

**【赏析】**

本案阴血亏损，虚火内炽，逼血妄行，上循清窍则鼻衄，侵及肠道则便血。丁氏用生地、天冬、麦冬、石斛、知母养阴清热；夏枯草清热泻火；桑叶辛凉轻透，透热于外，使营热透出气分而解；槐花炭、丹皮、侧柏炭、鲜藕凉血止血。

# 十八、肺痈

## 案1　风湿热毒壅肺，热结血瘀

沈左　外感风温，内蕴湿热，熏蒸于肺，肺脏生痈，咳嗽，胸膺牵痛，痰臭脓血，身热口干，脉滑数，苔黄，重症也。急拟辛凉清温，而化痰瘀。

　　薄荷叶（后下）八分　冬桑叶二钱　粉丹皮二钱　桃仁一钱　生甘草八分　桔梗一钱　银花五钱　连翘壳三钱　光杏仁三钱　象贝母三钱　生苡仁五钱　冬瓜子四钱　活芦根（去节）二尺　鲜金丝荷叶（去背上白毛）十张

　　另单方：金丝荷叶（去毛打汁）一两、陈酒一两、杏仁粉五钱、川贝粉五钱，炖温服之。

　　前方连服三剂，咳嗽脓血均减，身热亦退大半，原方去桃仁及薄荷叶，加轻马勃八分、通草八分。

**【赏析】**

本案肺痈为成痈期，风湿热毒壅肺，热结血瘀。故用千金苇茎汤清热解毒，化瘀散积。配合桑菊饮去菊花，加杏仁、象贝疏风宣肺祛痰，热重防其内陷，加用荷叶轻清透化气机，宣邪外出。药后诸恙均减，身热退而未净，故加马勃进一步散郁热，清肺胃。

## 案2　湿热之体，气阴两虚，热毒未清

崔左　咳呛已延月余，胸膺牵痛，痰味腥臭，临晚潮热，脉数，苔黄。烦劳过度，五志化火，平素嗜酒，酒湿生热，肝火湿热互蒸于肺，肺脏生痈也。急拟千金苇茎汤加味。

鲜苇茎（去节）一两五钱　冬瓜子四钱　生苡仁四钱　冬桑叶三钱　光杏仁三钱　川象贝（各）二钱　枳椇子三钱　瓜蒌皮三钱　丝瓜络二钱　通草八分　鲜金丝荷叶（去背上白毛）十张　枇杷叶露（后入）半斤

另单方：陈芥菜卤一钱，豆腐浆二两和入炖温，每日服之。

**【赏析】**

本案患者湿热之体，咳嗽痰臭已有月余，且伴潮热，乃气阴两虚，热毒未清之证。用苇茎汤配合杏仁、桑叶、枇杷叶清肺化痰，枳椇子、贝母补中润肺解胸中痰火，瓜蒌皮、丝瓜络、通草理气通络清火，荷叶一味佐以轻清宣透。

## 案3　阴分素亏，木火刑金，湿热互蒸

龚右　咳嗽自去岁初冬起见，至今春益甚，胁肋牵痛偏右，痰多腥臭，形肉渐削，脉象濡数，舌质红，苔黄。阴分素亏，木火刑金，湿热互蒸，肺痈早成，肺叶已伤，输转无权，惟虑由痈而痿，致入不治之条。

南北沙参（各）三钱　生甘草五分　生石决（先煎）四钱　抱茯神三钱　甜光杏三钱　川象贝（各）三钱　瓜蒌皮二钱　生苡仁四钱　冬瓜子四钱　干芦根

（去节）一两　金丝荷叶（去背上白毛）十张

二诊　前方服二十剂，咳嗽痰臭均已大减。原方加蛤粉炒阿胶二钱，蜜炙兜铃一钱。

**【赏析】**

病已三月未愈，形肉渐削，肺阴已伤，用苇茎汤去桃仁清肺热，救肺气，俾其肺叶不致焦腐，其金乃生。所谓清一分肺热，即有一分肺气。肺阴已亏，故用南北沙参、贝母、瓜蒌皮养阴润肺。阴虚木火上炎，故用石决明、茯神清郁火。二诊药已见效，更加阿胶，兜铃以滋阴补血润肺。

## 案4　肺痈日久，气虚中阳不振

鞠左　肺痈已延两月，咳嗽脓多血少，稠浊腥臭，纳谷减少，形瘦神疲，脉数无力。肺叶已腐，蕴毒留恋，症势入险，姑拟托里排脓，清肺化痰，未识能得转机否？

生黄芪三钱　紫丹参二钱　生甘草五分　苦桔梗一钱　甜光杏三钱　川象贝（各）二钱　瓜蒌皮二钱　桑叶皮（各）五钱　生苡仁四钱　冬瓜子四钱　干芦根（去节）一两　金丝荷叶（去背上白毛）十张　川白蜜三钱　鲜荷叶（煎汤代茶）一张

**【赏析】**

本案病程已久，气虚中阳不振，用苇茎汤合桔梗汤清热祛浊排痰；黄芪、丹参益气活血，托毒祛瘀；杏仁、贝母、瓜蒌化痰止咳；桑叶、荷叶、白蜜润肺，轻宣肺气。

## 案5　风寒痰浊内蕴

闻左　外感风寒，袭于肺胃，膏粱厚味，酿成痰浊，血瘀凝滞，壅结肺叶之间，致成肺痈。是以咳嗽气粗，痰秽如脓，胁痛难于转侧，振寒发热，舌苔白厚而腻，脉象浮紧而滑。病来涌急，非猛剂不为功，急仿金鉴射干麻黄汤合《金匮》皂荚丸，一以散发表邪，一以荡涤痰浊。

净麻黄四分　嫩射干八分　甜葶苈（炒研）八分　光杏仁三钱　象贝母三钱

生甘草五分　苦桔梗一钱　嫩紫菀一钱　生苡仁四钱　冬瓜子四钱　川郁金五钱

皂荚末（蜜为丸吞服）五分

二诊　前投发散肺邪，荡涤痰浊之剂，得汗寒热已解，咳嗽气急亦见轻减，而痰稠腥秽依然，胸闷胁痛，不思饮食，小溲短赤，苔腻，脉滑数。胶黏之痰浊，蕴蓄之瘀湿，结于肺叶之间，一时难以肃清。今宜制小其剂，蠲化痰浊，清肃肺气，毋使过之，伤其正也。

净蝉衣八分　嫩前胡八分　嫩射干五分　生甘草六分　桔梗一钱　光杏仁三钱

象贝母三钱　炙紫菀一钱　生苡仁四钱　冬瓜子四钱　橘红络（各）一钱　桃仁泥（包）一钱

【赏析】

素有痰热，复遭风寒外感，风寒痰浊内蕴，脉浮紧滑为外感寒邪未清，故用射干麻黄汤温肺散寒化痰；生苡仁、冬瓜子是用苇茎汤意，治肺痈行浊散积；再配紫菀、葶苈、杏仁、贝母宣肺化痰；用郁金疏通肝络止胁痛。二诊之时，风寒束肺之象已解，但痈脓痰浊未净，湿热未清，仍用苇茎汤合桔梗汤清热解毒排脓为主；蝉蜕、射干散热宣肺；前胡、杏仁、贝母、紫菀化痰止咳；橘红、橘络舒气通络化痰。

## 案6　肺痈兼有脾虚伤阴

沈左　肺痈已成，咳嗽痰臭，面浮肢肿，大便溏薄，舌光红，脉弦数。肺叶已伤，脾土薄弱，脉症参合，已入不治之条，勉方冀幸。

南沙参三钱　连皮苓四钱　炒怀山药三钱　川象贝（各）二钱　水炙桑叶钱半

水炙桑皮钱半　炒扁豆衣三钱　生苡仁四钱　冬瓜子皮（各）三钱　北秫米（包）三钱　干芦根（去节）一两　干荷叶二角

另用一茶杯芥菜露，冲一茶杯豆腐浆，炖温服。

**【赏析】**

本案肺痈兼有脾虚伤阴之象。脾虚水液失运则面浮肢肿便溏；舌光，脉数可证明阴液已伤。方用苇茎汤去桃仁清热化痰浊、散结，配合茯苓、山药、扁豆衣、秫米健脾培土生金；沙参润肺；桑叶、荷叶清宣肺气，利水之上源；冬瓜皮、桑白皮、茯苓皮利水消肿。诸药合用，而取清肺化痰，健脾培土，生金退肿之效。

### 案7　阴阳两虚，肺脾肾三脏俱亏虚

郑左　肺痈已成，咳嗽痰臭，气喘不能平卧，肺病及脾，清气下陷，腹疼便泄，纳少泛恶，形瘦骨立，脉细如丝，汗多肢冷，阴不敛阳，阳不摄阴，喘脱之变，即在旦夕间矣。勉拟一方，聊尽人事，以冀天眷。

炒潞党参二钱　米炒白术半钱　炒怀山药三钱　云茯苓三钱　煅牡蛎三钱　花龙骨（先煎）三钱　生苡仁四钱　冬瓜子三钱　川象贝（各）二钱　浮小麦四钱　炙粟壳三钱　陈广皮一钱　干荷叶一角

**【赏析】**

本案从症状分析属于阴阳两虚，肺脾肾三脏俱亏。故用异功散加山药健脾和胃益气补肾，龙骨、牡蛎收敛浮越之虚阳而平喘，苡仁、冬瓜子行瘀祛浊化痰，加贝母润清肺气而止咳，浮小麦、炙粟壳收敛，上以平喘，下能止泄，荷叶轻宣舒展肺络，以健脾益肾敛阳救肺痈重症，此亦为一法。

### 案8　肺痈已成，年老且有虚脱之虞

王右　肺痈已成，漫肿如盆，疼痛不已，胸闷气急，汗多肢冷，脉象濡细。初受风邪痰瘀蕴结肺俞，继则酿脓，肺炎叶举，清肃之令不得下行。颇虑正不支持，至虚脱之变。勉拟扶正托毒，清肺化痰，尽人力以冀天佑。

生黄芪四钱　生草节六分　苦桔梗一钱　抱茯神三钱　炙远志一钱　全当归三钱　京赤芍二钱　大贝母三钱　炙僵蚕三钱　丝瓜络二钱　冬瓜子五钱　瓜蒌皮三

钱　水炙桑皮二钱

【赏析】

肺痈之治不宜过早应用补益之品，以免留寇之弊。但本例年老之体，肺痈已成，且有虚脱之虞，故先用黄芪、当归益气养血扶正；赤芍、僵蚕、丝瓜络活血通络以利排脓，再用桔梗汤合远志宣肺祛痰；配合贝母、冬瓜子、瓜蒌皮、桑白皮、茯神清泄肺热，理气化痰，健脾利湿。

# 十九、音喑

## 案1　痰湿蕴热，复感外邪，阻滞肺窍

颜右　体丰之质，多湿多痰，风寒包热，干于肺系，咳嗽失音，咽痛蒂坠，气逆胸闷，泛恶纳少。苔腻，脉本六阴，按之沉细而滑。肺气壅塞，金实不鸣。拟麻杏石甘汤加味。

净麻黄五分　光杏仁三钱　熟石膏（打）二钱　嫩射干八分　薄荷叶（后下）八分　生甘草八分　苦桔梗一钱　轻马勃八分　枳实炭一钱　仙半夏二钱　炒竹茹半钱　象贝母三钱　胖大海三个

二诊　服药三帖，音声渐开，咽痛亦减，咳呛咯痰不爽，纳少泛恶，苔腻已化，脉沉细而滑。今治小其剂，从症不从脉也。

净蝉蜕八分　嫩射干八分　薄荷叶（后下）八分　熟牛蒡子二钱　生甘草八分　桔梗一钱　仙半夏半钱　马勃八分　马兜铃一钱　光杏仁三钱　象贝母三钱　枳实一钱　竹茹半钱　胖大海三个

【赏析】

凡声音嘶哑，甚者不能发声音，统称为失音。《张氏医通》载："失音，大都不越于肺，然须以暴病得之为邪郁气逆，……盖暴瘖总是寒包热邪，……肥人痰湿壅滞气道不通而声瘖。"本例痰湿之体，内有蕴热；复感外邪，阻滞肺窍，肺气塞闭，失于宣肃，会厌开合不利，金实不鸣，为寒包火是也。

故丁氏予张仲景麻杏石甘汤加味（麻黄、石膏、杏仁、甘草）疏风宣肺，散寒清热，酌配清热解毒利咽及清化痰热之品。本例脉症不符，丁氏去假存真，舍症从脉。由于辨证正确，取效迅速。

## 案 2　肺肾阴虚，风邪挟痰交阻

戴左　咳嗽已久，音声不扬，肺肾两亏，水不生金，迩来形寒，纳少泛恶，舌苔灰腻，风邪乘隙而入也。再宜标本同治。

炒黑荆芥一钱　水炙桑叶二钱　甜光杏三钱　抱茯神三钱　炙远志一钱　象贝母二钱　仙半夏钱半　炙款冬钱半　生苡仁三钱　广橘白一钱　北秫米（包）三钱冬瓜子三钱　凤凰衣钱半

### 【赏析】

喉属肺系，肺脉通于会厌，肾脉上系于舌，络于横骨，终于会厌。肺主气，肾藏精，声由气而发，精足则能化气，精气充足，自可上承于会厌，鼓动声道而发音。若客邪闭肺，或肺肾两亏，累及会厌，声道不利，致失音。本例久病体虚，肺肾阴虚，为金破不鸣。正气亏虚，风邪乘虚而入，挟痰交阻。故丁氏在培土生金、养肺化痰的同时，配合疏风之剂，标本兼顾，以利病情早日康复。

## 案 3　痰热交阻，阻塞肺窍

陈左　咳嗽已有一载，音声欠扬，外感而致内伤，渐入肺损一途，姑拟培土生金，清肺化痰。

南沙参三钱　抱茯神三钱　炙远志一钱　川象贝（各）二钱　甜光杏三钱　净蝉衣八钱　瓜蒌皮二钱　冬瓜子三钱　怀山药三钱　黑穞豆衣三钱　轻马勃八分北秫米（包）三钱　凤凰衣钱半

### 【赏析】

本案感受热邪，灼津为痰，痰热交阻，阻塞肺窍，壅遏肺气，会厌开合不利，为"金实无声"。久咳劳嗽，缠绵不愈，损伤正气，肺燥阴虚，津液被灼，或肺肾阴虚，精气耗损，咽喉、声道失于滋润，则"金破不鸣"。权衡本虚与标实之间的关系，本案采取补益肺脾、清肺泄热、化痰利咽同用。扶正与祛邪并举，方能两全。

## 案4  久咳伤正，肺燥津伤

马左  久咳肺伤，音声不扬，形瘦神疲，脉象虚弦而数。肛痈脓水淋漓，损怯已著，恐鞭长莫及，勉拟培土生金，养肺化痰。

蛤粉炒阿胶二钱  左牡蛎（先煎）四钱  川贝母二钱  甜光杏三钱  抱茯神三钱  炙远志一钱  怀山药三钱  南沙参三钱  瓜蒌皮二钱  广橘白一钱  冬瓜子三钱  北秫米（包）三钱  凤凰衣钱半

【赏析】

《仁斋直指方》曰："心为声音之主，肺为声音之门，肾为声音之根。"从脏腑经络的整体观点分析，失音乃心、肺、肾三脏病变为主，但是，舌瘖的病位主要在心，喉瘖的病位主要在肺与肾。本例喉瘖为久咳伤正，肺燥津伤，或肺肾阴虚，虚火上炎，咽喉、声道失于濡润所致。又如《张氏医通》所载："……久病失音，必是气虚挟痰之故。"本例另见肛痈脓水淋漓不止，则气随之流失，因此辨证属本虚标实，但以正虚为主，病情严重。治疗当培土生金，养肺化痰，标本兼顾，补虚而不恋邪，祛邪而不伤正，冀合理的处方用药，使病情渐入坦途而有好转之机。

## 案5  跌仆失音，痰热蕴肺

杨右  去秋跌后，音喑无声，会厌受伤，恐难为力，姑拟养肺开肺，而化痰热。

南沙参三钱  苦桔梗一钱  轻马勃八分  瓜蒌皮三钱  生甘草六分  抱茯神三钱  川象贝（各）二钱  冬瓜子三钱  凤凰衣钱半  竹衣三分  玉蝴蝶一对

【赏析】

喉属肺系，肺脉通于会厌。本例跌后会厌受伤，音喑无声。丁氏从治肺着手，养肺开肺，而化痰热，标本同治，以利肺气，通声音。方中南沙参养阴清肺，化痰益气；瓜蒌皮、川象贝、冬瓜子清热化痰；桔梗、马勃、甘草、竹衣清利咽喉；凤凰衣、玉蝴蝶利咽、濡润声道。

# 二十、吐血

## 案1 表邪入里，内外合病之吐血

包左 仲秋，上失血下便血，治愈之后，冬季又发，吐血盈盆，便血如注，发热形寒，头痛骨楚，咳嗽，胁肋牵疼，艰于转侧，舌苔罩白，脉象浮滑芤数。良由阴分大伤，肝火内炽，蓄瘀留恋，复感新邪，蕴袭肺胃，引动木火上炎，损伤血络，血不归经，邪不外达。书云：夺血者不可汗，然不汗则邪无出路，病已入险，用药最难着手。暂拟轻剂解表，以透其邪，清营祛瘀，引血归经，冀其应手为幸。

炒黑荆芥一钱五分 桑叶二钱 丹皮二钱 清水豆卷四钱 薄荷叶（后下）八分 茜草根二钱 侧柏炭一钱五分 川象贝（各）二钱 马勃八分 鲜竹茹三钱 白茅根（去心）二扎 白茅花（包）一钱 参三七（另研末冲）三分 藕汁（冲服）二两

二诊 服药后，烦躁得汗，表热头痛均已减轻，温邪虽有外解之势，而吐血不止，咳呛，胁肋牵痛，寐不安，便血依然，舌苔转黄，脉弦芤而数。此阴分素亏，君相之火内炽，逼冲任之血妄行，假肺胃为出路。肺受火刑，肺炎叶举，清肃之令，不得下行，颇虑血涌暴脱之险！亟拟养阴凉营，清肺降气，冀水来制火，火降气平，气为血帅，气平则血自易下行。然乎否乎？质诸高明。

西洋参一钱五分 粉丹皮二钱 炙白苏子二钱 玄参二钱 桑叶二钱 茜草根二钱 羚角片（煎冲）四分 川贝母三钱 侧柏叶二钱 甜杏仁三钱 犀角尖（煎

冲）四分　鲜竹茹三钱　茅芦根（去心节、各）一两

三诊　投养阴凉营，清肺降气之剂，吐血大减，咳呛依然，里热口干，内痔便血，舌边红，苔黄，脉芤数不静。此坎水早亏，离火上亢，肺金受制，清肃之令不得下行。肺与大肠为表里，肺移热于大肠，逼血下注，内痔便血，所由来也。虽逾险岭，未涉坦途。既见效机，仍守原意扩充。

西洋参一钱五分　羚角片（煎冲）四分　生石决（先煎）八分　冬桑叶二钱　丹皮二钱　茜草根二钱　侧柏炭一钱五分　槐花炭三钱　川贝三锭　甜杏仁三钱　鲜竹茹三钱　冬瓜子三钱　枇杷叶露（后入）四两　蚕豆花露（后入）四两　活芦根（去节）一尺

四诊　吐血渐止，便血亦减，而咳呛内热，胁肋牵痛，动则气逆，舌质红，苔黄，脉芤数不静。血去阴伤，木扣金鸣，肺炎络损，清肃无权。再以凉肝清肺，养阴生津，冀阴平阳秘，水升火降，始能出险入夷。

西洋参一钱五分　川石斛三钱　桑叶二钱　丹皮二钱　生石决（先煎）八钱　茜草根二钱　侧柏炭一钱五分　川贝二钱　甜杏三钱　槐花炭三钱　鲜竹茹三钱　冬瓜子三钱　活芦根（去节）一尺　枇杷叶露（后入）四两

五诊　吐血便血均止，里热亦减，惟咳呛依然，痰多而稠，动则气逆。脉数较缓，舌质红，苔黄。阴液难复，木火易升，肺受其冲，不能输布津液，而反化为稠痰也。今拟补肺阿胶汤合清燥救肺汤意，滋养化源，而清木火。

蛤粉炒阿胶二钱　川贝二钱　甜光杏三钱　生石决（先煎）八钱　川石斛三钱　粉丹皮一钱五分　桑叶二钱　茜草根二钱　生甘草五分　大麦冬二钱　鲜竹茹三钱　冬瓜子三钱　活芦根（去节）一尺　北秫米（包）三钱　枇杷叶露（后入）四两

六诊　投补阿胶清燥救肺以来，咳呛已见轻减，肺获滋润之力也。脉濡软而数，胁肋痛亦止，木火有下降之势。再守原法，加入培土生金之品，取虚则补母之意。

蛤粉炒阿胶二钱　川贝二钱　甜光杏三钱　左牡蛎（先煎）四钱　大麦冬二钱　茜草根二钱　桑叶二钱　抱茯神三钱　怀山药三钱　鲜竹茹三钱　冬瓜子三钱　北

秫米（包）三钱　干芦根（去节）一尺　枇杷叶露（后入）四两

另琼玉膏三两，每日用三钱，分早晚二次，开水冲服。

**【赏析】**

患者久有出血史，阴分已亏。本次复因外感而起。虽有"夺血者不可汗"之戒，但阴亏恐表邪入里，内外合病而加重病势，造成危症。故一诊即用轻透外邪表散之法，药后表热头痛均减，但便血、吐血不止，是其原来阴虚生热迫血妄行之病因，所以二诊时改用养阴清肺降气之剂，养阴是顾其阴虚之本；降气即是降其迫血妄行之郁火；肺与大肠相表里，清肺又可兼顾吐血、便血之双忧。患者病情较重，病程较长，守方续进本法。四诊之时吐血、便血方见好转，遂改用养阴生津补血为主，佐以清肝凉肝，待吐血、便血俱止之时，而用补肺阿胶汤合清燥救肺汤意，佐以琼玉膏，滋阴养血补肺清燥止血而收功。丁氏用药层次清晰，先表后里，治病求其根本，症状未变则守方续进，药后证变则循其根本而变方，故能收如桴鼓之效。

## 案2　久病阴伤，邪热内恋

张左　肺阴已伤，客邪痰热留恋，身热虽减不退，痰多咳嗽，气逆鼻煽，舌边红，苔薄腻，脉濡数。羌势尚在险途，未敢轻许，不妨，养肺达邪而化痰热。

南沙参三钱　银柴胡一钱　光杏仁三钱　朱茯神三钱　川象贝（各）二钱　水炙桑皮半钱　生甘草五分　炙兜铃一钱　冬瓜子三钱　嫩钩钩（后入）三钱　干芦根一尺　淡竹沥（炖温冲服）一两

**【赏析】**

本案病已多日，肺阴受伤，无力达邪，邪热内恋不清，症情险恶。故用沙参、杏仁、贝母以润养耗伤之肺阴，望其肺气得润而振，祛邪外出是为本；桑白皮、马兜铃、冬瓜子、茯神清化痰热而平喘；银柴胡、钩藤、生甘草轻宣透散内恋之邪热。诸药合用而望病情趋安。

### 案 3　阴损及阳，血不归经

戚左　吐血四天，盈盏成盆，色不鲜红，脉象芤数无力，舌苔淡白。阅前服之方，均是凉血清营，未能应效。今脉舌参看，阴分本亏，阳气亦虚，不能导血归经，而反上溢妄行也，势非轻浅。姑仿《金匮》侧柏叶汤加味。

蛤粉炒阿胶三钱　侧柏叶三钱　炮姜炭六分　丹参二钱　茜草根二钱　怀牛膝二钱　茯神三钱　川贝二钱　竹茹二钱　藕节炭三枚　清童便（冲服）一酒杯

二诊前方服二剂，吐血已止，原方加芫蔚子三钱。

【赏析】

大量失血伤及营阴，阴损及阳，气虚失摄不能引血归经，脉象芤数无力，舌淡即是明证。再用凉血清营恐更伤阳气。故治以温经止血，方用柏叶汤去艾叶加茜草、藕节加强止血；阿胶、丹参养血生血；牛膝、童便益肾引虚热下行；川贝、竹茹、茯神清化肺热。诸药合用，使营阴恢复，少火气旺，血行循经而病愈。

# 二十一、胃脘痛

### 案 1　肾阳虚损，肝气犯胃

甘左　少阴阴阳两亏，厥气挟浊阴上干，胃失降和，脘痛吞酸，时轻时剧，脊背畏冷，脉象弦紧。今拟助阳驱阴而和肝胃。

别直参一钱　熟附块一钱　仙半夏二钱　淡吴萸五分　云茯苓三钱　陈广皮一钱　制香附钱半　花龙骨（先煎）三钱　带壳砂仁（后下）八分　炒白芍二钱　煅牡蛎四钱　炒谷麦芽（各）三钱　生姜一片

二诊　脊背畏冷略减，吞酸渐止，头痛脑鸣，腑行溏薄。少阴阴阳两亏，肝阳易于上升，脾胃运化失常。再宜培补阴阳，柔肝运脾。

别直参一钱　熟附子块一钱　仙半夏二钱　左金丸（包）六分　云茯苓三钱　陈广皮一钱　煅牡蛎四钱　花龙骨（先煎）三钱　炒白芍二钱　春砂壳八分　黑穭

豆衣三钱　炒谷麦芽（各）三钱　金匮肾气丸（包煎）四钱

【赏析】

本案肾阳虚损而见背脊畏寒，肝气犯胃而见脘痛吞酸，故治以益肾助阳，疏肝和胃。方中别直参，熟附块益气温阳以补肾；淡吴萸、炒白芍、制香附诸药疏肝柔肝；余药和胃降逆止酸。二诊另加金匮肾气丸增温补肾阳之力，以助气化祛寒之功。

## 案2　肝旺侮脾犯胃

姜左　脘痛气升，纳谷不香，食入之后，易于便溏，肝旺脾弱，运化失其常度。宜平肝理气，扶土和中。

焦白芍二钱　白蒺藜三钱　生白术二钱　云茯苓三钱　陈广皮一钱　大腹皮二钱　煨木香八分　春砂仁（后下）八分　六神曲三钱　干荷叶一角　炒谷芽三钱　炒苡仁三钱

二诊　脘痛已止，纳谷减少。再宜平肝理气，和胃畅中。

紫苏梗钱半　炒白芍二钱半　金铃子二钱　白蒺藜二钱　云茯苓三钱　炒枳壳一钱　陈广皮一钱　制香附钱半　带壳砂仁（后下）八分　炒谷芽三钱　佛手八分　佩兰梗钱半

【赏析】

本案肝旺犯胃则脘痛气升（气升，此指呃逆之症），纳谷不香；肝旺侮脾则食入之后，易于便溏。治以疏肝健脾和胃。二诊治法方药与初诊大同小异，即和胃理气畅中之力略有加重。

## 案3　肝气横逆，犯及脾胃

（1）陈右　肝气横逆，犯胃克脾，胸闷脘痛又发，食入作胀，心悸少寐，右肩胛酸痛，痰湿入络也。宜平肝理气，和胃化痰。

大白芍二钱　金铃子二钱　延胡索一钱　制香附半钱　春砂壳（后下）八分

云茯苓三钱　陈广皮一钱　仙半夏二钱　沉香片四分　紫降香四分　嫩桑枝三钱
焦谷芽三钱

（2）肖右　营血亏耗，肝气横逆，脘胁作痛，痛引背俞，纳谷减少。宜柔肝理气，和胃畅中。

全当归三钱　大白芍二钱　金铃子二钱　延胡索一钱　云茯苓三钱　陈广皮一钱　仙半夏三钱　制香附一钱　带壳砂仁（后下）八分　煅瓦楞四钱　毕澄茄八分
紫降香四分

（3）傅左　阴虚质体，肝气横逆，脘腹胀痛，纳少便溏，易于伤风咳嗽，舌质淡红，脉象虚弦而滑。症势非轻，姑拟标本同治。

川石斛三钱　生白术二钱　荆芥炭钱半　嫩前胡钱半　赤茯苓三钱　炒扁豆衣三钱　陈广皮一钱　象贝母三钱　制香附钱半　春砂壳八分　川郁金钱半　炙粟壳二钱　炒谷芽三钱　炒苡仁三钱　干荷叶一角

（4）袁右　肝气横逆，犯胃克脾，胸闷脘痛，泛泛呕恶，头眩心悸，脉象弦细，舌光无苔。宜养血柔肝，和胃畅中。

大白芍钱半　仙半夏二钱　赤茯苓四钱　春砂壳钱半　生石决（先煎）四钱
炒竹茹钱半　陈广皮一钱　制香附八分　青龙齿（先煎）三钱　嫩钩钩（后入）
三钱　左金丸（包）七分　金铃子三钱　延胡索一钱　炒谷麦芽（各）三钱

## 【赏析】

上述四案，就病机、辨证而言，均属肝气横逆，犯及脾胃，故多有脘腹胀痛、纳少便溏诸症。所不同的是陈案另有痰湿入络，而见肩胛酸痛，故方中除疏肝健脾和胃外，伍以桑枝疏风通络；肖案兼有营血亏耗，故治以柔肝和胃畅中之法而佐以养血之品，药如当归、白芍；傅案本属阴虚之体，故投剂中有川石斛以养阴生津，又因其便溏而用荆芥炭、炙粟壳以涩肠止泻；袁案尚见因肝气上逆而致头眩心悸，故方中有生石决、青龙齿、嫩钩钩以平肝潜阳。

### 案4 肾阳不足，营卫失调

吴右 脊背形寒怯冷，背属太阳之脉，肾阳不充，太阳之脉失于外护，脉象沉细。今拟助阳益气，调和营卫。

吉林参须（另煎冲服）一钱 清炙草五分 陈广皮一钱 大白芍二钱 熟附片八分 云茯苓三钱 左牡蛎（先煎）四钱 鹿角霜三钱 生白术钱半 仙半夏钱半 川桂枝四分 花龙骨（先煎）三钱 蜜姜二片 红枣四枚

二诊 脊背畏冷，少阴阳虚，脘痛吞酸，厥气犯胃，头脑响鸣，浮阳上升，脉象虚弦。病情夹杂，非易速瘥，再宜培补阴阳，而和肝胃。

别直参一钱 仙半夏二钱 云茯苓三钱 大白芍二钱 熟附块一钱 左金丸（包）七分 陈广皮一钱 春砂壳八分 煅牡蛎四钱 花龙骨（先煎）三钱 鹿角霜三钱 潼白蒺藜（各）钱半 金匮肾气丸（包煎）四钱

**【赏析】**

本案初诊案中未及胃脘痛，仅有脊背畏寒，脉象沉细，属肾阳不足，治以助阳益气，调和营卫。二诊还有脘痛吞酸一症，与肝气犯胃有关，故方药中加入左金丸疏肝清胃止酸。

### 案5 产后肝气上逆，胃失和降

傅右 旧有胸脘痛之宿疾，今新产半月，胸脘痛大发，痛甚呕吐拒按，饮食不纳，形寒怯冷，舌苔薄腻而灰，脉象左弦紧右迟涩。新寒外受，引动厥气上逆，食滞交阻中宫，胃气不得下降，颇虑痛剧增变。急拟散寒理气，和胃消滞，先冀痛止为要着，至于体质亏虚，一时无暇顾及也。

桂枝心（各）三分 仙半夏三钱 左金丸（包）六分 炒瓜蒌皮三钱 陈皮一钱 薤白头（酒炒）一钱五分 云茯苓三钱 大砂仁（研、后下）一钱 金铃子二钱 延胡索一钱 枳实炭一钱 炒谷麦芽（各）三钱 陈佛手八分 神仁丹（另开水冲服）四分

二诊　服药两剂，胸脘痛渐减，呕吐渐止，谷食无味，目眩心惊，苔薄腻，脉左弦右迟缓。此营血本虚，肝气肝阳上升，湿滞未除，脾胃运化无权。今拟柔肝泄肝，和胃畅中。

炒白芍一钱五分　金铃子二钱　延胡索一钱　云茯苓（朱砂拌）三钱　仙半夏二钱　陈广皮一钱　瓜蒌皮二钱　薤白头（酒炒）一钱五分　紫丹参二钱　大砂仁（研、后下）一钱　紫石英三钱　陈佛手八分　炒谷麦芽（各）三钱

三诊　痛呕均止，谷食减少，头眩心悸。原方去延胡索、金铃子，加制香附二钱、青龙齿（先煎）三钱。

**【赏析】**

本案素体脾胃虚弱，产后营血不足，新感寒邪，引动肝气上逆，食滞中阻，以致胃失和降。治疗本着"急则治其标"的原则，予瓜蒌薤白桂枝汤（瓜蒌、薤白、桂枝、枳实、厚朴）合二陈汤、金铃子散、左金丸加减，意在散寒理气，和胃消滞。二诊时寒邪渐去，但湿滞未除，肝气肝阳上升，故在治疗时去温中导滞之品，加白芍平肝，丹参活血，紫石英镇心。三诊时，病情好转，继续用平肝理气、镇惊安神之法治疗，以巩固疗效。

## 案6　血虚肝失濡养，肝气犯胃克脾

张右　胸脘痛有年，屡次举发，今痛引胁肋，气升泛恶，夜不安寐，苔薄黄，脉左弦右涩。良由血虚不能养肝，肝气横逆，犯胃克脾，通降失司，胃不和则卧不安，肝为刚脏，非柔不克，胃以通为补。今拟柔肝通胃，而理气机。

生白芍三钱　金铃子二钱　左金丸（包）八分　朱茯神三钱　仙半夏一钱五分　北秫米（包）三钱　旋覆花（包）一钱五分　真新绛八分　炙乌梅五分　煅瓦楞四钱　川贝母二钱　姜水炒竹茹一钱五分

二诊　胸胁痛略减，而心悸不寐，头眩泛恶，内热口燥，不思纳谷，腑行燥结，脉弦细而数，舌边红苔黄。气有余便是火，火内炽则阴伤，厥阳升腾无制，胃气逆而不降也。肝为刚脏，济之以柔，胃为燥土，得阴始和。今

拟养阴柔肝，清燥通胃。

川石斛三钱　生白芍二钱　金铃子二钱　左金丸（包）七分　川贝母二钱　朱茯神三钱　黑山栀二钱　乌梅肉五分　珍珠母（先煎）六钱　青龙齿（先煎）三钱煅瓦楞四钱　全瓜蒌（切）三钱　荸荠（洗打）二两

**【赏析】**

本案用药有乌梅一味，与证与法颇为合拍。乌梅味酸、涩，性平。归肝、脾、肺、大肠经。功能收敛生津，安蛔驱虫。主治久咳、虚热烦渴、久疟、久泻、痢疾、便血、尿血、血崩、蛔厥腹痛、呕吐、钩虫病、牛皮癣、胬肉等。本例用乌梅是取其"……生津而肝不犯燥，其味又酸而收敛，则肝急缓，脾无肝犯"之意。

## 案7　肝郁化火，胃络失和

章右　胸脘痛已延匝月，痛引胁肋，纳少泛恶，舌质红，苔黄，脉弦而数。良由气郁化火，消烁胃阴，胃气不降，肝升太过，书所谓暴痛属寒，久痛属热，暴痛在经，久痛在络是也。当宜泄肝理气，和胃通络。

生白芍三钱　金铃子二钱　左金丸（包）七分　黑山栀二钱　川石斛三钱　川贝母二钱　瓜蒌皮三钱　黛蛤散（包）四钱　旋覆花（包）一钱五分　真新绛八分　煅瓦楞四钱　带子丝瓜络二钱

复诊　两剂后，痛减呕止，原方去左金丸，加南沙参三钱、合欢皮一钱五分。

**【赏析】**

本案胸脘痛一月，肝气入络，肝郁化火，灼伤胃阴，故选用养阴清热，泄肝理气，祛瘀通络之法。配方合理，冀理气而不伤阴，养阴而不恋邪，标本同治，从而取得满意的疗效。

## 案8　痰滞互阻，胃络失和

关右　旧有脘痛，今痛极而厥，厥则牙关拘紧，四肢逆冷，不省人事，逾时而苏，舌薄腻，脉沉涩似伏。良由郁怒伤肝，肝气横逆，痰滞互阻，胃失降和，肝胀则痛，气闭为厥。木喜条达，胃喜通降，今拟疏通气机，以泄厥阴，宣化痰滞，而畅中都。

银州柴胡一钱五分　大白芍一钱五分　清炙草五分　枳实炭一钱　金铃子三钱　延胡索一钱　川郁金一钱五分　沉香片四分　春砂壳八分　云茯苓三钱　陈广皮一钱　炒谷麦芽（各）三钱　苏合香丸（去壳研末化服）一粒

二诊　服药两剂，厥定痛止，惟胸脘饱闷嗳气，不思纳谷，腑行燥结，脉左弦右涩。厥气渐平，脾胃不和，运化失其常度。今拟柔肝泄肝，和胃畅中，更当怡情适怀，以助药力之不逮也。

全当归二钱　大白芍二钱　银州柴胡一钱　云茯苓三钱　陈广皮一钱　炒枳壳一钱　川郁金一钱五分　金铃子二钱　沉香片四分　春砂壳八分　全瓜蒌（切）四钱　佛手八分　炒谷麦芽（各）三钱

【赏析】

《素问·举痛论》曰："寒气客于五脏，厥逆上泄，阴气竭，阳气未入，故卒然痛死不知人，气复反则生矣。"本患者疼痛伤气，使气机逆乱，痰滞互阻，阴阳气不相顺接，从而发生昏厥。治用苏合香丸温通开窍、行气化浊，及四逆散合金铃子散出入以疏肝理气止痛。处方用药至为合理，仅服药二剂，厥气渐平，厥定痛止，故改用逍遥散加减以调和肝胃。

## 案9　中虚受寒，肝脾气滞

朱童　脘痛喜按，得食则减，脉象弦迟，舌苔薄白。中虚受寒，肝脾气滞。拟小建中汤加味。

大白芍三钱　炙甘草一钱　肉桂心四分　云茯苓三钱　陈广皮一钱　春砂壳八分　乌梅肉四分　全当归二钱　煨姜两片　红枣四枚　饴糖（烊冲）四钱

【赏析】

本案脘痛喜按，得食则减为中虚，脉弦主肝郁气滞，脉沉主寒证。故仿张仲景小建中汤（桂枝、芍药、炙草、生姜、大枣、饴糖）加减，桂枝改肉桂、生姜改煨姜以加强温中散寒的作用。

### 案 10　脾胃虚寒，肝木侮土

韦左　脘腹作痛，延今两载，饱食则痛缓腹胀，微饥则痛剧心悸，舌淡白，脉左弦细右虚迟。体丰之质，中气必虚，虚寒气滞为痛，虚气散逆为胀，肝木来侮，中虚求食。前投大小建中，均未应效，非药不对症，实病深药浅。原拟小建中加小柴胡汤，合荆公妙香散，复方图治，奇之不去则偶之之意。先使肝木条畅，则中气始有权衡也。

大白芍三钱　炙甘草一钱　肉桂心四分　潞党参三钱　银州柴胡一钱五分　仙半夏二钱　云茯苓三钱　陈广皮一钱　乌梅肉四分　全当归二钱　煨姜三片　红枣五枚　饴糖（烊冲）六钱

**妙香散方**

人参一钱五分　炙黄芪一两　怀山药一两　茯苓神（各）五钱　龙骨（先煎）五钱　远志三钱　桔梗一钱五分　木香一钱五分　甘草一钱五分

上药为末，每日服二钱，陈酒送下，如不能饮酒者，米汤亦可。

【赏析】

韦君乃安庆人也，病延二载，所服之方约数百剂，均不应效，特来申救于丁氏，经连诊五次，守方不更，共用十五剂而痊愈矣。

纵观患者脾胃虚寒，肝木侮土，乃本虚标实之证，但以本虚为主。丁氏依照"急则治其标，缓则治其本"，"治病必求于本"的原则，投用小建中加小柴胡汤，合荆公妙香散，强调药物剂量应根据病情轻重程度的不同而异，病深药深，病浅药浅。由于处方用药严谨、合理，患者二年的痛苦半月得除。

### 案 11　肝虚之症，戕伐太过

沈右　操烦谋虑，劳伤乎肝，肝无血养，虚气不归，脘痛喜按，惊悸少寐。前方泄肝理气，已服多剂，均无效。今仿《金匮》肝虚之病，补用酸，助用苦，益以甘药调之。

大白芍三钱　炙甘草一钱　金铃子二钱　炒枣仁三钱　五味子四分　阿胶珠二钱　左牡蛎（先煎）三钱　青龙齿（先煎）三钱　炙远志一钱　朱茯神三钱　潞党参一钱五分　陈皮一钱　饴糖（烊冲）四钱

**【赏析】**

《诊家四要》曰："尽心谋略则劳肝。"肝脏体阴用阳，性喜条达，故肝阴、肝血易虚，肝阳、肝气易亢。但阴阳互根，气血相依，阴阳气血之虚损常相互影响。本例肝虚之症，前医屡投疏肝泄肝之剂，可致戕伐太过，更虚其所虚。丁氏仿仲景肝虚之病，补用酸，助用苦，益以甘药调之，从而收到预期效果。

## 案12　肝气郁结，肝木克土

黄妪　大怒之后，即胸脘作痛，痛极则喜笑不能自禁止，笑极则厥，厥则人事不知，牙关拘紧，四肢逆冷，逾时而苏，日发十余次。脉沉涩似伏，苔薄腻。此郁怒伤肝，足厥阴之逆气自下而上，累及手厥阴经，气闭则厥，不通则痛，气复返而苏。经所谓大怒则形气绝，而血菀于上，使人薄厥是也。急拟疏通气机，以泄厥阴，止痛在是，止厥亦在是，未敢云当，明哲裁正。

川郁金二钱　合欢皮一钱五分　金铃子二钱　延胡索一钱　朱茯神三钱　炙远志一钱　青龙齿（先煎）三钱　沉香片五分　春砂仁（研、后下）八分　陈广皮一钱　煅瓦楞四钱　金器（入煎）一具　苏合香丸（去壳，研末，开水先化服）二粒

二诊　投剂以来，痛厥喜笑均止。惟胸脘痞闷，嗳气不能饮食，脉象左弦右涩。厥气虽平，脾胃未和，中宫运化无权。今拟泄肝通胃，开扩气机，更当适情怡怀，淡薄滋味，不致反复为要。

大白芍一钱五分　金铃子二钱　煅代赭石二钱　旋覆花（包）一钱五分　朱茯神三钱　炙远志一钱　仙半夏二钱　陈广皮一钱　春砂仁（研、后下）八分　制香附一钱五分　川郁金一钱五分　佛手八分　炒谷麦芽（各）三钱

【赏析】

本案肝气郁结，肝木克土，脾胃虚弱，痰浊不化，积于胸中，蒙蔽清灵之窍，神明不清；痛极伤气，气机逆乱，气血并走于上，阴阳气不相顺接而发为厥。一诊处方中选用煅瓦楞，乃取其消痰化瘀止痛之功，攻痰以扫荡干扰心窍之浊邪。《日用本草》曰：瓦楞子"治痰之功最大"。二诊时，痛厥喜笑均止，故该药中病即止。

## 案 13　肝病传脾，湿浊凝聚于募原

文右　旧有脘痛，继则腹满作胀，食入难化，面黄溺少。此肝气怫郁，木乘土位，湿热浊气，凝聚于募原之间，三焦气机流行窒塞，书所谓浊气在上，则生䐜胀是也。两关脉弦，寸部郁涩，急拟疏肝解郁，运脾逐湿。

银州柴胡一钱　生白术二钱　枳实炭一钱　连皮苓四钱　陈广皮一钱　大腹皮二钱　黑山栀一钱五分　带壳砂仁（后下）八分　冬瓜皮三钱　鸡金炭一钱五分　炒谷麦芽（各）三钱　小温中丸（每早吞服）三钱

【赏析】

本案肝病传脾，湿从内生，与胃中浊气相并，凝聚于募原，气机失于流畅，清气不升，浊阴不降，而成䐜胀。故治用柴胡疏肝解郁；枳实破气、消积、散痞；白术、带皮苓健脾渗湿；砂仁、陈皮运脾化湿；黑山栀清三焦郁热；大腹皮、冬瓜皮利小便；鸡内金、炒谷麦芽消食导滞。

## 案 14　湿热阻滞三焦

卫左　曝于烈日，暑气内逼，居处潮湿，湿郁滞阻，三焦决渎无权，遂致脘、腹胀满，泛酸呕恶，面浮肢肿，里热口干，二便不通，皮色晦黄，苔灰腻，脉弦滑而数，此属热胀。先拟苦辛通降，泄上中之痞满。

川雅连五分　仙半夏二钱　淡黄芩一钱　枳实炭一钱五分　制川朴一钱　大腹皮二钱　连皮苓四钱　福泽泻一钱五分　炒莱菔子（研）三钱　鲜藿香一钱五分　西茵陈一钱五分　六神曲三钱

【赏析】

本案天暑下逼，地湿蒸腾，湿与热邪相合为患，上可犯肺，中困脾胃，结于下焦，阻滞气机，治仿藿朴夏苓汤合泻心汤。方中半夏一药，入胃为主，辛开散结，苦降止呕，以除痞满呕逆之症，配黄芩、黄连苦寒燥湿，泄热除痞。诸药相合，苦辛并进，以顺其升降；寒热并用，以和其阴阳。

# 二十二、呕吐

## 木失条达，横逆犯胃之呕吐

谭左　肝气挟痰饮交阻中焦，胃失降和，气升胸闷，食入呕吐，脉象弦细，舌红口干，脾不能为胃运其津液输布于上也。姑拟吴茱萸汤合覆赭二陈汤加减。

炒党参钱半　仙半夏二钱　淡吴萸三分　云茯苓三钱　陈广皮一钱　旋覆花（包）钱半　代赭石（先煎）三钱　淡干姜三分　炒谷麦芽（各）三钱　佩兰梗钱半　白蔻壳八分　陈香橼皮八分　姜水炒川连三分

【赏析】

本案呕吐为木失条达，横逆犯胃而致。《临证指南医案·呕吐》华岫云按："胃司纳食，主乎通降，其所以不降而上逆呕吐者，皆由于肝气冲逆，阻胃之降而然也。"治疗当以和胃降逆为主，胃气和降，呕吐自止。

# 二十三、嗳气

### 案1　营血亏耗，肝阳上逆，胃失和降之嗳气

倪右　脉象左弦涩右濡滑，舌边红中薄腻，见证胸闷气升，嗳气泛恶，食入作哽，痰多咳嗽，十余日未更衣，月事八旬未止。良由营血亏耗，肝阳上逆，克脾犯胃，湿痰逗留中焦，肺胃肃降无权。恙延匝月，急宜平肝通胃，顺气化痰。

代赭石（先煎）三钱　旋覆花（包）半钱　仙半夏二钱　云茯苓三钱　左金丸（包）七分　水炙远志一钱　瓜蒌皮三钱　薤白头（酒炒）一钱　川象贝（各）二钱　炒荆芥一钱　银柴胡一钱　炒谷芽三钱　姜竹茹半钱　佛手露（冲服）一两

【赏析】

本案病机，师已明示由营血亏耗，肝阳上逆，克脾犯胃，湿痰逗留中焦，肺胃肃降无权。方用旋覆代赭汤化痰降逆，配以左金丸泻侮土克脾的肝火，助降逆之力；化痰必先理气，用瓜蒌皮、薤白头、佛手露理气宽胸疏肝，且瓜蒌皮有润肠之效；茯苓、远志、竹茹、贝母健脾燥湿化痰。荆芥、银柴胡皆入厥阴肝经，破积气入血分清肝热。诸药配合而取平肝通胃、顺气化痰之效。

### 案2　肝气挟痰湿逆乘肺胃，胃失和降之嗳气

石左　肝气上逆，饮湿中阻，胃失降和，呃逆频频，胸闷纳少，脉象弦小而滑。虑其增剧，宜复赭二陈汤加减。

旋覆花（包）钱半　代赭石（先煎）三钱　陈广皮一钱　仙半夏二钱　云茯苓三钱　川郁金钱半　春砂壳（后下）八分　炒谷麦芽（各）三钱　刀豆壳二钱　姜竹茹钱半

【赏析】

本案肝气挟痰湿逆乘肺胃，胃气失于和降上冲而病呃逆。用旋覆代赭汤降上逆之肝气，合二陈汤加砂仁、麦芽健脾燥湿助运化痰；郁金、竹茹疏解肝经郁火；刀豆壳和中下气，是治呃逆的常用药。

### 案3　肝气化火上升，胃失降和之嗳气

黄左　食入呕吐，咽痛蒂坠，嗳气频频，肝气化火上升，胃失降和。宜柔肝和胃而化痰湿。

全当归二钱　大白芍二钱　代赭石（先煎）三钱　旋覆花（包）钱半　云茯苓三钱　仙半夏二钱　陈广皮一钱　制香附钱半　春砂壳（后下）八分　生甘草四分　京玄参钱半　藏青果一钱　炒谷麦芽（各）三钱　佛手片八分

**【赏析】**

肝气犯胃，胃气上逆，以致食入呕吐，嗳气频作。至其咽痛蒂坠悬雍垂肿坠，案中认为由肝气化火上升所致。治疗侧重于柔肝（药如当归、白芍）和胃（药如半夏、陈皮、香附、砂壳）降逆（药如旋覆花、代赭石）。方中京玄参、藏青果清热利咽，专为咽痛蒂坠而设。

# 二十四、呃逆

### 寒客于胃，胃气上逆

陈左　寒客于胃，胃气不降，呃逆频频，甚则泛恶，宜丁香柿蒂合旋覆代赭石汤加减。

公丁香四分　大柿蒂三枚　代赭石（先煎）三钱　旋覆花（包）钱半　云茯苓三钱　仙半夏二钱　陈广皮一钱　川郁金钱半　春砂壳八分　姜竹茹钱半　枇杷叶（去毛，姜水炒、包煎）三钱

**【赏析】**

寒邪阻遏，肺胃气机失于肃降，气逆而上，膈间不利，而致呃逆频频。故用丁香柿蒂汤加旋覆花、代赭石温中散寒，降逆化痰；并配用茯苓、陈皮、竹茹、砂壳和胃理气；郁金、枇杷叶疏郁止呕。

# 二十五、腹痛

### 案1　少阴里虚寒证

朱左　受寒引动厥气，脾胃不和，腹痛已久，纳谷减少，脉象弦小而紧，

舌苔白腻。宜温胃和中而泄厥气。

　　大白芍二钱　淡吴萸四分　制香附钱半　炒谷麦芽（各）三钱　肉桂心（研末，饭丸，吞服）四分　云茯苓三钱　带壳砂仁八分　煅瓦楞四钱　仙半夏三钱　陈广皮一钱　台乌药钱半　荜澄茄一钱　乌梅安胃丸（包煎）三钱

【赏析】

　　本案属少阴里虚寒证。外感寒邪，寒邪最易伤阳气，阳衰不与阴接，气机逆乱。仿李东垣五积散（白芍、肉桂、白芷、橘皮、厚朴、当归、川芎、茯苓、桔梗、苍术、枳壳、半夏、麻黄、干姜、甘草）合吴茱萸汤出入主之，从而达到"通则不痛"的目的。

## 案2　外感寒邪，内伤湿滞

　　李右　寒湿气滞，互阻脾胃，运化失常，腹痛且胀，胸闷泛恶，舌苔白腻，脉象濡迟。姑拟芳香化浊，温通枢机。

　　藿苏梗（各）钱半　仙半夏二钱　大砂仁（后下）八分　制川朴钱半　赤茯苓三钱　枳实炭一钱　苦桔梗一钱　白蔻壳八分　六神曲三钱　象贝母三钱　大腹皮二钱　玉枢丹（冲服）三分

【赏析】

　　本案外感寒邪，内伤湿滞，但以湿滞脾胃为主。丁氏予《太平惠民和剂局方》中的藿香正气散（藿香、紫苏、白芷、大腹皮、茯苓、白术、半夏曲、陈皮、厚朴、苦桔梗、甘草）加减，使寒邪得散，湿浊得化，气机通畅，脾胃调和，则病情自愈。

## 案3　外感风寒，肝郁气滞，脾胃失和

　　李左　新寒引动厥气，脾胃不和，胸闷脐腹隐痛，痛引背俞，形寒怯冷。宜疏邪泄肝，和胃畅中。

　　川栀枝四分　大白芍半钱　金铃子三钱　延胡索一钱　云茯苓三钱　陈广皮一

钱　仙半夏半钱　制香附半钱　带壳砂仁（后下）八分　炒谷麦芽（各）三钱
青橘叶半钱

**【赏析】**

本案感受寒邪，新寒引动厥气，致气机逆乱，肝郁气滞，脾胃失和。丁氏拟《医学正传》中六郁汤去苍术、川芎、甘草，加金铃子散、白芍、青橘叶、炒谷麦芽。方中香附疏肝理气活血；陈皮、半夏、茯苓、砂仁温运脾胃，和中燥湿；栀子清化郁热；白芍、金铃子散泄肝等。复方治疗使理气而不耗气，活血而不破血。

## 案4　外感风寒，内伤湿滞

刘左　新寒引动厥气，挟湿滞内阻，脾胃运化失常，胸闷腹胀且痛，纳少溲赤，舌苔薄腻，脉象濡细。宜疏邪理气，和胃畅中。

炒荆芥钱半　紫苏梗钱半　藿香梗钱半　赤茯苓三钱　枳实炭一钱　制川朴一钱　福泽泻钱半　春砂仁（后下）八分　六神曲三钱　炒谷麦芽（各）三钱　大腹皮二钱

**【赏析】**

本案外感风寒，内伤湿滞。治仿《太平惠民和剂局方》藿香正气散。方中君药藿香，辛散风寒，芳化湿浊，和胃悦脾；辅以厚朴行气化湿，宽中除满；荆芥、苏梗助藿香外散风寒；砂仁、大腹皮行气利湿；茯苓健脾运湿；泽泻利湿；枳实、神曲、谷麦芽消食积。诸药合用，使风寒得散，湿浊得化，气机通畅，脾胃调和。

## 案5　脾虚阴寒凝滞

李右　太阴为湿所困，运化失常，腹痛便溏，已延匝月，脉象濡细。拟附子理中汤。

熟附块一钱　炮姜炭五分　生白术二钱　云茯苓三钱　炒怀山药三钱　炒扁豆

衣三钱　春砂仁（后下）八分　六神曲三钱　炒谷芽三钱　炒苡仁三钱　干荷叶一角　清炙草八分　陈广皮一钱

**【赏析】**

太阴属脾，脾主运化，湿困脾胃，脾阳不振，运化无权，则便溏；脾虚阴寒凝滞，则腹痛。投予附子理中汤（人参、干姜、白术、炙草、附子）加减，温中祛寒，补益脾胃，温、补、燥三法同用，使虚证得去，寒湿得除。

## 案6　脾阳不振，气机阻滞，痰瘀凝结

田右　脐腹胀痛，纳少，二便不利，脉沉细而涩，舌苔薄腻。此脾阳不运，肝失疏泄，宿瘀痰湿凝结募原之间，症势甚重。宜温运分消，理气祛瘀。

熟附片八分　大白芍二钱　肉桂心三分　连皮苓三钱　金铃子二钱　延胡索一钱　细青皮一钱　小茴香八分　春砂仁（后下）八分　台乌药八分　大腹皮二钱　炒谷麦芽（各）三钱　乌梅安胃丸（包）三钱

**【赏析】**

本案因脾阳不振，不能运化水谷，肝失疏泄，气机阻滞，宿瘀痰湿凝结。沿用温阳散寒、理气止痛之法，并配合消导和散结的方法，使积聚之宿瘀痰湿逐渐消散。方中附子、肉桂味辛、性大热，温中补阳，散寒止痛；白芍、乌梅止痛；小茴香、乌药温中散寒止痛；砂仁、大腹皮行气利湿；茯苓健脾运湿；川楝子清热行气，泄气分之热而止痛；延胡索活血行气，行血分之滞而止痛；青皮疏肝消积；谷芽健脾。

## 案7　肝阴不足，复感寒邪致肝气上逆，胃失和降

丁右　少腹为厥阴之界，新寒引动厥气，气逆于上，胃失降和，少腹痛又发，痛引胸脘，纳少微恶，不时头眩，脉弦细而数，舌光无苔。阴血亏虚，宜养血泄肝，和胃畅中。

大白芍二钱　金铃子二钱　延胡索一钱　白蒺藜（去刺炒）三钱　赤茯苓三钱

广陈皮一钱　炒竹茹二钱　焦谷芽三钱　制香附钱半　春砂壳八分　煅瓦楞四钱
嫩钩钩（后入）三钱　青橘叶钱半　紫丹参二钱

【赏析】

《素问·至真要大论》曰："诸风掉眩，皆属于肝。"本患者久病体虚，精血亏损，肝阴不足，血虚不能养肝，再者，新寒引动宿痰，致肝气上逆，胃失和降。故药用白芍养血柔肝；钩藤清热平肝；白蒺藜、青橘叶、香附理气；砂壳、陈皮理气和胃；竹茹止呕；川楝子和延胡索合用疏肝泄热、行气止痛；丹参活血；瓦楞子化瘀止痛；赤茯苓、焦谷芽健脾。因久病入络，故配方时选用丹参、赤苓、瓦楞子、延胡等入血分之药，而且活血有助于理气，从而达到"通则不痛"的效果。

## 案8　肝郁脾虚

陈右　腹痛偏右，纳谷减少，宜泄肝理气，和胃畅中。

全当归二钱　炒赤白芍（各）二钱　金铃子三钱　延胡索一钱　云茯苓三钱
细青皮一线　台乌药八分　制香附钱半　春砂壳八分　紫丹参三钱　炒谷麦芽
（各）三钱　佩兰梗钱半　细橘叶钱半

【赏析】

佩兰一味药，功效清暑、辟秽、化湿、调经。但丁氏认为该药还具有健脾理气的作用。如《本草纲目》载："兰草……，气香而温，味辛而散，阴中之阳，足太阴、厥阴经药也。"脾喜芳香，肝宜辛散，脾气舒，则三焦通利而正气和；肝郁散，则营卫流行而病邪解。

## 案9　新寒外束，湿热交阻

董左　少腹为厥阴之界，新寒外束，厥气失于疏泄，宿滞互阻，阳明通降失司，少腹作痛拒按，胸闷泛恶，临晚形寒身热，小溲短赤不利，舌苔腻黄，脉象弦紧而数。厥阴内寄相火，与少阳为表里，是内有热而外反寒之征。

寒热夹杂，表里并病，延今两候，病势有进无退。急拟和解少阳，以泄厥阴，流畅气机，而通阳明。

软柴胡八分　黑山栀一钱五分　清水豆卷八分　京赤芍一钱五分　金铃子二钱　延胡索一钱　枳实炭一钱五分　炒竹茹一钱五分　陈橘核四钱　福泽泻一钱五分　路路通一钱五分　甘露消毒丹（包煎）五钱

复诊　前投疏泄厥少，通畅阳明，已服两剂。临晚寒热较轻，少腹作痛亦减，惟胸闷不思纳谷，腑气不行，小溲短赤，溺时管痛，苔薄腻黄，脉弦紧较和。肝失疏泄，胃失降和，气化不及州都，膀胱之湿热壅塞溺窍也。前法颇合病机，仍从原意扩充。

柴胡梢八分　清水豆卷八钱　黑山栀二钱　陈橘核四钱　金铃子二钱　延胡索一钱　路路通一钱五分　方通草八分　福泽泻一钱五分　枳实炭一钱　炒竹茹一钱五分　荸荠梗一钱五分　滋肾通关丸（包煎）三钱

**【赏析】**

本案属于湿温挟滞之证，丁氏仿仲景小柴胡汤合枳实栀子豉汤、《圣惠方》金铃子散。柴胡一味和解少阳枢机，善于达邪外出，为疏肝解郁之要药；清水豆卷代豆豉，轻清发汗，以退表热；山栀清里热；川楝子合延胡索疏肝泄热，行气止痛。表里同治，不使内外合邪。二诊时少阳枢机之邪渐退，湿热之邪不净，以下焦为著，故在原法的基础上加重清热利尿之剂。

## 案10　寒湿凝聚

吉左　风冷由脐而入，引动寒疝，脐腹攻痛，有形积块如拳，形寒怯冷，肠鸣，不能饮食，舌苔白腻，脉象弦紧。阳不运行，浊阴凝聚，急拟温通阳气，而散寒邪。

桂枝心（各）三分　炒白芍一钱五分　金铃子二钱　延胡索一钱　熟附块一钱五分　小茴香八分　大砂仁（研、后下）一钱　台乌药一钱五分　云茯苓三钱　细青皮一钱　陈橘核四钱　淡吴萸四分　枸橘（打）一枚

**【赏析】**

疝气之为病，多因素体阳虚，或久居潮湿之地，感受寒湿之邪，聚于阴器，凝滞不通所致。由于病在气分，故治疝必先治气。丁氏拟天台乌药散合桂枝附子汤加减，疏肝理气，温经散寒，佐以橘核散结。理法方药完整合理。

## 案11　瘀血蓄积于下焦

钮右　经行忽阻，少腹痛拒按，痛引腰胯，腰腹屈而难伸，小溲不利，苔薄腻，脉弦涩。良由蓄瘀积于下焦，肝脾气滞，不通则痛。急拟疏气通瘀，可望通则不痛。

全当归二钱　紫丹参二钱　茺蔚子三钱　川芎八分　金铃子二钱　延胡索一钱　制香附一钱五分　大砂仁（研、后下）八分　生蒲黄（包）三钱　五灵脂（包煎）一钱五分　两头尖（酒浸、包）一钱五分　琥珀屑（冲服）八分

**【赏析】**

古人云：不通则痛，通则不痛。本患者瘀血蓄积于下焦，络脉不通，气机阻滞，不通则痛。治仿《素庵医案》中的桃仁红花煎（丹参、赤芍、桃仁、红花、制香附、延胡索、青皮、当归、川芎、生地）合失笑散加减，使气机得以疏泄，络脉得以通畅，通则不痛也。配方中琥珀一药，专入血分，取其散瘀、利水之功效。

## 案12　湿温之病，湿重于热

温右　病本湿温，适值经行，寒凉郁遏，湿浊阻于中宫，旧瘀积于下焦，以致少腹作痛，小溲淋沥不利，胸痞泛恶，不能纳谷，舌苔灰腻，脉左弦涩右濡缓。病情夹杂，最难着手。急拟通气去瘀，苦降淡渗。

藿香梗一钱五分　仙半夏二钱　姜川连五分　两头尖一钱五分　淡吴萸三钱　赤茯苓三钱　枳实炭一钱　延胡索一钱　生蒲黄（包）三钱　藏红花八分　五灵脂（包）一钱五分　福泽泻一钱五分　荸荠梗一钱五分　滋肾通关丸（包煎）三钱

**【赏析】**

本案湿温之病，湿重于热。湿邪蕴脾，困遏清阳，故见胸痞泛恶、纳呆、苔灰腻、右脉濡缓；旧瘀积于下焦，阻碍气机，故见少腹作痛，小溲淋沥不利，左脉弦涩。丁氏认为治当通利，仿藿朴夏苓汤（藿香、半夏、赤苓、杏仁、生苡仁、白蔻仁、猪苓、淡豆豉、泽泻、厚朴）合王清任之少腹逐瘀汤（小茴香、干姜、延胡索、没药、当归、川芎、官桂、赤芍、蒲黄、五灵脂），加滋肾通关丸以滋肾阴，清湿热而助气化。

# 二十六、泄泻

## 案1　脾失健运、清气下陷

李左　初起寒热往来，继则大便溏泄，次数甚多，腹痛隐隐，里急后重，纳谷衰少，泛泛呕恶，汗多肢冷，舌苔灰腻而黄，口干不多饮，面色萎黄，腿足浮肿，脉象左部弦小而数，右部濡数无力。此乃少阳之邪，陷入太阴，脾不健运，清气下陷，湿浊郁于曲肠，颇虑正不胜邪，致生虚脱之变。仲圣云：里重于表者，先治其里，缓治其标。姑拟理中汤加减，温运太阴而化湿浊，尚希明正。

炒潞党参二钱　熟附片八分　土炒于术二钱　云茯苓三钱　仙半夏二钱　陈广皮一钱　炮姜炭五分　炙粟壳二钱　六神曲三钱　带壳砂仁（后下）八分　炒谷麦芽（各）三钱　戊己丸（包）一钱二分　灶心黄土（荷叶包煎）四钱

二诊　初起寒热往来，继则大便溏泄，次数甚多，腹内响鸣，肛门坠胀，纳谷减少，口干不多饮，面色萎黄，腿足浮肿，舌苔薄腻而黄，脉象左弦小右濡滑无力。此乃少阳之邪，陷入太阴，脾不健运，清气下陷，湿浊不化，还虑正气不支，致生变迁。再宜温运太阴而化湿浊；佐入分利，利小便正所以实大肠也。尚希督帅裁政。

炒潞党参二钱　熟附子块一钱　炮姜炭六分　六神曲三钱　炒怀山药三钱　云

猪苓（各）三钱　陈广皮一钱　炒车前子（包煎）三钱　土炒于术二钱　仙半夏
二钱　大腹皮二钱　香连丸（包）半钱　炙粟壳三钱　灶心黄土（包）四钱

【赏析】

本案初起寒热往来，继则大便溏泄，腹痛隐隐，里急后重，苔灰腻而黄，
实有湿热蕴结大肠之证。案中辨其为脾失健运、清气下陷，是侧重于湿者便
溏次多，纳少呕恶，汗多肢冷，面色萎黄，下肢浮肿，脉数无力等症。故治
疗用理中汤加减，以温运太阴（脾）、化湿助运、涩肠止泻。二诊因药后症情
未见改观而加用"利小便所以实大便"之法，如猪苓、炒车前子等。并加入
香连丸，以清热化湿、行气止痢。二诊处方可谓攻补兼施而偏重于补，寒温
并用而偏重于温。

## 案2　脾肾两亏，清气不升

徐右　脾肾两亏，清气不升，便溏已久，腿足酸楚，头眩神疲，形瘦色
萎，脉象濡细，恙根已深，非易图功，先宜扶土和中。

炒党参一钱　炒怀山药三钱　云茯苓三钱　生于术三钱　炒扁豆衣三钱　炙粟
壳三钱　熟附片七分　煅牡蛎二钱　花龙骨（先煎）二钱　六神曲三钱　象贝母三
钱　干荷叶一角

【赏析】

本案肾亏脾虚，清气不升，故见便溏、腿酸、头眩、神疲、形瘦、色萎、
脉细，故治从温肾健脾，益气升清。方中干荷叶一味，有升清之功。

## 案3　肝旺乘脾

吴右　肝旺脾弱，运化失常，便溏屡发，脘痛纳少，头眩眼花，脉象弦
细。宜抑肝扶脾。

炙乌梅五分　焦白芍二钱半　云茯苓三钱　生白术二钱　炒怀山药三钱　炒扁
豆衣三钱　煨木香五分　禹余粮三钱　春砂壳八分　六神曲三钱　炙粟壳三钱　炒

谷芽三钱　炒苡仁三钱　干荷叶一角

**【赏析】**

本案症见脘痛、便溏、脉弦，每与肝旺乘脾有关。另有头眩、眼花、纳少、脉细，与脾虚失运有关。故投方用炙乌梅、焦白芍酸味柔养抑肝；茯苓、白术、怀山药、扁豆衣等益气健脾；禹余粮、炙粟壳涩肠止泻；余药和中开胃。

## 案4　湿困脾胃，纳运失常

赵左　泄泻止而复作，清晨泛恶，湿滞未楚，脾胃运化失常，再宜理脾和胃，芳香化湿。

藿香梗钱半　陈广皮一钱　仙半夏二钱　佩兰梗钱半　制川朴一钱　大腹皮二钱　六神曲三钱　焦楂炭三钱　煨木香五分　春砂壳八分　炒车前子（包煎）三钱　赤猪苓（各）三钱　荷叶一角

**【赏析】**

本案证候记述未详，或许另有纳呆乏味、胸闷腹胀、舌苔白腻之症。证属湿困脾胃，纳运失常，治以芳香化湿，理脾和胃，方取藿朴夏苓汤加味。

## 案5　肝气犯脾，湿滞未除

吕左　脾弱欠运，湿滞未楚，肝气横逆，胸闷不舒，腹鸣便泄，脉象左弦右濡。宜温运太阴而化湿滞。

生白术二钱　炮姜炭四分　熟附片六分　炒补骨脂半钱　云茯苓三钱　陈广皮一钱　大腹皮二钱　炒怀山药三钱　六神曲三钱　煨木香八分　带壳砂仁（后下）八分　煨益智钱半　灶心黄土（干荷叶包）三钱

**【赏析】**

本案肝气犯脾，湿滞未除，故诸症发作。治拟温运太阴（脾）而化湿滞，而方中大腹皮、煨木香、陈广皮等亦有一定疏理肝气之功。

### 案6　寒湿停滞，脾胃失司

姚右　受寒挟湿停滞，太阴阳明为病，清不升而浊不降，以致胸闷泛恶，腹鸣泄泻。舌苔薄腻，脉象濡迟，纳谷不香。宜和中化浊，分理阴阳。去其浊，即所以升其清；利小便，即所以实大便。

藿香梗钱半　陈广皮一钱　仙半夏二钱　赤猪苓（各）三钱　大腹皮二钱　制川朴一钱　白蔻仁（后下）八分　春砂壳八分　炒车前子（包）三钱　六神曲三钱　焦楂炭三钱　佩兰梗钱半　干荷叶一角　生姜二片

【赏析】

本案寒湿停滞，脾胃受困，升降失司，诸症纷现。治以和中化湿，升清降浊，分理阴阳（值此系指助其升清而促其降浊，使阳升阴降归于调和）。方中猪苓、炒车前子即为"利小便所以实大便"而设。余药均用于和中化湿，调理升降。

### 案7　湿邪内停，脾胃失司

周左　感邪停滞，脾胃运化失常，胸闷纳少，曾经便溏，舌苔薄腻，脉象濡滑。宜和胃理脾。

炒黑荆芥一钱　藿香梗钱半　陈广皮一钱　赤茯苓三钱　炒扁豆衣三钱　仙半夏二钱　福泽泻二钱　通草八分　炒谷麦芽（各）三钱　佩兰梗钱半　生熟苡仁（各）三钱

【赏析】

本案脾胃运化失常，故见纳少便溏，又有湿邪停滞于内，故见胸闷、苔腻、脉濡滑，治以和胃健脾，行气化湿。

### 案8　感邪停滞，脾胃失和

徐右　感邪停滞，太阴阳明为病，腹痛便泄，纳少泛恶，头痛且胀。先宜疏邪和中而化滞。

炒黑荆芥一钱　炒防风八分　薄荷炭八分　藿香梗一钱　赤猪苓（各）三钱
陈广皮一钱　大腹皮二钱　炒扁豆衣三钱　六神曲三钱　焦楂炭三钱　春砂壳八分
炒车前子（包煎）三钱　干荷叶一角

【赏析】

本案脾失健运，胃失纳降，故脾病便泄，纳少泛恶。至于其头痛且胀一症，似有表邪未尽之嫌。方中炒黑荆芥、炒防风、薄荷炭诸药，既能涩肠止泻，又能疏解表邪。草药制炭必须存性，如今药工往往不遵照医嘱配制，值得思考。

# 二十七、便秘

## 案1　肺燥津伤

李叟　燥邪袭肺，肺燥则大肠亦燥。八日未更衣，头痛眼花，舌中苔黄，脉濡滑而数。宜清燥润肺而通腑气。

天花粉二钱　肥知母二钱　甘菊花三钱　冬桑叶三钱　蜜炙枳壳一钱　全瓜蒌（切）四钱　郁李仁四钱　火麻仁四钱　光杏仁三钱　福橘红一钱　蜜炙苏子一钱
黑山栀二钱　生梨（去核）半枚　松子肉五十粒

【赏析】

便秘属肠道失常，一般认为与肾、脾、胃密切相关。然肺与大肠相为表里，肺燥亦可导致便秘。《石室秘录·大便燥结》曰："大便秘结者，人以为大肠燥甚，谁知是肺气燥乎，肺燥则清肃之气不能下行于大肠。"本案燥邪犯肺，热灼津液，致糟粕内停，大便秘结。用麻仁、郁李仁、松子肉、全瓜蒌润肠通便，天花粉、冬桑叶、福橘红、光杏仁养阴清肺，知母、山栀、菊花清热泻火，生梨润肺生津，枳壳、苏子理气导滞，以冀清肺润燥而通腑气。

## 案2　阴液不足，腑行燥结之便秘

刘右　阴分不足，宿滞郁于曲肠，腑行燥结，欲解不得，宜养营导滞，增水行舟之意。

全当归三钱　光杏仁三钱　全瓜蒌（切）四钱　蜜炙枳壳一钱　苦桔梗一钱

火麻仁四钱　郁李仁三钱　川贝母二钱　冬瓜子三钱　松子肉三十粒　橘络一钱

【赏析】

便秘一症，其病在肠，治当以通下之法。然须辨虚实、寒热，不可滥用泻药，《景岳全书》指出："此证当辨者惟二，则曰阴结、阳结而尽之矣。盖阳结者邪有余，宜攻宜泻者也；阴结者正不足，宜补宜滋者也。"本案阴液不足，腑行燥结，宜滋阴润燥，犹灌水以浮舟，则便自顺。

# 二十八、便血

## 案1　气虚脾弱，统摄无权

张左　气虚脾弱，统摄无权，血渗大肠，便血脱肛坠胀，纳谷不香。宜益气扶土，佐以清营。

潞党参二钱　生黄芪三钱　清炙草五分　生白术钱半　全当归二钱　炒赤白芍（各）钱半　苦桔梗一钱　炒黑荆芥炭三钱　侧柏炭三钱　槐花炭钱半　陈广皮一钱　阿胶珠钱半　干柿饼三钱　藕节炭二枚

【赏析】

本患者便血属气虚脾弱，中阳不振，用补中益气汤健脾益气升阳；槐花散加阿胶、柿饼、藕节炭清肠止血；佐以桔梗增强升举之用；芍药缓急行血，以助槐花散止血止痛。

## 案2　气虚湿热内蕴

王左　内痔便血又发，气虚不能摄血，血渗大肠，兼湿热内蕴所致。拟益气养阴，而化湿热。

潞党参一钱五分　全当归二钱　荆芥炭八分　杜赤豆一两　炙黄芪二钱　大白

芍—钱五分 侧柏炭—钱五分 清炙草六分 生地炭三钱 槐花炭（包）三钱

**【赏析】**

本案为气虚湿热内蕴，故用槐花散去枳壳加赤小豆、生地炭清利湿热，凉血止血。党参、黄芪、当归、炙甘草甘温益气养血，配以白芍益血和里而止痛。

## 案3 肝热脾寒，藏统失司之便血

王右 便血虽减，根株未楚，脉象濡弦，舌苔淡白，肝热脾寒，藏统失司，血渗大肠。前投归脾汤加减，尚觉获效，今拟原法合黄土汤。

炒党参三钱 米炒于术三钱 朱茯神三钱 炒枣仁三钱 土炒当归身三钱 炒白芍二钱 炙黄芪三钱 阿胶珠二钱 炮姜炭五分 炙甘草五分 炒荆芥—钱 陈广皮—钱 灶心黄土（包煎）—两

**【赏析】**

本案脾阳虚寒，前进归脾汤益气健脾养血之后，便血减而未止，乃脾阳虚寒之病机尚未逆转，脾气虚寒统摄失权，故以原法加黄土汤温阳健脾止血；血统于脾，藏于肝，故辅以枣仁、白芍柔养肝木，增强藏血之作用。

## 案4 肝脾两亏，藏统失职之便血

杨右 心生血，肝藏血，脾统血。肝脾两亏，藏统失职，血渗大肠，粪后便血，已有两载。面色萎黄，血去阴伤；肝阳上升，头眩眼花所由来也。脉象虚弦，宜归脾汤合槐花散，复方图治。

炒党参三钱 清炙草五分 土炒当归身二钱 阿胶珠二钱 煅牡蛎四钱 炒赤白芍（各）二钱 炙黄芪三钱 米炒于术二钱 抱茯神三钱 槐花炭三钱 黑荆芥—钱 炒枣仁三钱 藕节炭二枚

脏连丸—钱，吞服。

**【赏析】**

粪后便血，其属于血在便后，其来远，远者或在小肠，或在胃。且病程较长，有血虚之象，师仿归脾汤和槐花散意合用，健脾益气，养血止血。加用阿胶既可补阴养血，又可增止血之力。头晕眼花，乃肝木失涵上扰而致，故佐以芍药、牡蛎，在前药养血涵木的基础上柔肝阴潜肝阳，使肝脾两脏统藏之职得以正常发挥。

## 案5　湿热郁火，下迫大肠之便血

史右　胃火上升，湿热入营，便血屡发，唇肿时轻时剧，舌质红苔薄腻。宜清胃疏风，清营化湿。

天花粉三钱　薄荷叶（后下）八分　冬桑叶三钱　甘菊花三钱　赤茯苓三钱　炒荆芥八分　槐花炭钱半　侧柏炭钱半　生赤芍二钱　大贝母三钱　杜赤豆一两

二诊　旧有便血，屡次举发，唇肿时轻时剧，阴虚胃火上升，湿热入营，再宜清胃汤合槐花散加减。

小生地三钱　生赤白芍（各）钱半　熟石膏（打）二钱　川升麻二分　生甘草六分　薄荷叶（后下）八分　天花粉三钱　炒黑荆芥一钱　槐花炭二钱　侧柏炭钱半　甘菊花三钱　川象贝（各）二钱　活芦根一尺　杜赤豆一两

### 【赏析】

先哲曰："唇病以火居多。"脾胃湿热郁火，上扰其华则唇肿，下迫大肠则便血屡发。故用贝母、天花粉、赤苓清解脾胃湿热郁遏之火；桑叶、菊花、薄荷疏散上焦风热；荆芥、槐花、侧柏叶仿槐花散加赤小豆、赤芍清腑凉血止血。诸药合用而达清胃疏风、清营化湿之功。二诊加用升麻、芦根以增强散火解毒清胃热的作用。

## 案6　热毒壅滞之疫毒痢

施左　身热六七日不退，大便脓血，脉郁数，苔黄。伏邪蕴蒸气分，湿郁化热入里，血渗大肠，肠有瘀浊，大便脓血，职是故也。今拟白头翁汤加味，清解伏邪，苦化湿热。

白头翁三钱　炒黄芩一钱五分　地榆炭一钱五分　杜赤豆五钱　北秦皮一钱五分

炒赤芍一钱五分　焦楂炭三钱　淡豆豉三钱　川雅连四分　炒当归二钱　炙甘草

五分

**【赏析】**

本案为感受疫毒之邪之疫毒痢。热毒壅滞肠间，气滞不畅而致身热、便脓血。故用白头翁汤去黄柏加黄芩清热化湿，解毒止痢；当归赤小豆汤加赤芍和血化湿祛瘀浊，即有行血便脓自愈之意；淡豆豉疏透解表，焦楂炭清胃肠积滞，两药配用使表里同清。

## 案7　肾阴不足，肝火刑金致阳明气滞

葛左　肾阴不足，肝火有余，小溲频数，肛门坠胀，内痔便血。拟清养肺肾，取金水相生之义。

细生地三钱　西洋参一钱五分　炒槐花（包）三钱　朱灯心二扎　粉丹皮二钱

大麦冬二钱　京赤芍二钱　脏连丸（包）八分　黑山栀一钱五分　生草梢六分

淡竹茹一钱五分

**【赏析】**

肾阴不足，肝火有余上刑肺金，影响水道通利，且肺与大肠相表里。肺气失于通调，而致阳明大肠气滞不畅而肛坠、便秘，故用西洋参、生地、麦冬滋养肾阴，丹皮、山栀泻肝火、清肝热，竹茹、灯心、甘草梢清热通利水道，脏连丸加赤芍凉血止血。

## 案8　脾寒肝虚，血失藏统

孙右　脾脏受寒，不能摄血，肝虚有热，不能藏血，血渗大肠，肠内有热，经事不调。拟黄土汤两和肝脾，而化湿浊。

炮姜炭八分　炒白芍一钱五分　炒于术一钱五分　陈皮一钱　阿胶珠二钱　炙甘草六分　灶心黄土（包煎）四钱

复诊　肠红大减，未能尽止，经事愆期，胸闷纳少，脾胃薄弱，运化失常。再拟和肝脾、化湿热，佐以调经。

原方加大砂仁（研、后下）八分　生熟谷芽（各）三钱。

【赏析】

脾虚肝虚有热而致便血，治宜温阳健脾，柔肝养血止血，故用黄土汤去附子，恐其刚燥太过，去生地防其过凉。改用炮姜温脾阳，陈皮健脾运，白芍柔肝木。药后便血即减，但经事愆期，乃脾虚失运，营血生化不足。故原方加砂仁、谷芽以健脾运，以助营血生化，俾望能营血充沛而经癸得调。

## 案9　肝脾两虚，血失藏统

丁左　便血色紫，腑行不实，纳谷衰少，此远血也。近血病在腑，远血病在脏，脏者肝与脾也。血生于心，而藏统之职，司于肝脾。肝为刚脏，脾为阴土，肝虚则生热，热迫血以妄行；脾虚则生寒，寒涩血而失道，藏统失职，血不归经，下渗大肠，则为便血。便血之治，寒者温之，热者清之，肝虚者柔润之，脾虚者温运之，一方能擅刚柔温清之长，惟《金匮》黄土汤最为合拍，今宗其法图治。

土炒于术一钱五分　阿胶珠二钱　炒条芩一钱五分　灶心黄土（荷叶包煎）四钱　陈广皮一钱　炙甘草五分　炒白芍一钱五分　抱茯神三钱　炮姜炭五分　炙远志一钱

【赏析】

血生于心，而藏统之职，司于肝脾，故用黄土汤去地黄、附子，加炮姜温阳健脾止血；白芍柔养肝木，使血得肝藏；茯神、远志养心，使血生有主，心脾肝各有所主则病可愈也。

## 案10　肾阴不足，湿热郁肠

郑左　肾主二便，肾阴不足，湿热郁于大肠，便结带血，宜养阴润肠，清化湿热。

全当归二钱　京赤芍二钱　小生地三钱　侧柏炭二钱　槐花炭三钱　炒黑荆芥一钱　生首乌三钱　全瓜蒌四钱　火麻仁三钱　干柿饼三钱　杜赤豆一两

**【赏析】**

肾阴不足，肠道失于润养，更因湿热郁遏，故致便结干燥出血。方用当归、生地、首乌养血滋液；瓜蒌、麻仁润肠；配以槐花散去枳壳加赤小豆、柿饼清利大肠湿热而止血。

### 案 11　气血不足，心脾两虚

钱右　脾虚不能统血，肝虚不能藏血，血渗大肠，便血屡发，头痛眩晕，心悸少寐，脉象细弱。拟归脾汤加减。

潞党参钱半　米炒于术钱半　清炙草五分　当归身二钱　大白芍二钱　朱茯神三钱　炒枣仁三钱　阿胶珠三钱　炒黑荆芥一钱　槐花炭三钱　左牡蛎（先煎）四钱　花龙骨（先煎）三钱　藕节炭二枚　干柿饼三钱

**【赏析】**

本案反复便血，病程较长，气血俱显不足，心脾两虚，故仿归脾汤意健脾养心，益气补血为主，配以槐花、荆芥、藕节祛风理血止血。血虚阳浮而见头晕少寐，故加白芍、牡蛎滋阴潜阳。柿饼可治各种便血。用阿胶可增加止血之功，先生于便血方中常配合使用。

### 案 12　阴虚血少，肝木侮土

姚左　阴分不足，肝火入营，血渗大肠，内热，咽喉干燥，头胀眩晕。宜养阴清营。

西洋参钱半　生甘草六分　炒黑荆芥一钱　槐花炭三钱　抱茯神三钱　天花粉三钱　肥知母二钱　小生地三钱　生白赤芍（各）二钱　川贝母二钱　甘菊花三钱　嫩钩钩（后入）三钱　黑芝麻三钱　干柿饼三枚

**【赏析】**

阴虚血少，肝木失涵，上扰清阳，横逆侮土，血行失统下出而为便血。治宜养阴柔肝清热。方用西洋参、天花粉、生地、芝麻养血滋阴增液，补阴分之不足；槐花、荆芥、赤芍、柿饼清肠止血；茯神、菊花、钩藤、白芍柔肝平潜亢阳止头眩；知母、川贝清虚热，润燥止咽燥。

### 案 13　脾虚湿蕴，复感外邪

胡左　风淫于脾，湿热入营，血渗大肠，便血又发，内热溲赤，纳谷不旺，苔薄腻黄，脉濡滑而数，虑其缠绵增剧。急宜清营去风，崇土化湿。

炒黑荆芥穗一钱　槐花炭三钱　云苓三钱　生白术一钱五分　生甘草五分　西茵陈二钱　生苡仁四钱　焦谷芽四钱　侧柏炭一钱五分　杜赤豆一两　陈皮一钱　干柿饼三钱　藕节炭二枚

**【赏析】**

患者夙有便血之疾，脾胃已虚，更遭外邪而引发旧恙。溲赤、脉数、苔黄腻，是内有湿热蕴遏。故用槐花散加赤小豆、柿饼清肠凉血止血；茯苓、茵陈、苡仁清化脾胃湿浊郁热；白术、陈皮、谷芽健运振奋已虚之脾气。诸药合用达到清营祛风，崇土化湿之目的。

# 二十九、胀满

### 脾虚木乘，湿热互结

丁左　脾虚木乘，浊气凝聚，脘腹胀满，内热口燥，腑行燥结，脉象弦细，舌质红绛。证势沉重，宜健脾运分消而泄厥气。

南沙参三钱　川石斛三钱　连皮苓四钱　生白术二钱　陈广皮一钱　白蒺藜三钱　大腹皮二钱　地枯萝三钱　炒香九谷虫三钱　冬瓜皮三钱　陈葫芦瓢四钱

【赏析】

脘腹胀满而见大便干结，舌红口燥，脉弦细等，为湿热互结、浊邪停聚之候。治当健脾化湿，佐以白蒺藜疏肝理气，则胀满自消。

# 三十、黄疸

## 案1　湿热并重阳黄

朱右　温病初愈，因饮食不谨，湿热积滞互阻中焦，太阴健运无权，阳明通降失司，以致脘腹胀闷，不思纳谷，一身尽黄，小溲短赤如酱油色，苔薄腻黄，脉濡滑而数。黄疸已成，非易速瘥。拟茵陈四苓合平胃加减。

西茵陈一钱五分　连皮苓四钱　猪苓二钱　陈广皮一钱　黑山栀二钱　福泽泻一钱五分　炒麦芽三钱　制苍术一钱　制川朴一钱　六神曲三钱　炒苡仁三钱

【赏析】

患者身黄、脘腹胀闷、不思饮食、小溲短赤、苔薄黄腻、脉濡滑数，为黄疸之阳黄，湿热并重之证。丁氏仿茵陈四苓散（茵陈、白术、泽泻、茯苓、猪苓）合平胃散（苍术、厚朴、陈皮、甘草、生姜、大枣），加麦芽、神曲消食导滞，苡仁健脾化湿。共奏清热利湿退黄、行气运脾和胃之效。

## 案2　湿蕴募原，郁阻气分

陈左　喉痧之后，滋阴太早，致伏温未发，蕴湿逗留募原，着于内而现于外，遂致遍体发黄，目珠黄，溺短赤，身热晚甚，渴喜热饮，肢节酸疼，举动不利，苔薄腻黄，脉濡数。温少湿多，互阻不解，缠绵之症也。姑拟清宣气分之温，驱逐募原之湿，俾温从外达，湿从下趋，始是病之去路。

清水豆卷八钱　忍冬藤三钱　连翘壳三钱　泽泻一钱五分　西茵陈一钱五分　黑山栀二钱　猪苓二钱　制苍术七分　粉葛根一钱五分　通草八钱　鸡苏散（包）三钱　甘露消毒丹（包煎）八钱

**【赏析】**

本案温毒病之后，余热未清，过早滋阴，致湿蕴募原，阻闭清阳，湿热交困，郁阻气分，蕴毒上行，气机不通。治用清水豆卷、葛根、鸡苏散清除余邪；连翘壳、忍冬藤清热解毒；茵陈、山栀、甘露消毒丹清热利湿退黄；苍术燥湿；猪苓、通草、泽泻利尿。诸药合之，使温邪外达，湿邪下趋，病有转机之望。

## 案3 湿热蕴郁于内，外阻经络肌肤

褚左 躬耕南亩，曝于烈日，复受淋雨，又夹食滞，湿着于外，热郁于内，遂致遍体发黄，目黄溲赤，寒热骨楚，胸闷脘胀，苔腻薄，脉浮紧而数。急仿麻黄连翘赤豆汤意。

净麻黄四分 赤茯苓三钱 六神曲三钱 连翘壳三钱 枳实炭一钱 福泽泻一钱五分 淡豆豉三钱 苦桔梗一钱 炒谷麦芽（各）三钱 西茵陈一钱五分 杜赤豆一两

**【赏析】**

本案属于阳黄初起兼有表证，治仿仲景麻黄连翘赤小豆汤（麻黄、杏仁、生梓白皮、连翘、赤小豆、甘草、生姜、大枣）合葱豉桔梗汤（葱白、豆豉、连翘、薄荷、栀子、竹叶、桔梗、甘草），加神曲、枳实炭消食导滞；赤茯苓、泽泻化湿利水，使湿热之邪从小便而去。

## 案4 湿遏热伏，困阻中焦之阳黄

孔左 素体阴虚，湿从热化，熏蒸郁遏，与胃中之浊气相并，遂致遍体发黄，目黄溲赤，肢倦乏力，纳谷减少，舌质淡红。从阳疸例治之。

西茵陈二钱五分 赤猪苓（各）三钱 通草八分 冬瓜皮四钱 黑山栀二钱 泽泻一钱五分 飞滑石（包煎）三钱 白茅根（去心）二扎 生白术一钱五分 杜赤豆一两

**【赏析】**

患者素体阴虚火旺，湿从热化，湿遏热壅，胆汁不循常道，溢于肌肤，故身目色黄；热耗津液，膀胱为邪热所扰，气化不利，故溲赤；湿热并重，湿困脾胃，与胃中浊气相并，故纳少；脾胃运化功能减弱，气血生化乏源，故肢倦乏力。故丁氏仿照茵陈四苓散（茵陈、茯苓、猪苓、泽泻、白术）利湿化浊，佐以清热。

## 案5　脾肾阳虚，水湿内停

金君　躁烦郁虑，心脾两伤，火用不宣，脾阳困顿，胃中所入水谷，不生精微，而化为湿浊，着于募原，溢于肌肤，以致一身尽黄，色晦而暗，纳少神疲，便溏如白浆之状。起自仲夏，至中秋后，脐腹膨胀，腿足木肿，步履艰难。乃土德日衰，肝木来侮，浊阴凝聚，水湿下注，阳气不到之处，即水湿凝聚之所。证情滋蔓难图也，鄙见浅陋，恐不胜任。拙拟助阳驱阴，运脾逐湿，是否有当，尚希教正。

熟附块一钱五分　连皮苓四钱　西茵陈一钱五分　淡干姜八分　陈广皮一钱　胡芦巴一钱五分　米炒于术二钱　大腹皮二钱　大砂仁（研、后下）八分　清炙草五分　炒补骨脂一钱五分　陈葫芦瓢四钱　金液丹（吞服）二钱

**【赏析】**

本案鼓胀乃黄疸日久，致肝、脾、肾之脏功能障碍引起，实中有虚，故治疗遵循《素问·至真要大论》所云"衰其大半而止"的原则。投以附子理中汤合真武汤化裁，以获补脾肾、温阳气、散寒邪、利水湿之效。

## 案6　脾胃虚弱，湿浊内生

卫左　饥饱劳役，脾胃两伤，湿自内生，蕴于募原，遂致肌肤色黄，目黄溲赤，肢倦乏力，纳谷衰少，脉濡，舌苔黄。谚谓脱力黄病，即此类也。已延两载，难许速效，仿补力丸意，缓缓图之。

炒全当归一两　　云茯苓一两四钱　　炒西秦艽一两　　大砂仁（后下）五钱　　紫丹参一两　　盐水炒怀牛膝一两　　炒六神曲一两四钱　　炒赤芍一两　　米泔水浸炒制苍术八钱　　盐水炒厚杜仲一两　　炒苡仁二两　　生晒西茵陈二两　　土炒白术一两　　煅皂矾五钱　　炒陈广皮七钱　　炒福泽泻八钱

上药各研为细末，用大黑枣六两，煮熟去皮核，同药末捣烂为丸，晒干。每早服三钱，开水送服。

**【赏析】**

本案所谓"脱力黄病"，其病机为脾胃虚弱，气血不足，湿浊内生，蕴于募原，迁延不愈，病久及肾。故仿黄胖丸（皂矾、针砂、苍术、厚朴、蜜糖）合茵陈四苓散，加当归，丹参、黑枣养血；怀牛膝、杜仲补肾；秦艽退黄；苡仁、神曲健脾等，共图补养气血、调理脾胃、益肾清热、利湿退黄之功。制成丸剂服，以之渐滋慢补，使脾胃得健，气血得复，即所谓"丸者缓也"之意。

## 案7　寒湿阻遏，肝郁血瘀之阴黄

周左　思虑过度，劳伤乎脾；房劳不节，劳伤乎肾。脾肾两亏，肝木来侮，水谷之湿内生，湿从寒化，阳不运行，胆液为湿所阻，渍之于脾，浸淫肌肉，溢于皮肤，遂致一身尽黄，面色黧黑，小溲淡黄，大便灰黑，纳少泛恶，神疲乏力，苔薄腻，脉沉细。阳虚则阴盛，气滞则血瘀，瘀湿下流大肠，故腑行灰黑而艰也。阴疸重症，缠绵之至。拟茵陈术附汤加味，助阳运脾为主，化湿祛瘀佐之，俾得离照当空，则阴霾始得解散。然乎否乎？质之高明。

熟附子块一钱五分　　连皮苓四钱　　紫丹参二钱　　大砂仁（研、后下）一钱　　生白术三钱　　陈广皮一钱　　藏红花八分　　炒麦芽三钱　　西茵陈二钱五分　　制半夏二钱　　福泽泻一钱五分　　炒苡仁四钱　　淡姜皮八分

**【赏析】**

本案黄疸属阴黄，为寒湿阻遏，肝郁血瘀之证。丁氏用茵陈术附汤（茵

陈、白术、附子、干姜、甘草）加味，健脾和胃，温化寒湿，佐以理气活血之剂，冀寒湿得以温化，肝郁得以疏解，血瘀得以疏通，病情渐入坦途。

### 案8 气滞血瘀，脾虚湿盛

韩女 室女经闭四月，肝失疏泄，宿瘀内阻，水谷之湿逗留，太阴、阳明、厥阴三经为病，始而少腹作痛，继则脘胀纳少，目黄溲赤，肌肤亦黄，大便色黑。现为黄疸，久则恐成血鼓。急拟运脾逐湿，祛瘀通经。

陈广皮一钱 赤猪苓（各）三钱 杜红花八分 制苍术一钱 大腹皮二钱 桃仁泥（包）一钱五分 制川朴一钱 福泽泻一钱五分 延胡索一钱 西茵陈二钱五分 苏木一钱五分 青宁丸（吞服）二钱五分

**【赏析】**

先哲曰"初病在经，久病入络"。本例三经为病，因素体气滞血瘀，故少腹作痛，继之水谷之湿逗留，湿从热化，湿热熏蒸肝胆，胆汁不循常道，溢于肌肤故身目黄染；湿热下注膀胱则溲赤；湿困脾胃，健运失司，故脘胀纳少；瘀湿下流大肠，故大便色黑。丁氏恐黄疸失治，日久入络，而成鼓胀，故急投运脾逐湿、祛瘀通经之剂，以防病情恶化。方中茵陈清热利湿退黄；赤苓、猪苓、泽泻淡渗利湿，通利小便；苍术除湿运脾；厚朴行气化湿消胀；陈皮理气和胃；大腹皮行气宽中；血蓄下焦，故用桃仁、红花、延胡索、苏木活血祛瘀通经。

### 案9 肝郁气滞为本，脾胃湿浊

刁左 抑郁起见，肝病传脾，脾不健运，湿自内生，与胃中之浊气相并，下流膀胱。膀胱为太阳之府，太阳主一身之表，膀胱湿浊不化，一身尽黄，小溲赤涩，食谷不消，易于头眩，此谷疸也。治病必求于本，疏肝解郁为主，和中利湿佐之。

银州柴胡一钱 云茯苓三钱 大砂仁（研、后下）八分 制苍白术（各）一

钱　全当归二钱　生熟谷芽（各）三钱　陈广皮一钱　炒赤芍一钱五分　生熟苡仁（各）三钱　制川朴一钱　西茵陈一钱五分　炒车前子（包煎）三钱　黑山栀二钱

**【赏析】**

患者情志不舒，气机怫郁，肝气横逆，脾失健运。"谷气不消，胃中苦浊，浊气下流，小便不通……身体尽黄，名曰谷疸"（《金匮要略·黄疸病》）。肝郁气滞为本，脾胃湿浊为标。治病必求于本，拟疏肝解郁为主治其本，佐以和中利湿治其标，辨证确切，治疗合理。

## 案 10　气血两虚，浊邪瘀阻之女劳疸

任右　经闭三月，膀胱急，少腹满，身尽黄，额上黑，足下热，大便色黑，时结时溏，纳少神疲，脉象细涩。良由寒客血室，宿瘀不行，积于膀胱少腹之间也。女劳疸之重症，非易速瘥。古方用硝石矾石散，今仿其意，而不用其药。

当归尾二钱　云茯苓三钱　藏红花八分　带壳砂仁（研、后下）八分　京赤芍二钱　桃仁泥（包）一钱五分　肉桂心三分　西茵陈一钱五分　紫丹参二钱　青宁丸（包煎）二钱五分　延胡索一钱　血余炭（包）一钱　泽泻一钱五分

**【赏析】**

本案女劳疸为肾虚夹有瘀血之重症，丁氏仿仲景硝石矾石散消瘀逐湿之意，选用当归、红花、赤芍、桃仁、肉桂、丹参、延胡索、血余炭消瘀；茯苓、带壳砂仁、茵陈、泽泻逐湿。组方用药可谓灵活合理。

## 案 11　脾胃受损，湿热交蒸

麦左　嗜酒生湿，湿郁生热，热在阳明，湿在太阴，熏蒸郁遏，如盦酱然，面目发黄，黄甚则黑，心中嘈杂，虽食甘香，如啖酸辣，小溲短赤，口干而渴，此酒疸也。姑拟清解阳明之郁热，宣化太阴之蕴湿，使热邪从肌表而解，湿邪从小便而出也。

粉葛根二钱　肥知母一钱五分　赤茯苓三钱　西茵陈三钱　黑山栀二钱　陈皮一钱　车前子（包煎）三钱　天花粉三钱　枳椇子三钱　生苡仁（煎汤代水）一两

【赏析】

《金匮要略·黄疸病》有五疸之称，即黄疸、谷疸、酒疸、女劳疸和黑疸。本例酒疸乃嗜酒过度、湿热内积而成，湿热不能由小便而出，因而成黄疸。湿热之邪熏蒸于上而心中嘈杂，口干而渴；湿热下注，膀胱气化不利则小便短赤；酒疸经久不愈则面目黄甚则黑。丁氏用清热利湿之法，使热邪从肌表而解，湿邪从小便而出。方中枳椇子一药，入脾经，能解酒、止渴、利小便。

## 案12　湿温初起，邪留三焦

高左　身热旬余，早轻暮重，夜则梦语如谵，神机不灵，遍体色黄，目黄溺赤，口干欲饮，舌干灰腻，脉象左弦数右濡数。伏邪湿热逗留募原，如盦酱然。湿热挟痰，易于蒙蔽清窍，清阳之气失旷，加之呃逆频频，手足蠕动，阴液暗耗，冲气上升，内风煽动，湿温黄疸，互相为患，颇虑痉厥之变！急拟生津而不滋，化湿而不燥，清宣淡渗，通利三焦，勿使邪陷厥阴，是为要策。

天花粉三钱　朱茯神三钱　鲜石菖蒲一钱　黑山栀二钱　益元散（包）三钱　柿蒂十枚　嫩钩藤（后入）三钱　西茵陈二钱五分　嫩白薇一钱五分　炒竹茹一钱五分　白茅根（去心）二扎

【赏析】

本案属湿温证邪留三焦，病在气分，未传血分。身热旬余，但非壮热不退，脉象左弦数，故为阴虚发热。丁氏用白薇退虚热；天花粉清热生津而不滋腻，清养肺胃之阴；茯神、菖蒲开心窍；山栀清泄三焦湿热；茅根清热利尿；益元散清热利湿，镇心安神；嫩钩藤清热熄风平肝；茵陈清热利湿退黄；柿蒂降逆气；竹茹清热化痰止呕。综观配方，开窍不用芳香之品，以防耗伤正气；化湿不用燥性厚朴，以恐耗伤津液；养阴也不用生地、玄参，因病在气分而未传入血分之故也。立法遣药，颇具巧思。

### 案13　湿阻热蕴阳黄

郭左　蕴湿内阻，与阳明浊气相并，胸闷纳少，遍体色黄。姑拟茵陈四苓加味。

西茵陈三钱　连皮苓四钱　猪苓二钱　福泽泻钱半　陈广皮一钱　制苍术八分　制川朴一钱　黑山栀二钱　清水豆卷四钱　炒谷麦芽（各）三钱　佩兰梗钱半　通草八分　佛手八分

【赏析】

《金匮要略·黄疸病》曰："黄家所得，从湿得之"，又云："诸病黄家，但利其小便。"本例黄疸证属阳黄，以湿热为主，故丁氏用化湿利小便之法。清热化湿可以退黄，淡渗利湿可使湿热从小便而去，从而达到热清湿化黄退的作用。

### 案14　肝郁脾虚，湿热下注

郑左　黄疸渐愈，腹痛时作，阴囊肿胀，肝失疏泄，清气不升，仍宜泄肝扶土。

连皮苓四钱　西茵陈钱半　全瓜蒌（切）四钱　金铃子二钱　紫丹参二钱　生白术二钱　川石斛三钱　陈橘核四钱　全当归二钱　西秦艽二钱　荔枝核（炙）五枚　枸橘（打）一枚

【赏析】

患者湿热余邪随经下注于足厥阴肝经及任脉，气机逆乱，流窜于下，再者脾虚清气不升而下陷，故成疝气。丁氏用带皮苓、白术健脾化湿；茵陈清热利湿；瓜蒌清热散结；川楝子、枸橘疏肝理气止痛；秦艽清热利湿止痛；丹参、当归活血止痛；橘核、荔枝核理气散结止痛；湿热伤及下焦，恐劫灼真阴，故用石斛养阴清热。

### 案15　脾虚湿蕴

罗左　脾土不运，蕴湿留恋，面浮足肿，小溲泽黄，脉象濡滑，宜健脾化湿。

生白术三钱　连皮苓四钱　猪苓二钱　福泽泻钱半　西茵陈钱半　陈皮一钱　大腹皮二钱　汉防己三钱　生熟苡仁（各）三钱　冬瓜子皮（各）三钱　淡姜皮五分　杜赤豆一两

二诊　面浮足肿，临晚更甚，脉象左弦右濡，脾土虚弱，蕴湿留恋，再宜运脾化湿。

生白术三钱　连皮苓四钱　陈木瓜二钱　福泽泻钱半　西茵陈钱半　大腹皮二钱　川牛膝二钱　冬瓜子皮（各）二钱　汉防己二钱　淡姜衣五分　生熟苡仁（各）三钱

【赏析】

《素问·至真要大论》曰："诸湿肿满，皆属于脾。"脾主运化，本例脾虚失运，不为胃运化津液及水液，致水湿停滞，而出现面浮足肿，脉濡滑；蕴湿留恋，郁而化热，湿热下移膀胱，则小溲泽黄。丁氏仿茵陈四苓散合五皮饮，以达脾胃健运，湿浊得化之效。

### 案16　脾虚生湿，湿郁生虫

黄左　脾虚生湿，湿郁生虫，虫积腹痛，时作时止，食入之后更甚，目球黄，小溲赤。宜理脾和胃，化湿杀虫。

连皮苓四钱　生白术二钱　猪苓二钱　福泽泻钱半　西茵陈二钱　陈广皮一钱　使君肉三钱　春砂壳（后下）八分　陈鹤虱三钱　白雷丸钱半　炒赤芍二钱　炒谷芽三钱　炒苡仁三钱

【赏析】

本案脾虚生湿，湿郁生虫，虫子内扰，气机郁滞，故腹痛；虫安暂伏，气得疏通，则痛后如常；蛔虫钻入胆道，胆汁不循常道而外溢，故目黄；湿郁化热，下移膀胱，故溲赤。丁氏用茵陈四苓汤清热利湿退黄；加陈皮、砂壳理气和胃；谷芽健脾；苡仁健脾渗湿；赤芍清热止痛；使君肉、陈鹤虱、雷丸杀虫。药到病自去。

## 案 17　脾阳虚弱，气机郁阻

陈左　脾阳不运，湿浊凝聚募原之间，腹胀如鼓，纳谷减少，目黄溲赤，证势沉重，姑拟健运分消。

生白术三钱　福泽泻钱半　大腹皮二钱　连皮苓四钱　西茵陈钱半　猪苓二钱　陈广皮一钱　鸡金炭三钱　生熟苡仁（备）三钱　地枯萝三钱　冬瓜子皮（各）三钱　陈葫芦瓢四钱　炒香五谷虫三钱

鼓胀丸八十一粒，每次服九粒，每日服三次。

二诊　添入小温中丸半钱（吞服）。

【赏析】

本案脾阳不运，湿浊凝聚，郁而化热，湿热内壅，气机郁阻。丁氏既不过用寒凉之药清热，亦不投苦燥之剂化湿，选用通阳之法亦并非用温药温补阳气，而在于化气利湿，通利小便，使气机宣通，水道通调，则湿邪从小便而去。

## 案 18　寒湿阻遏之阴黄

汪左　抑郁伤肝，肝木克脾，脾弱生湿，水湿泛滥，遍体浮肿，胸闷纳少，小溲短赤，肌肤姜黄，似兼阴疸之象。姑拟茵陈四苓散合滋肾通关丸。

西茵陈钱半　福泽泻钱半　汉防己二钱　冬瓜皮四钱　熟附片八分　陈广皮一钱　生白术三钱　连皮苓四钱　猪苓三钱　大腹皮二钱　炒谷麦芽（各）三钱　滋肾通关丸（包煎）钱半

二诊　腿足浮肿，大腹胀满，肌肤色黄，纳少溲赤，脉象沉细。脾肾阳虚，水湿泛滥，浊阴上干阳位，证势非轻。再拟茵陈术附合五苓散加减。

西茵陈钱半　熟附块一钱　生白术钱半　川桂枝六分　福泽泻钱半　大腹皮钱半　汉防己三钱　生熟苡仁（各）三钱　连皮苓四钱　赤猪苓（各）三钱　陈广皮一钱　淡姜皮五分　冬瓜皮四钱　陈葫芦瓢四钱

【赏析】

本案阳黄湿重于热，迁延日久，损伤阳气，湿从寒化，转为阴黄。一诊虽为阳黄湿重于热，但黄疸色黄如姜，丁氏预料阳黄会转化成阴黄，在选用茵陈四苓散合滋肾通关丸的基础上，配以附子温中而化寒湿，体现了其"治未病"的思想。二诊时已转为阴黄，丁氏改用茵陈术附汤合五苓散加减，并加大附子、汉防己剂量，以增强温阳利水之功。

### 案19　寒湿化热，脾胃湿热内蕴

陈左　呕恶已止，胸闷略舒，口干渴喜热饮，目黄身黄，小溲短赤，寒化为热，挟湿互阻中焦，脾胃为病。虑其增剧，再宜理脾和胃，芳香化湿。

连皮苓四钱　猪苓二钱　藿香梗钱半　福泽泻二钱　陈广皮一钱　佩兰梗钱半　仙半夏钱半　枳实炭一钱　绵茵陈钱半　白蔻壳八分　炒谷芽三钱　炒麦芽三钱　清水豆卷四钱　甘露消毒丹四钱（荷叶包刺孔）

【赏析】

本案患者痰浊祛除，但寒湿化而未清，郁而化热，脾胃湿热内蕴。丁氏用茵陈清热解毒，利湿退黄；猪苓、茯苓、泽泻淡渗利湿，通利小便；加藿香、佩兰、蔻壳芳香化浊，宣利气机，助化湿退黄之力；二陈汤理气和中；甘露消毒丹利湿化浊，清热解毒；清水豆卷分利湿热；炒麦芽、炒谷芽健脾；复以荷叶包，取其升养脾胃之清气，与枳实相伍，一升清，一降浊，使清升浊降，脾胃调和，正合"脾宜升则健，胃宜降则和"之理。

### 案20　脾阳不运，阻滞气机

李右　脾阳不运，蕴湿内阻，纳谷减少，神疲肢倦，面色萎黄，脉象濡滑，舌苔灰腻。湿为阴邪，非温不化，今拟温运太阴，芳香化湿。

生白术二钱　连皮苓四钱　熟附片五分　陈广皮一钱　福泽泻钱半　春砂壳八分　炒谷麦芽（各）三钱　藿香梗钱半　佩兰梗钱半　清水豆卷四钱　佛手八分

二诊　蕴湿略化，谷食渐香，而泛泛作恶，神疲肢倦，舌苔灰腻，脉象濡滑。脾阳不运，胃有痰浊，仍宜温运中阳，芳香化湿。

生白术二钱　连皮苓四钱　熟附片七分　福泽泻钱半　陈广皮一钱　仙半夏二钱　炒谷麦芽（各）三钱　藿香梗钱半　佩兰梗钱半　春砂壳（后下）八分　陈香橼皮八分

**【赏析】**

脾为湿土之脏，职司运化。本例素禀脾阳不足，健运失司，湿浊内生，郁遏清阳，阻滞气机。湿为阴邪，得温则化，故丁氏用茵陈利湿退黄；附子温中散寒化湿；茯苓、泽泻淡渗利湿，以增强其除湿之功；藿香、佩兰芳香化湿。二诊时脾病及胃，胃有痰浊，加大附子重量，并配以半夏燥湿化痰，降逆止呕，随证用药，贴切病情，辨证施治灵活。

### 案21　湿温困阻中焦

朱左　湿热蕴于募原，脾胃为病，胸闷不思饮食，遍体发黄，小便短赤，宜茵陈四苓合平胃散加减。

西茵陈钱半　福泽泻钱半　制川朴一钱　黑山栀二钱　连皮苓四钱　陈广皮一钱　赤猪苓（各）三钱　制苍术八分　佩兰梗钱半　白通草八分　枳实炭一钱　甘露消毒丹（包煎）四钱

**【赏析】**

本案为湿温之邪留恋气分，困阻中焦，脾胃枢机不利，三焦气化失司所致。茵陈一味，乃丁氏配方中之君药，最善清利湿热，退黄疸，为泄脾胃湿热，治黄疸阳黄之君药，辅以山栀清泄三焦湿热，使湿热从小便而解。

## 案 22　湿遏热伏，胃气上逆

朱左　诊脉三部弦小而数，右寸涩，关濡，尺细数，舌苔腻黄。见症胸痹痞闷，不进饮食，时泛恶，里热口干不多饮，十日未更衣，小溲短赤浑浊，目珠微面黄，色灰暗无华，饮食不良由肾阴早亏，湿遏热伏，犯胃贯膈，胃气不得下降所致。脉症合参，证属缠绵，阴伤既不可滋，湿甚又不可燥，姑拟宣气泄肝，以通阳明，芳香化浊，而和枢机。

瓜蒌皮三钱　赤茯苓三钱　江枳实一钱　荸荠梗一钱五分　薤白头（酒炒）一钱　福泽泻一钱五分　炒竹茹一钱五分　鲜枇杷叶三片　绵茵陈一钱五分　仙半夏二钱　通草八分　银柴胡一钱　水炒川连四分　鲜藿佩（各）二钱　块滑石（包煎）三钱

二诊　脉左三部细小带弦，右寸涩稍和，关濡尺细，舌苔薄腻而黄。今日呕恶渐减，胸痞依然，不思纳谷，口干不多饮，旬日未更衣，小溲短赤浑浊，目珠微黄，面部晦色稍开。少阴之分本亏，湿热挟痰滞互阻中焦，肝气横逆于中，太阴健运失常，阳明通降失司。昨投宣气泄肝，以通阳明，芳香化浊，而和枢机之剂，尚觉合度，仍守原意扩充。

仙半夏二钱　赤茯苓三钱　银柴胡一钱　绵茵陈一钱五分　上川雅连五分　鲜藿香佩兰（各）二钱　广郁金一钱五分　建泽泻一钱五分　瓜蒌皮三钱　炒枳实一钱　生熟谷芽（各）三钱　薤白头（酒炒）一钱　块滑石（包煎）三钱　炒竹茹一钱五分　通草八分　鲜枇杷叶（去毛、包煎）三片　鲜荷梗一尺

三诊　呕恶已止，湿浊有下行之势，胸痞略舒，气机有流行之渐，惟纳谷衰少，小溲浑赤，苔薄黄，右脉濡滑，左脉弦细带数。阴分本亏，湿热留恋募原，三焦宣化失司，脾不健运，胃不通降，十余日未更衣，肠中干燥，非宿垢可比，勿咀嚼下达也。今拟理脾和胃，祛寒泄热，淡味渗湿。

瓜蒌皮三钱　赤茯苓三钱　黑山栀一钱五分　鲜荸荠梗三钱　薤白头（酒炒）一钱　炒枳实七分　通草八分　鲜枇杷叶（去毛，包煎）三片　仙半夏二钱　川贝母二钱　块滑石（包煎）三钱　鲜荷梗一尺　水炒川连四分　鲜藿香佩兰（各）

二钱 生熟谷芽（各）三钱

四诊 胸痞十去七八，腑气已通，浊气已得下降。惟纳谷衰少，小溲短赤浑浊，临晚微有潮热，脉象右濡滑而数，左弦细带数，苔薄腻微黄。肾阴亏于未病之先，湿热逗留募原，三焦宣化失司，脾胃运行无权。叶香岩先生云：湿热为黏腻熏蒸之邪，最难骤化，所以缠绵若此也。再拟宣气通胃，苦降渗湿。

清水豆卷八钱 赤茯苓三钱 银柴胡一钱 鲜枇杷叶（去毛、包煎）四片 鲜荷梗一尺 黑山栀一钱五分 炒枳实八分 块滑石（包煎）三钱 仙半夏二钱 川贝母二钱 通草八分 谷麦芽（各）三钱 川黄连三分 鲜藿香佩兰（各）二钱 瓜蒌皮三钱 荸荠梗一钱五分

五诊 门人余继鸿接续代诊。小溲浑赤渐淡，胃气来复，渐渐知饥。头眩神疲，因昨晚饥而未食，以致虚阳上扰也。脘痞已除，午后仍见欠舒，良由湿热之邪，旺于午后，乘势而熏蒸也。脾胃虽则渐运，而三焦之间，湿热逗留，一时未能清彻。口涎甚多，此脾虚不能摄涎也。今拟仍宗原法中加和胃运脾之品。

清水豆卷六钱 赤茯苓三钱 块滑石（包煎）三钱 鲜枇杷叶（去毛、包煎）四片 鲜荷梗一尺 黑山栀一钱五分 生于术八分 通草八分 仙半夏一钱五分 谷麦芽（各）三钱 炒枳实八分 鲜藿香佩兰（各）二钱 杭菊花一钱五分 瓜蒌皮三钱 川贝母二钱 橘白络（各）一钱 荸荠梗一钱五分

六诊 饮食渐增，口亦知味，脾胃运化之权，有恢复之机，小溲赤色已淡，较昨略长，湿热有下行之势，俱属佳征。神疲乏力，目视作胀，且畏灯亮，此正虚浮阳上扰也。口涎渐少，脾气已能摄涎。舌苔薄腻，而黄色已化，脉象右寸关颇和，左关无力，两尺细软，邪少正虚。再拟温胆汤，加扶脾宣气而化湿热之品，标本同治。

清水豆卷六钱 赤茯苓三钱 川贝母二钱 鲜枇杷叶四片 鲜荷梗一尺 生于术一钱五分 橘白络（各）八分 谷麦芽（各）三钱 杭菊花一钱五分 广郁金一钱 生苡仁三钱 炒竹茹一钱五分 仙半夏一钱五分 鲜藿香佩兰（各）二钱 通草

八分　建兰叶三片

本方本用枳实、栝蒌皮两味，因大便又行兼溏，故去之。

七诊　腹胀已舒，饮食亦香，小溲渐清，仅带淡黄色，昨解大便一次颇畅，作老黄色，久留之湿热滞浊，从二便下走也。今早欲大便未得，略见有血，良由湿热蕴于大肠血分，乘势外达，可无妨碍。脾胃运化有权，正气日渐恢复，当慎起居，谨饮食，不可稍有疏忽，恐其横生枝节也。再与扶脾宣化，而畅胃气。

生于术一钱　朱茯苓三钱　通草八分　鲜荷梗一尺　鲜藕节三枚　清水豆卷四钱　橘白络（各）一钱　川贝母二钱　仙半夏一钱五分　生苡仁三钱　谷麦芽（各）三钱　京赤芍一钱五分　炒竹茹一钱五分　杭菊花一钱五分　建兰叶三片　荸荠梗一钱五分

八诊　脾胃为资生之本，饮食乃气血之源，正因病而虚，病去则正自复。今病邪已去，饮食日见增加，小溲渐清，略带淡黄，三焦蕴留之湿热，从二便下达，脾胃资生有权，正气日振矣。舌根腻，未能尽化，脉象颇和，惟尺部细小。再与扶脾和胃，而化余湿。

生于术一钱　朱茯苓三钱　谷麦芽（各）三钱　鲜荷梗一尺　鲜建兰叶二片　清水豆卷四钱　橘白络（各）一钱　穭豆衣一钱五分　仙半夏一钱五分　生苡仁三钱　炒杭菊一钱五分　炒竹茹一钱五分　鲜藿香佩兰（各）二钱　通草八分

九诊　脉象渐渐和缓，脏腑气血，日见充旺，病后调养，饮食为先，药物次之。书云：胃以纳谷为宝。又云：无毒治病，十去其八，毋使过之，伤其正也。补养身体，最冲和者，莫如饮食。今病邪尽去，正宜饮食缓缓调理，虽有余下微邪，正足则自去，不必虑也。再与调养脾胃，而化余邪。

生于术一钱五分　橘白络（各）一钱　谷麦芽（各）三钱　鲜荷梗一尺　清水豆卷四钱　生苡仁三钱　佩兰梗一钱五分　建兰叶二片　朱茯神二钱　生淮药二钱　穭豆衣一钱五分　炒杭菊一钱五分　鲜佛手一钱　通草八分

十诊　病邪尽去，饮食颇旺，脉象和缓有神，正气日见充旺。小便虽长，色带黄，苔薄腻，余湿未尽。四日未更衣，因饮食多流汁之故，非燥结可比，不足虑也。当此夏令，还宜慎起居，节饮食，精心调养月余，可以复元。再拟健运脾胃，而化余湿。

生于术一钱五分　瓜蒌皮三钱　川贝母三钱　鲜佩兰三钱　清水豆卷四钱　朱茯神三钱　薏苡仁三钱　通草一钱　鲜荷梗一尺　橘白络（各）一钱　生熟谷芽（各）三钱

【赏析】

本例病案一至八诊均用鲜枇杷叶，是取其和胃降逆止呕之功效。该药香而不燥，故无伤阴之虞。正如《重庆堂随笔》所曰："枇杷叶，……香而不燥，凡湿温、疫疠、秽毒之邪在胃者，皆可用以澄浊气而廓中州。"又如《本草纲目》记载："枇杷叶，治肺胃之病，大都取其下气之功耳。气下则火降痰顺，而逆者不逆，呕者不呕，渴者不渴，咳者不咳矣。"

# 三十一、肿胀

## 案1　邪犯肺胃，阻滞中焦

朱女　痧子后，因谷食不谨，积滞生湿，湿郁化热，阻于募原，太阴失健运之常，阳明乏通降之职，遂致脘腹膨胀，小溲不利，咳嗽气喘，面目虚浮，身热肢肿，苔干腻而黄，脉弦滑，右甚于左。肿胀之势渐著，急拟疏上焦之气机，通中宫之湿滞，去其有形，则无形之热自易解散。

淡豆豉三钱　黑山栀一钱五分　枳实炭一钱五分　光杏仁三钱　川贝母三钱　桑白皮二钱　陈广皮一钱　大腹皮二钱　莱菔子（炒、研）二钱　福泽泻一钱五分　鸡金炭二钱　茯苓皮三钱　冬瓜子皮（各）三钱

【赏析】

患者痧子透发顺利，但肺经温邪化而未清，挟温热阻滞中焦脾胃。仿仲景枳实栀子豉汤法合五皮饮。方中淡豆豉疏解宣发，退表热；山栀清三焦湿热；枳实炭、鸡金炭消食导滞；杏仁宣肺止咳；川贝母清热润肺止咳；桑白

皮肃降肺气，通调水道；陈皮、大腹皮理气兼以化湿；莱菔子消食除胀、降气；冬瓜子皮润肺利水；泽泻清湿热、利小便；茯苓皮健脾利水渗湿。诸药相合，共奏疏上焦肺气、通中焦湿滞、渗下焦水气之效。

### 案2　外邪犯肺，湿热蕴结

程女　肺有伏风，痰气壅塞，脾有湿热，不能健运，以致咳嗽气逆，面浮四肢肿，食入腹胀有形，小溲不利，苔薄腻，脉浮滑，势成肿胀。急拟疏风宣肺，运脾逐湿，庶免加剧耳。

紫苏叶一钱　青防风一钱　光杏仁三钱　象贝母三钱　连皮苓四钱　陈广皮一钱　桑白皮二钱　大腹皮二钱　莱菔子（炒研）三钱　枳实炭一钱　汉防己三钱　冬瓜子皮（各）三钱

【赏析】

本案患者外有表邪，内有湿热，丁氏用疏解除湿之法，表里同治，不使内外合邪，从而取得满意的疗效。方中紫苏叶、防风、杏仁疏风宣肺；贝母化痰止咳；陈皮、茯苓健脾化湿；桑白皮、莱菔子降肺气；汉防己、大腹皮、冬瓜子皮利水；枳实炭化痰消积。诸药组方，使外邪无所依存，湿浊得以泄化，必使病情好转。

### 案3　脾肾阳虚，寒水停聚

陈左　大腹膨胀，鼓之如鼓，脐突青筋显露，形瘦色萎，脉沉细，舌无苔。由于脾肾之阳大伤，虚气散逆，阳气不到之处，即浊阴凝聚之所。阅前方均用理气消胀之剂，胀势有增无减，病延一载，虚胀无疑。姑仿《内经》旨塞因塞用之法，冀望应手为幸。

炒潞党参三钱　熟附块一钱　淡干姜六分　清炙草六分　连皮苓四钱　陈广皮一钱　炒补骨脂一钱五分　胡芦巴一钱五分　陈葫芦瓢三钱　金液丹一钱　（每早空心吞服）

**【赏析】**

患者鼓胀，叠进理气消胀之剂，克伐脾胃，历时一年，病邪日深，正气续败，造成脾肾阳气亏虚，寒水停聚之虚胀，证属本虚标实，但以本虚为主。故丁氏用附子理中汤去白术，加带皮苓、陈皮、炒补骨脂、胡芦巴、陈葫芦瓢及金液丹，以达到补脾肾、温肾阳、散寒邪、利水湿之功。

## 案4 风水挟里热

关左 暴肿气急，小溲短赤，口渴欲饮，脉浮滑而数。此外邪壅肺，气道不通，风水为患。风为阳邪，水为阳水，风能消谷，故胃纳不减也。拟越婢汤加味。

净麻黄四分 熟石膏（打）三钱 生白术一钱五分 光杏仁三钱 肥知母一钱五分 茯苓皮三钱 大腹皮二钱 桑白皮二钱 冬瓜子皮（各）三钱 淡姜皮五分

**【赏析】**

患者暴肿气急，来势急骤，是因风致水，病在于表，水为风激所致；小溲短赤，口渴欲饮，脉浮滑而数，是风邪已经化热，故为风水挟里热之证。治仿《金匮》越婢汤（麻黄、石膏、生姜、甘草、大枣）加术合五皮饮加减，以发越火气，兼清里热。辨证正确，用药灵活周密。

## 案5 脾阳虚衰，水湿凝聚

林左 年近花甲，思虑伤脾，脾阳不运，湿浊凝聚，以致大腹胀满，鼓之如鼓，小溲清白，脉象沉细。脾为太阴，湿为阴邪。当以温运分消。

熟附子块一钱 淡干姜八分 生白术三钱 广陈皮一钱 制川朴一钱 大腹皮二钱 鸡金炭一钱五分 炒谷芽四钱 陈葫芦瓢四钱 清炙草五分

二诊 前进温运分消之剂，脐腹胀满略松，纳谷减少，形瘦神疲，小溲清长，腑行不实，脉沉细。良由火衰不能生土，中阳不运，浊阴凝聚，鼓之如鼓，中空无物，即无形之虚气散逆，而为满为胀也。仍拟益火消阴，补虚运脾，亦《内经》旨塞因塞用之意。

炒潞党参三钱　熟附子一钱五分　淡干姜八分　清炙草五分　陈广皮一钱　大砂仁（研、后服）八分　陈葫芦瓢四钱　胡芦巴一钱五分　炒补骨脂一钱五分　煨益智一钱五分

三诊　脐腹胀满较前大减，小溲微黄，自觉腹内热气烘蒸，阳气内返之佳象。脉沉未起，形肉削瘦。仍拟益火之源，以消阴翳，俾得离照当空，则浊阴自散。

炒潞党参三钱　熟附子一钱五分　淡干姜八分　清炙草八分　陈广皮一钱　大砂仁（研、后下）八分　炒怀山药三钱　炒补骨脂一钱五分　胡芦巴一钱五分　煨益智一钱五分　小茴香八分　焦谷芽四钱　陈葫芦瓢四钱

【赏析】

《景岳全书·肿胀》曰："凡水肿等证，乃肺脾肾三脏相干之病。盖水为至阴，故其本在肾；水化于气，故其标在肺；水唯畏土，故其制在脾。今肺虚则气不化精而化水，脾虚则土不制水而反克，肾虚则水无可依而妄行。"本例一诊思虑伤脾，脾虚不能制水，水湿壅甚，损伤脾阳，湿浊凝聚，故丁氏仿《济生方》实脾饮（厚朴、枳实、木瓜、木香、草果仁、大腹皮、附子、干姜、甘草、白茯苓）温阳利水。经治虽然症情略减，但丁氏虑其脾阳久虚，必然导致肾阳虚衰，肾阳衰微则不能温养脾土，可使水肿加重，故二、三诊时仿《太平惠民和剂局方》附子理中丸（人参、干姜、白术、炙甘草、附子）加胡芦巴、益智仁、补骨脂等温补肾阳之品，使脾肾阳气得复，浊阴自散。

## 案6　肝郁脾虚，阳虚水泛

傅左　宦途失意，忧思伤脾，运行无权，肝木来侮，浊气在上，则生膜胀，大腹胀满，自秋至冬，日益加剧，动则气逆，小溲涓滴难通，青筋显露，足肿不能步履，口燥欲饮，舌红绛，脉细数。叠进六君、五皮、肾气等剂，

病势不减，已入危笃一途！勉拟养金制木，运脾化气，亦不过尽心力而已。

南北沙参（各）三钱　连皮苓四钱　生白术三钱　怀山药三钱　左牡蛎四钱　花龙骨（先煎）三钱　川贝母三钱　甜光杏三钱　汉防己二钱　鲜冬瓜汁（冲服）二两　滋肾通关丸（包煎）一钱五分

另单方：每日蛤士蟆二钱，泛水如银耳状，煮服。连蟆肉食之，如法食两天后，即小溲畅行，且时时频转矢气，肿胀渐消。按蛤士蟆为益肾利水之品，故能应效，洞治虚胀之妙品也。

**【赏析】**

本例患者肝气郁结，横逆来犯脾胃，日久不愈，肝脾两伤，进而伤肾，水气停留不化，瘀血不行，致大腹胀满，青筋显露，动辄气逆，小便不畅，足肿不能步履；阴津不能上承，故口燥欲饮；舌红绛，脉细数，为肝肾阴虚之候。丁氏用养金制木、运脾化气、益肾利水之法，疗效显著。其用药特点为养阴而不腻湿留邪，祛湿利水而不伤阴损正。

## 案7　肝脾血瘀

杨左　形瘦色苍，木火体质，抑郁不遂，气阻血痹，与湿热凝聚募原，始则里热口干，继而大腹胀硬，自夏至秋，日益胀大，今已脐突，红筋显露，纳谷衰少，大便色黑，小溲短赤，舌灰黄，脉弦数，此血臌之重症也。气为血之先导，血为气之依附，气滞则血凝，气通则血行。先拟行气去瘀，清热化湿，然羔根已深，非旦夕所能图功者也。

银州柴胡一钱　生香附二钱　连皮苓四钱　紫丹参二钱　粉丹皮一钱五分　赤芍二钱　藏红花八分　当归尾三钱　绛通草八分　黑山栀一钱五分　泽兰叶一钱五分　青宁丸（包）三钱

**【赏析】**

喻嘉言曰："胀病亦不外水裹、气结、血瘀。但在疾病发展的不同阶段，水裹、气结、血瘀的主次不同。通常鼓胀病之初起以气结为主，按压腹部，如按气囊，若失治、误治，病邪入里，则以水裹与血瘀为主。水裹为主者，腹部坚满，摇动有水声，按之如囊裹水。血瘀为主者，则见腹上青筋显露，面、颈、胸部出现红缕赤痕。"本例患者瘀血阻于肝脾脉络，为鼓胀（实胀）之重症。丁氏予化瘀汤（当归、丹皮、丹参、赤芍、桃仁、红花、甲珠、白术、泽泻、青皮、牡蛎）出入，以活血化瘀、行气利水、清热化湿，缓缓图治。

### 案8　肺脾肾虚水肿

金童　初病春温寒热，经治已愈，继因停滞，引动积湿，湿郁化水，复招外风，风激水而横溢泛滥，以致遍体浮肿，两目合缝，气逆不能平卧，大腹胀满，囊肿如升，腿肿如斗，小溲涩少，脉象浮紧，苔白腻，此为风水重症。急拟开鬼门，洁净府。

紫苏叶一钱　青防风一钱　川桂枝五分　连皮苓四钱　福泽泻一钱五分　陈广皮一钱　大腹皮二钱　水炙桑叶二钱　淡姜皮五分　鸡金炭一钱五分　莱菔子（炒、研）二钱

二诊　遍体浮肿，咳嗽气急，难于平卧，大腹胀满，小溲不利，囊肿腿肿如故，苔白腻，脉浮紧而弦。良由脾阳不运，积滞内阻，水湿泛滥横溢，灌浸表里，无所不到也。恙势尚在重途，还虑易进难退。再拟汗解散风，化气利水，俾气化能及州都，则水湿斯有出路。

净麻黄四分　川桂枝六分　连皮苓四钱　生白术一钱五分　猪苓二钱　泽泻一钱五分　陈皮一钱　大腹皮二钱　水炙桑叶二钱　汉防己二钱　莱菔子（炒、研）三钱　淡姜皮五分

三诊　连投开鬼门，洁净府之剂，虽有汗不多，小溲渐利，遍体浮肿不减，咳嗽气逆如故，大腹胀满，苔白腻，脉浮紧。良由中阳受伤，脾胃困顿。阳气所不到之处，即水湿浸灌之所，大有水浪滔天之势，尚在重险一途。今拟麻黄附子甘草汤合真武、五苓、五皮，复方图治，大病如大敌，犹兵家之总攻击也。然乎否乎？质之高明。

净麻黄四分　熟附块一钱　生甘草五分　猪云苓（各）三钱　川椒目二十粒 川桂枝六分　生白术一钱五分　福泽泻一钱五分　陈广皮一钱　大腹皮二钱　水炙 桑皮二钱　淡姜皮五分　汉防己二钱

外以热水袋熨体，助阳气以蒸汗，使水气从外内分消也。

四诊　服复方后，汗多，小溲亦畅，遍体浮肿渐退，气逆咳嗽渐平，大有转机之兆。自觉腹内热气蒸蒸，稍有口干，是阳气内返，水湿下趋之佳象，不可因其口干，遽谓寒已化热，而改弦易辙，致半途尽废前功也。仍守原法，毋庸更章。

原方加生熟苡仁各三钱。

五诊　遍体浮肿，十去五六，气逆亦平，脉紧转和，水湿已得分消。惟脾不健运，食入难化，易于便溏，口干欲饮，脾不能为胃行其津液，输润于上，不得据为热象也。今制小其剂，温肾助阳，运脾利水，去疾务尽之意。

熟附块一钱　生白术二钱　生甘草五分　茯猪苓（各）三钱　炒补骨脂一钱五分　川桂枝五分　福泽泻一钱五分　陈广皮一钱　大腹皮二钱　水炙桑皮二钱　淡姜皮五分　生熟苡仁（各）三钱　冬瓜子皮（各）三钱

六诊　遍体浮肿，已退八九，气逆咳嗽亦渐复，饮食亦觉渐香。诸病已去，正气暗伤，脾土未健，神疲肢倦，自汗蒸蒸，有似虚寒之象。今拟扶其正气，调其脾胃，佐化余湿，以善其后。

炒潞党参二钱　熟附片八分　生白术二钱　云茯苓三钱　清炙草五分　陈广皮一钱　大砂仁（研、后下）八分　炒补骨脂一钱五分　炒谷麦芽（各）三钱　生熟苡仁（各）三钱　冬瓜子皮（各）三钱　福泽泻一钱五分　生姜二片　红枣四枚

【赏析】

《医门法律·水肿门》曰："经谓二阳结谓之消，三阴结谓之水。……三阴者，手足太阴脾肺二脏也。胃为水谷之海，水病莫不本之于胃，经乃以属于脾肺者，何耶？使足太阴脾，足以转输水精于上，手太阴肺足以通调水道于下，海不扬波矣。唯肺脾二脏之气，结而不行，后乃胃中之水日蓄，浸灌

表里，无所不到也；是则脾肺之权，可不伸耶？然其权尤重于肾。肾者，胃之关也，肾司开阖，肾气从阳则开，阳太盛则关门大开，水直下而为消，肾气从阴则阖，阴太盛则关门常阖，水不通为肿。"本例一诊时，丁氏拟开鬼门、洁净府之法，选用苏叶、防风、麻黄、桂枝疏风解表，使在表之水气从汗而解，大腹皮、带皮苓、姜皮去肌肤之水，猪苓、泽泻通利小便，使在里之水邪从下而夺。疏表有利于通里，通里有助于疏表。由于湿从寒化，伤及脾阳，"五脏之伤，穷必及肾"，致肾阳亦虚，故三、四诊丁氏改用麻黄附子甘草汤合真武、五苓、五皮，复方治之，温阳燥湿，化气利水，外以热水袋熨体，助阳气以蒸汗，水气从内外分消，从而阳气内返，水湿下趋，病情得有转机。五诊时，遍体浮肿已退五六，气逆咳嗽亦平，丁氏衰其大半而止，即停麻黄、防己、椒目，以防其伤正。六诊时，标实将尽，正气暗伤，丁氏改益气健脾温肾，佐化余湿，扶正祛邪，以善其后。

### 案 9 肝郁脾虚，水湿上逆

徐右 产后两月余，遍体浮肿，颈脉动时咳，难于平卧，口干欲饮，大腹胀满，小溲短赤，舌光红无苔，脉虚弦而数。良由营阴大亏，肝失涵养，木克中土，脾不健运，阳水湿热，日积月聚，上射于肺，肺不能通调水道，下输膀胱，水湿无路可出，泛滥横溢，无所不到也。脉症参合，刚剂尤忌，急拟养肺阴以柔肝木，运中土而利水湿，冀望应手，庶免凶危。

南北沙参（各）三钱　连皮苓四钱　生白术二钱　清炙草五分　怀山药三钱
川石斛三钱　陈广皮一钱　桑白皮二钱　川贝母三钱　甜光杏　大腹皮二钱
汉防己三钱　冬瓜子皮（各）三钱　生苡仁五钱

另用冬瓜汁温饮代茶。

二诊 服药三剂，小溲渐多，水湿有下行之势，遍体浮肿，稍见轻减。而咳嗽气逆，不能平卧，内热口干，食入之后，脘腹饱胀益甚。舌光红，脉虚弦带数。皆由血虚阴亏，木火上升，水气随之逆肺，肺失肃降之令，中土受木所侮，脾失健运之常也。仍宜养金制木，崇土利水，使肺金有治节之权，脾土得砥柱之力，自能通调水道，下输膀胱，而水气不致上逆矣。

南北沙参（各）三钱　连皮苓四钱　生白术二钱　清炙草五钱　川石斛三钱 肥知母一钱五分　川贝母二钱　桑白皮二钱　大腹皮二钱　汉防己二钱　炙白苏子 一钱五分　甜光杏三钱　冬瓜子皮（各）三钱　鸡金炭二钱

【赏析】

本例产后血虚阴亏，肝失濡养，木克中土则不能制水，水气随木火上逆 于肺，肺失肃降。丁氏仿四君子汤合清金化痰、五皮饮，人参改南北沙参养 阴清热，茯苓带皮以加强健脾利水之效。复方图始，使肺气通调，脾气传输， 则水肿自退。其用药特点为利水而不伤阴，养阴而不助湿。

## 案10　风湿相搏

张左　肺有伏风，脾有蕴湿，咳嗽气逆，面浮胸闷，食入作胀，虑其喘 肿，姑拟疏运分消。

光杏仁三钱　薤白头（酒炒）一钱　生熟苡仁（各）三钱　象贝母三钱　瓜 蒌皮二钱　赤茯苓三钱　陈广皮一钱　大腹皮二钱　炒枳壳钱半　炒谷麦芽（各） 三钱　冬瓜子皮（各）三钱　水炙桑叶钱半

【赏析】

水肿的治法，常用的有利尿、发汗、健脾益气、温化、育阴利水、燥湿 理气、清热解毒、活血化瘀、泻下逐水、扶正固本诸法。本例水肿病位在肺、 脾，属实证。故丁氏拟利尿、发汗、燥湿理气之法同用，使气行则水行，气 降则水降，畅通三焦，有助于利尿消肿。

## 案11　脾肾阳虚，水湿泛滥

陈左　气逆咳嗽，大腹饱满，腿足浮肿，脉象沉细。此脾肾阳虚，水湿 泛滥。拟温肾运脾而化水湿。

连皮苓四钱　甜光杏三钱　汉防己三钱　水炙桑皮钱半　炙远志一钱　胡芦巴

钱半　生冬术三钱　仙半夏二钱　熟附片八分　陈橘核四钱　补骨脂三钱（核桃肉二枚同炒）　《济生》肾气丸一两（包煎）

医门黑锡丹五分，吞服。

**【赏析】**

本例水肿之证，其本在肾，其标在肺，其制在脾。丁氏用温肾运脾、宣肺化痰、利水渗湿之法，使肺气肃降，通调水道的功能正常，痰湿得化。同时脾肾阳气健旺，气化水行，预后良好。

## 案 12　风邪伏肺，水湿壅滞

叶左　肺有伏风，痰气壅塞；脾有湿热，不能健运。咳呛咯痰不爽，甚则夹红，遍体浮肿，姑拟疏运分消。

连皮苓四钱　生熟苡仁（各）三钱　赤猪苓二钱　生泽泻钱半　陈广皮一钱　大腹皮二钱　桑白皮二钱　光杏仁三钱　象贝母三钱　地枯萝三钱　汉防己三钱　枯碧竹三钱　冬瓜子三钱

**【赏析】**

本例咳呛咯痰，甚则夹血，全身浮肿，为风邪伏肺，肺气失宣，湿热蕴脾，健运失司，痰气交阻，水湿壅滞所致。乃肺脾同病也。经云："诸湿肿满，皆属于脾。"故丁氏治疗关键不在宣肺，而在于健脾利水。

## 案 13　肺胃失肃，痰热蕴阻

薛右　面浮肢肿，胸闷纳少，蒂丁下坠。蕴湿痰热未楚，肺胃肃运无权，拟肃运分消。

生苡仁四钱　福泽泻钱半　连皮苓四钱　陈广皮一钱　光杏仁三钱　大腹皮二钱　象贝母三钱　桑叶皮（水炙、各）钱半　甜甘草六分　冬瓜子三钱　藏青果一钱

**【赏析】**

本例湿痰热蕴阻太阴，肺胃（脾）肃运无权，丁氏仿清金化痰汤（桑皮、

瓜蒌仁、贝母、桔梗、橘红、茯苓、黄芩、山栀、麦冬、知母、甘草）合千金苇茎汤（苇茎、桃仁、冬瓜仁、薏苡仁），共奏清热宣肺、豁痰止咳、渗湿消肿之效。方中甜甘草拟改为生甘草，或改为甜桔梗（又名荠苨）。丁氏治疗与上案类似病例，常喜用甜桔梗，因其为治咽痛之良药。

### 案14　三焦失司，横溢肌肤

薛右　复病寒热渐退，面浮肢肿，大腹胀满，稍有咳嗽，舌苔微黄，脉象濡滑。因饮食不节，脾弱欠运，水谷之湿蕴于募原，水湿不得从膀胱下出也，还虑增剧。姑拟开鬼门，洁净府，使水湿内外分消。

川桂枝五分　炒黄芩八分　连皮苓四钱　地枯萝三钱　生熟苡仁（各）三钱　猪苓三钱　福泽泻一钱五分　枯碧竹三钱　陈广皮一钱　大腹皮二钱　水炙桑皮二钱　光杏仁三钱　淡姜皮五分　冬瓜子皮（各）三钱

二诊　复病寒热已退，面浮肢肿，胸闷，纳少，舌苔灰黄，脉象滑数。因饮食不慎，湿热内阻，脾胃运化失常，今宜疏运分消。

清水豆卷四钱　连皮苓四钱　陈皮一钱　生熟苡仁（各）三钱　大腹皮二钱　通草八分　地枯萝三钱　枯碧竹三钱　杜赤豆一两　炒谷麦芽（各）三钱　冬瓜子皮（各）三钱

三诊　面浮肢肿，渐见轻减，胸闷纳谷不香，蒂丁下坠。蕴湿痰热未楚，肺胃肃运无权。再拟肃运分消。

连皮苓四钱　生苡仁四钱　光杏仁三钱　大贝母三钱　甜甘草八分　泽泻一钱五分　陈广皮一钱　大腹皮二钱　藏青果一钱　水炙桑叶皮（各）一钱五分　冬瓜子皮（各）三钱

【赏析】

本例水肿乃水湿浸渍，郁而化热，困遏脾胃，中焦脾胃失其升清降浊之功能，三焦决渎失司，水湿日增而无出路，横溢肌肤所致。而且又有咳嗽等肺气不宣的表现，故丁氏依照《素问·汤液醪醴论》提出的"开鬼门，洁净府"的基本治则，冀水湿从腠理及膀胱而出，肺气宣肃。由于处方用药得当，病情好转迅速。

# 三十二、鼓胀

## 案1 脾阳亏虚，寒湿停聚

王右 脾阳不运，浊阴凝聚，大腹胀满，鼓之如鼓，纳谷减少。脉象濡迟，舌苔白腻，证势非轻，姑宜温运分消。

生白术三钱 连皮苓四钱 熟附块一钱 淡干姜五分 清炙甘草五分 陈广皮一钱 大腹皮二钱 福泽泻钱半 带壳砂仁（后下）八分 炒谷麦芽（各）三钱 冬瓜子三钱 陈葫芦瓢四钱

【赏析】

脾阳不振，寒湿停聚，水蓄不行，则腹大胀满；脾阳虚不能运化水谷，则纳谷减少，宜温中健脾，行气利水。药选白术、熟附块、干姜、炙甘草振奋脾阳，温化水湿；大腹皮、茯苓行气利水；泽泻、冬瓜子、陈葫芦瓢利水消肿；陈皮、砂仁、炒谷麦芽健脾开胃。

## 案2 肝郁脾虚，寒湿困脾

谢右 脾阳不运，肝木来侵，厥气散逆；腹胀如鼓，青筋显露，谷纳减少，脉象濡细。证势沉重，姑仿塞因塞用之法。

吉林参须一钱 生白术三钱 连皮苓四钱 清炙草五分 陈广皮一钱 带壳砂仁（后下）八分 炒谷麦芽（各）三钱 生熟苡仁（各）三钱 冬瓜子皮（各）三钱 陈葫芦瓢四钱 《金匮》肾气丸一两（包煎）

【赏析】

肝脾功能彼此失调，肝气郁遏日久，势必木郁克土，脾失健运，寒湿困脾，进而累及肾脏而致脾肾阳虚。投以理中汤合《金匮》肾气丸以温补脾肾、化气行水。

### 案3　脾肾两虚，浊气凝聚

夏先生　吐血便血起见，中土已伤，脾不健运，肝木来侮，清气下陷，浊气凝聚，大腹胀满如鼓，腹疼便溏，如痢不爽，纳少泛恶。脉象左濡弦右虚缓，舌光而干，渴不欲饮，阴阳两伤，已可概见，脉症参合，已入不治之途，勉拟温运中州，而化浊湿。

炒党参二钱　炮姜炭六分　生白术三钱　连皮苓四钱　陈广皮一钱　带壳砂仁（后下）八分　苦桔梗一钱　炒怀山药三钱　范志曲三钱　陈葫芦瓢四钱　炒谷芽四钱　炒苡仁四钱

二诊　吐血便血之后，大腹胀满如鼓，腹痛便溏似痢，纳少泛恶，脉象虚弦，舌光无苔，渴不欲饮。此乃脾肾阴阳两亏，肝木克土，清气下陷，浊气凝聚，证势甚重，再宜温运中都而化湿浊。

炒党参三钱　炮姜炭六分　生白术二钱　陈广皮一钱　连皮苓四钱　炒怀山药三钱　大腹皮二钱　冬瓜子三钱　范志曲三钱　带壳砂仁（后下）八分　炒谷芽三钱　炒苡仁三钱　陈葫芦瓢四钱

【赏析】

《素问·阴阳应象大论》篇曰："浊气在上，则生䐜胀。"本例清气下陷，浊气凝聚，腹胀如鼓，脾肾阴阳两亏，本虚标实之候，不宜攻伐过猛，以免损伤元气。当扶正祛邪，投以参苓白术散加减以补其虚，除其湿，行其滞，调其气，以冀中州健运而化湿浊。二诊加冬瓜子、大腹皮行气利水。

### 案4　脾虚木侮，湿浊凝聚

胡左　呃逆已止，而腹胀如鼓，青筋显露，纳少形瘦，小溲短赤，脉虚弦无力，舌苔干腻微黄。脾肾阴阳两亏，肝木来侮，湿浊凝聚募原之间也。羔势尚在重途，未敢轻许无妨。宜健运分消，泄肝化湿，尚希明正。

南沙参三钱　连皮苓四钱　生白术二钱　新会皮钱半　大腹皮二钱　生泽泻钱半　仙半夏二钱　猪苓三钱　春砂壳（后下）八分　冬瓜子三钱　炒谷麦芽（各）三钱　炒苡仁三钱　陈葫芦瓢四钱　《济生》肾气丸（包）八钱

二诊　单腹胀已久，青筋显露，脾虚木侮，湿浊凝聚募原之间，兼之吐血咳嗽，自汗频频，脉象芤弦而数。木郁化火，扰犯阳明之络，络损则血上溢也。前波未平，后波又起，恐正虚不能支持，致生变端。再宜引血归经，运脾柔肝，尽人力以冀天眷，尚希明正。

蛤粉炒阿胶二钱　侧柏炭三钱　左牡蛎（先煎）三钱　花龙骨（先煎）三钱　紫丹参二钱　茜草根二钱　怀牛膝二钱　连皮苓四钱　川贝母二钱　仙鹤草三钱　白茅花（包）钱半　鲜竹茹二钱　鲜藕二两　葛氏十灰丸（包）三钱

【赏析】

腹胀如鼓，青筋显露，纳少形瘦，小溲短赤，为脾肾两亏之候。治宜脾肾兼顾，方投五苓散合济生肾气丸加减，健脾化湿，温肾利水。二诊见吐血咳嗽，乃肝气横逆犯胃，损伤阳明之络之故。正虚邪实，当疏肝健脾，凉血止血，以扶正祛邪。

### 案5　湿热互结，蕴滞脾胃

钱先生　初起寒热，继则脐腹鼓胀，右臀部酸痛，连及腿足，不能举动，舌苔腻黄，小溲短赤，腑行燥结，脉象濡滑而数。伏邪湿热挟滞交阻募原，肝气乘势横逆，太阴健运失常，阳明通降失司。痹痛由于风湿，书云：非风不痛，非湿不重也。经络之病，连及脏腑，证非轻浅。姑拟健运分消，化湿通络，冀望应手为幸，尚希明正。

清水豆卷四钱　嫩白薇钱半　郁李仁三钱　木防己三钱　茯苓皮四钱　通草八分　大麻仁四钱　肥知母钱半　枳实炭一钱　全瓜蒌（切）四钱　西秦艽钱半　地枯萝三钱

【赏析】

鼓胀而见小溲短赤，大便秘结、舌苔黄腻，为湿热互结，蕴滞脾胃，兼有风湿痹痛，治当清热利湿，化湿通络。

# 三十三、癥瘕

## 案1　痰气交阻，气机不畅

杜右　腹部结块，按之略痛，或左或右，内热神疲，脉沉弦，苔薄腻。癥病属脏，着而不移，瘕病属腑，移而不着。中阳不足，脾胃素伤，血不养肝，肝气瘀凝，脉症参合，病非轻浅。若仅用攻破，恐中阳不足，脾胃素伤，而致有膨满之患，辗转思维，殊属棘手。姑拟香砂六君加味，扶养脾胃，冀其消散。

炒潞党参三钱　制香附一钱五分　大枣五枚　云茯苓三钱　春砂壳（后下）五分　炙甘草八分　炒白术二钱　陈广皮一钱

复诊　前方服二十剂后，神疲内热均减，瘕块不疼略消，纳谷渐香。中阳有来复之象，脾胃得生化之机。再拟前方进步。

炒潞党参三钱　炙甘草八分　陈广皮一钱　云茯苓三钱　制香附一钱五分　大腹皮三钱　炒白术二钱　春砂壳（后下）五分　炒谷芽三钱　大红枣五枚　桂圆肉五粒

【赏析】

癥病有形，着而不移，痛有定处，病属血分，乃为脏病；瘕病无形，移而不着，痛无定处，病属气分，乃为腑病。本例腹部结块，痛无定处，或左或右，乃瘕病也。因中阳不足，脾胃损伤，健运失司，不能输布水谷之精微，湿浊凝聚成痰，痰气交阻，气机不畅而成瘕证。故丁氏予香砂六君子汤加减，甘温调养，内热得减，精神渐振，腹块不疼略消，使脾胃渐旺，中阳渐复，病情好转迅速。

## 案2　气滞血瘀

孙右　肝之积，名为肥气。肝气横逆，有升无降，胁部作痛，按之有块，泛泛作恶，头内眩晕，纳谷衰少。多愁善郁，证属七情，非易图治，若能怡情悦性，更以药石扶助，或可消散于无形。

软柴胡五分　金铃子一钱五分　制香附一钱五分　全当归二钱　延胡索五分　春砂壳（后下）八分　炒白芍三钱　细青皮八分　广木香五分　失笑散（包煎）一钱五分

二诊　泛泛作恶略止，胁部气块亦觉略消。头内眩晕，纳谷衰少，肝气横逆，上升则呕恶，下郁则痞块作痛。再与平肝理气，和胃畅中。

金铃子一钱五分　制香附一钱五分　仙半夏一钱五分　延胡索五分　春砂壳（后下）五分　陈广皮一钱五分　炒白芍一钱五分　大腹皮三钱　制川朴八分　失笑散（包煎）一钱五分

【赏析】

肥气乃肝之积也。本例多愁善郁，肝气不舒，横逆犯脾，气机阻滞，血行不畅，经脉瘀阻，久不得解，凝结成块。丁氏根据王清任《血证论》："无论何处，皆有气血，气无形不能结块，结块者必有形之血也。"用金铃子散合失笑散加味治疗，冀气血得以流通，肝积消散于无形。

### 案3　肝脾两虚，寒瘀停凝

姜右　经停四月，忽然崩漏，状如小产，腹内作痛，泛泛呕吐，形瘦骨立，纳谷衰少，脉象弦细而数，苔薄腻而灰。前医疑是妊孕，叠投安胎之剂。参合脉症，肝脾两虚，寒瘀停凝。夫肝藏血，脾统血，藏统失司，气血不能循经而行，偶受寒气，停于腹内，状如怀孕，《经》所谓瘕病是也。证势沉重，非易图治，急与培补气阴，温通寒瘀。

炒潞党参二钱　熟附块二钱　单桃仁一钱五分　炙黄芪三钱　炮姜炭一钱　杜红花八分　炒白术二钱　淡吴萸一钱　泽兰一钱五分　小红枣五枚　广木香五分

此药服三剂，崩漏腹痛均止，仍以前方去淡吴萸、桃仁、红花、泽兰，加杞子、杜仲、川断，共服十剂而愈。

【赏析】

《灵枢·水胀》曰："石瘕生于胞宫中，寒气客于子门，子门闭塞，气不得通，恶血当泻不泻，血不以留止，日以益大，状如怀子，月事不以时下，皆生于女子。"本例丁氏拟《太平惠民和剂局方》附子理中丸（人参、干姜、附子、白术、炙甘草）加味，温中祛寒、补益脾胃，温、补、燥三法同用。一诊时加桃仁、红花、泽兰等活血祛瘀之品，瘀血迅速祛除，崩漏腹痛皆瘥；二诊时在温中祛寒、补益脾胃的基本上，配合枸杞、川断、杜仲等补益肝肾。因处方用药堪称合度，故服药未满2周，即告痊愈。

## 案4 伏梁

王右　心下结块，痛则呕吐，嗳气不舒，纳谷不多。素体气阴两亏，肝木用事，肝气挟痰瘀阻于心下，《经》书所谓伏梁，即此候也。治宜开清阳而化浊阴，平肝气而化痰瘀。

金铃子一钱五分　云茯苓三钱　全当归三钱　延胡索五分　姜川连三钱　炒白芍二钱　淡吴萸五分　白蔻壳（后下）四分　煅瓦楞三钱　佛手柑八分

【赏析】

积聚是指以腹内结块，或胀或痛为临床主要特征的病证。《难经·五十六难》云："心之积名曰伏梁，起脐上，大如臂，上至心下"本例病位在肝脾，病机主要为气滞、血瘀、痰结等，故丁氏理气、活血、化痰之法同用，而偏重于理气，使气血得以疏通，痰浊得以清化，结块随之渐消，处方用药至为合理。

## 案5 肝气横逆，脾胃受损

周右　肝气挟湿交阻中焦，脾胃运化失常，胸腹不舒，食入饱胀，少腹有瘕，腑行燥结，脉左弦细右濡迟，苔薄腻。宜泄肝理气，和胃畅中。

全当归二钱　连皮苓三钱　制香附钱半　全瓜蒌四钱　熟附片八分　陈广皮一

钱　春砂壳（后下）八分　大麻仁三钱　生白术钱半　大腹皮二钱　炒谷麦芽（各）三钱　佩兰梗钱半　半硫丸（吞服）五分

痕上贴达仁堂狗皮膏。

【赏析】

肝为刚脏，性喜条达而主疏泄。本例肝气横逆，肝郁克土，脾胃损伤。丁氏遵循《金匮要略·脏腑经络先后病脉证》载"见肝之病，知肝传脾，当先实脾"的理沦，治脾为主，佐以疏肝。方中附子、砂壳温中健脾；佩兰梗、陈皮、白术等气味芳香，醒脾悦胃；香附、大腹皮理气；茯苓皮健脾渗湿，谷麦芽健脾开胃；当归、麻仁、瓜蒌润肠通便；半硫丸补命门真火，推动阳气以疏利大肠。狗皮膏理气活血。

## 案 6　阴虚肝郁，上逆犯胃

陆右　营血不足，肝气上逆，犯胃克脾，胸痹不舒，食入作梗，头眩心悸，内热口干。宜养血柔肝，和胃畅中。

生白芍二钱　薤白头（酒炒）一钱　川石斛三钱　瓜蒌皮三钱　朱茯神三钱　青龙齿（先煎）三钱　珍珠母（先煎）四钱　川贝母二钱　潼蒺藜钱半　白蒺藜钱半　广橘白一钱　青橘叶一钱　嫩钩钩（后入）三钱

【赏析】

经云："肝藏血。"又曰："人卧血归于肝。"营血不足，肝脏的藏血量减少，血虚则肝木失其柔和之性，虚阳上扰，再者阴虚生内热，故本例出现头眩心悸、内热口干等一系列症状。肝阳浮越，肝气升发太过，横窜犯胃克土，则胸痹不舒，食入作梗。丁氏遵循《素问·至真要大论》所载"谨察阴阳所在而调之"，补其不足，泻其有余。养血、平肝、化痰之法同用，而侧重于平肝。从而说明标本同治，并非标本等治，而应有所偏重，或重于标，或重于本，须根据病证而定。

### 案 7　肝气上逆，犯胃克脾

吴左　胸痹嗳气，食入作梗，稍有咳嗽，肝气上逆，犯胃克脾，肺失清肃，脉象左弦右涩。宜平肝理气，宣肺通胃。

代赭石（先煎）三钱　旋覆花（包）钱半　白蒺藜三钱　大白芍二钱　云茯苓三钱　仙半夏二钱　陈广皮一钱　瓜蒌皮三钱　薤白头（酒炒）钱半　制香附钱半　春砂壳（后下）八分　光杏仁三钱　象贝母三钱　佛手八分

【赏析】

本例根据五行生克关系的理论，在肝与脾的关系上乃生克太过，为木横克土，即肝气横逆，犯胃乘克脾土，而出现脾胃气机不畅，症见胸闷太息，食入作梗，嗳气。肝气升发，肺气肃降，两者相互制约。若肝气升发疏泄功能失常，则影响肺气的肃降而出现咳嗽。故丁氏拟旋覆代赭汤（旋覆花、代赭石、人参、半夏、生姜、大枣、甘草）合二陈汤（陈皮、半夏、茯苓、甘草）加减治疗。方中旋覆花下气消痰，代赭石重镇降逆为主药；半夏、陈皮、茯苓加强理气化痰作用；香附、佛手、砂壳理气和胃；白蒺藜、白芍平肝；杏仁宣肺；瓜蒌皮化痰散结；薤白理气宽胸散结，配方至为严谨。

# 三十四、脚气

### 案 1　肾阳亏虚，湿浊阻络

何左　湿浊之气，从下而受，由下及上，由经络而入脏腑，太阴健运失常，阳明通降失司，腿足浮肿，大腹胀满，胸闷气逆，不能平卧，面色灰黄，脉左弦右濡滑。脚气冲心重症，脚气谓之壅疾。急拟逐湿下行。

紫苏梗一钱五分　连皮苓五钱　陈木瓜五钱　苦桔梗一钱　海南子三钱　陈广皮三钱　汉防己三钱　淡吴萸一钱五分　生熟苡仁（各）五钱　福泽泻二钱　连皮生姜三片

二诊　昨进逐湿下行之剂，大便先结后溏，气逆略平，而大腹胀满，腿足浮肿，依然如旧。面无华色，舌苔白腻，脉左弦细，右濡滑。蕴湿由下而上，由经络而入脏腑，脾胃运化无权，脚气重症，还虑冲心之变。前法既获效机，仍守原意出入。

照前方加川牛膝三钱、冬瓜皮五钱。

三诊　腿足肿略减，两手背亦肿，大腹胀满虽松，胸闷气升，难以平卧。身热不壮，口干且苦，面色无华，舌苔薄腻微黄，脉象濡小而滑。脾主四肢，脾弱水湿泛滥，浊气上干，肺胃之气失于下降，恙势尚在重途，未敢轻许不妨。再仿五苓合鸡鸣散加减，逐湿下行。

川桂枝五钱　福泽泻二钱　陈木瓜三钱　大腹皮三钱　酒炒黄芩八分　猪苓三钱　川牛膝二钱　淡吴萸八分　连皮苓五钱　陈皮三钱　冬瓜皮五钱　汉防己三钱　生熟苡仁（各）五钱　连皮生姜三片

四诊　脚气肿势减，大腹胀满亦松，小溲渐多，水湿有下行之势。身热时轻时剧，口苦且干，面无华色，舌苔腻黄，脉象濡小而滑。浊气留恋募原，脾胃运化无权，能得不增他变，可望转危为安。脚气壅疾，虽虚不补，仍宜五苓合鸡鸣散加减，逐湿下行，运脾分消。

前方去吴萸，加地枯萝三钱。

五诊　肿势大减，大腹胀满渐松，小溲渐多，水湿有下行之渐。纳少嗳气，且见咳嗽，舌苔薄白而腻，脉象弦小而滑。浊气聚于募原，水湿未能尽化，太阴健运失常，阳明通降失司也。前法颇合，毋庸更张。

川桂枝六分　泽泻一钱五分　大腹皮二钱　光杏仁三钱　连皮苓四钱　生熟苡仁（各）三钱　陈皮一钱　淡吴萸八分　陈木瓜三钱　连皮生姜三片　粉猪苓二钱　牛膝二钱　汉防己三钱　地枯萝三钱

六诊　肿势十去七八，胀满大减，小溲渐多，水湿浊气，已得下行，沟浍通则横流自减，理固然也。苔腻未化，纳谷不旺，余湿未楚，脾胃运化未能如常。去疾务尽，仍守前法。

前方去地枯萝，加生白术一钱五分、冬瓜皮四钱。

**【赏析】**

脚气者，以脚肿软弱无力为主症，最忌脚气冲心之急症。先则肿势过膝，次则入腹而见腹胀跗肿，重则入心而见胸闷心悸。本例症见大腹胀满，胸闷气逆，不能平卧，乃脚气已上冲入心，并由经络传入脏腑之重症。丁氏仿《朱氏集验方》鸡鸣散（槟榔、陈皮、木瓜、吴萸、苏叶、桔梗、生姜）合《伤寒论》五苓散（桂枝、茯苓、白术、泽泻、猪苓）。由于辨证施治正确，处方用药灵活，病情大有转机。

## 案2  湿热入里，气血阻滞

程左  初病脚气浮肿，继则肿虽消而痿软不能步履，舌淡白，脉濡缓，谷食衰少，此湿热由外入内，由肌肉而入筋络，络脉壅塞，气血凝滞，此湿痿也。《经》云：湿热不攘，大筋软短，小筋弛长，软短为拘，弛张为痿是也。湿性黏腻，最为缠绵。治宜崇土逐湿，去瘀通络。

连皮苓四钱　福泽泻一钱五分　木防己三钱　全当归二钱　白术一钱五分　苍术一钱　陈皮一钱　川牛膝二钱　杜红花八分　生苡仁四钱　陈木瓜三钱　西秦艽一钱五分　紫丹参二钱　嫩桑枝三钱

另茅山苍术一斤，米泔水浸七日，饭锅上蒸九次，晒干研细末。加苡仁米半斤，酒炒桑枝半斤，煎汤泛丸。每服三钱，空心开水吞下。

原注：服此方五十余剂，丸药两料，渐渐而愈。

**【赏析】**

本例脚气浮肿消退，但湿热入里浸淫筋脉，气血阻滞。丁氏用苍术燥湿；川牛膝、秦艽、防己、木瓜导湿热下行，配连皮苓、泽泻加强清化湿热之效；当归、红花、丹参活血化瘀；白术、苡仁健脾化湿，桑枝祛湿。诸药相合，使湿热除，气血通，则痿证自愈。

## 案3  上实下虚，真元衰败

赵左  脚气上冲入腹，危险之极，变生顷刻，勉方作万一之幸，破釜沉舟，迟则无济矣。

熟附子五钱　云茯苓八钱　陈木瓜五钱　花槟榔三钱　淡干姜三钱　生白术三钱　淡吴萸二钱　黑锡丹（包）三钱

**【赏析】**

本例脚气上冲入腹，属危笃之症，丁氏及时诊断，积极救治，以图病有转机之望。急选《医宗金鉴》术附汤合《伤寒论》吴茱萸汤加减以温经散寒、下气降逆。方中白术、大剂附子、干姜温运脾阳，祛寒燥湿；木瓜、槟榔、吴萸温经散寒、降逆舒筋；茯苓健脾渗湿；配黑锡丹以加强温阳散寒、降逆之效。

### 案4　湿浊阻络，气机壅滞

吕世兄　湿浊之气，从下而受，由下而上，由经络而入脏腑，太阴健运失常，阳明通降失司，腿足浮肿，大腹胀满，胸闷气逆，不能平卧，面色灰黄，脉左弦右濡滑。脚气冲心之重症，脚气谓之壅疾，急宜逐湿下行。

紫苏梗一钱五分　苦桔梗一钱　连皮苓五钱　陈皮五钱　木瓜五钱　泽泻三钱　淡吴萸一钱五分　汉防己二钱　连皮生姜三片　生熟苡仁（各）三钱

二诊　昨投逐湿下行之剂，大便先结后溏，气逆稍平，而大腹胀满，腿足浮肿依然如旧，面无华色，舌苔白腻，脉左弦细，右濡滑。蕴湿浊气，由下及上，由经络而入脏腑，脾胃运化无权，脚气重症，还虑冲心之变！前法既获效机，仍守原意出入。

连皮苓五钱　陈皮五钱　苦桔梗一钱五分　木瓜五钱　泽泻二钱　生熟苡仁（各）五钱　川牛膝三钱　木防己三钱　海南子三钱　淡吴萸一钱五分　紫苏梗一钱五分　冬瓜皮五钱　连皮生姜二片（河水煎，鸡鸣时温服）

三诊　理脾和胃，逐湿下行，尚觉合度。仍守原法进步。

连皮苓三钱　苍白术（各）一钱五分　泽泻一钱五分　陈皮一钱　陈木瓜三钱　大腹皮三钱　春砂壳（后下）八分　冬瓜皮五钱　淡吴萸八分　炒谷芽三钱　炒苡

仁三钱　连皮姜三片（河水煎）

**【赏析】**

《证治准绳·脚气》云："脚气是为壅疾，治以宣通之剂，使气不能成壅也。"本例脚气冲心，丁氏选用鸡鸣散，意在逐湿祛邪，舒筋活络，宣通气机。鸡鸣时服，取其空腹服用则药力专行之意。

### 案5　脾胃虚弱，湿邪流注经络

陶左　脚气浮肿，步履重坠，络中蕴湿未楚，营卫痹塞不通。宜理脾和胃，化湿通络。

生白术三钱　连皮苓四钱　福泽泻二钱　陈广皮一钱　陈木瓜三钱　汉防己二钱　大腹皮二钱　西秦艽三钱　川牛膝三钱　嫩桑枝三钱　生熟苡仁（各）五钱

**【赏析】**

脚气一病，与脾胃关系最为密切，为本虚标实之证。若脾胃不虚，虽有外邪入侵，未必能致脚气。反之，脾胃损伤，而无外邪随经下注于足，亦未必患脚气。故脚气为内伤招致外邪引起。本例脾胃虚弱，湿邪流注经络，气血周流失畅。丁氏用健脾理气和胃、化湿舒筋通络之法，标本同治，冀脾胃健旺，湿浊祛除，络脉疏通，病情渐愈。

# 三十五、消渴

### 案1　肺肾阴虚

邱左　上消多渴，下消多溲，上消属肺，下消属肾。肺肾阴伤，胃火内炽，治火无益。宜壮水之主，以制阳光。

大生地四钱　生甘草八分　川贝母二钱　粉丹皮一钱五分　川石斛三钱　天花粉三钱　肥知母一钱五分　生白芍二钱　大麦冬三钱　炙乌梅四分　活芦根（去节）一尺　青皮甘蔗（劈开入煎）三两

【赏析】

本案阴虚为本，燥热为标。病位在肺、胃、肾。肺肾阴虚，故多渴多溲。"治病必求于本"，本案方药避免使用辛燥及过于苦寒之剂，而选用甘润之剂，以补阴配阳，使虚火降而阳归于阴，即所谓"壮水之主，以制阳光"。

### 案2　阴虚火热

何左　多饮为上消，多食为中消，多溲为下消。经云：二阳结谓之消。《金匮》云：厥阴之为病为渴。皆由阴分不足，厥阴之火消灼胃阴，津少上承。拟育阴生津法。

大麦冬三钱　川石斛三钱　瓜蒌皮二钱　北秫米（包）三钱　大生地四钱　天花粉三钱　怀山药三钱　川贝母二钱　《金匮》肾气丸（包）三钱　南北沙参（各）三钱　生甘草六分

【赏析】

《临证指南医案·三消》曰"三消一证，虽有上、中、下之分，其实不越阴亏阳亢，津涸热淫而已"。本例消渴阴虚燥热互见，但以阴虚为主，故丁氏选用滋阴清热生津之法。方中金匮肾气丸温补肾阳，以阴根于阳，使阴有所化，并可藉阳药的温运，以制阴药的凝滞，使气滋而不滞。如《景岳全书》载"善补阴者，必于阳中求阴，则阴得阳升，而源泉不竭"。

# 三十六、疝气

### 案1　肝失条达，气机不畅

赵左　厥阴之脉，循阴器而络睾丸，厥气失于疏泄，右胯疝癖，时作胀痛，卧则入腹，势成狐疝。缠绵之证，难于痊愈，姑拟疏泄厥气。

全当归二钱　炒赤芍二钱　柴胡梢七分　金铃子二钱　陈橘核四钱　小茴香八分　细青皮一钱　紫丹参二钱　胡芦巴钱半　枸橘（打）一枚　丝瓜络二钱

**【赏析】**

疝气的发生，《内经》认为与足厥阴肝经有关。《灵枢·经脉》篇："肝足厥阴之脉，……是动则病腰痛不可以俯仰，丈夫㿉疝，妇人少腹肿。……是主肝所生病者，……狐疝、遗溺、闭癃。"本例为肝失条达，不得疏泄，气机不畅，流窜于肝经所循行之少腹及阴器而成，故治宜疏肝理气。

## 案2 肝气下注

蒋左　狐疝卧则入腹，坐则出腹，惊骇伤肝，厥气下注，缠绵之证。宜泄肝理气。

全当归二钱　京赤芍钱半　金铃子二钱　小茴香八分　陈橘核四钱　柴胡梢七分　胡芦巴钱半　路路通钱半　丝瓜络二钱　枸橘（打）一枚　荔枝核（炙）五枚

**【赏析】**

狐疝多由肝气失于疏泄，流注无定，聚散无常所致。《三因极一病证方论·阴㿉叙论》："病者久蓄忧思，恐怒兼并，随脏气下袭，阴㿉肿胀急痛，名曰气。"本例病机为惊骇伤肝，肝气下注，故治宜疏泄肝气。

## 案3 湿热下注

孙左　偏疝坠胀疼痛，小溲淡黄，腑行燥结。宜泄肝理气，淡渗湿热。

全当归二钱　京赤芍二钱　柴胡梢八分　全瓜蒌三钱　黑山栀二钱　金铃子三钱　延胡索一钱　丝瓜络二钱　陈橘核四钱　通草八分　路路通二钱　陈木瓜二钱　枸橘（打）一枚　荔枝核（炙）五枚

**【赏析】**

本例为湿热之邪不得外泄，下注于肝经，搏结而成疝。《赤水玄珠·疝门》引朱丹溪之说："此病始于湿热在经，郁遏至久，又感外寒，湿热被郁而作痛。"治宜疏肝理气，清热化湿。

### 案4　肝气郁结并下焦湿热

陈左　厥阴之脉，循阴器而络睾丸。厥阴者，肝也。肝失疏泄，湿热下注，膀胱宣化失司，小溲夹浊，偏疝坠胀疼痛，苔腻，脉濡数。经云："诸液浑浊，皆属于热。"又云："肝病善痛。一是无形之厥气，与有形之湿热，互相为患也。"当宜疏泄厥气，淡渗湿热。

柴胡梢七分　延胡索一钱　路路通二钱　炒赤芍一钱五分　块滑石（包煎）三钱　赤茯苓三钱　车前子三钱　荸荠梗一钱五分　金铃子二钱　陈橘核一钱五分　粉草薢三钱　黑山栀一钱五分　细木通八分　枸橘（打）一枚

【赏析】

疝虽有寒、热、湿、瘀之不同，但均与气分有关，故治疗当以治气为先。《景岳全书·疝气》曰："治疝者，必于诸证之中，俱当并用气药。"本例为肝失疏泄，肝气郁结，不通而痛，又兼下焦湿热，小溲夹浊，治当疏肝理气，清利湿热。

### 案5　肝气失泄，脾虚生湿

李左　湿火挟厥气下注，劳动过度，偏疝坠胀疼痛，口干内热，小溲浑浊，纳谷不香，胸脘闷胀，脉弦数，苔腻而黄。脾胃清气不能上升，小肠膀胱浊气不得下降，肝气失于疏泄，脾虚生湿，湿郁生痰，痰火瘀凝，清不升而浊不降，然皆素体气虚之所致也。姑拟健脾胃、清湿火，俾清气自升，浊气得降。

炒白术二钱　赤茯苓三钱　陈广皮一钱　陈橘核一钱五分　炒知母二钱　炒黄芪三钱　粉草薢三钱　荔枝核三钱　软柴胡五分　酒炒黄柏一钱　小茴香五分　清炙草五分

又诊　前进健脾胃、清湿火，偏疝略收，疼痛渐止，胸闷不舒，清气有上升之象，浊气有下降之势。拟原方更进一筹。

原方去柴胡，加金铃子一钱五分、延胡索五分。

【赏析】

素体气虚，脾失健运，生湿成痰；肝气挟湿热下注，而见偏疝坠胀疼痛。故投以黄芪、白术、茯苓、炙草健脾益气：知母、黄柏、革薢清热化湿；佐以柴胡、荔枝核、橘核、小茴香疏肝理气。二诊加金铃子散，更增疏肝泄热、行气止痛之效。

## 案6 中焦阳虚，阴寒内盛

莫左 疝气坠胀，腹痛筋急，泛泛作恶，甚则脘痛呕吐，脉弦细，苔薄腻。中阳衰弱，厥气失于疏泄。姑拟大建中汤治之。

炒潞党参二钱 淡吴萸八分 金铃子一钱五分 熟附片二钱 川花椒五分 延胡索八分 炮姜炭八分 姜半夏三钱 路路通一钱五分 丝瓜络一钱五分 酒炒桑枝三钱

【赏析】

《素问·痹论》："痛者，寒气多也，有寒故痛也。"本例中焦阳虚，阴寒内盛，寒凝不通，故腹痛，甚则呕吐。投以大建中汤温中补虚，降逆止痛，佐以疏肝理气之品，以期痛逆自平。

## 案7 脾气虚衰，中气下陷

江左 高年气虚，疝气屡发，坠胀作痛，小溲短赤，睡则略安。治宜补中气，疏厥气，以丸代煎，缓图功效。

补中益气丸一两，橘核丸二两，每早晚各服二钱，开水送下。

【赏析】

治疝之法，当分虚实。本例年高脾气虚衰，中气下陷，致疝气频发，治宜益气举陷，疏肝理气。

### 案8　脾气虚衰，中气下陷

黄左　劳倦奔走，元气下陷，睾丸坠胀，不能行动，胸脘不舒。肝主筋，睾丸为筋之所聚。先建其中气，俾得元气上升，睾丸自能不坠。

炙黄芪三钱　炙升麻一钱　小茴香五分　炒潞党参三钱　柴胡梢五分　陈广皮一钱五分　炒白术三钱　清炙草五分　广木香五分　橘核丸（吞服）三钱

又诊　坠痛已止，举动亦便。前进补中益气汤，甚为合度，仍守原法治之。

炙黄芪三钱　云茯苓三钱　炙升麻六分　炒潞党参三钱　细青皮一钱五分　金铃子一钱五分　清炙草五分　荔枝核三钱　延胡索五分　佛手柑八分

【赏析】

脾以升清为主，脾气升发，则元气充沛，人体始有生生之机。今劳倦伤脾，中气下陷，致睾丸坠胀。治当益气升阳，投以补中益气汤，务使中气不虚，则升举有力。二诊再行补中益气，以期下垂之证自复其位。

### 案9　肝气郁滞，气郁化火

费左　偏疝坠胀作痛，头内眩晕，泛泛作恶，厥气失于疏泄，肝气肝阳易于上升，治宜清肝理气。

金铃子一钱五分　云茯苓三钱　荔枝核三钱　延胡索五分　姜半夏三钱　橘核丸（吞服）三钱　煅石决二钱　细青皮一钱五分　小茴香五分　白蒺藜三钱　酒炒桑枝三钱

【赏析】

足厥阴肝经循经少腹及阴器，所谓"肝脉循阴器"。偏疝坠胀作痛，其病位在肾，而病变在肝。本例肝失疏泄，肝气郁滞，气郁化火。故治以疏肝泄热，理气止痛为要。

## 三十七、痹证

### 案1 风寒湿痹症

杨左 风寒湿三气杂至，合而为痹。左腿足痹痛，不便步履。宜和营祛风，化湿通络。

全当归二钱 西秦艽二钱 怀牛膝二钱 紫丹参二钱 云茯苓三钱 生苡仁四钱 青防风一钱 木防己三钱 川独活八分 延胡索钱半 杜红花八分 天仙藤钱半 嫩桑枝三钱

【赏析】

同一疾病，如果病位不同，选药便有所侧重。本例左腿足痹痛，不便步履，病位在下肢关节，故丁氏选用怀牛膝、独活、木防己等通经活络、祛湿止痛之药。倘若病位在肩肘等上肢关节为主者，则常选加羌活、白芷、威灵仙、姜黄、川芎等祛风通络止痛之剂。

### 案2 风湿挟痰瘀入络

施右 风湿挟痰瘀入络，营卫痹塞不从，左手背漫肿疼痛，曾经寒热，不时腿足酸痛，书所谓风胜为行痹是也。当宜祛风化湿，通利节络。

清水豆卷六钱 青防风钱半 西秦艽二钱 晚蚕沙三钱 海桐皮三钱 片姜黄八分 忍冬藤三钱 连翘壳三钱 生赤芍二钱 嫩桑枝四钱 指迷茯苓丸（包）六钱

【赏析】

海桐皮入药用皮，功能祛风除湿、通络止痛，偏于治上半身疼痛；秦艽入药用根，功能祛风湿、止痹痛，退虚热，偏于治下半身之疼痛。丁氏两药相伍，意在直通上下，通行十二经脉，使祛风除湿、通络止痛作用增强，与他药配合，其效更捷。

### 案3　风湿腰痛

郑左　腰为肾之腑，肾虚则风湿入络，腰痛偏左，咳嗽则痛更甚。宜益肾祛风，化痰通络。

厚杜仲三钱　川断肉二钱　当归须钱半　紫丹参二钱　赤茯苓三钱　陈广皮一钱　延胡索一钱　川独活四分　川郁金钱半　丝瓜络二钱　桑寄生二钱

【赏析】

本例腰痛属风湿腰痛，其本肾虚，其标风湿痰邪入络，本虚标实。丁氏选用扶正祛邪兼顾，标本同治之法，仿《备急千金要方》独活寄生汤（独活、寄生、杜仲、牛膝、细辛、秦艽、茯苓、肉桂心、防风、人参、甘草、当归、芍药、地黄、川芎），冀气血得充，肝肾得补，风湿得去，诸症自解。

### 案4　风湿瘀血阻滞经络

罗左　左膝漫肿，步履不便，屈伸不能自如，络中风湿未楚，营卫不能流通。拟益气祛风，和营通络。

全当归二钱　生黄芪四钱　生苡仁四钱　西秦艽二钱　青防风一钱　怀牛膝二钱　紫丹参二钱　木防己二钱　川独活二钱　炙鳖甲一钱　陈木瓜三钱　杜红花八分　油松节（切片）二钱

【赏析】

本例病程日久，伤气耗血，风湿瘀血阻滞经络，故左膝漫肿，步履不便，屈伸不利。投予黄芪、当归补益气血；防风祛风，与黄芪伍用，则扶正不留邪，祛邪不伤正；秦艽、防己、独活、木瓜、苡仁、松节利湿通络；丹参、红花活血通络；怀牛膝补肝肾、强筋骨，引药下行；鳖甲熄风。合而用之，共奏益气祛风、和营通络之功。

### 案5　血虚不养筋，肝脾气滞

陆右　腹胀食入难化，脊背腰股酸楚，不便步履。良由血虚不能养筋，肝脾气滞，今宜益气和营，理脾和胃。

生黄芪四钱　全当归二钱　怀山药三钱　西秦艽二钱　连皮苓四钱　生白术二钱　厚杜仲三钱　陈木瓜二钱　陈广皮一钱　春砂壳（后下）八分　乌贼骨三钱　炒谷麦芽（各）三钱　嫩桑枝三钱

**【赏析】**

本例血虚肝失濡养，肝郁气滞，横逆犯胃乘脾，肝胃不和则腹胀，脾运不健则食入难化，血虚筋脉失养则脊背腰股酸楚，不能步履。治用黄芪、当归补气生血；山药、白术、茯苓健脾助运；杜仲强筋壮骨；木瓜、秦艽、桑枝舒筋通络；陈皮、砂壳理气和胃；女子以肝用事，乌贼骨入肝经；炒谷麦芽健脾消食。合而用之，使脾胃得健，气血旺盛，肢体得禀，痿证自除，气机疏通，痞证自消。

### 案6　血不养筋，风湿入络

谢右　血不养筋，风湿入络，左腿足痹痛，入夜更甚，不便步履，旧有气喘。宜和营通络。

全当归二钱　大白芍二钱　西秦艽二钱　怀牛膝二钱　云茯苓三钱　陈木瓜二钱　木防己二钱　厚杜仲三钱　五加皮二钱　甜瓜子三钱　嫩桑枝三钱　川断肉三钱　丝瓜络三钱

**【赏析】**

痹证与痿证的区别，主要在于是否疼痛。痹证以疼痛为临床特点，痿证则为萎弱不用。痹证是邪气阻痹经络，气血运行受阻所致；痿证是五脏精血亏损，无以灌溉河流，经脉失养引起。本例左腿足痹痛，不便步履，乃"痹而不通"。丁氏用"宣通"之法，使气血流通，营卫复常，则痹痛渐除。

### 案7　气虚血亏，风湿痰入络

顾左　气虚血亏，风湿痰入络，营卫痹塞不通，左肩胛痹痛，不能举动。

证属缠绵，姑宜益气祛风，化湿通络。

生黄芪六钱　青防风一钱　仙半夏二钱　生白术二钱　紫丹参二钱　片姜黄八分　大川芎八分　全当归三钱　陈木瓜二钱　海桐皮三钱　陈广皮一钱　五加皮三钱　嫩桑枝四钱　指迷茯苓丸（包）八钱

【赏析】

本例正气不足，腠理不固，风湿痰邪易于侵袭，留滞经络，阻痹气血，而成痹证。如《济生方·痹》曰："皆因体虚，腠理空疏，受风寒湿气而成痹也。"故丁氏用玉屏风散加味，益气固表以治其本，配以祛风除湿、化痰通络之剂以治其标。共图气血流畅，痹证得除。

## 案8　风湿痰入络，营卫闭塞

辛右　风湿痰入络，营卫闭塞不通，项颈痹痛，举动不利，稍有咳嗽。宜和营祛风，化湿通络。

全当归二钱　西秦艽二钱　大川芎八分　竹沥半夏二钱　海桐皮三钱　光杏仁三钱　象贝母三钱　冬瓜子三钱　福橘络一钱　嫩桑枝三钱　指迷茯苓丸（包煎）八钱

【赏析】

风为百病之长。本例风邪挟湿痰阻痹太阳经脉，循经上犯，气血运行不畅，故颈项痹痛，举动不利；外邪束表，肺气失宣，则咳嗽。治拟和营祛风、化湿通络之法。方中当归、川芎活血通络，川芎行血中之气，祛血中之风，上行头项；杏仁宣降肺气；竹沥半夏、象贝、冬瓜子化痰止咳；秦艽、海桐皮、桑枝除湿通络止痛；指迷茯苓丸、橘络化痰通络。

## 案9　风湿热入络，营卫痹塞

姜左　风湿热稽留阳明之络，营卫痹塞不通，右手背肿红疼痛，不能举动。虑其增剧，宜桂枝白虎汤加减。

川桂枝三分　熟石膏（打）四钱　生甘草五分　晚蚕砂（包）三钱　海桐皮

三钱　忍冬藤三钱　连翘壳三钱　生赤芍二钱　茺蔚子三钱　嫩桑枝三钱　指迷茯苓丸（包）五钱

【赏析】

本例邪热壅于经络、关节，气血郁滞不通，以致局部红肿疼痛。丁氏拟清热通络、祛风除湿之法，仿《金匮》桂枝白虎汤（桂枝、石膏、知母、粳米、甘草），加晚蚕砂祛风除湿、疏利经络；海桐皮、嫩桑枝、忍冬藤活血通络；忍冬藤、连翘壳清热解毒；赤芍凉血散风；茺蔚子清热活血；指迷茯苓丸化痰通络。诸药合用，冀风去湿除热清痰化，经络宣通，则痹证自除。

## 案 10　气虚血亏，风湿阻络

陈先生　气虚血亏，风湿入络，营卫痹塞不通，肢节酸痛，时轻时剧。宜和营祛风，化湿通络。

全当归二钱　西秦艽二钱　生黄芪三钱　云茯苓三钱　怀牛膝二钱　陈木瓜二钱　光杏仁三钱　象贝母三钱　甜瓜子三钱　嫩桑枝三钱　红枣四枚

【赏析】

本例气虚血亏为其内因，风湿之邪为其外因，经络阻滞，气血运行不畅是其主要病机。如《济生方·痹》曰："皆因体虚，腠理空虚，受风寒湿气而成痹也。"故治取和营祛风，化湿通络，扶正祛邪，攻补兼施，冀气血得复，风湿祛除，痹证自除。

## 案 11　行痹

陈左　风为阳中之阳，中人最速，其性善走，窜入经络，故肢节作痛，今见上下左右无定，名曰行痹。脉弦细而涩，阴分素亏，邪风乘虚入络，营卫不能流通。当宜和营祛风，化湿通络。

全当归二钱　大川芎八分　威灵仙一钱五分　嫩桑枝四钱　大白芍二钱　晚蚕砂（包）三钱　海风藤三钱　西秦艽二钱　青防风二钱　甘草八分

**【赏析】**

经云："风寒湿三气杂至，合而为痹。其风气胜者为行痹，寒气胜者为痛痹，湿气胜者为着痹也"。本例肢节作痛游走不定，故为行痹。丁氏选用当归、川芎、白芍、秦艽、威灵仙、桑枝活血通络，意在"治风先治血，血行风自灭"；芍药、甘草缓急止痛；防风祛风散寒；海风藤、蚕沙祛风除湿。诸药合用，冀风去寒散、湿化络通，痹痛自消。

## 案12　肝风挟痰火，闭阻经络

杨右　手足痹痛微肿，按之则痛更剧，手不能抬举，足不能步履，已延两月余。脉弦小而数，舌边红，苔腻黄，小溲短少，大便燥结。体丰之质，多湿多痰，性情躁急，多郁多火，外风引动内风，挟素蕴之湿痰入络，络热、血瘀不通，不通则痛。书云：阳气多，阴气少，则为热痹，此证是也。专清络热为主，热清则风自熄，风静则痛可止。

羚羊角片（先煎）一钱　鲜石斛三钱　嫩白薇一钱五分　生赤芍二钱　生甘草五分　芫蔚子三钱　鲜竹茹二钱　丝瓜络二钱　忍冬藤四钱　夜交藤四钱　嫩桑枝四钱　大地龙（酒洗）二钱

复诊　前清络热，已服十剂，手足痹痛十去六七，肿势亦退，风静火平也。惟手足未能举动，舌质光红，脉数渐缓，口干欲饮，小溲短少，腑行燥结。血不养筋，津液既不能上承，又无以下润也。前方获效，毋庸更张。

原方去大地龙，加天花粉三钱。

又服十剂，痹痛已止，惟手足乏力。去羚羊角片、白薇、鲜石斛，加紫丹参二钱、全当归三钱、西秦艽一钱五分、怀牛膝二钱。

**【赏析】**

本例肝阳素旺，形盛气弱，痰湿郁而化火，风邪外袭，引动肝风挟痰火闭阻经络。治拟平肝清热熄风，化痰除湿通络之法，热清风熄，风静痛止。辨证思路清晰，处方用药至为合理，病情好转迅速。服药20剂，痹痛则止，惟手足乏力，改拟养血祛风、化痰除湿、补益肝肾之法，以善其后。

### 案13　厥阴横逆，脾失健运

钱左　初起寒热，继则脐腹膨胀，左髀部酸痛，连及腿足，不能举动，小溲短赤，腑行燥结，舌苔腻黄，脉象濡滑而数。伏邪湿热挟滞，互阻募原，枢机不和，则生寒热。厥阴横逆，脾失健运，阳明通降失司，则生䐜胀。痹痛由于风湿，经络之病，连及脏腑，弥生枝节。姑拟健运分消，化湿通络，冀其应手为幸！

清水豆卷四钱　茯苓皮四钱　枳实炭一钱　嫩白薇一钱五分　冬瓜子三钱　通草八分　全瓜蒌（切）四钱　郁李仁（研）三钱　西秦艽一钱五分　大麻仁（研）四钱　小防己二钱　肥知母二钱　地枯萝三钱

二诊　腑气通，脐腹胀势亦减。纳少，渴不多饮，小溲短赤，右髀部痹痛，连及腿足，不便步履，苔薄腻黄，脉象濡数。阴液本亏，湿热气滞互阻募原之间，肝失疏泄，脾失健运，络中风湿留恋，营卫不得流通，还虑缠绵增剧。再拟健运分消，化湿通络。

清水豆卷三钱　连皮苓四钱　枳实炭一钱　益元散（包）三钱　天花粉二钱　猪苓二钱　陈广皮一钱　西秦艽二钱　生熟苡仁（各）三钱　通草八分　大腹皮三钱　地枯萝三钱　小温中丸（吞服）一钱五分　冬瓜皮三钱

三诊　腑气通而溏薄，脐腹胀势已能渐消，小溲亦利，右髀部漫肿，痹痛大轻，但不便步履耳。脉象虚弦而数，舌边红，苔薄腻。阴分本亏，肝脾气滞，蕴湿浊气，凝聚募原，络中痰瘀未楚，营卫不能流通。效不更方，仍宗原意出入。

川石斛三钱　西秦艽三钱　地枯萝三钱　冬瓜子三钱　连皮苓四钱　陈广皮一钱　木防己二钱　川牛膝二钱　生白术一钱五分　大腹皮二钱　藏红花八分　炒苡仁三钱　嫩桑枝三钱

【赏析】

本例选用秦艽一味药，一则取其能退热清热的作用，二则取其祛风除湿之功效。病例三诊，所用秦艽剂量逐步增加，这是因为秦艽对人体有很大的毒副作用，其所含秦艽碱甲服用后可能会出现严重恶心、呕吐。所以，为了使秦艽的用量达到最佳药效，又避免产生毒副作用，因此必须严密观察病情变化，在治疗中不断增量，以期找到最有效的药物剂量。

### 案14　产后血盛，风寒湿阻络

严右　腰髀痹痛，连及胯腹，痛甚则泛恶清涎，纳谷减少，难于转侧。腰为少阴之府，髀为太阳之经，胯腹为厥阴之界。产后血虚，风寒湿乘隙入太阳、少阴、厥阴之络，营卫痹塞不通，厥气上逆，挟痰湿阻于中焦，胃失下顺之旨。脉象尺部沉细，寸关弦涩，苔薄腻。书云：风胜为行痹，寒胜为痛痹，湿胜为着痹。痛为寒痛，寒郁湿着，显然可见。恙延两月之久，前师谓肝气入络者，又谓血不养筋者，理亦近是，究未能审其致病之源。鄙拟独活寄生汤合吴茱萸汤加味，温经达邪，泄肝化饮。

紫丹参二钱　云茯苓三钱　全当归二钱　大白芍一钱五分　川桂枝六分　青防风一钱　厚杜仲二钱　怀牛膝二钱　熟附片一钱　北细辛二分　仙半夏三钱　淡吴萸五分　川独活一钱　桑寄生二钱

服药五剂，腰髀胯腹痹痛大减，泛恶亦止，惟六日未更衣，饮食无味。去细辛、半夏，加砂仁（后下）七分、半硫丸一钱五分，吞服。又服两剂，腑气已通，谷食亦香。去半硫丸、吴萸，加生白术一钱五分、生黄芪三钱，服十剂，诸恙均愈，得以全功。足见对症用药，其效必速。

### 【赏析】

本例系产后血盛，风寒湿三气杂至太阳、少阴、厥阴之络，合而为痹，但以寒邪偏盛。寒为阴邪，其性凝滞，阻滞太阳、少阴之络而股髀疼痛，寒邪侵犯厥阴经而痛连胯腹，痛甚则泛恶清涎。治拟独活寄生汤合吴茱萸汤加减，补益气血，滋补肝肾，祛风除湿，温经降逆。由于理法方药正确，服药仅七剂，则痹痛大减，泛恶止。故在前方的基础上去细辛、半夏、吴萸，加黄芪、白术益气健脾生血，标本同治，而去半硫丸，显为寒象已除。再服十剂，即获全功。

### 案15　肝脾肾三阴不足，风寒湿三气入络

汪左　风寒湿三气杂至，合而为痹，风胜为行痹，寒胜为痛痹，湿胜为着痹。髀骨酸痛，入夜尤甚，亦痹之类。脉象沉细而涩，肝脾肾三阴不足，风寒湿三气入络，与宿瘀留恋，所以酸痛入夜尤甚也。拟独活寄生汤加味。

全当归二钱　西秦艽二钱　厚杜仲三钱　云茯苓三钱　大白芍二钱　青防风一钱　川独活一钱　五加皮三钱　紫丹参二钱　川桂枝四分　桑寄生三钱　嫩桑枝四钱　炙甘草五分　小活络丹（入煎）一粒　怀牛膝二钱

**【赏析】**

本例痹证乃正气不足，属本虚标实之证。《医学心悟·痹》："治行痹者，散风为主，而以除寒祛湿佐之，大抵参以补血之剂，所谓治风先治血，血行风自灭也。治痛痹者，散寒为主，而以疏风燥湿佐之，大抵参以补火之剂，所谓热则疏通，寒则凝塞，通则不痛，痛则不通也。治着痹者，燥湿为主，而以祛风散寒佐之，大抵参以补脾之剂，盖土旺则能胜湿，而气足自无顽麻也。"故丁氏拟独活寄生汤加味治之。方中独活、防风、秦艽、桂枝祛风除湿，散寒止痛；当归、白芍，茯苓、炙草、丹参补养气血；杜仲、五加皮、桑寄生、怀牛膝补养肝肾；小活络丹、桑枝祛风除湿，活血通络。合而用之，冀风祛寒散、湿除络通，肝脾肾之阳得复，病情康复。

### 案16　气血不足，肝肾亏虚，风邪入络

汪翁　腰痛偏左如折，起坐不得，痛甚则四肢震动，形瘦骨立，食少神疲，延一月余。诊脉虚弦而浮，浮为风象，弦为肝旺。七秩之年，气血必虚，久坐电风入肾，气虚不能托邪外出，血虚无以流通脉络，故腰痛若此之甚也。拙拟大剂玉屏风，改散为饮。

生黄芪五钱 青防风五钱 生白术三钱 生甘草六分 全当归二钱 大白芍二钱 厚杜仲三钱 广木香五分 陈广皮一钱

原注：此方服后，一剂知，二剂已。方中木香、陈皮两味，止痛须理气之意也。

**【赏析】**

患者久病，气血不足，肝肾亏虚，风邪入络，故用大剂玉屏风饮益气固表，祛邪外出；当归、白芍养血柔肝；杜仲益肝肾、强筋骨；木香、陈皮疏理气机，气机疏通则疼痛自止，即所谓"通则不痛"也。由于辨证正确，用药合理，仅用药二剂，病自痊愈。

## 案17 风寒湿痹

黄左 髀部痹痛，连及腿足，不能步履，有似痿躄之状，已延两月之久。痿躄不痛，痛则为痹。脉左弦滑右濡滑，风寒湿三气杂至，合而为痹，痹者闭也，气血不能流通所致。拟蠲痹汤加减，温营祛风，化湿通络。

全当归二钱 大白芍一钱五分 桂枝六分 清炙草六分 紫丹参二钱 云茯苓三钱 秦艽二钱 牛膝二钱 独活一钱 海风藤三钱 防己二钱 延胡索一钱 嫩桑枝二钱 陈木瓜三钱

**【赏析】**

本例虽不能步履，但由髀部疼痛引起，故非痿躄，实乃风寒湿痹也。治仿《医学心悟》蠲痹汤（羌活、独活、桂心、秦艽、当归、川芎、炙甘草、海风藤、桑枝、乳香、木香），加丹参、延胡索活血通络，白芍缓急止痛。

## 案18 气阴两亏，痰湿阻络

谢左 左肩髀痹痛已久，连投去风之剂，依然如故。经云：邪之所凑，其气必虚。气阴两亏，痰湿留恋经络，营卫也不能流通。拟玉屏风散加味，益气养阴，化痰通络。

生黄芪三钱　细生地三钱　西秦艽二钱　竹沥半夏二钱　青防风二钱　甘菊花三钱　广陈皮一钱　炒竹茹二钱　生白术二钱　京玄参二钱　煨木香八分　嫩桑枝四钱　大地龙（酒洗）二钱　指迷茯苓丸（包煎）三钱

【赏析】

本例左肩髀痹痛已久，乃前医不知益气固表之法，却连投祛风之剂，发散太过，腠理不闭，使风邪来去自如，邪气留连不返。"邪之所凑，其气必虚"，选用益气固表之剂，投玉屏风散加味，使配方切合病情而获效。《名医方论》曰："防风遍行周身，称治风之仙药，上清头面七窍，内除骨节疼痹，外解四肢挛急，为风药中之润剂，治风独取此味，任重功专矣。然卫气者，所以温分肉而充皮肤，肥腠理而司开合，惟黄芪能利三焦而实卫，为玄府御风之关键，……是补剂中之风药也。所以防风得黄芪，其功愈大耳。白术健脾胃，温分肉，培土即以宁风也。"其用药特点为固表而不留邪，祛邪而不伤正，系补中有疏，散中有补。

# 三十八、痛风

## 气血亏虚，风湿痰入络

马右　未产之前，已有痛风，今新产二十一天，肢节痹痛更甚，痛处浮肿，痛甚十夜，不能举动，形寒内热，咳嗽痰多，风湿痰乘隙而入络道，营卫痹塞不通，肺失清肃，胃失降和，病情夹杂，非易治也。宜和营祛风，化痰通络。

紫丹参二钱　炒黑荆芥一钱　嫩白薇一钱　抱茯神二钱　炙远志一钱　西秦艽二钱　光杏仁三钱　象贝母三钱　藏红花八分　木防己二钱　甜瓜子三钱　夜交藤三钱　嫩桑枝四钱

【赏析】

痹痛日久，气血衰少，复因新产，致气血更虚，风湿痰乘虚入络，属本虚标实之证，依照"急则治其标，缓则治其本"的理论，丁氏以治标为先，酌商治本。选用丹参作为主药，是因丹参功能活血祛瘀，且其一味，功同四物，具有补血生血、逐瘀生新的作用。

# 三十九、历节风

### 案1　寒湿入络，营卫痹阻

陈右　风湿痰入络，营卫痹塞不通，右手背漫肿疼痛，连及手臂，不能举动，形寒身热。舌苔白腻，脉象濡滑而数。证属缠绵，姑宜祛风化痰，祛瘀通络。

清水豆卷四钱　青防风一钱　西秦艽二钱　仙半夏一钱　枳实炭一钱　炒竹茹钱半　晚蚕沙三钱　片姜黄八分　海桐皮三钱　生赤芍二钱　大贝母三钱　藏红花八分　嫩桑枝四钱　指迷茯苓丸（包）五钱

二诊　右手背漫肿疼痛，连及手臂，不能举动。苔薄腻滑。风湿痰入络，营卫痹塞不通。再宜祛风化湿，和营通络。

清水豆卷八钱　青防风一钱　西秦艽二钱　生赤芍二钱　连翘壳三钱　忍冬藤三钱　晚蚕沙三钱　片姜黄八分　海桐皮三钱　川桂枝四分　熟石膏（打）三钱　鲜竹茹二钱　嫩桑枝四钱　指迷茯苓丸（包）八钱

三诊　右手背漫肿疼痛，连及手臂，不能举动，风湿稽留络道，营卫痹塞不通。再宜和营祛风，化湿通络。

川桂枝三分　熟石膏（打）三钱　生赤芍二钱　青防风一钱　晚蚕沙三钱　片姜黄八分　赤茯苓三钱　荆芥穗一钱　白蒺藜三钱　海桐皮三钱　丝瓜络二钱

四诊　历节风右手背漫肿疼痛，连及手臂，不能举动，邪风湿痰，稽留络道，营卫痹塞不通。再宜和营祛风，化湿通络。

川桂枝四分　熟石膏（打）五钱　生赤芍二钱　青防风一钱　西秦艽二钱　嫩白薇钱半　仙半夏二钱　海桐皮三钱　嫩桑枝四钱　片姜黄八分　晚蚕沙三钱　大贝母三钱　茺蔚子三钱　指迷茯苓丸（包）八钱

五诊　历节风痛去七八，漫肿未消，举动不能自然，湿痰逗留络道，营卫痹塞不通。再宜和营祛风而化痰湿。

全当归二钱　紫丹参二钱　茺蔚子三钱　京赤芍二钱　晚蚕沙三钱　生草节六分　忍冬藤四钱　海桐皮三钱　大贝母三钱　炙僵蚕三钱　杜红花八分　嫩桑枝四钱　指迷茯苓丸（包）四钱

【赏析】

本例感受风寒湿邪，但以湿邪偏盛，因湿性重浊粘滞，故右手背肿胀疼痛，痛有定处；湿留肌肉，阻滞关节，则手臂不能举动；苔白腻、脉濡滑为湿邪偏盛之象。痹证迁延日久，津凝成痰，寒湿合而致病，营卫痹阻不通。治拟除湿、祛风、散寒、化痰、通络诸法合用，并以除湿通络为主，使气血得以流通，从而起到通则不痛的目的。

### 案2　风湿热邪挟痰痹阻阳明经络

孔左　邪风湿热，挟痰稽留阳明之络，营卫痹塞不通，两肩胛痹痛，左甚于右，左手腕漫肿疼痛，势成历节风。证属缠绵，拟桂枝白虎汤加减。

川桂枝四分　熟石膏（打）三钱　生甘草五分　嫩桑枝三钱　肥知母钱半　仙半夏二钱　紫丹参三钱　海桐皮三钱　生黄芪四钱　全当归二钱　西秦艽二钱　大川芎八分　青防风一钱　指迷茯苓丸（包）八钱

【赏析】

本例多处关节疼痛，风湿热邪挟痰痹阻阳明经络，迁延不愈，气血不足，正虚邪实。《金匮》桂枝白虎汤加减，方中石膏、知母、甘草清热养胃生津；桂枝、秦艽疏风通络；防风祛风胜湿；指迷茯苓丸、半夏化痰通络；海桐皮、桑枝活血通络；黄芪、当归、川芎、丹参益气养血，以扶正祛邪。

# 四十、痿证

### 案1　阴虚灼津，筋脉失养

李左　阴分不足，津少上承，余湿留恋络道，营卫循序失常，头眩目花，咽喉干燥，腿足不便步履。宜养阴柔肝，通利络道。

西洋参三钱　川石斛三钱　甘杞子三钱　滁菊花三钱　朱茯神三钱　西秦艽钱半　防己二钱　广橘白一钱　厚杜仲三钱　川断肉三钱　怀牛膝二钱　嫩桑枝三钱　生熟谷芽（各）三钱　嫩钩钩（后入）三钱

【赏析】

肝藏血而主筋，为罢极之本；肾藏精而主骨，为作强之官。精血充盛，则筋骨坚强，活动如常。本例精血亏损，复因阴虚内热，灼液伤津，筋骨经脉失其濡养；再者余湿传至经络，络道不利可致痿证，为本虚标实之证。丁氏用西洋参滋阴清热；杞子、石斛、川断、杜仲、怀牛膝补益肝肾，强壮筋骨；菊花、嫩钩钩平肝；秦艽、防己导湿热下行。

### 案2　肝肾两亏，络热伤筋

奚左　两足无力，不便步履，甚则跌仆，防成痿躄。肝肾两亏，络热则痿，宜益肝肾，而清络热。

全当归二钱　西秦艽二钱　怀牛膝二钱　南沙参三钱　抱茯神三钱　怀山药三钱　黄柏炭八分　五加皮三钱　厚杜仲三钱　川断肉三钱　陈木瓜二钱　络石藤二钱　嫩桑枝三钱

【赏析】

肝主筋，肾主骨。本例肝肾两亏，精血受损，阴虚火旺，发为痿躄。治拟补益肝肾、滋阴清热之法，冀筋强骨壮，络热清除，痿证自消。方中当归养血柔肝；南沙参、黄柏滋阴清热；川断、杜仲、五加皮、怀牛膝补益肝肾，强筋壮骨；木瓜、秦艽、桑枝、络石藤舒筋通络；并配以山药健脾以振奋后天本源。处方用药充分体现"治痿独取阳明"的理论。

### 案3　气血两亏，湿热入络

潘左　始而腿足浮肿，继而两足皆酸，不便步履，脉象虚弦。气血两亏之体，湿热入络。经所谓"湿热不攘，大筋软短，小筋弛长，软短为拘，弛长为痿"是也。宜益气和营，化湿通络。

生黄芪四钱　生白术二钱　全当归二钱　连皮苓四钱　陈广皮一钱　陈木瓜三钱　怀牛膝二钱　络石藤三钱　生苡仁四钱　西秦艽二钱　嫩桑枝四钱

**【赏析】**

本例痿证日久，气血两虚，湿热入络。药用黄芪、白术补益肺脾之气，使脾胃得健，痿证自除。加当归和血，陈皮理气，苡仁健脾渗湿，络石藤祛瘀通络，木瓜化湿舒筋，桑枝、秦艽祛风湿，茯苓、苡仁健脾渗湿。诸药合之，意在气血得复，湿热祛除，脉络疏通，病情好转。

## 案 4　肺热伤津，胃阴不足

封右　温病后，阴液已伤，虚火铄金，肺热叶焦，则生痿躄。两足不能任地，咳呛咯痰不爽，谷食减少，咽喉干燥，脉濡滑而数，舌质红苔黄。延经数月，恙根已深。姑拟养肺阴，清阳明，下病治上，乃古之成法。

南沙参三钱　川石斛三钱　天花粉三钱　生甘草五分　川贝母三钱　嫩桑枝三钱　冬瓜子三钱　怀牛膝二钱　络石藤三钱　甜光杏三钱　瓜蒌皮三钱　肥知母一钱五分　活芦根（去节）一尺

二诊　前进养肺阴清阳明之剂，已服十帖，咳呛内热，均见轻减。两足痿软不能任地，痿者萎也，如草木之萎，无雨露以灌溉，欲草木之荣茂，必得雨露之濡润，欲两足之不痿，必赖肺液以输布，能下荫于肝肾，肝得血则筋舒，肾得养则骨强，阴血充足，络热自清。治痿独取阳明，清阳明之热，滋肺金之阴，以阳明能主润宗筋而流利机关也。

大麦冬二钱　北沙参三钱　抱茯神三钱　怀山药三钱　细生地四钱　肥知母一钱五分　川贝母二钱　天花粉三钱　络石藤二钱　怀牛膝二钱　嫩桑枝三钱

三诊　五脏之热，皆能成痿，书有五痿之称，不独肺热叶焦也。然而虽有五，实则有二，热痿也，湿痿也。如草木久无雨露则萎，草木久被湿遏亦萎，两足痿躄，亦犹是也。今脉濡数，舌质红绛，此热痿也。叠进清阳明滋肺阴以来，两足虽不能步履，已能自行举起之象，药病尚觉合宜。仍守原法，加入益精养血之品，徐图功效。

北沙参三钱　大麦冬二钱　茯神三钱　怀山药三钱　川石斛三钱　小生地三钱　肥知母一钱五分　怀牛膝二钱　络石藤三钱　芜蔚子三钱　嫩桑枝三钱　猪脊髓（酒洗入煎）二条　虎潜丸（清晨淡盐汤送服）三钱

【赏析】

《儒门事亲》曰："大抵痿之为病，皆因客热而成，……故痿躄属肺，脉痿属心，筋痿属肝，肉痿属脾，骨痿属肾，总因肺热叶焦之故，相传于四脏，痿病成矣。"《张氏医通》载："痿证，脏腑病因虽曰不一，大都起于阳明湿热，内蕴不清，则肺受热乘而日槁，脾受湿淫而日溢，遂成上枯下湿之候。"本例肺热伤津，胃阴不足，故一、二诊治拟清热润燥，滋养肺阴，养胃生津，从阳明论治，使肺金清润，则水津自能布散，枯萎之筋骨复得濡养。《景岳全书》曰："痿证之义，……元气败伤则精虚不能灌溉，血虚不能营养者亦不少矣。"故在二诊时加入益精养血之剂，取效颇速。

### 案5　肝肾两亏，筋骨失养

刘左　肝主筋，肾主骨，肝肾两亏，筋骨失养，络有湿热，两足痿软无力，久成痿躄。宜滋养肝肾，清络和营。

南北沙参（各）三钱　云茯苓三钱　怀山药三钱　小生地、红花（同拌）三钱、五分　厚杜仲三钱　川断肉三钱　陈木瓜二钱　怀牛膝二钱　络石藤三钱　桑寄生三钱　虎潜丸（包）三钱

【赏析】

杜仲味甘，性温，功能补肝肾，强筋骨，善走经络关节之中；川断味苦、性温，功能补肝肾，强筋骨，通利血脉，行于筋节气血之间。两药均入肝、肾经，伍用使其补肝肾、强筋骨、通血脉的作用增强。

### 案6　肺肾阴亏，络有蕴热

李左　两足痿软，不便步履，按脉尺弱寸关弦数，此乃肺肾阴亏，络有

蕴热，《经》所谓肺热叶焦，则生痿躄是也。阳明为十二经之长，治痿独取阳明者，以阳明主润宗筋，宗筋主束骨而利机关也。证势缠绵，非易速痊。

南北沙参（各）一钱五分　鲜生地三钱　川黄柏一钱五分　丝瓜络二钱　川石斛三钱　生苡仁三钱　肥知母一钱五分　大麦冬三钱　陈木瓜二钱　络石藤三钱　虎潜丸（包煎）三钱

**【赏析】**

《素问·痿论》曰："治痿独取阳明"。阳明者，十二经脉之长也，五脏六腑之海，主润宗筋，宗筋有束骨而利关节的作用。本例肺肾阴虚，既失"肺朝百脉"，又失"阳明主润宗筋"的作用，故丁氏以润阳明、养肺阴、补肝肾、强筋骨、清湿热而治。

# 四十一、麻木

## 案1　气血衰弱，痰湿阻络

赵左　两手麻木，左甚于右，脉象左弦右濡涩。乃气虚血瘀，痰湿入络，营卫痹塞不通。当宜益气活血，化痰通络。

生黄芪四钱　全当归二钱　大川芎八分　仙半夏二钱　陈广皮一钱　西秦艽二钱　陈木瓜二钱　嫩桑枝四钱　紫丹参三钱　藏红花八分　五加皮三钱　指迷茯苓丸（包）八钱

**【赏析】**

本例两手麻木为正气不足，气血衰弱，痰湿阻络之候，治当补气活血，祛痰通络。

## 案2　气血虚弱，痰湿入络

赵右　高年血虚，营卫不和，痰湿入络，心神不得安宁，形寒怯冷，四肢麻木，心悸跳跃，食入难化，脉象弦细。宜二加龙骨牡蛎汤加减。

川桂枝三分　大白芍二钱　清炙草四分　朱茯神三钱　左牡蛎（先煎）四钱
花龙骨（先煎）三钱　陈广皮一钱　仙半夏二钱　全当归三钱　嫩桑枝三钱　红枣
四枚　生姜一片

口干，加川石斛三钱。

【赏析】

《景岳全书·非风》曰："气虚则麻，血虚则木。"本例气血虚弱，而形
寒怯冷，四肢麻木；血不养心，而心悸跳跃，心神不宁；脾虚湿阻，而食入
难化。治宜益气活血，化湿通络，佐以平肝安神。

# 四十二、癃闭

### 案1　热气闭阻上下焦

王左　三焦者，决渎之官，水道出焉。上焦不宣，则下焦不通，以肺为
水之上源，不能通调水道，下输膀胱也。疏其源则流自洁，开其上而下自通，
譬之沉竹管于水中，一指遏其上窍，则滴水不坠，去其指则管无余水矣，治
癃闭不当如是乎？

苦桔梗一钱　带皮杏仁三钱　赤茯苓三钱　六一散（包）三钱　炙升麻八分
黑山栀一钱五分　黄柏（盐水炒）一钱　知母（盐水炒）一钱　肉桂心（饭丸吞
服）二分　土牛膝根三钱　鲜车前草汁二两　鲜藕汁（二味炖温冲服）二两

【赏析】

本例为热壅于肺，肺气不能肃降，津液输布失常，水道通调不利，不能
下输膀胱；又因热气过盛，下移膀胱，以致上、下焦均为热气闭阻，而使水
道不通。治宜清热通利之法，使上清下利，则小便自通矣。

### 案2　肾阴阳两虚

沈左　小溲频数，少腹胀痛。《经》云："下焦络肾属膀胱，别于回肠而

渗入焉。"此证少阴真火不充，太阳之寒水，转为湿热所阻，少阴无火，故小溲数而不畅，太阳为湿热阻滞，故气不通而胀痛。法当暖脏泄热，冀火归其源，水得其道，拟滋肾通关饮。

肥知母三钱　川黄柏三钱　肉桂心三分

**【赏析】**

肾阳不足，命门火衰，致膀胱气化无权，而小溲不畅；下焦积热，故少腹胀痛。投以知母、黄柏清下焦湿热，肉桂心温肾助阳。

### 案3　脾气亏虚，中气不足

朱左　中气不足，溲便为之变。小溲频数，入夜更甚，延今一载余，证属缠绵。姑拟补中益气，滋肾通关。

炒潞党参一钱五分　清炙草五分　云茯苓三钱　陈广皮一钱　川升麻三分　清炙黄芪二钱　苦桔梗一钱　全当归二钱　生白术一钱五分　生蒲黄（包）三钱　小蓟根二钱　滋肾通关丸（包）三钱

**【赏析】**

脾气虚而清气不能上升，浊阴难以下降，故小溲频数。投以补中益气汤合滋肾通关丸加减。补中益气汤补中气，升清气，中气升运则浊阴易降；滋肾通关丸滋阴助阳，化气利尿。

## 四十三、淋浊

### 案1　肝火挟湿热下注

王左　脾肾本亏，肝火挟湿热下注，膀胱宣化失司，小溲淋浊，夜不安寐。先宜和胃安神，化湿祛瘀。

仙半夏钱半　北秫米（包）三钱　炙远志一钱　黑山栀二钱　朱茯神三钱　通草八分　飞滑石（包）三钱　生草梢八分　川草薢二钱　小川连四分　冬葵子三钱

琥珀屑（饭丸吞）八分　通天草淋浊钱半

【赏析】

《丹溪心法·淋》："淋有五，皆属乎热。"淋浊多由膀胱湿热，宣化失司而成。本例病机亦如是，治宜清热利湿为主。唯兼有夜寐不安，故在清利之中佐入和胃安神之品。

## 案 2　脾肾两亏，湿热下注膀胱

钱左　脾肾两亏，湿热瘀精，留恋下焦，膀胱宣化失司，小溲淋浊，溺时管痛。先宜清肝渗湿，而祛瘀精。

肥知母钱半　川黄柏钱半　黑山栀二钱　粉萆薢三钱　甘草梢八分　飞滑石（包）三钱　瞿麦穗三钱　萹蓄草钱半　苦桔梗一钱　冬葵子三钱　石韦钱半　琥珀屑（饭丸，吞服）六分

另用萹蓄草一钱半、通草八分、六一散（包）三钱、通天草五分，煎汤代茶。

【赏析】

本例瘀精内结而溺时管痛，湿热下注膀胱而小溲淋浊。故用石韦散合六一散清热利湿通淋，山栀、知母、黄柏清下焦之火，琥珀屑祛瘀通淋，萆薢化湿浊。

## 案 3　湿热蕴结下焦

陆左　小溲淋浊，已有匝月，湿热瘀精，留恋下焦，膀胱宣化失司。宜清肝渗湿，而祛瘀精。

粉萆薢三钱　赤茯苓三钱　瞿麦穗钱半　飞滑石（包）三钱　黑山栀二钱　生草梢八分　萹蓄草钱半　石韦钱半　梗通草八分　炙远志一钱　冬葵子二钱　肥知母钱半　琥珀屑六分（饭丸，吞服）

【赏析】

治疗淋浊，当审察虚实，实则清利，虚则补益。本例小溲淋浊，瘀精留

恋，为湿热蕴结下焦之候，治宜清热利湿，化浊通淋。用八正散合石韦散加减，期其湿热去而小溲清。

### 案4　脾肾阴阳两亏，络有痰瘀

张左　尾闾酸痛，小溲混浊均已轻减；胸膺不舒，纳少头痛。脾肾阴阳两亏，排泄失司，络有痰瘀。再拟培养脾肾，化湿通络。

厚杜仲三钱　川断肉三钱　杜狗脊三钱　通草八分　淡苁蓉三钱　赤茯苓三钱　生白术二钱　旋覆花（包）钱半　怀山药三钱　福泽泻钱半　粉草薢钱半　真新绛八分　鹿角霜三钱　《金匮》肾气丸（包）五钱

【赏析】

淋浊的治法，古有忌补之说，是指实热之证而言。本例淋浊已减轻，而见尾闾酸痛，胸膺不舒，纳少头痛等脾肾两亏之候。故用白术、茯苓、山药合金匮肾气丸、鹿角霜、杜仲、川断、狗脊、苁蓉健脾益肾，佐以草薢、泽泻、通草通淋化浊，旋覆花、真新绛化痰通络。

### 案5　肝肾阴虚，木旺克土

陈左　经云："水亏于下，火动于中，乃为白淫。"即精浊之类也。耳鸣心悸少寐，四肢清冷，口燥不多饮，肾虚津少上承，厥阳易于升腾，胃纳不旺。姑拟甘平益肾，以柔肝木；调理脾胃，而和营卫。

甘杞子三钱　厚杜仲三钱　左牡蛎（先煎）四钱　花龙骨（先煎）三钱　朱茯神三钱　炒枣仁三钱　大白芍二钱　熟女贞三钱　广橘白一钱　淡苁蓉三钱　核桃肉（去紫衣）三枚　生熟谷芽（各）三钱　潼蒺藜三钱　鹿茸粉二分（饭丸，吞服）

【赏析】

本例精浊而见耳鸣心悸、四肢清冷、胃纳不旺等，是为肝肾阴虚、木旺克土之候。治宜益肾柔肝、健脾和胃，佐以固涩肾精。

### 案6　肝阳上扰，湿热瘀精

陈左　阴分不足，肝阳上扰，湿热瘀精，留恋下焦，小溲夹浊，已有两月。头晕且胀。宜育阴柔肝，清化湿热。

生白芍二钱　黑山栀二钱　炒杭菊钱半　白通草八分　赤茯苓三钱　薄荷炭八分　六一散（包）三钱　粉草薢钱半　稽豆衣三钱　生石决（先煎）六钱　嫩钩钩（后入）三钱　石韦钱半　琥珀屑六分（饭丸，吞服）

【赏析】

肝体阴而用阳，肝阴不足，肝阳上亢，致头晕且胀，挟湿热下扰，小溲混浊。治宜养阴平肝、清热化湿。

### 案7　热盛伤络，迫血妄行

萧左　血淋半载，溺时管痛，形瘦内热，脉象细数，阴分不足，心移热于小肠，湿热宿瘀留恋膀胱。证势非轻，姑拟泻心导赤，滋肾通关。

小生地四钱　细木通八分　生草梢六分　飞滑石（包煎）三钱　川雅连四分　桃仁泥一钱　粉丹皮二钱　生赤芍二钱　小蓟根三钱　当归尾二钱　荸荠梗钱半　蒲黄炭钱半　鲜藕二两　滋肾通关丸（包）二钱

另用车前子汁二两、藕汁二两，同炖温服。

【赏析】

本例血淋为心移热于小肠，湿热下注膀胱，热盛伤络，迫血妄行所致。血瘀内积，故溺时管痛。治宜清热通淋、凉血止血。

### 案8　热盛搏血，下注胞中

张左　小溲淋塞渐爽，夹有血水，阴虚心移热于小肠，下焦宣化失司。今宜导赤汤加减。

小生地三钱　生草梢八分　京赤芍钱半　苦桔梗一钱　黑山栀二钱　粉丹皮钱

半　肥知母钱半　通草八分　小蓟根八分　通天草一钱　滋肾通关丸（包）三钱

**【赏析】**

血淋多因热盛搏血，失其常道，由小肠下注于胞中与溺齐出。治宜导赤汤清心利水为主，辅以清热凉血。

### 案9　湿热蕴结下焦

余小　溲血渐止，膏淋溺时管痛，阴虚湿热，宿瘀留恋下焦，膀胱宣化失司，再宜祛瘀化湿、滋肾通关。

怀山药三钱　生白术钱半　黑山栀二钱　小生地三钱　生草梢八分　飞滑石（包）三钱　梗通草八分　海金沙（包）三钱　紫丹参二钱　冬葵子三钱　光杏仁三钱　象贝母三钱　荸荠梗钱半　滋肾通关丸（包）二钱

**【赏析】**

本例为湿热蕴结下焦，以致气化不利，清浊相混，脂液失约，而成膏淋。治宜清化湿热、分清泄浊。

### 案10　气阴两亏，湿热留恋下焦

钱左　海底作痛，已见轻减，膏淋依然，溺时管痛，腑行溏薄。气阴两亏，湿热留恋下焦，膀胱宣化失司。再宜益气养阴，滋肾通关。

生黄芪四钱　南北沙参（各）二钱　生白术二钱　炒怀药三钱　赤茯苓三钱　小生地三钱　生赤芍二钱　小蓟根钱半　白通草八分　生草梢六分　海金沙（包）三钱　冬葵子三钱　荸荠梗钱半　滋肾通关丸钱半（吞服）

**【赏析】**

膏淋未愈，气阴两亏，乃虚实夹杂，当标本兼治。故治宜益气养阴、清热通淋。

### 案11　气阴两亏，肾关不固

张左　气阴两亏，肾关不固，虚淋已延一载，溺管痛。宜益气养阴、固摄精关。

潞党参三钱 炙黄芪三钱 炒于术钱半 清炙草五分 抱茯神三钱 炙远志一钱 大生地三钱 煅牡蛎（先煎）四钱 花龙骨（先煎）三钱 怀山药三钱 竹沥半夏钱半 炒杭菊钱半 白莲须钱半

【赏析】

淋证的病位在肾与膀胱，初起多邪实之证，久病则由实转虚。本例虚淋缠绵难愈，脾肾两亏，膀胱气化无权。治宜益气养阴，培补脾肾为主。

### 案12 肝火挟湿热，流注膀胱

史左 溲浊淋沥赤白，溺时管痛，湿胜于热则为白，热胜于湿则为赤。经云：诸转反戾，水液浑浊，皆属于热。一则热迫血分，一则湿郁下焦，瘀精留滞中途，膀胱宣化失司，赤浊白浊所由未也。拟清肝火，渗湿热，佐去瘀精。

龙胆草一钱五分 粉草薢三钱 细木通八分 黑山栀一钱五分 远志肉一钱 滑石（包煎）三钱 生草梢八分 粉丹皮一钱五分 琥珀屑（冲）三分 淡黄芩一钱五分 川雅连三分 通草八分

【赏析】

热淋的病因，多由湿热之邪，客于肾，下注膀胱，气化失司，水道不利所致。本例为肝火挟湿热，流注膀胱，瘀精留恋。治宜泻肝通淋、清化湿热、去瘀精。

### 案13 肾阴不足，浮阳溢入膀胱

谢左 淋浊积年不愈，阴分已亏，而湿热未楚。肾与膀胱为表里，肾阴不足，不能潜伏元阳，致浮阳溢入膀胱，蕴成湿热。拟育阴清化，缓图功效。

大生地四钱 云茯苓三钱 潼蒺藜三钱 山萸肉一钱五分 熟女贞二钱 粉丹皮一钱五分 黄柏炭八分 威灵仙二钱 福泽泻一钱五分 怀山药三钱 剪芡实二钱

猪脊髓（酒洗）二条

【赏析】

久淋不愈，湿热耗伤正气，肾阴亏虚，当标本兼顾，治宜滋阴降火、清化湿热。

# 四十四、溲血

## 案1　内伤虚火溲血

赵左　溺血之症，痛者为血淋，不痛者为尿血，肾阴不足，君相之火下移小肠，逼血下行，小溲带血，溺管不痛，脉象细小而数。王太仆曰：壮水之主，以制阳光。当宜育坎藏之真阴，清离明之相火。

大生地三钱　抱茯神三钱　小川连四分　蒲黄炭三钱　粉丹皮一钱五分　玄武版四钱　生甘草六分　生白芍二钱　怀山药三钱　阿胶珠三钱　黄柏炭一钱　藕节炭二枚

【赏析】

《医学入门·血类·溺血》曰："溺血纯血全不痛，暴热实热利之宜，虚损房劳兼日久，滋阴补肾更无疑。"尿血一证，有外感与内伤之别，本例尿血乃内伤虚火所致。丁氏仿丹溪大补阴丸（黄柏、知母、熟地、龟板、猪脊髓蒸熟和蜜）合《圣济总录》阿胶汤（阿胶、黄芩、生地、甘草）。以图真阴得养，相火内清，则尿血自止。

## 案2　肝脾两亏溲血

黄左　肝为藏血之经，脾为统血之脏。肝脾两亏，藏统失司，溲血甚多，小便频数，大便溏薄，舌中剥边黄腻，脉濡弦而数。阴无阳化，阳不生阴，膀胱宣泄无权，足肿面浮，脾虚之象见矣。拟归脾汤法引血归经，合滋肾通关丸生阴化阳。

西洋参三钱　抱茯神三钱　紫丹参二钱　焦谷芽三钱　清炙黄芪三钱　炒枣仁三钱　茜草根炭一钱　焦白芍一钱五分　活贯众炭三钱　炒于术一钱五分　滋肾通关丸（包煎）二钱

二诊　溲血有年，血色紫黑，少腹胀满，小溲频数，大便溏薄，内热心悸，耳鸣头眩，面色萎黄，腿足浮肿，脉左弦小而数，右濡弦。肝虚不能藏血，脾虚不能统血，血随溲下。色紫黑，少腹满，宿瘀尚未清也。前进归脾法合滋肾丸，尚觉合度，再从原方复入通瘀之品。

前方去活贯众，加生草梢、蒲黄炭、琥珀屑、鲜藕。

三诊　溲血色紫，小溲频数，少腹酸胀，大便溏薄，兼有脱肛，头眩心悸耳鸣，腿足浮肿，两进归脾，病无进退，脾虚固属显然，小溲频数，小腹酸胀，肝热有瘀，亦为的当不移之理。惟病本虽在肝脾，病标却在膀胱。经云：胞移热于膀胱，则病溺血。膀胱者，州都之官，藏津液而司气化。气化不行，则病肿满。肺者，膀胱水道之上源也。治肝脾不应，治膀胱不应，今拟清宣肺气，去瘀生新，下病上取，另辟途径，以观后效。

西洋参三钱　抱茯神三钱　茜草根二钱　通天草一钱五分　川贝母二钱　炙远志一钱　紫丹参二钱　活贯众炭三钱　清炙枇杷叶（去毛、包）三钱　生草梢八分

另鲜车前汁、鲜藕汁各一两，炖温冲服。

四诊　昨投清宣肺气、去瘀生新之剂，溲血已减，小便亦爽，下病治上，已获效征。惟面浮足肿，脘腹作胀，纳谷减少，头眩心悸，大便不实。明系肝体不足，肝用有余，脾弱不磨，运化失其常度。急其所急，缓其所缓，又当从肝脾着手。肝为乙木，脾为戊土，脾虚木横，顺乘脾土，固在意中，则治肝实脾，下病治上，亦一定不移之法矣。

生于术三钱　扁豆衣三钱　紫丹参二钱　荸荠梗一钱五分　远志肉一钱　云茯苓三钱　陈广皮一钱　生草梢八分　生熟苡仁（各）三钱　生熟谷芽（各）三钱　清炙枇杷叶（去毛，包）三钱

五诊　溲血已止，小便不爽，足肿面浮，纳谷减少，脉尺部细小，寸关濡弦。此血虚肝气肝阳易升，脾弱水谷之湿不化也。血虚宜滋养，脾弱宜温

燥，顾此失彼，动形掣肘。今拟健运中土，而化水湿。

炒白术三钱　陈广皮一钱　炒神曲三钱　滋肾通关丸（包煎）三钱　连皮苓四钱　煨木香五分　谷麦芽（各）三钱　冬瓜皮（煎汤代水）一两　清炙草八分　春砂壳（后下）八分　炒苡仁三钱

六诊　健运分消，肿仍不退，便溏口干不欲饮，面无华色，头眩耳鸣，纳谷减少，脉象尺部细小，寸关虚弦。血虚之体，肝阳易升，脾弱水谷之湿泛滥，欲扶脾土，须益命火。经所谓少火生气，气能生血，血不能自生，全赖水谷之精液所化。拟崇土渗湿法，再进一层。

炒于术三钱　连皮苓四钱　煨木香五分　滋肾通关丸（包煎）一钱　红枣三枚　熟附片五分　陈广皮一钱　炒神曲三钱　焦苡仁三钱　清炙草四分　春砂壳（后下）八分　焦谷芽三钱　冬瓜皮五钱

七诊　身半以下肿依然，胸闷纳少，大便溏泄，小便短少，口干不多饮，舌薄腻，脉象尺部细小，寸关濡弦无力。皆由肝肾阳虚，水谷之湿，生痰聚饮，横溢于募原之间。中气已虚，肝木来乘，气化不及州都，膀胱气化无权也。再拟崇土渗湿，滋肾通关。

前方去木香、神曲，加炒怀药、炒车前子。

【赏析】

热蓄肾与膀胱，是尿血的主要发病机制。但是其他脏器的病变亦可引起尿血。如《证治汇补·溺血》云："或肺气有伤，妄行之血，随气化而下降胞中。或脾经湿热，内陷之邪，乘所胜而下传水府。或肝伤血枯，或肾虚火动，或思虑劳心，或劳力伤脾，或小肠结热，或心胞伏暑，俱使热乘下焦，血随火溢。"本例尿血，病本在肝脾，病标在膀胱。丁氏在一、二诊时治肝脾与膀胱不愈，于是兼治其肺。因为《血证论·尿血》载："肺为水上之源，金清则水清，水宁则血宁，盖此证原是水病累血，故治水即是治血。"由于兼治肺脏一法切合病机，尿血得减。四诊时土虚木横表现突出，丁氏急其所急，治肝实脾，处方用药贴切病情，尿血即止，但腿足浮肿依然，故五诊起选用崇土渗湿、滋肾通关之法。整例脉案理法精当，用药至为合理。

### 案3　三阴不足，迫血下行

程左　三阴不足，心移热于小肠，逼血下行，溲血已久，时轻时剧，内热口干，恙根已深，非易速瘥。姑拟滋养三阴，凉营祛瘀。

小生地五钱　大麦冬三钱　京玄参三钱　炙龟版四钱　炙鳖甲四钱　生白芍二钱　阿胶珠二钱　生草梢六分　粉丹皮钱半　天花粉三钱　血余炭三钱　鲜藕（去皮）四两　白茅根（去心）二扎

【赏析】

本例三阴不足，水亏不能济火，心之火热移于小肠，迫血妄行，故见溲血；阴虚则火旺，故内热口干。因溲血已久，恙根已深，病久络瘀，丁氏在用增液汤加龟板、鳖甲、白芍、阿胶、花粉滋养三阴，茅根、鲜藕、血余炭凉血止血的同时，加丹皮活血散瘀止血，止血而无凝滞留瘀之弊。

# 四十五、遗泄

### 案1　肝肾不足，肝阳上亢

张左　旧有鼻渊痼疾，近来遗泄频频，头眩眼花，阴虚精关不固，肝阳易于上升，今宜益肾固精、柔肝化痰。

左牡蛎（先煎）四钱　花龙骨（先煎）三钱　明天冬二钱　小生地三钱　朱茯神三钱　春砂壳（后下）八分　黄柏炭一钱　金樱子三钱　黑穞豆衣三钱　炒杭菊钱半　潼蒺藜三钱　嫩钩钩（后入）三钱　白莲须钱半

【赏析】

遗泄而见头晕眼花，为肝肾不足、肝阳上亢之候；又挟痰湿，故治宜益肾平肝、固精化痰。

### 案2　肾虚不固，肺热壅盛

王左　梦遗渐减，清晨痰有腥味。肾阴亏耗，肺有燥邪，宜益肾固精、清肺化痰。

南沙参三钱　川贝母二钱　瓜蒌皮二钱　抱茯神三钱　怀山药三钱　潼蒺藜三钱　左牡蛎（先煎）四钱　花龙骨（先煎）三钱　剪芡实三钱　熟女贞三钱　冬瓜子三钱　白莲须钱半　三才封髓丹（包）五钱

**【赏析】**

遗精的治疗，历代文献有"有梦治心，无梦治肾"之说，但不可机械划分。本例梦遗而痰有腥味，乃肾虚不固，肺热壅盛，故治以固肾涩精、清热化痰为要。

### 案3　心肾阴亏，肝火内炽

叶左　心肾阴亏，肝火内炽，精宫不固，遗泄频频，左手臂酸楚，投剂合度，仍宜育阴固摄，和营通络。

大生地四钱　明天冬二钱　潞党参二钱　朱茯神三钱　黄柏炭一钱　春砂壳（后下）五分　左牡蛎（先煎）四钱　花龙骨（先煎）三钱　剪芡实三钱　潼蒺藜三钱　紫丹参二钱　西秦艽钱半　白莲须钱半　夜交藤四钱

**【赏析】**

心肾阴亏，则心火内炽，相火妄动，火扰精室，精关不固，故遗泄频频。左手臂酸楚乃气血阻滞之候。治宜滋阴降火、固摄精关，佐以活血通络之品。

### 案4　肾阴不足，肝火内炽

吴左　肾阴不足，肝火内炽，屡屡遗泄、多梦，头眩神疲，脉象弦小而数。拟三才封髓丹合金锁固精意。

明天冬三钱　大生地三钱　潞党参二钱　抱茯神三钱　左牡蛎（先煎）四钱　花龙骨（先煎）三钱　春砂壳（后下）八分　黄柏炭一钱　潼蒺藜三钱　剪芡实三钱　白莲须钱半

**【赏析】**

肾主藏精，肝司疏泄，平常之人，肾中阴平阳秘，虽有欲念之火，若不接内，不至于泄精。本例肾中阴虚阳亢，火扰精宫，导致遗精。正如《类证治裁·遗泄》所说："凡脏腑之精悉输于肾而恒扰于火，火动则肾之封藏不固。"投以三才封髓丹合金锁固精丸以益肾固精。

### 案5　脾肾两亏，精关不固

刘左　胸脘胀闷，食入难化，甚则泛唾白沫，且有头眩，不时遗泄。脾肾两亏，精关不固，湿痰逗留中焦，宜和中化饮而摄精关。

生白术二钱　云茯苓三钱　仙半夏钱半　陈广皮一钱　带壳砂仁（后下）八分　潼白蒺藜（各）钱半　黑穞豆衣三钱　煅牡蛎（先煎）三钱　花龙骨（先煎）三钱　炙远志一钱　沉香曲（包）三钱　白莲须钱半　佛手八分

另：五倍子一两，生晒，研细粉，每用二分，用津唾做丸，每晚塞脐中，外以无药膏盖之，每晚换一次，以一月为度。

【赏析】

遗泄而见胸脘胀闷、泛唾白沫为脾肾两亏之候，此类遗泄调治宜脾肾兼顾。药选白术、茯苓、陈皮、半夏、带壳砂仁、穞豆衣、沉香曲健脾化湿；潼蒺藜、煅牡蛎、花龙骨、白莲须益肾固精。并辅以外敷法，内外并治。

### 案6　君相火动，心肾不交

陈左　精藏于肾，而主于心；精生于气，而役于神；神动于中，精弛于下。遗泄已久，心悸头晕。补精必安其神，安神必益其气，拟益气养阴、安神固泄。

炒潞党参二钱　熟女贞二钱　大砂仁（研、后下）八分　剪芡实三钱　清炙黄芪三钱　生枣仁三钱　川黄柏八分　朱茯神三钱　大熟地四钱　青龙齿（先煎）四钱　桑螵蛸三钱　明天冬二钱　紫石英三钱　白莲须一钱五分

【赏析】

本例遗泄系君相火动，心肾不交，水不济火而致，故以三才封髓丹、金

锁固精丸、桑螵蛸散加减以调补心肾，固精止遗。同时，此类患者宜调摄心神，排除杂念，才能收到更好效果。

### 案7　阴虚火旺，热扰精室

王左　癸水不足，相火有余，精关因而不固。始患遗泄，延及上源，更兼咳嗽，恙久根深，非易速痊。拟壮水之主，以制阳光。

明天冬一钱五分　抱茯神三钱　左牡蛎（先煎）四钱　竹沥半夏二钱　大生地三钱　黄柏炭八分　花龙骨（先煎）三钱　炙远志肉一钱　潞党参三钱　带壳砂仁（后下）八分　剪芡实三钱　川象贝（各）二钱　甜光杏三钱　白莲须一钱五分

【赏析】

《杂病源流犀烛·遗泄源流》曰："遗泄，肾虚有火病也。"若多思妄想，欲念屡起，或房事过多，恣情纵欲，肾阴损伤，均可导致阴虚火旺，热扰精室而遗精。投以三才封髓丹合金锁固精丸加减，滋肾清火，固涩精关。

### 案8　真阴不足，肝火偏旺

戴左　真阴不足，肝火客之，鼓其精房，乃病遗泄。内热口燥，头痛眩晕，拟育阴清肝、固涩精房。

明天冬一钱五分　黄柏炭八分　左牡蛎（先煎）四钱　稽豆衣三钱　大生地三钱　春砂壳（后下）八分　青龙齿（先煎）三钱　嫩钩钩（后入）三钱　南北沙参（各）二钱　白莲须一钱五分

【赏析】

真阴不足，肝火偏旺，火扰精室，而致遗泄。火灼阴伤，故内热口燥；精不养神以上奉于脑，故头痛目眩。治宜养阴清肝、固涩止遗。药选天冬、生地、南北沙参滋水养阴；黄柏坚阴泻火；稽豆衣养血平肝；牡蛎、钩藤、龙齿清泄肝火；白莲须固肾涩精；春砂壳行滞悦脾。

# 第三章 妇产科

## 一、经事失调

### (一) 经事愆期

#### 案1 肝气怫郁，胃失和降

沈右　气升呕吐，止发不常，口干内热，经事愆期，行而不多，夜不安寐，舌质红，苔薄黄，脉象左弦右涩，弦为肝旺，涩为血少。良由中怀抑塞，木郁不达，郁极化火，火性炎上，上冲则为呕吐，《经》所谓诸逆冲上，皆属于火是也。肝胆同宫，肝郁则清净之府岂能无动，挟胆火以上升，则气升呕逆，尤为必有之象。口干内热，可以类推矣。治肝之病，知肝传脾。肝气横逆，不得舒泄，顺承中土，脾胃受制。胃者，二阳也。《经》云：二阳之病发心脾，有不得隐曲，女子不月。以心生血，脾统血，肝藏血，而细推营血之化源，实由二阳所出。《经》云：饮食入胃，游溢精气上输于脾。又云：中焦受气取汁，变化而赤，是谓血。又云：营出中焦。木克土虚，中焦失其变化之功能，所生之血日少，上既不能奉生于心脾，下又无以泽灌乎冲任，经来愆期而少，已有不月之渐，一传再传，便有风消息贲之变，蚁穴溃堤，积羽折轴，岂能无虑。先哲云：肝为刚脏，非柔养不克，胃为阳土，非清通不和。拟进养血柔肝，和胃通经之法，不治心脾，而治肝胃，穷源返本之谋也。第是症属七情，人非太上，尤当怡养和悦，庶使药达病所，即奏肤功，不致缠绵为要耳。

生白芍二钱　朱茯神三钱　仙半夏一钱五分　川石斛三钱　炒枣仁三钱　煅代赭石（先煎）二钱　旋覆花（包）一钱五分　银柴胡一钱　青龙齿（先煎）三钱　广橘白一钱　芫蔚子三钱　丹参二钱　鲜竹茹一钱五分　生熟谷芽（各）三钱　左金丸（包）七分

**二诊**　气升呕吐未发，夜寐不安，经事行而不多，苔灰黄，按脉弦细而涩。皆由营血亏耗、肝失条达、脾失健运、胃失和降为病，昨投养血柔肝和胃降逆助以调经之剂，尚觉获效。仍拟逍遥合复赭二陈加减，但得木土不争，则诸恙可愈。

当归身二钱　朱茯神三钱　炒枣仁三钱　炒竹茹一钱五分　生白芍二钱　仙半夏一钱五分　青龙齿（先煎）三钱　广橘白一钱五分　银柴胡八分　北秫米（包）三钱　煅代赭石（先煎）三钱　芫蔚子三钱　川石斛三钱　旋覆花（包）一钱五分　青橘叶一钱五分

**【赏析】**

冲脉为月经之源，冲脉之血由阳明水谷所化，故阳明胃气为冲脉之本。木克土虚，中焦失其变化之功能，所生之血日少，上既不能奉生于心脾，下又无以泽灌乎冲任，经来愆期而少，已有不月之渐，一传再传，便有风消息贲之变，蚁穴溃堤，积羽折轴，岂能无虞。今中怀抑塞，肝气怫郁，火逆而动，胃失和降，胃为水谷气血之海，胃伤而心脾受病，化源匮乏，精血不足，而见经事愆期行少，是气之为病。本案不治心脾而治肝胃是治本求源之法，亦是遵"调经先以顺气为主"之旨，肝逆得平，胃气则和，吐逆遂止。方用逍遥合复赭二陈加减，方中生白芍、川石斛、炒枣仁滋阴养血，柔肝缓急，煅代赭石、青龙齿、旋覆花平肝降逆，仙半夏、广橘白、鲜竹茹、生熟谷芽和胃降逆，再佐左金丸清肝泻火，和胃降逆，丹参、芫蔚子活血调经，兼以清肝，朱茯神、银柴胡清心除热，安神助眠。二诊加当归身，北秫米，青橘叶加强养血柔肝，理气和胃之功，务使肝脾调和，经自有信也。

### 案 2 经行鼻衄

李右 天癸初至，行而不多，腹痛隐隐，鼻红甚剧。气滞血瘀，肝火载血，不能顺注冲任而反冲激妄行，上溢清窍有倒经之象。逆者顺之激者平之则顺气祛瘀，清肝降火，为一定不易之法。

紫丹参二钱 怀牛膝二钱 全当归二钱 粉丹皮一钱五分 鲜竹茹三钱 茺蔚子三钱 制香附一钱五分 白茅花（包）一钱 炒荆芥八分 福橘络一钱 春砂壳（后下）八分

【赏析】

经行鼻衄多责之肝气上逆。气滞血瘀，肝火载血，不能顺注冲任，而反冲激妄行，上溢清窍，有倒经之象。傅青主认为："各经之吐血，由内伤而成，经逆而吐血，乃内溢而激之使然也，其证有绝异而气逆则一也。"故治用顺经汤加味，平肝顺气，引血下行。本案唯兼有气滞血瘀，经少而腹痛，故在清降之中佐入祛瘀行滞，务期经行则血自平。方中制香附、福橘络、春砂壳理气解郁，怀牛膝、全当归补肝肾而养血活血，引血热下行，紫丹参、粉丹皮、茺蔚子活血调经，清肝凉血，白茅花、炒荆芥凉血止血，鲜竹茹清热降逆，热清而气顺。

### 案 3 经迟腹痛

吴右 经事愆期，临行腹痛，血室有寒，肝脾气滞。血为气之依附，气为血之先导，气行血行，气止血止。欲调其经，先理其气，《经》旨固如此也拟严氏抑气散，复入温通之品。

制香附一钱五分 云茯苓三钱 广艾绒八分 延胡索一钱 月季花八分 全当归二钱 茺蔚子三钱 金铃子二钱 大砂仁（研，后下）八分 紫丹参二钱 台乌药八分 怀牛膝二钱 陈广皮一钱

【赏析】

《景岳全书·妇人规》云："凡血寒者，经必后期而至"由"阳气不足，

则寒从内生，而生化失期"，宜温养血气。本案为经迟而腹痛，乃寒滞之证，盖由外寒内侵，血气凝滞，故宜疏气和血为要，佐以温通。方中制香附、大砂仁、台乌药、广陈皮、川楝子、延胡索、月季花疏肝理气，紫丹参、茺蔚子活血调经，广艾绒温经散寒止痛，云茯苓扶土抑木，全当归、怀牛膝补肝肾之精血。

## 案4　久病伤营耗血，冲任亏损

郑右　正虚邪伏，营卫循序失常，形寒已久，纳少神疲，经事三月不行，渐成损怯。姑与扶正达邪，和营通经。

炒潞党参二钱　抱茯神三钱　茺蔚子三钱　银柴胡八分　清炙草五分　紫丹参二钱　月季花五分　酒炒黄芩一钱五分　陈广皮一钱五分　仙半夏二钱　逍遥散（包）三钱

二诊　寒热已止，纳减神疲，经事三月不行，脉象弦数，客邪虽退，而正气不复，冲任亏损，而经事不通。仍宗前法。

前方加怀牛膝二钱、西藏红花八分。

【赏析】

经水不通，分有余、不足。有余者调之通之，不足则补之。外感风寒冷湿，热结痰结，瘀血内伤，忧郁劳怒，俱宜分别立证。惟血枯一症，即虚损痨瘵之由。本案经闭三月，畏寒发热，纳少神疲。盖由正虚邪伏，久病伤营耗血，冲任亏损所致，属血枯经闭之类。故治宜先予扶正达邪以平寒热。方用以炒潞党参为君，补益肺脾之气，气旺则神足，酒炒黄芩、广陈皮、仙半夏清化痰热，邪去则正自安，逍遥散疏肝理脾，和解少阳而平寒热，茺蔚子、紫丹参活血调经，月季花、抱茯神舒郁安神，银柴胡助酒芩以清内热，清炙草则助党参、白术以益气扶正。二诊加牛膝、藏红花通行经脉。

## 案5　水谷衰少，月事不下

翁右　经停九月，胃纳不旺。《经》旨月事不以时者，责之冲任，冲为血海，隶于阳明，阳明者胃也，饮食入胃，化生精血，营出中焦，阳明虚，则不能化生精血下注冲任，太冲不盛，经从何来。当从二阳发病主治，拟《金匮》温经汤加味。

全当归二钱　阿胶珠二钱　紫丹参二钱　赤白芍（各）一钱五分　川桂枝四分　吴茱萸四分　仙半夏二钱　炙甘草五分　茺蔚子三钱　大川芎八分　粉丹皮一钱五分　生姜二片　红枣二枚

【赏析】

二阳，足阳明胃脉也，为仓廪之官，主纳水谷。今经闭食少，由是可知水谷衰少，无以化精微之气，而血脉枯竭，月事不下，应投以归脾、六君之属。本案从二阳调治却投以《金匮》温经汤，治疗又更具深意。如喻嘉言《寓意草》治扬季登之女经闭投以龙荟丸。陈修园《女科要旨》用《金匮》黄土汤治闭经，均未以常法施治。方中以全当归、阿胶珠、赤白芍补血活血，川桂枝、吴茱萸温经散寒，粉丹皮、紫丹参、茺蔚子、大川芎活血调经，仙半夏理气和胃，炙甘草、生姜、红枣益气养血。全方着眼气血，以补阳明之虚。阳明盛则经自有源。

## 案6　肝郁气滞血瘀

王右　适值经临，色紫黑，少腹胀痛拒按，痛甚有晕厥之状。形寒怯冷，口干不多饮，苔黄腻，脉濡涩。新寒外束，宿瘀内阻。少腹乃厥阴之界，厥阴为寒热之脏，肝失疏泄，气滞不通，不通则痛矣。气为血之帅，气行则血行，行血以理气为先，旨哉言乎！

肉桂心五分　金铃子二钱　春砂壳（后下）二钱　青橘叶一钱五分　小茴香八分　延胡索一钱　失笑散（包）三钱　细青皮一钱　茺蔚子三钱　焦楂炭三钱　制香附一钱五分　酒炒白芍二钱　两头尖（酒浸、包）一钱五分

另：食盐末二两，香附末四两，酒、醋炒，熨腹痛处。

【赏析】

《陈素庵妇科补解》："妇人经正行而腹痛，是血滞。"欲调其血，先调其

气。是方金铃子、春砂壳、青橘叶、小茴香、延胡索、青皮、香附行气通滞而止痛；失笑散、茺蔚子、焦楂炭、桂心、两头尖温经散瘀。并辅以外敷法，内外并治。

## 案7 营血亏耗之经水未行

吴右 女子二七而天癸至。年十六矣，经犹未行，面色㿠白，心悸跳跃，神疲乏力，营血亏耗，无以下注冲任使然，舌苔薄腻，脉象濡小无力。姑予和营通经。

全当归二钱 抱茯神三钱 青龙齿（先煎）三钱 青橘叶一钱五分 京赤芍二钱 广橘白一钱 鸡血藤二钱 月季花八分 紫丹参二钱 茺蔚子三钱 嫩钩钩（后入）三钱

### 【赏析】

《素问·上古天真论》："女子二七天癸至，任脉通，太冲脉盛，月事以时下，故有子"，今二八之年经水未行，见营血亏耗之证。其血之亏，调之必使流通，和营通经虽可投，但此与禀赋不足、天元真气未实有关，盖脾胃为后天之本，培养后天以充养先天，月水可下矣。故方中以全当归、鸡血藤养血活血，抱茯神养心安神，配合青龙齿、嫩钩钩镇心安神，青橘叶、月季花、广橘白疏肝理气和胃，京赤芍、紫丹参、茺蔚子活血调经。

## 案8 邪伤脾胃，经脉受阻

郭右 胸闷纳少，腹痛便溏，脾胃不和，经事愆期，脉象濡迟。宜疏邪和中，祛瘀通经。

炒黑荆芥一钱 紫苏梗钱半 清水豆卷四钱 紫丹参二钱 赤茯苓三钱 炒扁豆衣三钱 陈广皮一钱 炒苡仁三钱 炒谷芽三钱 焦楂炭三钱 春砂壳（后下）八分 茺蔚子二钱 干荷叶一角

### 【赏析】

外感风寒，内伤邪热，凡此诸病，皆属经候不调，必先去其病，而后可调经。本案系邪伤脾胃,经脉受阻,投药以疏邪和中为主,旨在病去经自调也。方中以炒黑荆芥、紫苏梗、清水豆卷透邪解表,炒扁豆衣、赤茯苓、炒苡仁健脾渗湿,炒谷芽、焦楂炭消食和胃,干荷叶清热利湿,陈广皮、春砂壳理气燥湿,紫丹参、茺蔚子二味活血通经,全方以疏表化湿,理气宽中为法,邪去则正气自复,经事如常。

### 案9　肝脾气滞,经事愆期

刘右　血虚受寒,肝脾气滞,经事愆期,腰酸腹痛,腿足酸楚,舌苔薄腻,脉弦小而紧。宜温营理气,而调奇经。

全当归二钱　茺蔚子三钱　怀牛膝二钱　杜红花八分　紫丹参二钱　广艾绒八分　云茯苓三钱　青橘叶钱半　制香附钱半　春砂壳(后下)八分　绛通草八分

【赏析】

血虚受寒,血得寒则凝涩,经脉不利,而见腰酸腹痛,腿足酸楚,经事愆期。治则温之行之,全当归、怀牛膝养血活血以治本,佐入红花、艾叶、香附温理气血而祛寒,青橘叶、春砂壳、紫丹参、茺蔚子理气活血通经,云茯苓、绛通草健脾利湿。

## (二)经事超前

### 案1　脾弱积湿下注

杨右　血虚有热,脾弱积湿下注,经事超前,行而甚多,纳少便溏,腿足浮肿,朔轻暮重。宜养血调经,崇土化痰。

当归身(盐炒)二钱　大白芍二钱　连皮苓四钱　生白术三钱　陈广皮二钱　大腹皮二钱　陈木瓜二钱　川牛膝二钱　汉防己二钱　冬瓜皮四钱　生熟苡仁(各)五钱

【赏析】

经事超前多责之于血热,然必察通身藏象而论,亦有脉症无火而经早者,乃心脾气虚，不能固摄使然。今脾虚血少而经早，量多，当以实脾养血调经为要。方中生白术、连皮苓益气健脾除湿，大腹皮、陈木瓜、川牛膝、汉防己、冬瓜皮、生熟苡仁利湿消肿，当归身、大白芍养血调经，少佐陈广皮健脾理气，使补而不滞。

## 案2　金亏不能生水，虚火内炽

汪右　肺阴已伤，燥邪痰热留恋，咳嗽已久，时轻时剧，经事超前，血室有热也。宜清肺化痰而调奇经。

霜桑叶三钱　光杏仁三钱　川象贝（各）二钱　瓜蒌皮三钱　抱茯神三钱　炙远志一钱　嫩白薇钱半　丹皮炭钱半　冬瓜子三钱　鲜藕二两　枇杷叶膏（冲服）三钱

【赏析】

肺金受伤，金亏不能生水，水源枯涸则难以制火，虚火内炽，血海安得宁静，故而经事超前。此拟清肺化痰，旨在清肺热以润养金水，水能制火则奇经可调。方用桑杏汤清宣肺热，润燥止咳，瓜蒌皮、炙远志、冬瓜子、枇杷叶膏清热化痰，鲜藕、白薇、丹皮滋阴退热，抱茯神养心安神。

## 案3　冲任亏损，血室有热

黄右　经事超前，淋漓不止，腑行燥结，冲任亏损，血室有热也。拟芩荆四物汤加减。

炒荆芥一钱　炒条芩一钱　当归身二钱　生白芍二钱　生地黄（炒）三钱　阿胶珠钱半　侧柏炭二钱　川石斛三钱　抱茯神三钱　莲蓬炭三钱　藕节炭三枚　贯众炭三钱

【赏析】

月事先期固属血热，但多伴阴血不足，因此不可过用寒凉之剂，当以补血为主，佐以清热。立方荆芩四物，四物养血补阴，荆芥、黄芩，清热泻火祛风。加阿胶、石斛增强滋阴养血之力，侧柏、藕节、莲蓬、贯众炭均可凉血止血。

### 案4 热迫冲任，血海沸溢

张右 血室有热，经事超前，行而不多，带下绵绵。宜清营祛瘀，而化湿热。

小生地二钱 粉丹皮钱半 生赤芍钱半 赤茯苓三钱 生苡仁四钱 乌贼骨三钱 侧柏叶钱半 紫丹参二钱 茺蔚子三钱 藕节两枚 青橘叶钱半

【赏析】

经水先期而至者，多为血热。热迫冲任，血海沸溢。带下俱为湿证，湿热下注，带脉失约。故投以生地、丹皮、赤芍、丹参、侧柏、藕节凉血散瘀，调摄冲任；赤苓、薏苡仁、乌贼骨利湿束带，紫丹参、茺蔚子活血调经。

### 案5 血虚有热，带脉不固

汪右 血虚有热，带脉不固，经行超前，腰酸带下，肢节酸楚，宜养血清热，崇土束带。

全当归二钱 大白芍二钱 生地炭三钱 抱茯神三钱 炒丹皮钱半 嫩白薇钱半 厚杜仲三钱 乌贼骨三钱 西秦艽二钱 生白术钱半 陈广皮一钱 焦谷芽三钱

【赏析】

血热多致经水先期而至，然必审察其阴气之虚实。若虚而挟火，所重在补虚，当以养营安血为要，而实证则重在清热泻火。本案以四物、丹皮、白薇、秦艽养血以固其本，清热泻火祛风以治其标；白术、陈皮、谷芽、乌贼骨健脾束带；杜仲补肝肾，强筋骨，抱茯神宁心安神。

## （三）经事超前落后

### 案1　冲任亏损，肝脾不和

乔右　经事超前落后，腹痛隐隐，多年不育，冲任亏损，肝脾不和，宜养血调经。

潞党参二钱　云茯苓三钱　生白术二钱　清炙草六分　全当归二钱　大白芍二钱　大熟地三钱　抚川芎八分　紫丹参二钱　茺蔚子三钱　月季花八分　红枣五枚　妇科八珍丸六两，间日服三钱。

【赏析】

经行先后无定期，《万氏妇人科》谓："悉从虚治，加减八物汤主之。"本案治则如是，以补血为主，佐以通行之品。血气充足，经候焉有不调之理？以八珍汤益气养血，紫丹参、茺蔚子、月季花疏肝理气，活血调经。

### 案2　营阴不足，肝阳上升

朱右　营阴不足，肝阳上升，冲任不调，经行腹痛，或前或后，头眩眼花。宜养血柔肝，理气调经。

生白芍三钱　黑穞豆衣三钱　川石斛三钱　生石决（先煎）六钱　朱茯神三钱　炒杭菊钱半　薄荷炭（后下）八分　茺蔚子三钱　紫丹参二钱　生香附钱半　炒怀膝二钱　嫩钩钩（后入）三钱　青橘叶钱半

【赏析】

肝主藏血，内联冲脉及血海。肝气郁结，血海蓄溢失常，经行先后无定期。傅氏以为本证治以疏肝尤急也。今肝血不足乃至肝气不能疏达，则养血柔肝而疏肝气，故方用石决明重镇潜阳，钩藤平肝熄风，而白芍、石斛、穞豆衣滋阴养血，柔肝平肝，香附、橘叶、薄荷疏肝理气，朱茯神清心安神，怀牛膝补肝肾兼引血下行，少佐杭菊平肝潜阳，而丹参、茺蔚子为习用之活血调经药。

## （四）经闭

### 案1 血亏肝气横逆

吴右　脐腹胀渐减，胸脘胀依然，屡屡作痛，食入难化，头晕目花，血亏肝气横逆，犯胃克脾，浊气凝聚，经闭四月，气不通则血不行也。恙根已深，非易图治。再宜养血泄肝，健运分消。

全当归二钱　炒赤白芍（各）钱半　紫丹参三钱　春砂壳（后下）八分　连皮苓四钱　陈广皮一钱　大腹皮二钱　茺蔚子三钱　瓜蒌皮三钱　薤白头一钱　仙半夏二钱　炒谷麦芽（各）三钱　陈葫芦瓢三钱　嫩钩钩（后入）三钱

**【赏析】**

肝主疏泄，气行则血行，气结则血滞，肝气横逆犯脾，脾主运化，脾虚运化失司，水湿内生，聚湿生痰，痰湿阻滞冲任二脉，或结块，一旦郁结则诸经受伤，久则经水闭止不行，病之本在气不在血，但调其气，然病久根深营血亦亏，血虚则经脉不能充盈，气虚则无力推动，故宜调气兼养血，方中以当归、赤芍、白芍养血，血者阴类，其运在阳，故用当归、川芎等血中之气药，以行为养，行血滞而有温养流动之机，丹参、茺蔚子养血活血，陈皮理气，气行则血行，瓜蒌皮、连苓皮、半夏、薤白健脾燥湿化痰，大腹皮、葫芦瓢活血利水，炒谷芽、麦芽健脾益气，钩藤平肝熄风。

### 案2 冲任亏损，脾弱不运

葛右　产后冲任亏损，脾弱不运，经事六载不行，形瘦便溏，脉象弦细，舌苔白腻。已成干血痨重症。姑拟培养中土，而调冲任。

炒潞党参一钱　熟附块八分　炮姜炭五分　清炙草四分　米炒术二钱　云茯苓三钱　陈广皮一钱　大砂仁（后下）八分　范志曲三钱　炙粟壳三钱　紫丹参二钱　炒谷麦芽（各）三钱　灶心黄土（荷叶包煎）四钱

二诊　腹痛便溏渐见轻减，形瘦纳少，经事六载不行，头眩神疲，脉象细弱。冲任亏损，脾胃不运，干血痨重症。再宜培养中土，而调奇经。

炒潞党参钱半　熟附块八分　炮姜炭五分　清炙草四分　云茯苓三钱　米炒术二钱　炒怀山药三钱　带壳砂仁（后下）八分　陈广皮一钱　炙粟壳三钱　紫丹参二钱　范志曲二钱　焦谷芽三钱　焦苡仁三钱　干荷叶一角

三诊　腹胀满，便溏泄，纳少形瘦，经闭六载，呕恶带血，脉象弦细。脾土败坏，肝木来侮，脉症参合，已入不治之条，勉方冀幸。

炒潞党参三钱　炮姜炭五分　怀山药三钱　米炒术钱半　云茯苓三钱　炒谷芽三钱　带壳砂仁（后下）八分　炒苡仁三钱　陈广皮一钱　炙粟壳三钱　范志曲三钱　清炙草五分　乌梅炭五分　干荷叶一角　金匮肾气丸（包煎）五钱

【赏析】

月经之本，所重在冲脉，所重在胃气，所重在心脾生化之源。本案闭经六载，为闭经之重症，盖由脾胃久虚，气血俱衰，精血匮乏，源断其流，冲任失养，泉源日涸所致。景岳云："凡治经脉之病，或其未甚，则宜解初病，而先其所因，若其已剧，则必计所归，而专当顾本。"故补脾胃以培养后天元气之本，以资血之源，即是顾其本也。一、二诊以附子理中汤调治，温养中土，党参益气补中，白术、茯苓、山药健脾除湿，丹参养血活血，陈皮、砂仁理气，神曲、炒二芽健脾，粟壳、灶心黄土补肾固涩，附子、炮姜温通活血，调达冲任，疏通胞脉，引血下行，促使胞宫推陈出新；血生于阳明，藏于厥阴，经本于肾，冲任失调，肝脾肾三脏亏损，故冲任血海亏虚而无血可下导致闭经，三诊理中汤加金匮肾气丸，加用乌梅收敛固涩，肝脾肾同治共奏养血调经之功效。

### 案3　脾胃两伤，无血下注冲任

徐右　类疟后脾胃两伤，无血以下注冲任，经闭三月，面色萎黄，屡屡头痛，脉象弦细，虑成干血痨重症。宜培养中土，以生营血。

炒党参二钱　云茯苓三钱　清炙草五分　全当归二钱　怀牛膝二钱　紫丹参二

钱　广艾绒八分　绛通草八分　生于术二钱　大白芍二钱　茺蔚子二钱　藏红花八分　月季花八分

妇科八珍丸六两，每早服三钱，米饮汤送下。

【赏析】

妇人以血为主，脾胃两伤，不能生血，经闭不行，经本阴血，血以充经，气以行经，但滋其化源，其经自通。方投四君子、当归、白芍、丹参健脾养血，艾绒以温经，于大队养荣补血药中加入温通活血之品，疏通经脉，鼓舞气血，充养血海，调达冲任，以静寓动，以增强补血调经之功效，佐以少量红花、月季花、通草达到养而能通，通而不破的目的。

## 案4　肺脾肾亏，无血下注冲任

许右　咳嗽音声不扬，形瘦经闭，盗汗颧红，脉象细数，腑行溏薄。肺脾肾三阴俱亏，无血以下注冲任也，已成损怯，恐难完璧。仍宜培土生金，和营通经。

蛤粉炒阿胶二钱　左牡蛎（先煎）四钱　花龙骨（先煎）二钱　川象贝（各）二钱　怀山药三钱　云茯苓三钱　紫丹参二钱　茺蔚子三钱　米炒于术钱半炮姜炭三分　诃子皮二钱　御米壳二钱　浮小麦四钱

【赏析】

经水不通分有余不足，差之毫厘，谬之千里。有余者，调之通之；不足者补之。本案闭经、咳嗽、潮热、盗汗，肺虚金水亏也；便溏形瘦，脾弱不运化，营血枯竭也。已成痨瘵之状，实非轻疴。宜养脾益阴，为根本之法，阿胶滋阴养血，龙骨、牡蛎、浮小麦、御米壳固涩止汗，川贝、诃子皮化痰止咳，山药、茯苓、白术健脾益气，培土生金，丹参、茺蔚子养血活血，佐以炮姜炭温通，益脏为主，温通为辅，益脏以充源，温通以行血。

## 案5　冲任亏损，肝胃不和

王右　冲任亏损，肝胃不和，经闭五月，纳少泛恶，形瘦神疲，此干血痨症也。宜培养气血，和胃平肝。

潞党参二钱　云茯苓三钱　生白术二钱　陈广皮一钱　紫丹参二钱　炒谷麦芽

（各）三钱　茺蔚子三钱　全当归二钱　大白芍二钱　佛手八分

妇科八珍丸三两，间日服三钱。

【赏析】

素体气血不足或思虑损伤脾胃，生化不足，营血亏虚，闭经而见纳少、泛恶、形瘦神疲，为血枯经闭之候。此类经闭调治，宗景岳之训："欲其不枯，无如养荣，欲以通之，无如充之，但使雪消则春水自来，血盈则经脉自至，源泉混混，又孰有能阻之者。"方中以党参补中益气，当归、白芍和营调经，白术、茯苓补中益气，以益气血生化之源，陈皮、佛手疏肝理气行滞，丹参、茺蔚子养血活血，炒二芽消食和胃。

## 案6　血虚脾弱致瘀

戴右　血虚脾弱，宿瘀留恋，经事数月不行，腹痛便溏，形瘦潮热，脉象弦细。势成干血痨之重症，姑拟扶土养血，祛瘀通经。

炒潞党参二钱　生白术三钱　云茯苓三钱　紫丹参二钱　炮姜炭五分　清炙草六分　茺蔚子三钱　煨木香八分　延胡索一钱　焦楂炭三钱　杜红花八分　炒怀山药三钱　干荷叶一角　红枣五枚

【赏析】

脾主运化，化水谷之精微，脾胃乃后天之本，气血生化之源，妇人脾胃久虚，气血生化乏源，机体失养，形体羸弱，气为血之帅，血为气之母。气血俱衰，以致经水断绝，治当补脾胃为主。本案以四君、怀山药、炮姜等健脾生血，温中止泄；茺蔚子、红花等祛瘀通经，木香、延胡索调理气机，荷叶清虚热，炙甘草调和诸药。

## 案7　新寒引动厥气

陈右　新寒引动厥气，经行中止，血为气滞，少腹作痛拒按，日晡寒热，稍有咳嗽。姑拟疏邪理气，祛瘀生新。

紫丹参二钱　炒赤芍二钱　金铃子二钱　延胡索一钱　云茯苓三钱　制香附钱半　春砂壳（后下）八分　生蒲黄（包）三钱　五灵脂（包煎）钱半　绛通草八分　光杏仁三钱　象贝母三钱　青橘叶钱半　两头尖（酒浸包）钱半

二诊　少腹痛较减，腰脊酸痛，日晡寒热，稍有咳嗽，新寒外束。肝失疏泄，宿瘀交阻，不通则痛，再宜疏邪理气，祛瘀生新。

炒黑荆芥一钱　金铃子二钱　延胡索一钱　赤茯苓三钱　春砂壳（后下）八分　制香附钱半　紫丹参二钱　生蒲黄（包煎）三钱　五灵脂（包煎）钱半　藏红花八分　光杏仁三钱　象贝母三钱　绛通草八分　两头尖（酒浸包）钱半

【赏析】

本例为实证闭经。盖由寒邪侵入，血有所逆，症见胀痛阻隔，痛而拒按，寒邪阻滞，正邪交争，故日晡寒热，寒邪犯肺，故症见咳嗽，一诊予以活血去瘀生新，理气止痛，宣肺止咳之品，血滞者可通也。况瘀血内阻，妨碍新血运行、再生，治当疏之通之为要。经之不通，分有余与不足，差之毫厘，谬之千里，有余者通之，不足者补之，虚实二证，补之通之不可误也。方中以荆芥疏风散寒祛邪，杏仁、浙贝宣肺止咳，延胡索、砂壳、橘叶理气导滞止痛，川楝子、赤芍、蒲黄、红花失笑散活血化瘀、去瘀生新，茯苓、通草健脾利水。

## 案8　营阴亏耗，虚火上炎

刘右　头眩眼花，时轻时剧，经闭十月，内热口干。冲任亏损，肝阳易于升腾，姑宜养阴柔肝，和营通经。

阿胶珠二钱　生白芍二钱　熟女贞三钱　左牡蛎（先煎）四钱　川石斛三钱　黑芝麻三钱　朱茯神三钱　炒枣仁三钱　月季花八分　潼蒺藜三钱　紫丹参二钱　茺蔚子三钱　怀牛膝二钱

妇科八珍丸六两，每日服四钱。

**【赏析】**

素体阴血不足或失血伤阴，或久病大病导致营阴亏耗，虚火上炎，火逼水涸，津液不生，症见经闭而内热口干，阴血不足，津不上承之证显然。故用阿胶、白芍、石斛、黑芝麻滋阴填精，阴血不足，则肝木失养；肝阳无制，当降不降，故用炒枣仁、牡蛎滋阴潜阳。茯神重镇安神宁心。予以八珍汤滋养阴血为主，丹参、茺蔚子活血通经为辅。

### 案9 气聚血凝，瘀阻脉道

章右 右胁下痞块渐消，经事两月不行，胸闷脘胀，肝胃不和。宿瘀留恋，再宜泄肝理气，和营通经。

全当归二钱 紫丹参二钱 金香附钱半 云茯苓三钱 茺蔚子三钱 广艾炭六分 藏红花八分 怀牛膝二钱 桃仁泥钱半 月季花八分 青橘叶钱半

**【赏析】**

癥瘕痃癖内结，由气聚血凝，瘀血阻于脉道，因此而经事不行，但行其气血，疏其结滞，可使痞块渐消，新血渐生，则经必行。药投丹参、红花、桃仁活血行瘀，当归养血活血调经，佐以小剂量香附、广艾、青橘叶行气，加牛膝引血下行以促进月经来潮。

### 案10 瘀血邪热阻于下焦

王右 肝失疏泄，湿热宿瘀留恋下焦，膀胱宣化失司，少腹作痛，经阻两月，小溲不利。宜泄肝理气，滋肾通关。

银柴胡一钱 炒赤芍二钱 金铃子二钱 延胡索一钱 赤茯苓三钱 制香附钱半 春砂壳（后下）八分 细青皮一钱 茺蔚子三钱 紫丹参二钱 绛通草八分 炒谷麦芽（各）三钱 滋肾通关丸（包）三钱

**【赏析】**

肝失疏泄则气滞，气滞则血凝，瘀血阻于脉道，血海不能满溢而致闭经，瘀蓄腹中，与下焦之邪热相恋，故见经阻、少腹痛，瘀水互结于下焦，膀胱气化失司、小溲不利。治重在调气，兼清下焦湿热，调气则瘀化，湿热去则气血畅通，瘀滞得解、经水可自下。方中用柴胡、延胡索、香附、青皮疏肝解郁，行气止痛，茯苓、炒二芽、通草健脾利水，金铃子、丹参、茺蔚子活血利水。

## （五）崩漏

### 案1　肝脾两亏之崩漏

丁右　血生于心，藏于肝，统于脾。肝脾两亏，藏统失司，崩漏已久。近来面浮足肿，纳少便溏，脉细，舌绛。此阴液已伤，冲任之脉失固，脾胃薄弱，水谷之湿不化。人以胃气为本，阴损及阳，中土败坏，虚象迭见，已入险途！姑拟益气生阴，扶土运中，以冀阳生阴长，得谷则昌为幸。

炒潞党参二钱　炙甘草五分　连皮苓四钱　生熟谷芽（各）二钱　米炒术一钱五分　扁豆衣三钱　陈广皮一钱　炒怀山药三钱　干荷叶一角　炒苡仁四钱　炒补骨脂一钱五分

【赏析】

崩中日久，阴损及阳，血脱气衰，阴阳两损。东垣云："血脱益气，补胃气以助生长，曰阳生阴长。人之一身，纳谷为宝。人以脾胃为本，纳五谷，化精微，清者入营，浊者入卫，阴阳得此，是谓橐龠。"本案恙深已至脾土败坏，唯以甘味扶中，以益气血生发之气，甘能生血，甘能养脏，以诸甘药，补气生血，但使脾胃气强，则阳生阴长，而血自归经矣。气虚运血无力，故予以党参益气，白术健脾资血之源又统血归经，陈皮、山药、二芽、扁豆、苡仁健脾生血，经血崩漏，肝不藏而脾不统，心肾损伤，阴阳两虚，故用补骨脂温肾助阳，温而不燥。

### 案2　营阴不足，虚热内扰

罗右　崩漏不止，形瘦头眩，投归脾汤不效。按脉细数，细为血少，数为有热，营血大亏，冲任不固，阴虚于下，阳浮于上，欲潜其阳，必滋其阴，欲清其热，必养其血。拟胶艾四物合三甲饮，滋养阴血而潜浮阳，调摄冲任而固奇经。

阿胶珠二钱　生地炭四钱　大白芍一钱五分　左牡蛎（先煎）四钱　广艾炭八分　当归身二钱　丹皮炭一钱五分　炙龟版三钱　炙鳖甲三钱　贯众炭三钱　血余炭二钱　鲜藕（切片，入煎）一两

【赏析】

崩漏病因有因气虚者，有因血热者，有因血瘀者，但久则必有营血亏虚，然病因不同，治亦不同，本例因营阴不足，虚热内扰，迫血妄行，故治疗以滋养阴血，清热止血为法，方用阿胶珠、白芍、当归身、炙龟板、炙鳖甲滋阴养血，广艾炭、丹皮炭、贯众炭、血余炭、生地炭等清热止血。先方用归脾汤不效，为仅以补养气血为法，滋阴退热不足，阴不足则热不退，热不退则血难止。

## 案3　冲任亏损，血不归经

王右　经事淋沥太多，有似崩漏之状，脉象弦细，冲任亏损，血不归经，宜胶艾四物合三甲饮加减。

阿胶珠三钱　广绒炭八分　当归身二钱　大白芍二钱　抱茯神三钱　生地炭三钱　活贯众炭三钱　左牡蛎（先煎）四钱　花龙骨（先煎）三钱　炙鳖甲三钱　陈棕炭三钱　莲蓬炭三钱　藕节炭三枚

【赏析】

崩漏不止，经乱之甚也。日久必致营阴亏耗。《素问·阴阳别论》云："阴虚阳搏谓之崩。"阴虚阳亢，阳亢盛则迫血妄行，治宜"壮水之主，以制阳光"。三甲饮滋阴以潜阳，胶艾四物补益营血，调摄冲任。正本清源，塞流止血，治崩三法中两法并举。两案脉症有异，而异病同治，盖病机有相同之处矣。方中用阿胶大补肾水，白芍养阴敛肝，生地炭凉血止血，龙骨、牡蛎、

鳖甲收敛固涩，炭类药物止血，全方之妙在不全去止血而惟补血，又不止补血而更补阴，非惟补阴而更固肾，阴复而血复，血复而火灭，火灭而血自止。

### 案4 肝脾两亏之崩漏

（1）李右 肝脾两亏，藏血统血两脏失司，经漏如崩，面色萎黄，按脉细小，腰骨酸楚。腰为肾府，肾主骨，肾虚故腰痛而骨酸。兹从心脾两经调治，拟归脾汤加味，俾得中气充足，力能引血归经。

潞党参三钱　清炙草五分　远志肉一钱　厚杜仲（盐水炒）二钱　红枣两枚 炙黄芪三钱　抱茯神三钱　当归身二钱　川断肉二钱　桂圆肉二钱　甜冬术一钱五分　炒枣仁三钱　大白芍一钱五分　阿胶珠二钱　藕节炭两枚

（2）曹右 肝虚不能藏血，脾虚不能统血，经行太多，似有崩漏之象，腰酸骨楚，头眩少寐，脉象细弱。拟归脾汤合胶姜饮加减。

潞党参二钱　生黄芪三钱　当归身二钱　陈广皮一钱　朱茯神三钱　炒枣仁三钱　生白术二钱　厚杜仲三钱　阿胶珠三钱　炮姜炭六分　大白芍二钱　活贯众炭三钱　红枣四枚　藕节炭三枚

【赏析】

两案均系肝脾藏统失职致经漏、经多如崩。均从心脾论治，以益气健脾摄血为首务，以引血归经。崩漏日久致阴血流失，气随血耗因之而虚，脾虚不能生血，脾不统血，崩中漏下不止，血者阴也，其运在阳，脾阳大虚血无所统，黄芪味甘性温质轻而润，能补脾气，党参益气健脾，白芍敛阴，阿胶大补肾水，久病及肾，腰腿酸痛，杜仲补肾，当归、大枣补血，炭类药物止血。

### 案5 瘀血内阻

钱右 冲任亏损，不能藏血，经漏三月，甚则有似崩之状。腰酸骨楚，舌淡黄，脉细涩。心悸头眩，血去阴伤，厥阳易于升腾。昔人云：暴崩宜补宜摄，久漏宜清宜通，因未尽之宿瘀留恋冲任，新血不得归经也。今拟胶艾四物汤，调摄冲任，祛瘀生新。

阿胶珠二钱　朱茯神三钱　大白芍二钱　紫丹参二钱　广艾叶八分　生地炭四钱　大砂仁（研，后下）八分　百草霜（包）一钱　当归身二钱　炮姜炭四分　炒谷麦芽（各）三钱

### 【赏析】

经行之时，血欲出之际，停于胞宫，经血蕴积，煎熬成瘀，瘀血占据血室，瘀血内阻则新血不得循经而行，故经漏三月不已。漏虽为缓症，然日久必伤阴血，易挟瘀。若瘀邪未尽，纵然用补涩，必无济于事。故在补涩之中，须寓化瘀之品，方能中病。胶艾四物为《金匮》治妇人经淋不止方，能补而固之。案中在本方基础上加丹参、百草霜祛瘀止血，以炮姜引血归经，阿胶、白芍养血滋阴，当归补血活血，艾叶暖胞宫，温经止血，生地炭、炮姜炭止血，砂仁、二芽健脾生血。

## 案6　气亏血耗

钱右　漏红带下，时轻时剧，便后脱肛，肛门坠胀，腑行燥结，腰腿酸楚，脉象虚弦。气虚不能摄血，血亏肝阳上升。拟补中益气，调摄奇经，冀望气能摄血，血自归经。

生黄芪三钱　当归身三钱　大白芍二钱　全瓜蒌（切）四钱　吉林参须八分　朱茯神三钱　稆豆衣三钱　苦桔梗一钱　清炙草六分　炒枣仁三钱　柏子仁三钱　嫩钩钩（后入）三钱　黑芝麻（研、包）三钱　松子肉三钱

### 【赏析】

"崩漏之病，本系一证"。漏下虽缓，日久亦伤气血。气虚则下陷而见脱肛，血伤则津枯肠燥而便结；腰腿酸楚乃是气虚。诸证因气亏血耗而起。治宜益气补中摄血；漏红可断矣。方中以人参须、黄芪益气升举，当归、白芍养血生血，柏子仁益心气，茯神宁心安神，桔梗升提，炒枣仁滋养肾经，心脾肾三脏同治，全方以脾肾为主，扶脾以益血之源，补肾以固经之本，治脾重在以甘味药补脾气，以益生发之气，甘能生血，甘能养脏，治肾以滋肾精

为主，兼顾精血，养精血以培补耗损，固精血以防无度之耗。

### 案7　肝火升腾

余右　冲任亏损，血不归经，经事淋漓不尽，行而太多，有似崩漏之状。目白红赤，肝火升腾。姑拟调摄奇经而清肝火。

阿胶珠（蒲黄四分同炒）三钱　当归身二钱　大白芍二钱　左牡蛎（先煎）四钱　抱茯神三钱　荆芥炭一钱　花龙骨（先煎）三钱　象贝母三钱　滁菊花二钱　青葙子钱半　陈棕炭三钱　血余炭（包）三钱　藕节炭二枚　活贯众炭三钱

二诊　经行太过，似有崩漏之象，头眩心悸，胸闷纳少，脉象左弦右细，舌苔白腻。此冲任亏损，血不归经，肝气肝阳上升，胃失降和。仍宜养血柔肝，调摄奇经。

生白芍二钱　当归身二钱　阿胶珠二钱　朱茯神三钱　左牡蛎（先煎）四钱　花龙骨（先煎）三钱　黑稆豆衣三钱　潼蒺藜三钱　厚杜仲三钱　活贯众炭三钱　广橘皮一钱　生熟谷芽（各）三钱　藕节炭二枚　嫩钩钩（后入）三钱

三诊　目白红赤已见轻减，崩漏虽减，未能尽止。冲任亏损，血不归经。仍宜调摄奇经，而清肝热。

清阿胶（蒲黄炭同炒）三钱　当归身二钱　大白芍二钱　抱茯神三钱　左牡蛎（先煎）四钱　花龙骨（先煎）三钱　厚杜仲三钱　陈棕炭三钱　血余炭（包）钱半　乌贼骨三钱　贯众炭三钱　嫩白薇钱半　藕节炭三枚

### 【赏析】

冲任两脉为经脉之海，血气之行，外循经络，内营脏腑。若脏腑伤损，冲任两亏，不能制约经血，则血妄行。今肝阴不足，肝阳有余，扰于上则目白红赤，扰于下则血海不宁，经多如崩。平调肝之阴阳偏盛，血海方有所藏。前二诊调肝为主，菊花清肝火，青葙子疏肝理气，荆芥炒炭去其香燥之性，有引血归经之功效，龙骨、牡蛎、贝母软坚散结祛瘀，藕节炭凉血活血止血，三诊肝热稍平，减去清肝之品，以调摄冲任为主，滋阴补血、填精止血药中佐以少量行气之品。

### 案 8　肝肾亏虚

方右　产后冲任亏损，经事淋沥不止，腰酸腹痛，脉象细弱。宜调摄冲任，而潜浮阳。

吉林参须一钱　抱茯神三钱　米炒白术二钱　清炙草六分　当归身二钱　大白芍二钱　生地炭三钱　厚杜仲三钱　川断肉三钱　阿胶珠二钱　春砂壳（后下）八分　乌贼骨三钱　藕节炭二枚

【赏析】

冲任两脉，隶于肝肾。产后肝血不足，肝藏血，肾者水脏，五脏之阴皆归于此，肾虚气弱，封藏失司，冲任不固，阴虚失守，故经血淋滴不止，气者血之帅，血者气之母，冲任气虚而不能制约经血。故以八珍汤加阿胶、藕节、乌贼骨培补气血，固摄奇经，续断、杜仲补肾健骨，砂壳理气。

### 案 9　肾阴耗损，肝失柔养

陶右　经事淋滴不止，腰酸头眩，冲任亏损，血不归经；肝阳易于上升，兼之咳嗽。宜调摄奇经，清肺化痰。

阿胶珠三钱　左牡蛎（先煎）四钱　花龙骨（先煎）三钱　黑穞豆衣三钱　抱茯神三钱　厚杜仲三钱　炒杭菊三钱　冬瓜子三钱　冬桑叶二钱　光杏仁二钱　象贝母三钱　贯众炭三钱　藕节炭三枚

【赏析】

肝藏血，冲为血海；肾系胞，任主胞胎。肝肾不足则冲任两亏，经血淋滴不止。肾阴耗损，肝失柔养，肝肾是为母子，肾亏肝旺。是以滋养肾水，方能平肝潜阳，调摄奇经。方中用阿胶大补肾水，龙骨、牡蛎、茯神重镇安神，桑叶、菊花平肝潜阳清肝火，贝母化痰止咳，藕节炭止血凉血。

### 案 10　冲任亏损，血不归经

奚右　经事淋滴，头眩眼花，脉象细数，冲任亏损，血不归经，姑宜胶艾四物汤加减。

　　阿胶珠三钱　侧柏炭钱半　生白芍二钱　当归身二钱　朱茯神三钱　生地炭三钱　花龙骨（先煎）三钱　左牡蛎（先煎）四钱　黑穞豆衣三钱　贯众炭三钱藕节炭二枚

### 【赏析】

　　经事淋漓不已，血脉空虚，必致气血亏耗，清窍失养，头晕眼花，脉象不充，脉细。故用胶艾四物汤加减，温经养血，摄经止漏。龙骨、牡蛎补肾固涩，侧柏炭、贯众炭、血余炭收敛固涩止血。

### 案11　肝肾两亏，气不固摄

　　严右　血藏于肝，赖脾气以统之，冲任之气以摄之。肝肾两亏，气不固摄，脉细小。当宜培养肝脾，调摄冲任，八珍汤加减。

　　潞党参二钱　炙甘草四分　当归身二钱　大白芍一钱五分　抱茯神三钱　阿胶珠二钱　血余炭二钱　川断肉二钱　炒于术一钱五分　生地炭四钱　葛氏十灰丸（包煎）二钱

### 【赏析】

　　本案临床表现不详，从病机分析及辨证施治看，患者月事量多，甚或崩漏，气随血脱，冲任不固，机体失养，舌色不荣，舌色淡质稀，脉细小，肝肾两虚，气血亏虚之象。故治以培补肝肾，益气养血，调摄冲任。方中以八珍汤为底，加阿胶滋阴养血，续断补肾强骨，炭类药物凉血止血，阴血自生，崩漏自止。

## 二、带下病

### 案1　肝郁化火，脾虚生湿

　　费右　营虚肝旺，肝郁化火，脾虚生湿，湿郁生热，湿热郁火流入带脉，带无约束之权，以致内热溲赤，腰酸带下；湿热下迫大肠，肛门坠胀。郁火宜清，清火必佐养营，蕴湿宜渗，渗湿必兼扶土。

当归身二钱　赤茯苓三钱　厚杜仲二钱　六一散（包）三钱　大白芍二钱　怀山药三钱　乌贼骨三钱　炒条芩一钱五分　黑山栀一钱五分　黄柏炭八分　生白术一钱五分　荸荠梗一钱五分

**【赏析】**

傅氏云："带下之病皆属于湿。……凡脾气之虚，肝气之郁，湿热之侵皆能致之。"肝气郁火内炽，乘及脾土不能运化，肝火挟脾湿下注，以致湿热之气蕴滞于冲任二脉，任脉失固，带脉失约，湿邪是导致本病的主要原因。治宜养血清肝解郁，肝气舒则不致克犯脾土；健脾化湿，脾气实则不致被木侮。热解郁散，带下之患可除。方中以黄芩、山栀清肝火，当归、白芍养血柔肝，山药、白术、茯苓健脾益气，杜仲甘温，补肝肾，强筋骨，益腰膝。黄柏炭泻火解毒，固涩止带。荸荠梗清热润燥，乌贼骨化湿止带。

## 案2　湿热下注

黄右　营血亏，肝火旺，挟湿热入扰带脉，带下赤白，头眩腰酸。予养肝化湿束带。

当归身二钱　云茯苓三钱　厚杜仲二钱　鲜藕（切片）二两　生苡仁四钱　乌贼骨三钱　生白芍二钱　嫩白薇一钱五分　川断肉二钱　黄柏炭八分　粉丹皮一钱五分　福泽泻一钱五分　生白术三钱　震灵丹（包）三钱

复诊　赤白带下，已见轻减。经事超前，营阴不足，肝火有余，冲任不调再拟养血柔肝，而调奇经。

前方去白薇，加炙鳖甲三钱。

**【赏析】**

赤白带下，亦为湿热下注所致，只不过是肝火重于湿火而已。盖由肝血不足所致。肝体阴而用阳，肝阴不足，肝火偏旺，挟湿下扰，带脉不约。脾肾肝三脏功能失调是产生内湿之因，脾虚失运，水湿内生，肾阳虚衰，气化失常，水湿内停，初诊立养血清肝兼以利湿束带，当归、白芍养血柔肝，茯苓、白术、苡仁健脾利水，泽泻渗水除湿，黄柏清利下焦之湿热，藕片清热养阴，续断、杜仲滋补肝肾，丹皮活血化瘀止带。二诊赤带减，易清胞宫虚热之白薇为炙鳖甲，加强滋阴柔肝之力。

### 案3 血室有热，脾弱生湿

徐右　血室有热，脾弱生湿，带下夹红，经事超前，大腹作胀，腑行燥结，头眩内热。宜养血清热，化湿束带。

阿胶珠钱半　当归身钱半　生白芍二钱　生地炭三钱　朱茯神三钱　炙远志一钱　炒枣仁三钱　象贝母三钱　左牡蛎（先煎）四钱　光杏仁三钱　乌贼骨三钱　贯众炭三钱　炒黑荆芥炭一钱　炒竹茹钱半

二诊　带下夹红已止，纳谷减少，内热苔黄，血虚有热，脾虚有湿，仍宜养血清热，化湿束带。

阿胶珠钱半　朱茯神三钱　生地炭三钱　黄柏炭钱半　生白芍钱半　生苡仁三钱　当归身二钱　怀山药三钱　乌贼骨三钱　广橘白一钱　厚杜仲三钱　生熟谷芽（各）三钱　藕节二枚

【赏析】

汪石山曰："带证色有赤白之分，病有气血之异。"赤带由血变化而来，肝藏血，脾统血，心主血，肾藏精，精化血，赤带与心肝脾肾关系密切，今血分有热，脾虚生湿，湿热郁于带脉，渗流而下致带下夹红。经养血清热，调经束带，热解则带下夹红止。阿胶、当归、白芍养血调经，炒枣仁、牡蛎滋补肝肾，茯神、远志宁心安神，荆芥炭、炒竹茹滋阴清热，贝母化痰止咳。二诊在上法中加入黄柏、苡仁、怀山药等加强其利湿束带之力。贯众炭味苦、微寒，苦以燥湿，寒以泻热，能祛邪而止血。杜仲补肾健骨。

### 案4 脾肾本亏，湿热下注

倪右　痰饮逗留肺络，咳嗽已久，入夜更甚，带下绵绵，下部肿疡痒痛。

此脾肾本亏，湿热下注也，宜标本同治。

炙白苏子钱半　光杏仁三钱　象贝母三钱　云茯苓三钱　炙远志一钱　炙款冬钱半　生苡仁四钱　乌贼骨三钱　北秫米（包）二钱　怀山药三钱　冬瓜子皮（各）三钱　核桃肉（去紫衣）二枚

洗方：地肤子三钱　豨莶草三钱　白鲜皮三钱　苦参片钱半　六一散（包）三钱。

煎水洗痒处。

另用八宝月华丹掺疡上。

**【赏析】**

痰饮之症，乃属脾肾阳虚，不能运化精微则化为痰，停聚于肺，肺气不得宣降，是为宿疾。痰湿流注下焦，伤及任带而带下过多，湿热蕴结下焦，而带下及下部疡痛，故以内服外治并举、标本兼顾。内服以宣降肺气化痰为主，苏子、杏仁、款冬、贝母宣肺化痰止咳，苡仁、茯苓健脾益气化痰，核桃仁入肾经，补肾固涩止带而不燥，方中佐入怀山药、乌贼骨两味益肾束带。

## 案5　湿热挟瘀交结下焦

洪右　湿热宿瘀留恋下焦，膀胱宣化失司。经事行而复止，带下混浊，少腹作痛。宜祛瘀化湿，滋肾通关。

紫丹参二钱　茺蔚子三钱　清水豆卷四钱　赤茯苓三钱　金铃子二钱　延胡索一钱　杜红花八分　绛通草八分　两头尖（包）钱半　青橘叶钱半　京赤芍二钱　通天草钱半　滋肾通关九（包煎）钱半

**【赏析】**

本案带下系由湿热挟瘀交结下焦所致，瘀血阻滞胞宫，冲任不通，经事行而复止，不通则痛，故少腹作痛，湿热蕴积，膀胱气化失权，故治宜化瘀行滞及利湿并举。选药以丹参、赤芍、红花、茺蔚子、两头尖、橘叶、金铃子散清热散瘀，行气通滞；赤苓、通草、通天草等清热利水以止带；滋肾通关丸清下焦膀胱湿热。

## 案6 三阴不足，湿热下注

吴右 三阴不足，湿热下注，带下频频，阴挺坠胀，腑行不实，里急后重。拟益气升清，滋阴化湿。

生黄芪三钱 黄柏炭八分 小生地三钱 川升麻三分 蜜炙枳壳一钱 乌贼骨三钱 粉丹皮一钱 净槐米（包）三钱 生甘草八分 苦桔梗一钱 福泽泻一钱五分 威喜丸（包）三钱

【赏析】

本案为虚实夹杂之带下病。虚则因脾虚气陷不固，水谷精微不能上输化而为血，脾阳虚不能运化水湿，以致水湿内停而下注；实则责之湿热下注，损伤冲任二脉以致阴挺而带下频频，故立益气升提法兼利湿热。黄芪、升麻、桔梗健脾益气升提，生地、黄柏炭清热，泽泻利水渗湿，乌贼骨补肾束带。

## 案7 血虚肝郁，湿热蕴于带脉

池小姐 血虚肝火内炽，脾虚湿热入于带脉，带下绵绵，赤白相杂。宜养血清热，崇土束带。

当归身二钱 赤白芍（各）二钱 生地炭三钱 云茯苓三钱 生白术二钱 怀山药三钱 乌贼骨三钱 生苡仁四钱 黄柏炭一钱 粉萆薢三钱 藕节炭三枚

【赏析】

白带乃脾土受伤，湿土之气下陷所致；带下色赤，乃火热所致。血虚肝郁，郁火内炽，乘于脾土，运化失职，以致湿热之气蕴于带脉。今肝脾两伤，故带下赤白相兼，立清肝扶脾调治，赤白带下自除矣。方中以当归、赤白芍养血，茯苓、白术、山药、苡仁健脾利湿，生地炭、黄柏炭、藕节炭凉血止带而不涩，萆薢祛湿利浊。

## 三、胎前病

## （一）漏红

### 案1　肾阴不足，冲任亏虚

唐右　腰为肾府，胎脉亦系于肾。肾阴不足，冲任亦亏，妊娠四月，忽然腹痛坠胀，腰酸流红，脉细小而弦。胎气不固，营失维护，虑其胎堕。急拟胶艾四物汤养血保胎。

阿胶珠二钱　生白术一钱五分　厚杜仲二钱　大白芍一钱五分　广艾炭八分　炒条芩一钱五分　川断肉二钱　苎麻根二钱　当归身二钱　生地炭四钱　桑寄生二钱

【赏析】

《医宗金鉴·妇科心法要诀》曰："孕妇气血充足，形体壮实，则胎气安固，若冲任经虚损，则胎不成实，……"。肾藏精，为生殖之本。肾藏精为先天之本，肾精足则胎元固，肾阴不足，冲任亏虚，则胎失所养，可见腹痛腰酸，漏红，此为胎动不安之象。故治以益肾养血，使胎脉有所系，胎元有所养。方中以胶艾四物汤养血，其中阿胶滋血海，为胎产百病之要药，白术能提系带脉，利腰脐间血，黄芩清热，续断、杜仲补肾安胎。

### 案2　血热损伤冲任

朱右　怀孕足月，漏红迭见，是血有热，冲任不固。胎之生发由于血，今血溢妄行，胎萎不长，不能依时而产也。拟养血清热，而固胎元。

阿胶珠二钱　生地炭四钱　当归身二钱　炙黄芪三钱　苎麻根二钱　炒条芩一钱五分　嫩白薇一钱五分　大白芍一钱五分　西洋参一钱五分　藕节炭二枚

【赏析】

《胎产心法》治胎漏主张："三月以前，宜养脾胃。四月以后，宜壮腰肾补气血，佐以清热"，古人见解虽不尽然，可供临床借鉴，血热损伤冲任，扰动胎元，迫血妄行，以致胎元不固而胎漏，予以养血清热以安胎。方中以生地炭、白芍、藕节炭、白薇养阴清热止血，黄芩、苎麻根清热止血，西洋参、黄芪益气养阴生津。

## 案3　肝火偏旺，热扰冲任

严右　咳嗽较减之后，忽然流红甚多，舌质淡红，脉弦小而数。怀麟七月，正属手太阴司胎，太阴原有燥邪，引动肝火，由气入营，血得热以妄行，颇虑热伤胎元，致成小产。急拟养营泄热以保胎，佐入滋水清肝而润肺。

蛤粉炒阿胶三钱　生地炭三钱　侧柏炭一钱五分　厚杜仲三钱　生白术一钱五分　光杏仁三钱　冬桑叶三钱　炒条芩一钱　川象贝（各）二钱　冬瓜子三钱　鲜藕（去皮、切片、入煎）四两　枇杷叶露（后入）四两

【赏析】

燥邪伤肺，肺气虚而咳，引动肝火，咳嗽日久，耗伤气阴，而致肺阴不足，肝火偏旺，易致热扰冲任，损伤胎气。上工治未病，急拟养营泄热以保胎，佐以滋水清肝而润肺，标本兼顾之意。方中以阿胶滋阴，桑叶、黄芩、枇杷叶清肺热，润肺止咳，川贝、杏仁化痰止咳，白术为安胎之圣药，侧柏炭凉血止血，鲜藕滋阴润肺。

## 案4　疫邪入侵，损伤胎气

蔡右　怀麟八月，腰酸流红。疫喉痧四天，寒热不退，痧子隐隐，布而不透，咳嗽泛恶，咽喉焮红作痛，舌质红苔粉白，脉象濡滑而数。风温疫疠之邪，蕴袭肺胃二经，两两相衡，自以清温解疫为要。疫邪一日不解，则胎元一日不安，急拟辛凉汗解，宣肺化痰，不必安胎，而安胎止漏之功即在是矣。

薄荷叶（后下）八分　苦桔梗一钱　连翘壳三钱　荆芥穗一钱五分　江枳壳一钱　光杏仁三钱　净蝉衣八分　轻马勃八分　象贝母三钱　淡豆豉三钱　熟牛蒡二钱　鲜竹茹二钱　芫荽子一钱五分

**【赏析】**

妊娠病的治疗原则，大多是治病与安胎并举。若母体有病则当先去病，病去则胎孕可安。疫邪入侵，损伤胎气，则见腰酸流红。审证求因，故急拟辛凉汗解，宣肺化痰，治病即安胎，丁氏颇有卓见。风温之邪侵袭机体，故症见寒热不退、痧疹隐隐、咽痛、脉数，故予以银翘散加减。连翘辛凉透邪清热，荆芥穗、淡豆豉辛温芳香避秽，薄荷、牛蒡子、马勃辛凉疏风清热而利咽，竹茹清上焦热，芫荽透疹。

## 案5 脾虚湿滞

唐右　受寒停滞，脾胃为病，清浊混淆，腹痛泄泻，似痢不爽，有坠胀之状，胸闷不纳，舌光无苔，按脉濡迟。怀娠四月，颇虑因泻动胎。急拟和中化浊，佐保胎元。

藿香梗一钱五分　云茯苓三钱　六神曲三钱　陈广皮一钱　炒扁豆衣三钱　焦楂炭三钱　生白术一钱五分　大腹皮二钱　带壳砂仁（后下）八分　焦谷芽四钱　陈莱菔子三钱　干荷叶一角

**【赏析】**

脾虚湿滞，运化无权，化源不足，易致胎元失养，胎气不固。正如《傅青主女科》云："妊娠吐泻腹疼……此脾胃虚极而然也。夫脾胃之气虚，则胞胎无力，必有崩堕之虞！"急拟和中化浊以防因泻动胎。方中以藿香芳香化湿、和中化浊，陈皮、白术、茯苓、扁豆、砂仁补中益气健脾，神曲、炒谷芽消食导滞，莱菔子消食除胀、降气化痰。

## 案6 胃火炽盛兼挟风热之邪

吴右　牙齿属胃，胃火循经上升，风热之邪未楚，左颧面肿红已退，右颧面漫肿又起。内热口干，心中嘈杂，舌质淡红，脉象滑数。怀麟足月，胎火内炽，拟辛凉清解，而清胎热。

薄荷叶（后下）八分　天花粉三钱　生赤芍二钱　熟牛蒡子二钱　生甘草八分
大贝母三钱　冬桑叶三钱　苦桔梗一钱　炙僵蚕三钱　甘菊花三钱　金银花三钱
连翘壳三钱　鲜竹叶三十张　活芦根（去节）一尺

【赏析】

《胎产心法·保产论》云："凡妊娠之于分娩，母子性命悬于顷刻，调理失宜，安反成危，将养有方，逆可使顺"。胃火炽盛兼挟风热之邪，胎前一盆火，因孕重热，虽怀麟足月，亦须防热盛耗伤阴血，使气血失调，以致送胎障碍，故治以辛凉清热以除胎热。方中用桑叶、菊花、金银花、连翘疏风清热，辛凉解表，薄荷、牛蒡子、桔梗、贝母清利咽喉，竹叶、芦根、天花粉清热养阴生津。

## 案7　阴血不足，胞脉失养

戴右　怀麟二十月，漏红五六次，腹已大，乳不胀，脉弦小而滑。冲任亏损，肝火入营，血热妄行，不得养胎，故胎萎不长，不能依期而产也。当宜益气养血，清营保胎，俾气能摄血，血足荫胎，胎元充足，瓜熟自然蒂落。

吉林参须一钱　生黄芪三钱　生地炭三钱　厚杜仲三钱　生白术二钱　当归身二钱　阿胶珠二钱　炒条芩一钱　侧柏炭一钱五分　生白芍二钱　桑寄生三钱　鲜藕（切片入煎）一两

【赏析】

冲任亏损之体，可能素有月经失调，加之当时条件限制，即便名医，亦常有推断受孕日期之误。《校注妇人良方》云："夫妊娠不长者，因有宿疾，或因失调，以致脏腑衰损，气血虚弱，而胎不长也"。胎气本于气血而长，阴血不足，营血有热，血不养胎，胞脉失养，怀麟后当养气血，补脾胃，滋化源，使其精充血足，胎有所养；同时又当清营血之热以防气血暗耗。本病为胎萎不长，其主要特点是腹形明显小于妊娠月份，孕妇往往有胎漏、胎动不安的病史，或宿有痼疾而复孕者。本病必须通过较长时间的临床观察及相关的产科检查，尤须注意与死胎相鉴别，以免误诊。方中参须、黄芪、白术补中益气，当归、阿胶、白芍养血敛阴，杜仲、寄生益肾充精，生地炭、侧柏炭、黄芩清热凉血止血，鲜藕消食开胃，清热养阴而为佐使。

### 案8　脾虚失运

张右　妊娠九月，便溏旬余，漏红色紫，腰不酸，腹不坠，殊非正产之象。良由肝虚不能藏血，脾虚不能统血，中焦变化之汁，尽随湿浊以下注也。舌苔薄腻，脉象弦滑。当宜培养中土，而化湿浊。俾得健运复常，则生气有权，而胎元易充易熟矣。

生白术三钱　云茯苓三钱　春砂壳（后下）八分　桑寄生二钱　炒怀山药三钱　陈广皮一钱　焦楂炭三钱　藕节炭二枚　炒扁豆衣三钱　煨木香五分　焦麦芽三钱　干荷叶一角

二诊孕已足月，腹痛腰酸，谷道坠胀，中指跳动，正产之时已届。气足则易送胎，血足则易滑胎。惟宜大补气血，以充胎元，水足则舟行无碍之意。

炙黄芪五钱　抱茯神三钱　陈广皮一钱　大白芍一钱五分　大熟地五钱　菟丝子二钱　炒黑荆芥八分　生白术二钱　当归身三钱　大川芎五分　红枣五枚

【赏析】

怀麟九月，已近临产，务须气血充足则母子相安。本案脾虚失运则便溏，水谷不能化为精微而成湿浊下注，予以健脾化湿，遂使脾气得健，气血生化有源，则胎得所养，足月临产，大补气血，以补中益气汤合四物汤加减续充胎元，气充血旺则子易生也。

### 案9　肾气虚弱，胎元失固

许右　腰酸骨楚，漏红已延四五月，时轻时剧，脉象细弱，小便不利。冲任亏损，气化不及州都。宜益气摄血，滋肾通关。

生黄芪三钱　阿胶珠二钱　生地炭三钱　乌贼骨三钱　北沙参（米炒）二钱
当归身二钱　厚杜仲三钱　桑寄生三钱　生白术二钱　生白芍二钱　川断肉三钱
黑芝麻三钱　滋肾通关丸（包）钱半

**【赏析】**

肾气虚弱，冲任亏损，胎元失固则腰酸漏红；肾与膀胱相表里，膀胱气
化不及则小便不利。方中用黄芪补气；沙参、生地炭、乌贼骨养阴止血；杜
仲、寄生、川断固肾壮腰；生白芍、阿胶、当归养血敛阴；滋肾通关丸（肥
知母三钱、川黄柏三钱、肉桂心三分）滋肾通利，诸药共奏益气摄血、滋肾
通关之功。

### 案 10　肝肾两亏，血室有热

臧右　怀麟三月，屡屡漏红，肝肾两亏，血室有热也。虑其堕胎，姑宜
养血清热，以保胎元。

当归身二钱　大白芍二钱　生地炭三钱　阿胶珠二钱　侧柏炭二钱半　生白术二
钱　炒条芩钱半　厚杜仲三钱　川断肉三钱　桑寄生三钱　鲜藕（去皮入煎）二两

**【赏析】**

肝肾两亏，阴虚生热，热扰冲任，遂致胎元失固而见屡屡漏红。方中四
物汤去辛窜之川芎，加阿胶珠养血安胎，侧柏炭、鲜藕、炒条芩清热安胎；
杜仲、川断、桑寄生固肾安胎；生白术补脾，能资生源守冲任。诸药共奏养
血清热、益肾安胎之效。

## （二）恶阻

### 案 1　肝气郁滞，胃失和降

刘奶奶　经居五旬，胸闷泛恶，头眩且胀，脘胀纳少、恶阻，浊气上干，
胃气不能降和，先宜泄肝理气，和胃畅中。

生白芍钱半　黑穞豆衣三钱　仙半夏钱半　左金丸（包）七分　赤茯苓三钱
炒杭菊钱半　薄荷炭（后下）八分　制香附钱半　陈广皮一钱　炒竹茹钱半　炒谷
麦芽（各）三钱　春砂壳（后下）八分　嫩钩钩（后入）三钱　荷叶边一圈

### 案2　冲气上逆，胃失和降

王右　经居两月，脉象弦滑，妊娠恶阻之象。宜保生汤加减。

生白术二钱　炒条芩一钱　全当归二钱　云茯苓三钱　陈广皮一钱　大白芍二
钱　制香附钱半　春砂壳（后下）八分　焦谷芽三钱　佛手八分　桑寄生二钱

### 案3　肝旺侮脾，横逆犯胃

朱右　经居两月，胸闷泛恶，不思饮食，恶阻浊气上干，胃失降和，脉
象弦小而滑。似妊娠之象。姑宜平肝和胃，辛开苦降。

仙半夏钱半　左金丸七分　陈广皮一钱　赤茯苓三钱　枳实炭八分　姜竹茹钱
半　炒谷麦芽（各）三钱　佩兰梗钱半　白蔻壳（后下）八分　佛手八分　柿蒂
五枚

【赏析】

恶阻的病因病机为："冲气上逆，胃失和降"。孕后阴血聚于下以养胎，
阴血不足则肝气偏旺，头眩且胀；肝之经脉挟胃，肝旺侮脾，横逆犯胃，胃
失和降而见胸闷泛恶，不思饮食，脘胀纳少等症。治用橘皮竹茹汤合左金丸
加减以辛开苦降，平肝理气，和胃安胎。案一为中老年女性，本已肝肾渐虚，
肝失调达，横逆犯胃，胃失和降，故方用白芍柔肝、杭菊、嫩钩钩平肝，香
附、薄荷疏肝，陈皮、竹茹、砂仁、茯苓化湿和胃，荷叶清暑化湿。案二则
用白术、黄芩安胎和胃，当归、白芍养血柔肝，桑寄生补肾。案三方用蔻仁、
佩兰芳香化湿，竹茹、柿蒂降逆和胃。

## （三）子嗽

火热上扰，肺失清肃

（1）施右　怀麟五月，胎火逆肺，清肃之令不行，咳嗽咯痰不爽，胸膺牵痛。宜清胎火润肺金。

桑叶皮（各）钱半　光杏仁三钱　川象贝（各）二钱　炒条芩钱半　抱茯神三钱　炙远志一钱　生甘草五分　肥知母钱半　瓜蒌皮二钱　炙兜铃一钱　冬瓜子三钱　北秫米（包）三钱　干芦根一两　枇杷叶膏（冲服）三钱

（2）邱右　怀麟八月，风寒包热于肺，咳嗽音声不扬，内热口干。宜轻开肺邪，而化痰热。

净蝉衣八分　嫩射干八分　光杏仁三钱　象贝母三钱　抱茯神三钱　炙远志一钱　瓜蒌皮二钱　炙兜铃一钱　冬瓜子三钱　炒条芩一钱　鲜竹茹二钱　轻马勃八分　胖大海三枚

（3）吴右　怀麟七月，手太阴司胎，胎火上升，风燥之邪袭肺，咳嗽两月，甚则吐血。宜祛风清金，而降肝火。

冬桑叶三钱　炒条芩一钱　光杏仁三钱　川象贝（各）二钱　瓜蒌皮二钱　茜草根二钱　侧柏炭钱半　鲜竹茹二钱　冬瓜子三钱　白茅花（包）一钱　活芦根（去节）一尺　枇杷叶露（后入）四两

**【赏析】**

子嗽总由火热上扰，肺失清肃所致。《女科经纶》引朱丹溪云："胎前咳嗽，由津血聚养胎元，肺乏濡润，又兼郁火上炎所致。"孕后胎火乘肺，炼液成痰，痰热塞肺，灼肺伤津则咳痰不爽，胸膺作痛；痰热内扰，津液不能上承则内热口干，风寒包热于肺，咳嗽音声不扬；胎火上升，风燥之邪袭肺，两因相感，火乘肺金则见咳嗽日久，甚则吐血。治宜清金化痰，止嗽安胎，方用清金降火汤加减。邱案治拟轻开肺邪化痰热；吴案则佐以降火而止血。

## （四）咳血

### 肝火上炎复感外邪

余右　风温燥邪，蕴袭肺胃，咳呛痰内带红，内热形寒，舌质红苔黄，脉濡滑而数。怀麟八月，宜辛凉清解，宣肺化痰。

炒荆芥—钱　嫩前胡钱半　光杏仁三钱　象贝母三钱　抱茯苓三钱　炒黄芩—钱　轻马勃八分　瓜蒌皮三钱　马兜铃—钱　冬瓜子三钱　水炙桑叶皮（各）钱半　鲜竹茹二钱　活芦根（去节）—尺

【赏析】

孕后阴血下聚养胎，肝火偏旺，加之腠理不密，外邪复感，两因相感，火乘刑金，灼伤肺络，故见恶寒发热、咳呛痰内带血。治宜辛凉清热，宣肺化痰，以防咳嗽日久，每致伤胎。方用清金化痰汤加减。

## （五）咳呛头眩

### 肝阳上亢复感外邪

杨右　怀麟五月，肝阳升腾，风燥之邪袭肺，咳呛咯痰不爽，头眩且痛。先宜清泄风阳，清肺化痰。

水炙桑叶皮（各）钱半　川贝母二钱　瓜蒌皮三钱　光杏仁三钱　抱茯神三钱　肥知母钱半　炙远志—钱　黑穞豆衣三钱　薄荷炭（后下）八分　冬瓜子三钱　福橘络—钱

【赏析】

脏气本弱，因妊重虚，以致精血不足，肝失滋养，肝阳偏旺，遂致头眩且痛；风燥之邪袭肺，肺失清肃则见咳呛咯痰不爽。故治宜清泄风阳，清肺化痰，谨防发展为肝风内动或痰火上扰之势。故方用福橘络、川贝、瓜蒌皮、杏仁、远志、冬瓜子清肺化痰，黑穞豆衣滋阴清热，薄荷炒炭清泄风阳。

## （六）头痛不寐

肝脾失和，浊气上扰清阳

薛太太　怀麟七月，肝气肝阳上升，时令之湿热内阻，阳明通降失司，以致头痛眩晕，胸闷不思饮食，且有甜味，甚则泛恶，舌质淡红苔薄腻而黄，脉滑数。夜不安寐，胃不和则卧不安也。宜清泄风阳，和胃化湿。

冬桑叶二钱　滁菊花三钱　薄荷炭（后下）八分　佩兰梗钱半　清水豆卷三钱　仙半夏二钱　水炙远志一钱　川雅连三分　枳实炭一钱　炒竹茹二钱　嫩钩钩（后入）三钱　夜交藤三钱　荷叶边一圈

【赏析】

肝阳偏旺之体，时令湿热之邪内蕴，以致肝脾失和，胃气不降，浊气上扰清阳而见头痛、眩晕、不寐等。治以清泄风阳，和胃化湿，使肝脾调和，诸症得安。桑叶、菊花、薄荷清热平肝，余药化湿和胃，安神定眩。

## （七）脚气浮肿

胎气壅阻，水湿不化

陈右　湿浊下受，脚气浮肿，步履重坠。少腹作胀，防上冲之险。怀麟三月，仿鸡鸣散意。

紫苏梗　苦桔梗　连皮苓　陈广皮　陈木瓜　汉防己　大腹皮　淡吴萸　飞滑石（包煎）　连皮生姜三片　冬瓜皮一两　河水煎鸡鸣散

【赏析】

怀麟三月，胎体渐长，有碍气机升降，胎气壅阻，水湿不化。治以宣通之剂，仿鸡鸣散意祛湿以化浊，行气以除滞。紫苏、陈皮行气利水，连皮苓、连皮生姜、木瓜、冬瓜皮、大腹皮、防己化气除湿，鸡鸣散治疗脚湿气。

## （八）尿频涩痛

### 肾虚湿热下注

杨右　阴虚湿热下注，膀胱宣化失司，小便频数夹红，尿时管痛。宜清肺化湿，滋肾通关；怀麟八月，佐以保胎。

南沙参三钱　生草梢六分　炒条芩一钱　黑山栀二钱　生赤芍钱半　梗通草八分　蒲黄炭（包）钱半　细川连四分　小生地三钱　小蓟根钱半　苦桔梗一钱　冬葵子三钱　滋肾通关丸（包）三钱

【赏析】

妊娠期间出现小便频数涩痛者为子淋，肾虚湿热下注，膀胱气化失司所致。经云："膀胱者，州都之官，津液藏焉，气化则能出矣。"孕后血聚养胎，阴血不足，阳气偏旺，热传膀胱，气化不利，水道不行。阴盛阳旺之体，须防火旺迫胎。又肺主通调水道，故治宜清肺化湿，滋肾通关，佐以保胎。方中沙参、生地滋肾养阴，黄芩、黄连、山栀清内热，甘草梢、赤芍、冬葵子清热利尿，小蓟根、蒲黄炭凉血活血止血。

## （九）过期不产

### 风痰兼虚

汪右　怀麟二十月，屡屡漏红，过期不产，此漏胎也。迩因风邪袭肺，形寒头胀，咳嗽则遗尿。本虚标实显然可见。先宜祛风化痰。

炒荆芥一钱　嫩前胡钱半　冬桑叶三钱　光杏仁三钱　象贝母三钱　炙远志一钱　苦桔梗一钱　薄橘红一钱　净蝉蜕八分　冬瓜子三钱　荷叶边一圈

【赏析】

过期不产，是为漏胎。屡屡漏红，气血必虚。近又外感，邪盛为实。故本案断为本虚标实。"急者治其标"，治先疏风化痰，解表宣肺。待新感一除，必转手治本矣。

## （十）流痰

### 阴亏血虚，气火挟痰

张右　据述病状，手臂腿足酸痛，胸际一块突起，如栗子大。良由血不养筋，气火挟痰蕴结，势成流痰之象。况怀麟足月，舌质红绛，阴分素亏可知。书云：胎前宜清肝化痰，和营通络治之。然此恙决非旦夕所能图功，姑勉一方。

南沙参三钱　川石斛三钱　炒条芩一钱　川象贝（各）二钱　瓜蒌皮三钱　海蛤壳三钱　全当归二钱　西秦艽二钱　甜瓜子三钱　鲜竹茹二钱　丝瓜络二钱　嫩桑枝三钱　指迷茯苓丸（包煎）六钱

陈海蜇皮二两，漂淡；大荸荠二两，二味煎汤代水。

【赏析】

经云："正气存内，邪不可干"；"邪之所凑，其气必虚。"素体阴虚，孕后阴血愈加亏损，肝气偏旺，木旺克土，脾失健运，痰湿内生，气火挟痰蕴结遂致痰凝血滞之证。此证为本虚标实，因正值足月临产，不可猛攻峻补。姑暂清肝化痰，和营通络以缓缓图之。方中川象贝、瓜蒌皮、海蛤壳、鲜竹茹化痰散结，沙参、石斛、当归滋阴养血，丝瓜络、秦艽通络合营。

# 四、产后

## （一）恶露不尽

### 案1　冲任失固，气血运行失常

（1）蒋右　产后四月，恶露淋漓不止，腿足酸痛，头眩眼花。此冲任亏损，血不归经。宜调摄冲任，助以益气。

潞党参二钱　抱茯神三钱　米炒于术钱半　清炙草六分　当归身二钱　大白芍二钱　左牡蛎四钱　花龙骨三钱　阿胶珠二钱　川断肉三钱　厚杜仲三钱　潼蒺藜三钱　藕节炭三枚

二诊　产后四月，恶露淋漓不止，腿足酸楚，头眩眼花。此冲任亏损，血不归经，前投调摄奇经，尚觉获效，仍宜原法进步。

潞党参钱半　抱茯神三钱　米炒于术钱半　清炙草五分　左牡蛎（先煎）四钱　花龙骨（先煎）三钱　阿胶珠二钱　大白芍二钱　川断肉三钱　厚杜仲三钱　当归身二钱　活贯众炭三钱　石莲子三钱　莲蓬炭三钱

（2）刘右　小产后恶露淋漓不止，腹胀纳谷减少。宿瘀未去，新血不得归经。宜加参生化汤加减。

吉林参须八分　炒荆芥一钱　全当归二钱　大川芎（炒）八分　朱茯神三钱　紫丹参二钱　炮姜炭五分　炒谷麦芽（各）三钱　佩兰梗钱半　春砂壳（后下）八分　广橘白一钱　藕节炭二枚

二诊　小产后恶露淋漓不止，纳少形寒，脉象虚弦。投剂合度，宜加参生化汤合胶姜汤出入。

前方加阿胶珠一钱五分、杜仲三钱、青龙齿三钱，去佩兰、春砂壳、全当归。

（3）郑右　产后四旬，少腹作痛，痛甚拒按，舌苔薄腻，脉象濡迟，营血已亏，恶露未楚，气机不得流通，兼之咳嗽。宜和营祛瘀，宜肺化痰。

全当归二钱　大川芎八分　紫丹参二钱　杜红花八分　延胡索钱半　炮姜炭五分　嫩前胡钱半　光杏仁三钱　象贝母三钱　炒竹茹钱半　薄橘红八分　冬瓜子三钱　益母草二钱

【赏析】

产后恶露持续20天以上仍淋漓不断者为恶露不绝。主要由冲任失固，气血运行失常所致。其病因有气虚、血热、血瘀等。此外，尚与肝之疏泄、肾之闭藏有关。如《沈氏女科辑要笺正》云："新产恶露过多，而鲜红无瘀者，是肝之疏泄无度、肾之闭藏无权，冲任不能约束，关闸尽废，暴脱之变"蒋案一诊瘀热留滞冲任，血不归经为病之标，气阴两亏为病之本。治宜标本兼顾，仿加参生化汤意，益气养营使正气渐复，和胃润肠使肠腑畅通则瘀热自除。刘案二诊除气血亏损外，与肾之闭藏无权、肝脾失调有关，肾主封藏，冲任之本在肾；肝藏血，司血海；脾主统血。冲任亏损，恶露淋漓不止，腿足酸痛，肝血不足则头眩眼花，投以补益脾肾、调摄冲任之品，获效甚速。本病临床辨证，尤须注重恶露的量、色、质、臭气等来辨别寒、热、虚、实。治疗以调理冲任为本，根据虚、热、瘀之不同，遵循虚者补之、热者寒之、瘀者攻之的原则，分别施治。西医学认为产后子宫复旧不良，或部分胎盘、胎膜残留，或盆腔感染等引起产褥晚期出血，致恶露不止。临证必要时配合西医诊治，以免变生他病。产后恶露不绝多用桃红四物汤之类加减，以去瘀生新，祛邪与扶正并用。

## 案 2　胞脉空虚，邪毒入侵

张右　新产后气血已亏，恶露未楚，感受时气氤氲之邪，引动先天蕴毒，由内达外，天痘已布，尚未灌浆，身热骨楚，苔薄腻，脉濡数。《经》云：邪之所凑，其气必虚。拟益气托浆，和营祛瘀。

生黄芪三钱　全当归二钱　杜红花八分　生甘草四分　京赤芍一钱五分　益母草三钱　桃仁泥（包）一钱五分　紫丹参二钱　净蝉蜕八分　鲜笋尖二钱　生姜一片　红枣二枚

【赏析】

产后多虚多瘀之体，胞脉空虚。邪毒乘虚而入，与血相搏，瘀血内阻，阻碍气机，营卫失和。治拟益气托浆，和营祛瘀以标本兼顾。方中黄芪、当归益气养血，红花、丹参、桃仁、赤芍、益母草活血化瘀，蝉蜕透疹外出，生姜、红枣调和营卫。

### 案3 风温伏邪，蕴蒸气分

庄右 未产之前，发热咳嗽，风温伏邪，蕴蒸气分，肺胃两经受病。今产后发热不退，更甚于前，恶露未楚，苔黄脉数。良由气血已亏，宿瘀留恋，伏邪不达，邪与虚热相搏，所以身热更甚也。投解肌药不效者，因正虚不能托邪外出也。今宗傅青主先生加参生化汤，养正达邪，去瘀生新，助入宣肺化痰之品。

吉林参须八分 大川芎八分 荆芥炭八分 炙桑叶三钱 炙甘草五分 炮姜炭四分 光杏仁三钱 全当归二钱 桃仁泥（包）一钱五分 象贝母三钱 童便（炖温冲服）一酒盅

【赏析】

胎前风温侵袭肺胃，产后失血伤气，百脉空虚，发热更甚于前，正虚不能托邪外达，复加宿瘀留恋，恶露未楚。速投养正祛瘀、宣肺化痰之品以防病程迁延日久，病势缠绵。此即扶正亦祛邪也。加参生化汤为生化汤加人参，益气扶正以补产后之虚，生化汤则去瘀生新之力更强。

### 案4 营阴亏耗，脾胃虚弱

张右 新产后营阴亏耗，恶露未楚，旧患便溏，脾土薄弱，胃呆纳少，舌苔薄腻，脉象濡缓。新邪旧恙，治宜兼顾。姑拟和营生新，扶土和中。

全当归二钱 云茯苓三钱 生白术一钱五分 益母草三钱 紫丹参三钱 杜红花五分 焦楂炭二钱 大川芎五分 炮姜炭四分 炒谷芽三钱 炒赤砂糖三钱 干荷叶一角

二诊 新产三朝，昨起寒热，至今未退，头痛骨楚，胸闷不思饮食，舌苔薄腻，脉象弦滑带数。此营血已亏，恶露未楚，氤氲之邪乘隙而入，营卫循序失常。姑拟清魂散合生化汤加味，一以疏邪外达，一以祛瘀生新。

紫丹参二钱 大川芎四分 炮姜炭三分 炒黑荆芥炭一钱五分 益母草二钱

杜红花六分　清水豆卷三钱　炒赤砂糖三钱　全当归二钱　焦楂炭三钱　炒谷芽四钱　炒白薇一钱　干荷叶一角

三诊　新产五朝，寒热轻而复重，头痛骨楚，胸闷不思饮食，舌苔腻布，恶露未止，脉象弦滑带数。宿瘀留恋，氤氲之邪挟痰滞交阻阳明为病。再拟清魂散合生化汤，复入疏散消滞之品。

紫丹参二钱　杜红花八分　枳实炭一钱　炒白薇一钱五分　炒黑荆芥一钱五分　全当归一钱五分　焦楂炭三钱　益母草二钱　淡豆豉三钱　大川芎五分　炒谷芽四钱　保和丸（包煎）三钱

四诊　新产八朝，形寒身热，有汗不解，胸闷，饥不思纳，渴不多饮，舌苔薄腻而黄，脉象弦滑带数。客邪移于少阳，宿瘀未楚，营卫失常，有转疟之机括，还虑缠绵增剧。再拟小柴胡汤合清魂散、生化汤复方图治。

吉林参须五分　杜红花八分　清水豆卷四钱　嫩白薇一钱五分　软柴胡五分　全当归二钱　紫丹参二钱　大川芎四分　炒黑荆芥一钱　全瓜蒌（切）三钱　炒谷芽三钱　益母草二钱　通草八分

五诊　新产十二朝，寒热得退，胸闷不纳如故，小溲短赤，舌苔薄腻。阴血已亏，蕴湿未楚，脾胃运化无权。再拟养正祛瘀，和胃化湿。

吉林参须五分　赤茯苓（朱砂拌）三钱　全当归二钱　清水豆卷三钱　炒黑荆芥五分　福泽泻一钱五分　谷麦芽（各）三钱　益母草二钱　陈广皮一钱　紫丹参二钱　通草八分　佩兰梗一钱五分　大砂仁（研、后下）五分　干荷叶一角

【赏析】

素体脾胃虚弱，产后气血俱虚，恶露未楚，胃呆纳少，治拟和营生新，扶正和中不效，复感外邪，营卫失和。二诊虽加重祛瘀之剂，但疏解达邪之力不够，故寒热轻而复重，并见痰瘀交阻之象。方中复入疏散消滞之品，然正气虚，无力达邪外出，客邪移于少阳，再拟小柴胡汤合清魂散、生化汤复方以扶正达邪，祛瘀和营，守方数日获效。最后以养正祛瘀、和胃化湿而收功。提示治疗产后病应本着"勿拘于产后，亦勿忘于产后"的原则，临证细

心体察，针对病情，辨证求因，审因论治。

## 案5　风寒包热于肺，宿瘀留恋下焦

张右　新产十一天，恶露不止，少腹作痛，咳嗽声音不扬，风寒包热于肺，宿瘀留恋下焦，脉象浮濡带滑。姑拟祛瘀生新，开胃化痰。

全当归二钱　抱茯神三钱　光杏仁三钱　嫩射干五分　紫丹参二钱　金铃子二钱　象贝母三钱　春砂壳（后下）八分　净蝉蜕八分　延胡索一钱　藏红花八分　冬瓜子三钱

【赏析】

本案宿瘀留恋下焦，故恶露不止，少腹作痛；风寒包热于肺，故咳嗽脉浮，声音不扬。治以祛瘀生新，药如当归、丹参、红花、金铃子、延胡索之类；化痰开胃，宣肺利咽，药如杏仁、射干、象贝、蝉蜕、砂壳、冬瓜子之属。

## 案6　营血不足，宿瘀未尽

李右　产后二十四天，营血已虚，恶露未楚，腹痛隐隐，纳谷减少，畏风怯冷，有汗不解，旬日未更衣，舌无苔，脉象濡细。卫虚欠于外护，营虚失于内守，肠中津液枯槁，腑垢不得下达也。仿傅青主加参生化汤意，养营祛瘀，和胃润肠。

吉林参须一钱　紫丹参三钱　春砂壳（后下）八分　生熟谷芽（各）三钱　全当归三钱　藏红花四分　全瓜蒌（切）四钱　益母草一钱五分　大川芎四分　炮姜炭三分　大麻仁（研）四钱

【赏析】

产后营血不足，宿瘀未尽近月，又见肠液枯槁便闭，表虚畏风有汗。治仿加参生化汤意，以吉林参须、当归、益母草以益气养营；丹参、红花祛瘀活血；余药和胃润下。

## （二）寒热

### 案1 营卫循序失常

薛右 产后气血两亏，宿瘀未楚，营卫循序失常，寒热迭发，已有数月，肢节酸痛，纳谷减少。宜扶正和解，调和营卫，不致延成劳症方吉。

潞党参钱半 炙柴胡五分 仙半夏二钱 云茯苓三钱 陈广皮一钱 象贝母三钱 生首乌三钱 煨草果一钱 紫丹参二钱 鹿角霜三钱 蜜姜二片 红枣四枚 净槐米（包）四钱

【赏析】

产后多虚多瘀之体，失血伤气，百脉空虚，腠理不密，卫阳不固，风寒之邪乘虚而入，加之宿瘀未楚，阻碍气机，营卫失和，故见寒热迭发，数月不解。治拟益气养血，和解表里，调和营卫。方用小柴胡汤加减。方中柴胡散邪透表，合党参、茯苓、半夏、陈皮、槐米、草果等补正和中；生姜、大枣调和营卫；丹参祛瘀生新；生首乌、鹿角霜补益精血；共奏扶正和解，调和营卫之功。

### 案2 血气虚弱，风冷客之

朱右 产后八旬，寒热匝月，痰多纳减，脉象虚弦而数。气虚则寒，营虚则热，胃虚纳减，脾弱痰多，势成蓐痨。姑拟八珍汤加减，以望转机。

炒潞党参三钱 全当归二钱 银州柴胡八分 云茯苓三钱 大白芍二钱 嫩白薇一钱五分 米炒于术一钱五分 广橘白一钱 大熟地三钱 炮姜炭三分 生熟谷芽（各）三钱

【赏析】

产后蓐痨者，由生产日浅，血气虚弱，将养失所，而风冷客之，使人虚乏劳倦，乍卧乍起，容颜憔悴，饮食不消，口干头昏，百节疼痛，时有盗汗，寒热如疟，背膊烦闷，四肢不举，沉重着床，故称为"蓐痨"，薛立斋认为治疗"当扶养正气为主，用六君子汤加当归治之"。本案产后寒热经久不愈，伴痰多纳减，属气营虚损，脾胃虚弱。治拟八珍汤去川芎，加柴胡、炮姜炭之类，大有"甘温除热"之意。

### 案3　气虚发热

朱右　产后未满百日。虚寒虚热，早轻暮重，已有匝月，纳少便溏，形瘦色萎，且有咳嗽，自汗盗汗，脉濡滑无力，舌苔淡白。此卫虚失于外护，营虚失于内守，脾弱土不生金，虚阳逼津液而外泄也，蓐劳渐著，恐难完璧。姑拟黄芪建中汤合二加龙骨汤加味。

清炙黄芪三钱　炒白芍二钱　清炙草六分　川桂枝五分　牡蛎（先煎）四钱
花龙骨（先煎）三钱　米炒于术三钱　云茯苓三钱　炒怀山药三钱　炒川贝二钱
浮小麦四钱　熟附片八分

二诊　前投黄芪建中二加龙骨，寒热较轻，自汗盗汗亦减。虽属佳境，无如昔日所服之剂，滋阴太过，中土受戕，清气不升，大便溏薄，纳少色萎，腹痛隐隐。左脉细弱右脉濡迟，阳陷入阴，命火式微。脉诀云：阳陷入阴精血弱，白头犹可少年愁。殊可虑也，再守原意加入益火生土之品，冀望中土强健，大便结实为要着。

清炙黄芪三钱　炒白芍一钱五分　清炙草六分　熟附片八分　牡蛎（先煎）三
钱　花龙骨（先煎）三钱　炒怀山药三钱　米炒于术三钱　云苓三钱　大砂仁
（研，后下）六分　炒补骨脂一钱五分　煨益智一钱五分　浮小麦四钱

三诊　寒热轻，虚汗减，便溏亦有结意，而咳嗽痰多，纳谷衰少，形瘦色萎，舌光无苔，脉来濡细，幸无数象。脾弱土不生金，肺虚灌溉无权，仍拟建立中气，培补脾土，能得谷食加增，不生枝节，庶可转危为安。

炒潞党参三钱　清炙黄芪二钱　炒白芍一钱五分　清炙草六分　熟附片八分
左牡蛎（先煎）四钱　花龙骨（先煎）三钱　米炒于术三钱　炒怀山药三钱　炒
川贝二钱　大砂仁（研，后下）五分　陈广皮一钱　浮小麦四钱　红枣五枚

**【赏析】**

产后虚寒虚热，伴有纳少便溏，形瘦色萎，自汗盗汗，舌淡苔白诸症，而无外感之象，大抵属于气虚发热之例。故投黄芪建中汤合二加龙骨汤加味，以甘温除热，益气敛汗。二诊即见效验，寒热较轻，且汗出亦减，再守原方而加温肾健脾之品。三诊见寒热轻，虚汗减，大便转实，可谓佳兆。惟其咳嗽痰多及纳谷衰少依然，故拟培补脾土为主续方。本案证治过程，堪称"甘温除热"之典范。

## 案4 脾失健运，复感外邪

张右 产后两月，营阴未复，重感新邪，内停宿滞，肺胃为病，形寒身热，有汗不解，脘痞作痛，纳少泛恶，且又咳嗽，经行色紫，舌苔白腻，脉象左弦右濡。标邪正在鸱张，不能见虚投补。姑拟疏邪消滞，和中祛瘀，病去则虚自复。

炒黑荆芥一钱五分　清水豆卷四钱　赤茯苓三钱　金铃子二钱　光杏仁三钱
仙半夏一钱五分　延胡索一钱　嫩前胡一钱五分　象贝母三钱　枳实炭一钱　茺蔚子
二钱　带壳砂仁（后下）八分　炒谷麦芽（各）三钱　佛手八分

二诊 形寒身热渐解，脘痞作痛，咳嗽则痛辄剧，纳少泛恶，小溲短赤，经行色紫，舌质红苔薄腻，脉左弦右濡。产后营阴未复，外邪宿滞，挟肝气横逆，肺胃肃降失司。投荆合度，仍拟宣肺化痰，理气畅中。

嫩前胡一钱五分　赤茯苓三钱　金铃子二钱　象贝母三钱　仙半夏二钱　炒枳
壳一钱　延胡索一钱　茺蔚子三钱　川郁金一钱五分　光杏仁三钱　春砂壳（后下）
八分　绛通草八分　台乌药八分　炒谷麦芽（各）三钱

**【赏析】**

产后两月，正气未复，易感新邪，脾失健运则内停宿滞，然外感表邪当以疏邪祛瘀为主，兼顾脾胃。一诊以荆芥、清水豆卷疏散表邪，半夏、杏仁、前胡、象贝止咳化痰，川楝子、延胡索、枳实、佛手、茺蔚子、砂仁理气活血调经。二诊外邪已解，仍以理气畅中，化痰和胃为法。

### 案5　营卫不和，健运无权

金右　产后寒热，汗多不解，大便溏泄，卫气不能外护，营虚失于内守，营卫不和，邪不易达，健运无权。当拟调和营卫，扶土和中。

川桂枝三分　云茯苓三钱　炙甘草五分　炒白芍一钱五分　扁豆衣二钱　炒苡仁三钱　生白术一钱五分　广陈皮一钱　谷麦芽（各）三钱　红枣二枚　生姜二片干荷叶一角

【赏析】

产后失血伤气，百脉空虚，腠理不密，卫外之阳不周，易致脾虚失于健运及外邪乘虚而入。方用桂枝汤加参苓白术散加减以解肌发表，调和营卫，扶土和中。因外邪束表，营卫不和之时，邪不易达，暂不用人参等滋补药品以防恋邪。

## （三）腹痛

### 案1　营血已亏，风寒宿瘀交阻

戴右　产后匝月，营血已亏，风寒乘隙而入，宿瘀交阻。少腹作痛拒按，形寒纳少，腑行溏薄。宜和营祛风，理气化瘀。

炒黑荆芥一钱　紫丹参二钱　炮姜炭四分　云茯苓三钱　延胡索一钱　藏红花五分　焦楂炭三钱　全当归二钱　大川芎八分　失笑散（包）三钱　春砂壳（后下）八分

【赏析】

产后胞脉空虚，风寒之邪乘虚侵入胞脉，血为寒凝，气滞血瘀则少腹作痛拒按；寒邪损伤阳气，卫阳失固，脾失健运则形寒纳少，腑行溏薄。治宜和营祛风、理气化瘀，佐以健脾和中之品。方中荆芥祛风，失笑散、丹参、川芎、当归、红花化瘀和营，延胡索、砂仁理气化湿。

## 案2 宿瘀未楚，挟湿下注

邹右　产后腹痛，小溲淋沥，脉弦紧右濡细，此营血已亏，宿瘀未楚，挟湿下注膀胱，宣化失司。拟和营祛瘀，通利州都。

全当归二钱　朱茯神三钱　泽兰叶一钱五分　荸荠梗一钱五分　紫丹参二钱　生草梢八分　益母草三钱　大川芎八分　绛通草八分　琥珀屑（冲）六分

### 【赏析】

产后腹痛常由血虚、血瘀所致。《景岳全书·妇人规》："产后腹痛，最当辨察虚实。血有留瘀而痛者，实痛也；无血瘀而痛者，虚痛也"。本证以血瘀为主，可见腹疼拒按、恶露量少、涩滞不畅、色紫黯有块。审察病证，宿瘀未楚，挟湿下注，膀胱气化失司，治法两者兼顾，拟和营祛瘀，通利州都。方用全当归、泽兰、丹参、益母草、川芎和营祛瘀，荸荠梗、通草、琥珀屑、生草稍利尿通淋。

## 案3 营血耗伤，宿瘀交阻

陈右　产后五朝，腹痛阵作，拒按，甚则泛恶，脉弦细而紧。新产营血已伤，宿瘀交阻，上冲于胃，胃失降和，凝滞于中，气机窒塞，所谓不通则痛也。产后以去瘀为第一要义，当宜和营去瘀，盖瘀血去则新血可生，不治痛而痛自止。

全当归二钱　五灵脂（包煎）三钱　延胡索一钱　杜红花八分　大川芎八分　陈广皮一钱　台乌药八分　桃仁泥一钱五分　益母草三钱　紫丹参二钱　炙没药一钱　制香附一钱五分　炮姜炭四分

### 【赏析】

产后腹痛阵作拒按，辨为营血耗伤，宿瘀交阻，气机窒塞，不通则痛。治以行气活血，和营去瘀，所谓通则不痛，"不治痛而痛自止"。方中延胡索、台乌药、炙没药、制香附等均取其气行则血行之意。而与五灵脂、桃仁、红花、丹参相伍，使瘀血去而新血生。

## （四）痹痛

### 案1 阴血已亏，络有宿瘀

于右　人身之经络，全赖血液以滋养。产后阴血已亏，不能营养经脉，邪风入络，络有宿瘀，不通则痛，以致手不能举，足不能履，肢节痹痛，脉细涩。当宜养血祛风，去瘀通络。

全当归二钱　大川芎八分　青防风八分　大白芍一钱五分　木防己三钱　西秦艽二钱　陈木瓜二钱　茺蔚子三钱　紫丹参二钱　怀牛膝二钱　嫩桑枝（酒炒）四钱

【赏析】

产后失血，四肢百骸空虚，筋脉关节欠于濡养，加之络有宿瘀，不通则痛，故见肢体痹痛。然产后身痛与一般风湿身痛不同，虽夹邪亦当调理气血为主，不可峻投风药。方中以当归、白芍养血活血，防风祛风解表止痛，秦艽、防己、桑枝祛风通络止痛，茺蔚子利水气，木瓜活络止痛，丹参活血通络，牛膝补肝肾，强筋骨，引血下行。

### 案2 气血俱虚，复感外邪

马右　未产之前，已有痛风，产后二十一天，肢节痹痛，痛处浮肿，痛甚于夜，不能举动，形寒内热，咳嗽痰多。风湿痰瘀，羁留络道，营卫痹塞不通，肺火清肃，胃失降和。病情夹杂，非易图治。姑拟和营祛风，化痰通络。

紫丹参二钱　朱茯神三钱　光杏仁三钱　木防己二钱　炒黑荆芥一钱　远志肉一钱　象贝母三钱　夜交藤四钱　炒白薇二钱　西秦艽二钱　藏红花八分　甜瓜子三钱　嫩桑枝四钱　泽兰叶二钱

**【赏析】**

风湿之体，时值产后气血俱虚，卫阳不固，复感外邪，引动宿疾，营卫痹塞不通，故肢体痹痛、活动欠利。治当以祛风和营，通络止痛为先。因本案兼有咳嗽痰多，故伍以杏仁、象贝宣肺化痰。方中以秦艽、桑枝通经活络，防己祛风止痛，红花、丹参、白薇、泽兰活血利水消肿，夜交藤、远志养心安神，甜瓜子散结消瘀。

## （五）痉厥

### 正虚风扰，肝风挟痰

赵右　新产五日，陡然痉厥不语，神识时明时昧，脉弦滑，舌苔薄腻。良由气血亏耗，腠理不固，外风引动内风，入于经络。风性上升，宿瘀随之，蒙蔽清窍，神明不能自主，所以痉厥迭发，神糊不语，症势重险！勉拟清魂散加减，和营祛风，清神化痰。

吉林参须五分　炙甘草五分　琥珀屑（冲）六分　嫩钩钩（后入）三钱　紫丹参二钱　朱茯神三钱　鲜石菖蒲八分　泽兰叶—钱五分　炒黑荆芥炭八分　炙远志—钱　童便（炖冲服）—酒盅

**【赏析】**

新产五日，气血亏耗，卫表不固，外感风邪，引动肝风，加有宿瘀，蒙蔽清窍，故痉厥迭发神糊不语，显然属重危之症。治以熄风和营，化痰清神，佐以益气扶正。方中以人参益气固脱，菖蒲豁痰开窍，琥珀豁痰宁心安神，钩藤平肝潜阳，丹参、泽兰活血祛瘀，童便有清热宁神作用，目前已应用较广。

## （六）眩冒神昏

### 血脱气散

沈右　新产后去血过多，头眩眼花，神昏气喘，自汗肢冷，脉细如丝。

此乃血去阴伤，阴不抱阳，阳不摄阴，正气难以接续，浮阳易于上越，气血有涣散之虑，阴阳有脱离之险，血脱重症，危在顷刻！勉仿《经》旨血脱益气之义，以冀万一之幸。

吉林参须一钱　全当归三钱　养正丹（包煎）二钱

【赏析】

产时失血过多，以致营阴下夺，气随血脱，而见眩冒神昏，自汗肢冷，脉细如丝。《女科经纶》引李东垣曰："妇人分娩，昏冒瞑目，因阴血暴亡，心神无所养"。血脱重症，重在益气固脱。人参补气固脱，当归养血。养正丹祛邪扶正，助阳接真。

## （七）盗汗咳嗽

### 阴亏肺燥，风邪乘虚

卢右　产后四旬，营血亏虚，虚阳迫津液而外泄，入夜少寐，盗汗甚多；加之咳嗽，风邪乘隙入肺也。宜养阴潜阳清肺化痰。

当归身二钱　光杏仁三钱　炒枣仁三钱　浮小麦四钱　稽豆衣三钱　朱茯神三钱　象贝母三钱　苦桔梗一钱　霜桑叶三钱　炙远志一钱　瓜蒌皮二钱　冬瓜子三钱　糯稻根须（煎汤代水）一两

【赏析】

《诸病源候论·妇人产后诸病候》云：夫汗由阴气虚，而阳气加之，里虚表实，阳气独发于外，故汗出也，血为阴，产则伤血，是为阴气虚也。"因产伤血则阴虚，阴虚生内热，热迫汗泄则见盗汗甚多；汗为心液，营阴耗损则心失所养见少寐；阴血亏虚，肺阴不足，阴虚火旺则肺失濡润，加之风邪乘虚而入，两因相感，发为咳嗽。诸症之本在于阴血不足，而肺失清润则为病之标。故治予养血益阴以潜阳，清肺化痰以祛邪，本固邪祛则诸症自解。全方以当归养血，酸枣仁、茯神、远志宁心安神，桑叶、贝母、瓜蒌皮疏风清热化痰，桔梗利咽宣肺化痰，浮小麦、稻根须敛汗固摄。

## （八）肺燥痰湿

### 肺燥痰阻，攻补两难

俞右　鼻鸣鼻干，干呕，咳嗽不爽，肺有燥邪也。胸闷不舒，口甜时苦，胃有湿热也。胸前板痛，按之更甚，痰滞阻于贲门也。自汗甚多，内热不清，遍体骨楚，正虚阴不足也。病起胎前，延及产后，诸药备尝，时轻时剧。良以体虚邪实，肺燥痰湿，攻既不得，补又不可，清则助湿，燥则伤阴，每有顾此失彼之忧，尤多投鼠忌器之虑。同拟两法并进，先投苦温合化，开其中隔之痰湿；继进甘凉生津，润其上焦之烦躁。是否有当，尚希高明裁正。

（先服）水炒川雅连四分　竹沥半夏二钱　枳实炭一钱　淡干姜三分　橘白络（各）八分　生蛤壳六钱　薤白头（酒炒）一钱五分　川贝母三钱　蔷薇花五分

（后服）鳖血炒银柴胡一钱　天花粉三钱　鲜竹叶茹（各）一钱五分　炒地骨皮一钱五分　冬桑叶三钱　活芦根（去节）一尺　鲜枇杷叶（去毛、包）五张

【赏析】

肺有燥邪，胃有湿热，润燥则易助湿，化湿则易助燥，故有"顾此失彼之忧"、"投鼠忌器之虑"。因本案病情复杂，病程缠绵，故丁师拟出分段施治之法，先投苦温合化，辛开苦降，开其中隔痰湿；待痰湿始开，继进甘凉生津，润其上焦烦躁。作为治疗方案，颇为合理高明。全方以黄连温胆汤辛开苦降，橘络理气化痰，干姜温中健脾，薤白宽中豁痰，川贝润肺化痰，痰消后又以柴胡疏肝，竹茹、天花粉、芦根清燥养阴润肺，地骨皮清虚热，枇杷叶化痰止咳。

## （九）咳喘浮肿

**肺脾两亏，水湿不运**

虞右　产后肺脾两亏，肃运无权，遍体浮肿，咳嗽气逆，难以平卧，脉象濡软而滑。经云：诸湿肿满，皆属于脾。脾虚生湿，湿郁生水，水湿泛滥，无所不到。肺为水之上源，不能通调水道，下输膀胱，聚水而为肿也。肺病及肾，肾气不纳，肺虚不降，喘不得卧，职是故也。喘肿重症。拟五苓、五皮合苏子降气汤，肃运分消，顺气化痰，以望转机。

生白芍一钱五分　肉桂心三分　炙白苏子二钱　淡姜皮六分　连皮苓四钱　化橘红八分　炙桑皮三钱　川椒目十粒　粉猪苓二钱　光杏仁三钱　象贝母三钱　济生肾气丸（包煎）三钱

【赏析】

产后咳嗽、气喘、浮肿，肺、脾、肾俱病矣。肺失宣肃而不能通调水道；脾失健运而水湿泛滥成肿；肾虚失纳而气喘不得平卧。治以肃肺运脾，分消水湿，顺气化痰，方用五苓（散）、五皮（饮）合苏子降气汤出入。立法合理，选方恰当，药后必见转机。方中姜皮、连皮苓、猪苓健脾利水化湿，杏仁、贝母、苏子肃肺平喘，橘红理气止咳，桑皮泻肺平喘，川椒、肉桂温肾利水消肿。

# 第四章 儿 科

## 一、麻疹

### 案1 感染温毒之邪

薛小 痧子后咳呛胸闷，不思饮食，咽喉干燥，渴不欲饮，舌质红，苔薄腻而黄，脉濡滑而数。阴分本亏，津少上承，余邪痰热逗留中焦，肺胃宣化失司。拟清肺化痰，和胃畅中。

川象贝（各）二钱　瓜蒌皮三钱　桑叶皮（各）钱半　朱茯神三钱　枳实炭一钱　炒竹茹钱半　通草八分　广橘白一钱　生熟谷芽（各）三钱　冬瓜子三钱　藏青果一钱　嫩白薇钱半　枇杷叶（去毛，包）三张

**【赏析】**

麻疹俗称"疹子"、"瘄子"，华东地区称"糠疮"。我国南方地区称为"痧"、"痧疹"。西医学亦称本病为麻疹。中医儿科认为病因为先天胎毒感染，或感染温毒之邪而发病。丁氏治疗痧后肺胃不和，常采用泻白散、贝母瓜蒌散、温胆汤三方加减，平稳有效，可资借鉴。方用川贝滋养肺胃津液，竹茹、通草清热利尿，桑叶清透余热，枳实、橘白、枇杷叶调畅气机宣降肺气，瓜蒌、冬瓜子润肠通便，朱茯神、生熟谷芽养胃健脾。

### 案2 邪入肺胃，热毒炽盛

洪小 风温时气引动伏邪，蕴袭肺胃两经。寒热头胀，咽痛咳嗽，痧子隐隐，布而不透，脉浮滑而数。邪势正在鸱张，虑其增剧，急宜清凉疏透，开肺化痰。

荆芥穗一钱　净蝉蜕八分　薄荷叶（后下）八分　熟牛蒡子二钱　苦甘草五分
苦桔梗一钱　嫩射干八分　轻马勃八分　连翘壳三钱　生赤芍二钱　光杏仁三钱
象贝母三钱　炒竹茹钱半　淡豆豉三钱

**【赏析】**

小儿麻疹初期，邪入肺胃，热毒炽盛，邪正交争则热，痧子隐于肌肤而未发出，症见形寒发热，此时痧子未透，必须借助疏邪透痧法，令其透发，以防毒邪内伏不解。本例采用防风解毒汤（荆芥、防风、薄荷、牛蒡子、桔梗、甘草、石膏、知母、连翘、枳壳、木通、竹叶）加减，方用荆芥、蝉蜕、牛蒡子疏风解表透疹，薄荷、连翘清热解毒，桔梗、淡豆豉、马勃、甘草、象贝清利肺气，利咽消肿，杏仁、射干止咳平喘。重在宣肺解热，引邪外出，故未用石膏、知母等甘寒解热之品，而以清肺透痧为主，至为贴切。

### 案3　邪疫在卫分

吴小　发热三天，咳嗽痰多，痧子布而不透，舌质红，苔粉白，脉滑数。伏温时气之邪，蕴袭肺胃，宜辛凉清解、宣肺化痰。

荆芥穗一钱　淡豆豉三钱　粉葛根一钱　薄荷叶（后下）八分　净蝉蜕八分
熟牛蒡子二钱　生赤芍二钱　炒竹茹钱半　光杏仁三钱　象贝母三钱　连翘壳三钱
冬瓜子三钱

痧子布而不透，冬桑叶不可用，茅根亦不宜早用。

**【赏析】**

痧子布而未透，邪尚在卫分，急予发汗透痧为主，以免陷入营分。故该方重用豆豉、葛根解肌透痧，辛凉宣肺，佐以蝉蜕、牛蒡子增强解毒透疹之功，用荆芥既可透疹，又可疏表使邪从肌腠而出，薄荷、连翘清热解毒，赤芍凉血，稍清血分之热，竹茹利尿、冬瓜子润肠通便，使邪热从二便出，杏仁、象贝化痰润肺止咳。

### 案4 温疫之邪侵肺胃

王家桂 痧子布而不透，身灼热烦躁咽痛，甚则时明时昧，曾经泄泻，舌质红，脉滑数。温邪疫疠蕴袭肺胃，不得泄越于外，而返陷大肠。证势非轻，拟辛凉汗解。

粉葛根一钱 薄荷叶（后下）八分 荆芥穗一钱 净蝉衣八分 生甘草六分
苦桔梗一钱 金银花三钱 连翘壳三钱 生赤芍二钱 轻马勃八分 鲜竹茹二钱
干荷叶一角 白茅根二扎

【赏析】

痧布而未透足，身热咽痛，舌质红，脉滑数，显为内热较甚，急用葛根、蝉蜕清胃清温透痧。金银花、连翘、薄荷清凉解毒，温疫之邪侵于肺胃，当防内陷营分，加重病情，患儿身热烦躁乃热入营血之象，用白茅根、赤芍清热凉血止血，佐以薄荷既可协助竹茹清暑利湿，亦有凉血止血之功。方用马勃生津利咽。

### 案5 风温疫疠之邪，蕴袭肺胃

马幼 风温疫疠之邪，蕴袭肺胃，寒热无汗，咳嗽音声不扬，腹鸣泄泻，痧子隐隐，布而不透，脉象濡滑而数。宜辛凉汗解、宣肺化痰。

荆芥穗钱半 淡豆豉三钱 粉葛根二钱 赤茯苓三钱 苦桔梗八分 银花炭三钱 连翘壳三钱 象贝母三钱 焦楂炭三钱 生赤芍二钱 六神曲三钱 炒竹茹一钱 荷叶一角 净蝉衣八分 熟牛蒡子三钱

【赏析】

痧布而不透，重用荆芥、淡豆豉、粉葛根、牛蒡子、蝉蜕之辈解毒宣肺透痧，用赤芍凉血防热入营分，用银花、连翘辛凉透表、清热解毒，竹茹、荷叶清热利湿，贝母、桔梗宣肺化痰，症见腹鸣泄泻，为夹有食积，故加用焦楂、六曲等消食和胃之品，亦可防热蕴胃肠。

### 案6　邪在卫表，正胜邪弱

方小　痧子布而渐回，身热较轻未退，咳嗽音声不扬，四日未更衣。痧火痰热逗留肺胃，再宜清肺化痰，而通腑气。

薄荷叶（后下）四分　京玄参一钱　冬桑叶皮（各）钱半　光杏仁三钱　金银花三钱　连翘壳三钱　生赤芍钱半　象贝母二钱　全瓜蒌三钱　马兜铃一钱　冬瓜子三钱　大麻仁三钱　活芦根一尺　枇杷叶露（后入）四两

**【赏析】**

患儿正气胜而邪气虚，正邪交争，正气奋起透邪外出故痧透顺利，然患儿仍身有微热，此为肺热未清，治宜重用薄荷、桑叶皮、玄参、金银花、连翘清肺化痰以清余热，杏仁、枇杷叶、芦根、象贝生津润肺、理气化痰，患儿此时邪在卫表，正胜邪弱，故用药轻清，以免伤及正气。

### 案7　伏邪化燥，耗伤肺阴

朱小　身热十天，未曾得汗，痧子隐隐，布而不透，咳嗽音声不扬，甚则气逆鼻煽，时时迷睡，舌质红，苔干白而腻，脉象郁滑而数。此无形之风温伏邪，与有形之痰滞互阻，肺胃为病。痰浊上蒙清窍，清阳之气失旷，邪热不得从阳明而解，返由逆传厥阴之险，颇虑痉厥之变。宜涤痰清温、开肺达邪。

嫩射干八分　净蝉衣八分　薄荷叶（后下）八分　枳实炭一钱　鲜竹茹钱半　生甘草六分　光杏仁三钱　象贝母三钱　冬瓜子三钱　连翘壳三钱　生赤芍二钱　淡竹沥一两　真猴枣粉（冲服）五厘　活芦根一尺　（去节，用蜜炙麻黄三分，入于芦根内扎好）

二诊　痧子十三天，布而不透，隐而太早，咳嗽痰多，甚则气逆鼻煽，小溲渐清，迷睡依然，舌苔白而干腻，脉象沉细带滑。良由风温伏邪不得从阳明而解，而返陷入少阴，卫阳不得外达，气逆鼻煽，是肺阴暗伤，而痰浊不化，似有阴躁之象，手足逆冷，势成慢惊。迭进清解涤痰之剂，未曾一效，不得不改变方针，以冀弋效。今宜温经达邪，养肺化痰，是背城一战耳。

熟附片三分　蛤粉炒阿胶二钱　光杏仁三钱　炙远志一钱　水炙桑叶皮（各）钱半　川象贝母（各）二钱　九节菖蒲七分　淡竹沥一两（生姜汁二滴，炖温冲服）　姜竹茹钱半

三诊　痧子十六天，温经达邪，已投三剂，迷睡已减，神识亦清。惟咳嗽痰多，微有泛恶。小溲浑浊亦清，舌中腻黄亦减，哭泣无泪，肺阴已伤，痰浊恋留肺胃，一时未易清彻。今拟滋养肺阴，和胃化痰。

蛤粉炒阿胶一钱　川象贝（各）二钱　光杏仁三钱　蜜炙马兜铃八分　竹沥半夏二钱　瓜蒌皮三钱　赤茯苓三钱　水炙远志一钱　炒竹茹二钱　水炙桑叶皮（各）钱半　冬瓜子三钱

【赏析】

本例发现痧子不透，已有卫分传入营分之势。伏邪化燥，耗伤肺阴，引起肺虚气逆，挟痰浊内蒙，故见神迷沉睡，气急鼻煽，手足逆冷，为麻疹病变之逆症。属于麻疹危重症。据本案二诊处方，则取诸《伤寒论》少阴病的黄连阿胶汤合附子加减化裁而来。方用附片下温肾阳，阿胶滋阴养血，远志宁心安神，石菖蒲、川贝、竹沥清热豁痰开窍；三诊时患儿咳嗽痰多，微有泛恶，加用竹沥半夏、瓜蒌皮、冬瓜子降逆止呕，清热化痰。

## 案8　风温疫疠之邪，蕴袭肺胃两经

丁小　痧子已布，身热不退，咽喉焮痛，项颈结块，咳嗽痰多。风温疫疠之邪，蕴袭肺胃两经，增剧可虑，急宜辛凉疏解。

薄荷叶（后下）八分　熟牛蒡子二钱　荆芥穗一钱　净蝉衣八分　苦桔梗一钱　甜苦甘草（各）五分　象贝母三钱　炙僵蚕三钱　淡豆豉三钱　生赤芍二钱　鲜竹茹二钱

【赏析】

本例取防风解毒汤加减，方中重用薄荷、牛蒡子、荆芥、蝉蜕、淡豆豉

辛温解表清热解毒，急引邪外出，使痧子布足，可预防邪陷营分。稍用赤芍凉血，僵蚕平肝熄风，以免增剧可虑。

## 案9　肺虚内热，邪退正复

张小　痧子已回，身热已退，夜不安寐，稍有咳呛，脉象濡小而数，舌质淡红。阴液已伤，虚火易升，肺胃宣化失司。今拟仿吴氏蒌贝养营意，清养肺胃，而化痰热，更当避风节食，则不致反复为要。

川贝母二钱　瓜蒌皮三钱　京玄参钱半　天花粉三钱　朱茯神三钱　桑叶皮（各）钱半　光杏仁三钱　生赤芍二钱　冬瓜子三钱　嫩白薇钱半　生甘草八分　活芦根一尺　枇杷叶露（后入）四两

【赏析】

本例痧子透发顺利，发热渐退，胃纳转佳，精神好转等均为邪退正复的表现；但患儿仍夜不安寐，稍有呛咳，乃肺虚内热化而未清之故，热退阴津耗损，阴虚则血燥。丁氏仿吴又可蒌贝养营汤（瓜蒌、贝母、知母、花粉、白芍、当归、橘皮、苏子）意，加玄参、杏仁以生津清肺，配方至为合理。

## 案10　内火痰热侵袭肺胃

李幼　痧子后咳嗽音喑，咽痛蒂坠。痧火痰热蕴袭肺胃，证势非轻，姑拟轻开肺邪，而化痰热。

净蝉衣八分　嫩射干五分　桑叶皮（各）钱半　光杏仁二钱　象贝母二钱　生甘草五分　苦桔梗一钱　轻马勃八分　马兜铃八分　炒银花三钱　连翘壳二钱　鲜竹茹钱半　胖大海二枚

此证忌气喘。

【赏析】

本例为痧子透后，反见内火痰热侵袭肺胃。咽喉为肺胃之门户，肺胃蕴热则咽痛蒂（悬雍垂）坠，肺气失宣则咳嗽音哑。方用射干、桑白皮、竹茹、胖大海、桔梗清宣肺气而利咽喉，银花、连翘清热解毒，马兜铃清肺降气，杏仁协助射干以止咳平喘，甘草与化痰止咳药配伍有润肺止咳利咽之效。痧子透后病当渐愈，今反见上述诸症，显非顺症，故云"证势非轻"。案后有"此证忌气喘"句，确系经验之谈、有得之见。若见气喘鼻煽，非今之麻疹并发肺炎，而是今之麻疹并发喉炎窒息，均为危候，切不可轻视。

### 案 11　风温伏邪，挟湿热蕴蒸募原

周小　痧后身热不退，有汗不解，咳嗽音暗，烦躁不安，甚则气逆鼻煽，脉象濡数。此风温伏邪，挟湿热蕴蒸募原，少阳阳明为病。肺失清肃，治节无权，颇虑延成痧痨。拟小柴胡合竹叶石膏汤加减。

银柴胡一钱　嫩白薇钱半　生甘草五分　水炙桑皮叶（各）钱半　熟石膏（打）三钱　淡竹叶三十张　光杏仁三钱　川象贝（各）二钱　炙兜铃一钱　净蝉衣八分　冬瓜子三钱　北秫米（包）三钱　胖大海三枚

二诊　痧后身热退而复重，咳嗽音暗，脉象滑数。因食红枣，伏温复聚，少阳阳明为病，肺失清肃，还虑增变，再拟小柴胡汤合竹叶石膏汤加减。

银柴胡一钱　淡水豆卷四钱　嫩白薇钱半　净蝉衣八分　桑叶皮（各）钱半　熟石膏（打）三钱　淡竹叶钱半　冬瓜子三钱　光杏仁三钱　川象贝（各）二钱　炙兜铃一钱　生甘草五分　胖大海二枚　荸荠汁一两（冲服）

【赏析】

痧疹透发后，不应再见身热。而本例身热不退，且见咳嗽鼻煽，已是肺炎之象。丁氏采用小柴胡合竹叶石膏汤加减以解热清肺，用银柴胡以解虚热，不取软柴胡之发汗解热法，用意十分精巧，佐以桑叶皮清解表热，石膏清气分热配合银柴胡一清里热一解表热，马兜铃清肺降气，白薇养阴生津，竹叶、荸荠、胖大海生津利咽。

### 案 12　余邪郁热壅肺胃

干女　痧子后误服补食，水谷之湿化热生痰，互阻于肺，肺不能通调水

道，下输膀胱，致肾水泛滥横溢，咳嗽气急，遍体浮肿，身热口干，苔黄，脉濡滑而数。姑拟泻白散合五皮饮加减。

桑叶皮（各）钱半　光杏仁三钱　象贝母三钱　连皮苓三钱　陈广皮一钱　大腹皮二钱　肥知母钱半　冬瓜子皮四钱　六一散（包）三钱　地枯萝三钱　枯碧竹三钱　福泽泻钱半　活芦根一尺

**【赏析】**

痧子后邪热未全清，又误服补食滋腻之品，往往使余邪郁热壅肺胃，肺气失于宣降，丁氏引证《素问·经脉别论》所说："饮入于胃，游溢精气，上输于脾，脾气散精，上归于肺，通调水道，下输膀胱，水精四布。"说明其误服补食而使水液不能下输膀胱，故见遍体浮肿之症。方用桑叶皮、杏仁、贝母清解肺热，知母、六一散清解里热，大腹皮、陈广皮宽中理气，冬瓜子润肠通便，泽泻、茯苓利湿通淋，使胃肠之蕴热从二便出。以此引经据典，启发后学，至为可贵。案方相符，足可借鉴。

## 案13　痧后脾胃两伤

史小　痧起后脾胃为病，水湿泛滥，面浮肢肿，腹大饱满，且有咳嗽，姑拟疏运分消。

川桂枝五分　连皮苓四钱　生白术一钱　猪苓三钱　福泽泻钱半　陈广皮一钱　大腹皮三钱　水炙桑皮二钱　六神曲三钱　淡姜皮五分　冬瓜子三钱

**【赏析】**

本例为痧后肺脾两伤，肺主通调水道，输布津液，脾为后天之本，水谷精微运化之处，此两者因病受损，致浊阴内聚，清阳不运，水湿积聚，故用五苓散茯苓、白术、猪苓、泽泻健脾利湿通淋，桂枝温阳利水，加肃肺之桑皮、冬瓜子，化浊通阳，十分恰当，又用六神曲健脾，以助脾气运化。

## 案14　邪毒未透彻，痧毒内陷

何小　痧疹后身热不退，咳嗽痰多，口干不多饮，脉象弦细。寒凉迭进，邪陷三阴，在太阴则泄泻无度，在厥阴则四肢厥冷，在少阴则神识模糊，谵语郑声。自汗频频，跌阳不起，阳热变为阴寒，似有阴阳脱离之势，勿谓言之不预。急宜扶正敛阳，崇土和中。

炒党参钱半　煅牡蛎四钱　花龙骨（先煎）三钱　云茯苓（朱砂拌）三钱 怀山药三钱　川象贝（各）二钱　陈广皮一钱　生白术二钱　炮姜炭四分　熟附片八分　炙粟壳三钱　范志曲三钱　陈仓米（包）五钱

**【赏析】**

本例痧后病变，必因痧疹发而小透，邪毒未透彻，痧毒内陷，侵犯肺、脾、肝、心四经，在肺则身热咳嗽，在脾则泄泻无度，在肝则四肢厥冷，在心则神昏郑声，病情危重，故用参附龙牡汤回阳救逆固脱，投以应急之方，加用山药平补三焦，象贝清利肺气，白术、范志曲、陈仓米健脾，附片温肾阳，罂粟壳固肠止泻，五脏兼顾。

## 案 15　余热未清，邪郁肺胃

朱小　身热呕恶，胸闷懊侬，咳呛咯痰不爽，胃中嘈杂，不思饮食，舌质红，苔薄黄，脉象濡数不静。痧后挟痰热逗留肺胃，厥气乘势横逆，胃受肝侮，通降之令失司。拟清解余邪，宣肺和胃。

薄荷叶四分　桑叶皮（各）钱半　光杏仁三钱　川象贝（各）二钱　枳实炭一钱　炒竹茹二钱　橘白络（各）八分　瓜蒌皮三钱　连翘壳三钱　炙兜铃一钱 白通草八分　冬瓜子三钱　肥知母钱半　活芦根一尺

枇杷叶露四两，两次冲服。

二诊　身热渐退，胸闷懊侬亦减，呕恶亦觉渐止，咳嗽咯痰不爽，临晚尤甚，口干不多饮，项颈结核，舌质淡红，脉象虚数。痧后余邪挟痰瘀逗留肺胃，阴液暗伤，虚火内炽，再宜生津清温，清肺化痰。

天花粉三钱　肥知母钱半　薄荷叶（后下）四分　桑叶皮（各）钱半　光杏仁三钱　川象贝（各）二钱　全瓜蒌三钱　冬瓜子三钱　通草八分　橘白络（各）一钱　炙兜铃一钱　嫩白薇钱半　活芦根一尺　水炒竹茹钱半

枇杷叶露六两，两次冲服。

【赏析】

痧出后，余热未清，邪郁肺经，痰热逗留，引起肝胃不和，故选用加减泻白散合温胆汤法。方用桑叶皮、天花粉、芦根、竹茹、白薇生津润肺，杏仁、川贝、橘白络化痰止咳，薄荷清热利咽，瓜蒌、冬瓜子通降肺气。

## 案16　风温伏邪挟痰热恋肺

薛小　痧子后身热不清，咳痰不爽，腑行不实，小溲短赤，苔薄腻，唇焦，右手腕微肿疼痛，尾臀之上褥疮腐烂，形瘦骨立，脉象濡小而数。阴液暗伤，津少上承，风温伏邪挟痰热恋肺，清肃之令不行，还虑正不胜邪，致生变迁。宜生津清温，清肺化痰。尚希明正。

天花粉三钱　嫩白薇钱半　川象贝（各）二钱　抱茯神三钱　炒银花三钱　连翘壳三钱　桑叶皮（水炙、各）钱半　生赤芍钱半　丝瓜络二钱　活芦根一尺　枇杷叶露（后入）四两

【赏析】

本例为痧后余烬未泯，为防火邪内陷之患，丁氏主张生津清肺、扶正祛邪为要，方用天花粉、白薇、桑叶皮、芦根、枇杷叶露生津润肺，银花、连翘清热解毒，茯神健脾，丝瓜络清热凉血，祛风通络稍解血分之热。

## 案17　痧子转为内伤痨损

唐绍仪女公子　痧子后寒热往来，如疟疾之状，已延两月有余。咳嗽咯痰不爽，耳聋失聪，神疲肢倦，舌质红，苔薄黄，形肉消瘦，脉象濡小而数。气阴两伤，余邪留恋募原，营卫循序失常。渴喜热饮，挟湿故也。脉症参合，渐入痧痨一途。拟清养肺胃，以撤伏匿；调和营卫，而化痰湿。

南沙参三钱　蜜炙黄芪二钱　清炙草五分　抱茯神三钱　炙远志一钱　炒黑荆芥八分　肥玉竹二钱　炙鳖甲二钱　仙半夏钱半　桑叶皮（水炙）（各）钱半　川象贝（各）二钱　甜光杏三钱　蜜姜两小片　红枣四枚

另香谷芽露四两、枇杷叶露四两，二味后入。

渍形以为汗法：

生黄芪五钱　熟附片八分　软柴胡钱半　生甘草钱半　炙鳖甲四钱　西秦艽二钱　净蝉衣钱半　荆芥穗钱半

上药煎水，温蒸肌肤，每日一次。

二诊　昨进清养肺阴，以撤伏匿；调和营卫，而化痰湿之剂，热度略减，咯痰不爽，耳聋失聪，神疲嗜卧，形肉消瘦，舌质红，苔薄腻而黄，脉濡小而数。卫虚失于外护，营虚失于内守，余邪痰湿逗留肺胃，清肃之令不行，还虑虚中生波。前方尚觉合度，仍守原意出入。

南沙参三钱　吉林参须八分　炒黑荆芥八分　抱茯神三钱　炙远志一钱　广橘白一钱　桑叶皮（水炙，各）钱半　鲜竹茹二钱　肥玉竹二钱　川象贝（各）二钱　甜光杏三钱　冬瓜子三钱　生熟谷芽（各）三钱　枇杷叶露（后入）四两

三诊　痧子后寒热不解，已有两月之久，咳痰不爽，耳聋失聪，渴喜热饮，形瘦时寐，寐多醒少，舌质红，苔干白而腻，脉象濡小而数，左脉虚弦。杳不纳谷，卫虚失于外护则寒，营虚失于内守则热，肺虚则咳嗽，胃弱则不纳。仲圣云：少阴病，但欲寐，卫阳入阴不得外返则多寐，虚阳外越则头额多汗也。种种见症，颇虑正不支持，致阴阳脱离之变。勉拟助阳益阴，和胃化痰，尽人力以冀天佑。

吉林人参一钱　熟附片四分　炙鳖甲三钱　抱茯神三钱　炙远志一钱　嫩白薇钱半　川象贝（各）二钱　甜光杏三钱　广橘白一钱　清童便（冲服）一杯　香稻叶露四两　枇杷叶露四两　野蔷薇露四两（二露煎药）

## 【赏析】

痧子转为内伤痨损证，较为少见，本例因肺阴暗伤不得恢复，元气耗损，脾胃薄弱，运化无力，故形瘦不思食；邪犯少阴病，但欲寐；卫阳不固，故头汗。一派虚脱之象，病情至为严重。丁氏法用调补阴阳，冀以挽救。方药中用童便，古方常见，有人以为荒诞不经，实有所据，据本草典籍所载：童

便性味寒凉，功能滋阴降火，可治阴虚发热。用 10 岁以下健康儿童小便为佳，故名童便。现代药理研究认为，其含有尿素及氯化钠、钾、磷酸，以及微量维生素和性激素等，可资参考。方以清养肺胃为大法，数诊主用人参、附子益气固脱，回阳救逆，鳖甲滋养阴血，茯神、远志宁心安神，后随病情症状变化加减润肺、健脾之品。

## 案 18　风热挟痰，内闭于肺

唐宝宝　身热九天，有汗不解，咳嗽痰多，五日未更衣，苔薄腻微黄，脉濡滑而数。此无形之风温与有形之痰滞，互阻阳明为病，肺失输布之权。昨投疏解伏温宣化痰滞之剂，尚觉合度，仍守原意出入，尚希明正。

清水豆卷四钱　净蝉衣八分　嫩前胡一钱五分　鸡苏散三钱　赤茯苓三钱　枳实炭一钱　连翘壳三钱　全瓜蒌三钱　光杏仁三钱　象贝母三钱　福泽泻一钱五分　地枯萝三钱　保和丸（包）三钱

【赏析】

麻疹九日未出，而见咳嗽痰多，大便不行，乃风热挟痰未得宣发，而致内闭于肺。现代医学认为此有麻疹合并肺炎之可能。急以宣透，使疹出邪退，并疏解而化痰滞，全方重用清水豆卷、前胡疏风解表，蝉蜕解毒透表，鸡苏散疏风解暑，杏仁、枳实通降肺气，患儿五日未解大便，乃肠燥腑实，用瓜蒌通调大便，通腑泄热，保和丸消食化滞，健脾使邪热从胃肠而出。

## 案 19　痧透不畅，气分热盛

王宝宝　痧子布而不透，身灼热，烦躁咽痛，神识时明时昧，曾经泄泻，舌质红，脉滑数。温邪疫疬，蕴袭肺胃，不得泄越，而反陷于大肠，证势非轻，再拟辛凉汗解。

粉葛根二钱　薄荷叶（后下）八分　荆芥穗一钱　净蝉衣八分　生草节六分　苦桔梗一钱　金银花四钱　天花粉三钱　连翘壳三钱　生赤芍二钱　轻马勃八分

鲜竹茹—钱五分　干荷叶—角　白茅根（去心）二扎

**【赏析】**

痧透不畅，气分热盛见身灼热，热盛耗伤阴液见咽痛，病时有泄泻史加重阴液的耗损，热毒熏蒸心包故见烦躁。治拟透疹消毒，方用粉葛根、荆芥、蝉蜕、金银花、薄荷、连翘辛凉透发使邪从表而解，佐以天花粉、马勃、竹茹清热养阴之品，加用赤芍、白茅根清解营分热。

## 案20　痧火湿热蕴结，荣卫不从

朱宝宝　痧毒发于颈项，漫肿疼痛，右腿疳毒疮孔深陷，疮旁焮红作痒。皆由痧火湿热蕴结，荣卫不从，虑其缠绵增剧。姑拟清解托毒，尚希明正。

净蝉衣八分　生赤芍二钱　生草节六分　金银花三钱　连翘壳三钱　薄荷叶（后下）四分　大贝母三钱　炙僵蚕三钱　紫丹参二钱　杜赤豆—两　丝瓜络二钱

**【赏析】**

热毒内盛与风热相合，发为痧证；与湿热相合发为疳毒。清热解其毒，疏风透其疹，酌利湿邪，使毒不与湿相合。方用蝉蜕透其疹，金银花、连翘、薄荷清热解毒，赤芍、丹参凉血解毒，连翘与赤小豆联用，取自麻黄连翘赤小豆汤利湿解毒之意，诸药合用使全方清热、利湿、解毒三效共达。

## 案21　热毒内迫，肺胃热盛

党宝宝　痧子已回，身热早轻暮重，咳嗽气逆，鼻煽音暗，时时迷睡，左脉弦细而效，右濡细无力，舌质淡红，苔微黄，腑行溏薄。阴液暗伤，痧火痰热留恋，下迫注泄，证势重险！姑拟清肺化痰，以滋化源，尚希明正。

炙兜铃—钱　净蝉衣五分　桑叶皮（各）—钱五分　川象贝（各）—钱五分　生甘草六分　银花炭三钱　抱茯神三钱　冬瓜子三钱　干芦根—两　枇杷叶（去毛、包煎）三张　胖大海二枚　肥玉竹—钱五分　蛤粉炒阿胶—钱

**【赏析】**

热毒内迫，肺胃热盛。毒热挟痰上攻下迫，肺失宣降故见咳嗽气逆，热

势朝轻暮重乃邪热伤及气阴现象。现代医学属麻疹并肺炎。治以清肺化痰养阴。故方中重用马兜铃、桑叶皮、川贝、芦根、枇杷叶、玉竹、胖大海等生津滋阴润肺化痰之品，患儿邪热闭肺，阴液耗损证势重凶，以防厥脱。

## 案22　痧火内毒结于阳明

王小宝　痧子后痧火蕴毒结于阳明，走马疳腐烂偏左，左颧面肿硬疼痛，身热不退，咳嗽痰多，舌质红，苔薄腻，脉象弦数，腑行溏薄。证势非轻，颇虑穿腮落牙之险！姑拟芦荟消疳饮合清疳解毒汤加减，尚希明止。

真芦荟八分　薄荷叶（后下）七分　荆芥穗七分　熟石膏（打）二钱　甘中黄八分　胡黄连五分　银柴胡一钱　连翘壳三钱　苦桔梗一钱　京玄参一钱五分　生赤芍三钱　象贝母三钱　活芦根一尺　活贯众三钱

【赏析】

痧火内毒结于阳明而生走马疳。治以清热解毒，清肺胃之热痰。方用芦荟、薄荷、连翘等清热解毒，银柴胡解表透热，荆芥既可协助银柴胡疏风解表透热又可透疹消毒。舌质红乃心火上炎之象，加用黄连清心火，石膏清泄肺热，用玄参、芦根生津润肺。

## 案23　痰热壅肺，湿热蕴脾

项童　痧后肺有伏邪，痰气壅塞，脾有湿热，不能健运，积湿生水，泛滥横溢，无处不到，以致面目虚浮，腹膨肢肿，咳嗽气逆，苔薄腻，脉濡滑，势成肿胀重症。姑宜肃运分消，顺气化痰。

嫩前胡一钱五分　猪苓三钱　生熟苡仁（各）三钱　炙桑皮三钱　光杏仁三钱　大腹皮二钱　地枯萝三钱　旋覆花（包）一钱五分　清炙枇杷叶（去毛、包）三钱　象贝母三钱　广陈皮一钱　枯碧竹一钱五分　鲜冬瓜皮一两（煎汤代水）　连皮苓四钱　福泽泻三钱

【赏析】

本例痧后见面目虚浮，腹膨肢肿，咳嗽气逆，苔薄腻，脉濡滑，病在肺

脾两脏。肺失宣肃则水道失于通调，脾失健运则水湿失于布散，目浮肢肿由此而作。故治宜宣肃（肺）运化（脾），分消水湿。方用前胡、杏仁、陈皮、旋覆花等宣降肺气，调畅气机，用薏苡仁、猪苓、茯苓、泽泻等健脾利湿。因其病侧重在肺，故又佐象贝母顺气化痰。方中地枯萝化痰利水，枯碧竹清肺止咳、健脾退肿，目前临床已较少使用。

### 案24 痧后肺胃阴伤，伏邪留恋

孙童　痧后肺胃阴伤，伏邪留恋，身热不退，咳嗽咽痛，口渴欲饮，舌质绛苔黄，脉象滑数。伏热蕴蒸肺胃，津液灼而为痰，肺失清肃，胃失降和，咽喉为肺胃之门户，肺胃有热，所以咽痛。今拟竹叶石膏汤加味，清阳明，解蕴热，助以生津化痰之品。

鲜竹叶三十张　京玄参三钱　桑叶皮（各）三钱　粉丹皮二钱　熟石膏（打）四钱　生甘草八分　甜杏仁三钱　金银花三钱　鲜石斛三钱　天花粉二钱　川象贝（各）三钱　通草八分　活芦根（去节）一尺　枇杷叶露（后入）四两

【赏析】

本例痧后余邪留恋未尽，伏热蕴蒸肺胃，且津液损伤明显，故治疗用药除桑叶皮、金银花等清宣肺胃蕴热，杏仁、象贝宣降肺气化痰及丹皮凉血以外，施予玄参、石斛、天花粉、芦根等大多养阴生津之品。案中所及"竹叶石膏汤"为伤寒方，由竹叶、生石膏、半夏、麦冬、人参、炙甘草、粳米组成。本案用药仅取竹叶、石膏两味，可谓取其方意而易其方药。

## 二、天痘

### 营血热毒

（1）陈幼　天痘见点三天，点已满布，曾经寒热，舌苔薄腻。时气之邪引动先天蕴毒，由内达外，宜以疏解活血。

净蝉衣八分　熟牛蒡子二钱　清水豆卷四钱　京赤芍二钱　苦桔梗一钱　苦甘草六分　光杏仁三钱　象贝母三钱　杜红花五分　粉葛根钱半　鲜笋尖三钱

（2）洪幼　天痘已布，咳嗽音声不扬，痘顶起绽，有灌浆之意。姑拟养正托浆，和营解毒。

生黄芪四钱　京赤芍二钱　全当归二钱　净蝉衣八分　苦甘草五分　苦桔梗一钱　大贝母三钱　光杏仁三钱　紫草茸一钱　鲜笋尖三钱　连翘壳三钱　薄荷叶（后下）四分

【赏析】

天痘，即天行水痘之简称。天行，为广泛传染之古称。案中云"时气之邪"引动"先天蕴毒"，前者言其传染，后者言其幼儿易发。天痘乍起，治宜疏解外透，佐以和营活血，陈案即属此列。方用蝉蜕、牛蒡子、葛根、清水豆卷解表透疹，红花活血。天痘布后有灌浆之象，治宜补气托浆，和营解毒，洪案即取此法。方用黄芪、当归益气养血，蝉蜕透疹解毒，赤芍凉血活血，薄荷、连翘清热解毒。

# 三、水痘

## 湿热未尽，脾胃不和

吴幼　寒热渐退，水痘布而渐同，惟胸闷纳少、小溲淡黄，苔薄腻，脉濡数。余邪湿热未楚，脾胃不和，再宜清疏宣化。

清水豆卷四钱　净蝉衣八分　嫩前胡钱半　京赤芍二钱　赤茯苓二钱　陈广皮一钱　象贝母三钱　白通草八分　佩兰梗钱半　炒谷麦芽（各）三钱　地枯萝三钱　荷叶一角

【赏析】

本例水痘已布而余邪未尽，肺气不清，胃气不和，湿热化而未楚，故取法疏邪宣肺，化湿祛痰，佐以和胃。方用清水豆卷、蝉蜕、前胡宣肺解毒，茯苓、通草、荷叶、佩兰健脾利湿，炒谷芽健脾助运。本方为痘疹布后的调理处方。

水痘乃外感时行邪毒，上犯于肺，下郁于脾而发病，其病在肺脾两经。为儿科临床常见急性发疹性传染病，以3~4岁小儿为多。当其水痘初起布疹后，肺热不清，见轻度发热不解、流涕咳嗽等肺卫症状，多用桑杏汤、桑菊饮等，配伍玉泉散、六一散、甘露消毒丹之类，取意清肺解热，宣通气机，淡渗湿热，至为适宜。

# 四、疫喉痧

## 案1 伏温挟痰热蕴肺

梁宝宝 喉痧两候虽回，里热尚炽，咽喉内关白腐，咳嗽音喑，胸高气粗，烦躁不寐，脉象濡数模糊，舌苔糙黄。伏温挟痰热蕴蒸肺胃，肺炎叶举，清肃之令不行，证势危笃！勉拟清解伏温，开肺化痰，尽人力以冀天眷耳，尚希明正。

天花粉三钱　薄荷叶（后下）四分　净蝉衣八分　甘中黄八分　金银花三钱连翘壳三钱　熟石膏（打）二钱　胖大海三枚　桑叶皮（各）一钱五分　川象贝（各）二钱　鲜竹叶三十张　活芦根一尺　枇杷叶露四两

【赏析】

本例疫喉痧已有两候（伤寒温病的传变以七日为一候），然里热尚炽，咽喉内关白腐，咳嗽音喑（失音），气粗，烦躁，脉亦濡数模糊，故断其为伏温之重症，证势危笃。方用天花粉、桑叶皮、芦根、枇杷叶露、胖大海等生津润肺，薄荷、金银花、连翘清热解毒，蝉蜕祛风止痒解毒，竹叶清热利尿。案中所施方药，较为平和，侧重于清宣伏温，解毒利咽，开肺化痰。方中用熟石膏而不用生石膏，盖取其清热而有收敛之效，对内关白腐有益。

### 案 2　痧毒未透，内陷入里

严宝宝　时疫喉痧十二天，痧布未透，隐而太早，身热不退，痧毒生于项颈，肿硬疼痛，耳疳流脓，口舌糜腐，脉象濡数。疫疠之邪，挟痰热蕴袭肺胃两经，血凝毒滞，两足浮肿，邪无出路，荣卫不能流通，证势重险！宜败毒饮加减。

薄荷叶（后下）八分　荆芥八分　熟石膏（打）三钱　生草节六分　苦桔梗一钱　连翘三钱　赤芍二钱　大贝母三钱　僵蚕三钱　冬瓜子三钱　板蓝根二钱　通草八分　地枯萝三钱　活芦根一尺

【赏析】

本例因痧布未透，隐而太早，以致痧毒未能透出，内陷入里，故见身热不退，项颈肿硬疼痛，口舌糜腐，两足浮肿等血凝毒滞之象。至于耳疳流脓，可能系息儿旧病因新感而复作。耳疳，是一种耳内漫肿，流黑色臭脓的耳病，类似慢性化脓性中耳炎。案中药用薄荷、荆芥以发散透疹，余板蓝根、连翘、熟石膏等诸药均能清热解毒、化痰利水，略佐赤芍凉血益阴。

### 案 3　痧火蕴蒸肺胃

陆童　痧后失音，咽喉内关白腐，气喘鼻煽，喉有痰声，苔黄脉数。痧火蕴蒸肺胃，肺津不布，凝滞成痰，痰热留恋肺胃，肺叶已损，气机不能接续，咽喉为肺胃之门户，肺胃有热，所以内关白腐，音声不扬，会厌肉脱，证势危笃。勉拟清温解毒，而化痰热。勒临崖之马，挽既倒之澜，不过聊尽人工而已。

金银花三钱　京玄参三钱　象贝母三钱　活芦根（去节）一尺　连翘壳三钱　薄荷叶（后下）八分　天花粉三钱　淡竹沥油（冲）一两　甘中黄八分　京赤芍二钱　冬桑叶三钱　大麦冬二钱

【赏析】

本例痧后失音，内关白腐，会厌肉脱，气喘鼻煽，可见热势入里，热毒闭肺且腐败肌肉，证势危笃，毋庸置疑。观其方药，重用金银花、连翘、薄荷等清热解毒之品，加用天花粉、玄参、麦冬、芦根、象贝母等生津润肺养阴之品，全方用药侧重清热解毒、宣化痰热，略佐滋阴凉血，似有药轻病重之嫌，正所谓"不过聊尽人工而已"。

### 案4 感痧毒疫疠之邪

（1）刘幼 喉痧七天，痧子早没，发热无汗，咽喉内关肿痛白腐，项外漫肿，舌红绛，脉弦数。温邪疫疠化热生痰，蕴袭肺胃，厥少之火上升，证势危笃，再宜清解败毒。

薄荷叶（后下）八分 甘中黄钱半 净蝉衣八分 大贝母三钱 熟石膏（打）三钱 荆芥穗一钱 京玄参二钱 天花粉三钱 金银花六钱 京赤芍二钱 连翘壳三钱 板蓝根二钱 茆芦根（去心节，各）一两 鲜竹茹钱半 鲜竹叶三十张

二诊 喉痧八天，痧子早没，发热不退，项颈漫肿渐减，舌红绛，脉弦数。温邪袭里，化火生痰，蕴蒸肺胃，还虑增变，再宜清解败毒。

薄荷叶（后下）八分 甘中黄八分 金银花四钱 大贝母三钱 熟石膏（打）三钱 京玄参钱半 连翘壳三钱 京赤芍二钱 荆芥穗一钱 天花粉三钱 川雅连四分 粉葛根钱半 茆芦根（去心节，各）一两 板蓝根二钱 珠黄散吹喉。

（2）金小 风温疫疠引动伏邪，挟痰热蕴袭肺胃两经，疫喉肿红，内关白腐，气喘鼻煽，喉中痰声辘辘，脉象欲伏，舌苔薄黄。证势危笃，勉方冀幸。

净麻黄三分（先煎，去白沫） 生石膏（打）三钱 嫩射干八分 薄荷叶（后下）八分 光杏仁三钱 生甘草八分 京玄参钱半 冬瓜子三钱 桑叶皮（各）钱半 马兜铃一钱 活芦根（去节）一尺 淡竹沥一两（冲服） 真猴枣粉二分（冲服）

贴起泡膏、吹金不换。

（3）林宝宝 风温时气之邪，引动伏邪，蕴袭肺胃两经，丹痧八天，布而渐回，身热咳嗽，音声不扬，梦语如谵，咽喉焮痛，苔薄腻黄，脉象濡数。

虑其增剧,姑拟辛凉清解,宣肺化痰,尚希明正。

荆芥穗一钱　薄荷叶（后下）八分　净蝉蜕八分　金银花四钱　连翘壳三钱 生赤芍二钱　光杏仁三钱　象贝母三钱　全瓜蒌（切）三钱　冬瓜子三钱　马兜铃 一钱　活芦根一尺　朱灯心二扎

**【赏析】**

疫喉痧三则病案虽轻重不同,但同为今称的急性呼吸道传染病中的"猩红热"。本病多流行于冬春季节,乃感受痧毒疫疠之邪所发,属温毒时行疫疠之气,具有强烈的传染性,发病前多有疫喉痧患者接触史,任何年龄都可发病,尤以2～8岁儿童多见,成人少见,但有因间接传染而发生,应注意预防隔离。

上述三案,第一病案乃邪毒蕴结肺胃之象,治疗当以清热解表,透疹败毒为主,方以解肌透痧汤加减;第二病案患儿气喘鼻煽之证较明显,乃邪热闭肺之证,证势凶险,治疗当清热宣肺,化痰利水为主,方以加减麻杏石甘汤为主;第三方案患儿依证可见热蕴肺胃,热盛津伤,热灼津液,炼液为痰,治则当于清热宣肺的基础上加用滋阴化痰之品,方以加减滋阴清肺汤法。丁氏对疫喉痧的治疗颇有研究,可阅读丁甘仁辑著《喉痧症治概要》。

### 案5　疫喉痧痧子已布

李小　传染喉痧,痧子已布,寒热不退,咽痛焮红,风温时气蕴袭肺胃,腑行溏薄,肺移热于大肠也。宜辛凉清透,宣肺化痰。

薄荷叶（后下）八分　净蝉衣八分　淡豆豉三钱　甜苦甘草（各）六分　苦桔梗一钱　轻马勃八分　金银花三钱　连翘壳三钱　生赤芍二钱　象贝母三钱　山楂肉二钱　鲜竹叶三十张　干荷叶一角

二诊　传染痧子,布而渐回,身热晚甚,有汗不解,右颐颏下,肿硬疼痛,口角腐烂。颇虑延成牙疳,急宜清温解毒。

薄荷叶（后下）八分　京玄参钱半　炙僵蚕三钱　金银花四钱　连翘壳三钱

板蓝根三钱　生甘草六分　苦桔梗一钱　熟石膏（打）三钱　生赤芍二钱　大贝母三钱　鲜竹叶三十张　活芦根（去节）一尺　陈金汁一两（冲服）

三诊　传染痧子，布而渐回，身热未退，颐颔漫肿渐减，口疮腐烂。阳明积火上升，痧毒未楚，再宜清温解毒。

薄荷叶（后下）八分　连翘壳三钱　金银花四钱　京玄参二钱　甘中黄八分生赤芍二钱　熟石膏（打）三钱　苦桔梗一钱　大贝母三钱　炙僵蚕三钱　板蓝根三钱　鲜竹叶三十张　活芦根（去节）一尺　陈金汁一两（冲服）

四诊　传染痧子，布而渐回，身热渐退，咽喉内关白腐，咳嗽音喑，项颈漫肿疼痛。温邪疫疠化热，蕴袭肺胃，厥少之火上升。还虑变迁，再宜清温解毒。

薄荷叶（后下）八分　京玄参钱半　金银花四钱　连翘壳三钱　甘中黄八分生石膏（打）四钱　生赤芍二钱　川象贝（各）二钱　炙僵蚕三钱　板蓝根二钱鲜竹叶三十张　活芦根（去节）一尺　陈金汁一两（冲服）　淡竹沥一两（冲服）

五诊　传染痧子，布而渐回，身热较轻未退，咽喉内关白腐，咳嗽痰多，项颈漫肿。温邪疫疠化热，蕴蒸肺胃，厥少之火上升。还虑增剧，再宜气血双清而解疫毒。

鲜生地三钱　京玄参钱半　薄荷叶（后下）八分　甘中黄八分　金银花四钱连翘壳三钱　大贝母三钱　炙僵蚕三钱　生石膏（打）四钱　板蓝根二钱　陈金汁（冲服）一两　淡竹沥（冲服）一两　鲜竹叶三十张　活芦根（去节）一尺

【赏析】

本例疫喉痧初诊时痧子已布而寒热不退，大便溏薄。因其已进入出疹期，大便泄泻若不过重，不必用药固止。其与疹前期的泄泻易致疹出不透显有区别，便溏可使疹毒从下而出，即案中所谓"肺移热于大肠也"，是邪有出路之象。故初诊取薄荷、金银花、连翘、象贝等药辛凉清透、宣肺化痰，而未用止泻实便之药。以案可知，不可见泄止泄，当明辨诸证寒热虚实之象方可投药。

二诊痧布渐回，新增右颐（面颊）颌下肿硬疼痛，口角腐烂，乃热毒互结，蕴于肌表，故在初诊方药的基础上，加入玄参、僵蚕、板蓝根、石膏、金汁等清热解毒之品。因恶寒已除，有汗痧同，故蝉蜕、豆豉等发表透疹之药遂去之不用。随后数诊，症治方药依证而变，大体相同，不作赘评。

本案二诊始用"陈金汁"，本品即纯粪清水久存而成，有清热解毒之功，目前已罕用。三诊始用"甘中黄"，本药系甘草末纳入竹筒内加封后于冬月浸于粪池之中，经一定时日后取出使用，亦有清热解毒凉血利咽之功，目前中药房仍备有售。

# 五、疰咳

## 食积化热，痰火逆肺

蓝小　疰咳痰多，已延匝月，食积化火，上逆于肺，宜清肺化痰。

水炙桑叶皮（各）钱半　光杏仁三钱　象贝母三钱　赤茯苓三钱　水炙远志一钱　瓜蒌皮三钱　马兜铃一钱　橘红一钱　冬瓜子三钱　炒竹茹二钱　莱菔子（炒、研）二钱　十枣丸（研化服）一分

【赏析】

疰咳，简称"顿咳"，又名百日咳。是小儿时期常见的一种感受时行邪毒引起的呼吸道传染病，临床以阵发性痉挛咳嗽，咳后有特殊的鸡啼样吸气性吼声为特征。与古代所称百晬嗽者不同。本证见发热、咳嗽、痰鸣、喘急，久则呛血。

本例乃痰气交阻，肺气上逆，故方用桑叶皮、杏仁、象贝、瓜蒌皮等药治以清肺止咳，顺气化痰之法，用仲景十枣丸以平喘止咳，利水逐痰。在前老药店有售鸬鹚涎丸，为专治顿咳而制的中成药，甚验。

# 六、风温

## 案 1　温邪袭肺

邹小　风温疫疠之邪，挟痰热蕴袭肺胃两经。身热不扬，哮喘咳嗽，喉有痰声，音暗，苔腻黄，脉郁滑而数，咽喉焮红。证势非轻，姑拟麻杏石甘汤加味。

净麻黄（先煎，去四分白沫）　光杏仁三钱　熟石膏（打）三钱　生甘草六分　嫩射干六分　马兜铃一钱　象贝母三钱　桑叶皮（各）钱半　冬瓜子三钱　胖大海三枚　活芦根（去节）一尺

另：猴枣三分、淡竹沥一两，炖温冲服。

【赏析】

本例外感风温疫疠之邪，为外感热病之重症。温邪袭肺，耗伤阴津，故见身热喘咳，咳嗽、痰壅、气急等症近今之流感、大叶性肺炎之症状。方用麻杏石甘汤加味，辛凉解热，清肺平喘，所谓"风淫于内，治以辛凉"。加用桑叶皮、胖大海、芦根等药生津润肺利咽。

## 案 2　风温伏邪，太阳阳明合病

彭小　风温伏邪，太阳阳明为病，肺气窒塞不宣，寒热三天，咳嗽胸闷，膺痛泛恶，脉象浮滑而数，苔薄腻而黄。姑拟疏解宣肺，和胃化痰。

炒荆芥一钱　嫩前胡钱半　炒豆豉三钱　赤茯苓二钱　江枳壳一钱　苦桔梗一钱　黑山栀皮钱半　连翘壳三钱　光杏仁三钱　象贝母三钱　川郁金钱半　鲜竹茹钱半　炒谷麦芽（各）三钱

【赏析】

本例患儿肺气窒塞不宣，咳嗽胸闷，脚痛泛恶，乃病在肺胃之证，然患儿仍有寒热之太阳经的表现，全证乃表证未除，又邪入肺胃之象，故用枳豉

汤清心除烦，清肺胃之热，合用银翘散辛凉解表，疏解表邪。

### 案 3　风温伏邪，蕴袭肺胃

刘小　风温伏邪，蕴袭肺胃，身热不清，咳嗽痰多，腑行溏薄，宜疏邪化痰。

炒豆豉三钱　嫩前胡钱半　净蝉衣八分　象贝母三钱　赤茯苓三钱　炒枳壳一钱　苦桔梗一钱　焦楂炭三钱　炒黑荆芥八分　炒麦芽三钱　干荷叶一角　冬桑叶二钱

【赏析】

患儿心肝常有余，肺脾肾常不足，故易感受外邪，外邪又易伤及脾胃，本例患儿咳嗽、溏薄为外邪挟食滞，肺胃大肠同病之现象。故丁氏用豆豉、前胡、蝉蜕、荆芥以解表邪，浙贝、茯苓清热化痰，桔梗、枳壳一升一降，宣降肺气，焦楂、麦芽以消食积。

### 案 4　风热犯肺

吴小　咳嗽痰多，甚则泛恶，舌苔薄腻。伏风痰滞化热，上逆于肺，宜祛风清金而化痰滞。

嫩前胡钱半　冬桑叶二钱　象贝母三钱　光杏仁三钱　赤茯苓三钱　水炙远志八分　薄橘红八分　仙半夏钱半　炙款冬钱半　冬瓜子三钱　枳实炭一钱　炒竹茹二钱　老枇杷叶（去毛、包煎）二张

【赏析】

本例为风热犯肺，热盛伤津，炼液成痰，风热挟痰，阻于肺则见咳嗽、痰多，阻于胃则见泛恶之证，故治以前胡、冬桑叶、炙款冬、枇杷叶等祛风宣肺，半夏、橘红、竹茹等和胃化痰。

### 案 5　风温伏邪，滞留肺胃

罗小　风温伏邪，挟痰滞逗留肺胃，身热时作，咳嗽痰多，甚则泛恶，

舌苔薄腻，虑其增剧，姑拟疏邪化痰，宣肺和胃。

炒豆豉二钱　净蝉衣八分　嫩前胡钱半　光杏仁二钱　赤茯苓二钱　江枳壳八分　苦桔梗八分　象贝母二钱　熟牛蒡子二钱　莱菔子（炒、研）二钱　薄橘红五分　炒麦芽三钱　炒竹茹一钱

【赏析】

本例为风温初起，患儿身热时作乃邪在肺卫之象，邪伤于胃则见泛恶，此乃肺胃同病，治以解热化痰为主，取牛蒡豆豉汤法，方用豆豉、前胡等药辛温宣肺，行气化痰，疏解表邪，莱菔子、炒麦芽、橘红的健脾助运，消食导滞。

## 案6　气阴两伤，肺失清肃

郑童　风温伏邪，蕴袭肺胃，身热三候，咳嗽膺痛，脉象滑数，舌苔薄黄。形瘦神疲，颇虑外感而致内伤，致生变迁。姑拟清温化痰，宜肺和胃。

冬桑叶二钱　光杏仁三钱　象贝母三钱　抱茯神三钱　青蒿梗钱半　嫩白薇钱半　瓜蒌皮三钱　炙兜铃一钱　川郁金钱半　活芦根一尺　冬瓜子三钱　枇杷叶露（后入）四两　银柴胡一钱

【赏析】

风温病身热已有3候（每候为7天），感邪日久，耗气伤津，气阴两伤，肺失清肃，故症见咳嗽胸痛，方用清解虚热的青蒿、白薇、银柴胡，配伍清热化痰的马兜铃、瓜蒌皮、冬瓜子等药，至为切合。

## 案7　风温伏邪，挟湿滞交阻

方小　风温伏邪，挟湿滞交阻，身热六天，咳嗽痰多，时时欲厥之状，腹鸣便泄，舌苔薄腻，虑其痉厥。姑宜辛凉疏解，而化痰滞。

淡豆豉三钱　净蝉衣八分　薄荷叶（后下）八分　嫩前胡钱半　赤茯苓三钱　苦桔梗一钱　象贝母三钱　焦楂炭三钱　银花炭三钱　连翘壳三钱　大腹皮钱半

炒竹茹钱半　荷叶一角

【赏析】

本例咳嗽与腹鸣便泄共见，乃为肺胃同病之证，患儿身热日久，中焦又兼湿滞，清气下陷，浊阴上蒙，故虑其有痉厥之变。治用辛凉疏解、清化痰热之法。故方用薄荷、银花、连翘等药辛凉疏解，茯苓、象贝母清热化痰。

## 案8　风温伏邪挟食滞

李小　风温伏邪挟食滞交阻，太阴阳明为病，身热咳嗽，腹鸣泄泻。姑宜疏邪化痰，和胃畅中。

荆芥穗一钱　淡豆豉三钱　嫩前胡钱半　薄荷叶（后下）八分　赤茯苓三钱
苦桔梗一钱　焦楂曲三钱　大腹皮二钱　六神曲三钱　炒枳壳一钱　象贝母三钱
粉葛根钱半　干荷叶一角

【赏析】

本例为太阴（肺）风温合阳明（胃）食滞为病，故治疗在用荆芥、淡豆豉、前胡、薄荷、桔梗等辛凉疏解、宣肺化痰的同时，加入焦楂曲、大腹皮、六神曲、炒枳壳、干荷叶等和胃畅中之品。

## 案9　肺阴亏耗，复感风温

徐小宝宝　咳嗽已有数月，肺阴早伤，近来身热晚甚，有汗不解，舌前半淡红，中后白腻，脉象濡小而数，形瘦神疲，此先天本亏，风温伏邪，挟痰热逗留肺胃。前投清温化痰而宣肺气之剂，尚觉合度，仍守原意出入，尚希明正。

霜桑叶二钱　光杏仁钱半　川象贝（各）钱半　抱茯神二钱　炙远志八分　金银花二钱　连翘壳二钱　嫩白薇（炒）一钱　通草五分　活芦根（去节）五寸
冬瓜子三钱

【赏析】

患儿咳嗽日久，耗伤阴津，身热晚甚，乃肺阴亏耗之证，复感风温痰热新邪，引动伏邪，曾投以桑叶、杏仁、金银花、连翘等清温化痰而宣肺气之剂，证法合度，故仍守原意出入。惟有定见之士，方能如此守法守方。

## 案 10  风温伏邪挟痰阻脾胃

刘小  身热咳嗽气喘，音暗，喉有痰声，腑行溏薄，舌苔干腻。风温伏邪挟痰滞交阻，脾胃为病。恙势尚在险途，急宜宣肺祛风，和胃畅中。

淡豆豉三钱  净蝉衣八分  嫩射干八分  赤茯苓三钱  银花炭三钱  连翘壳三钱  薄荷叶（后下）七分  象贝母三钱  苦桔梗一钱  焦楂炭三钱  莱菔子（炒、研）二钱  胖大海二枚  鲜荷叶一角  炒竹茹钱半

【赏析】

本例身热、咳嗽、气喘、音嘶、有痰，风温伏邪在肺系；近来多将此型归为肺炎喘嗽一证，患儿大便溏薄，痰湿阻滞于脾胃。故治疗既需疏解宣肺，又须和胃畅中。方中淡豆豉、蝉蜕、射干、连翘等药疏风解表，宣肺止咳，焦楂炭、莱菔子（炒研）、鲜荷叶、炒竹茹、赤茯苓等即有和胃畅中、健脾止泻之功。

## 案 11  寒热夹痰，闭阻肺系

程小宝宝  咽喉为肺胃之门户，饮食之道路，风寒包热于肺，挟痰交阻，肺气闭塞，肃降之令失司。乳蛾肿痛白点，妨于咽饮，气逆鼻煽，咳嗽音哑，喉中痰声辘辘，脉象郁滑而数，舌质红，苔黄。书云：气逆之为病，在肺为实，在肾为虚。病经三天，即气逆鼻煽，此肺实也，即肺闭也。金实不鸣，故音哑，非金破不鸣者可比。证势危笃，勉拟麻杏石甘汤加味，以冀一幸。

净麻黄三分  光杏仁三钱  熟石膏（打）三钱  炙僵蚕三钱  生甘草六分  嫩射干八分  轻马勃八分  马兜铃八分  象贝母三钱  净蝉衣八分  胖大海三枚  淡竹沥一两  活芦根一尺  真猴枣粉（冲服）二分

【赏析】

本例乳蛾肿痛白点乃热蕴咽喉之象，乃外有风寒，内有痰热之象，寒热

夹痰，闭阻肺系，搏击气道故见气逆，痰声辘辘等症，患儿气逆鼻煽，证势危笃，治则宜清、宜宣，故用麻杏石甘汤加猴枣粉以加重清肺宣泄作用，以冀挽救，对后学颇有启迪。为防辛温太过，耗伤阴津，佐以胖大海、竹沥、芦根等清热生津，滋养肺阴之品。

# 七、春温

## 伏温伤阳，心脾火炽

沃宝宝　春温伏邪蕴蒸阳明之里，少阳经邪不达，心脾之火内炽，身热十七天，烦躁少寐，梦语如谵，小溲频数不多，咳嗽咯痰不爽，稍有泛恶，舌质淡红，唇焦，脉象濡数。温为阳邪，最易伤阴，津少上承，邪热愈炽，颇虑内陷痉厥之变。急宜生津和解，清肺化痰，以望转机，尚希明正。

天花粉三钱　银柴胡一钱　粉葛根一钱　朱茯神三钱　金银花四钱　连翘壳三钱　川象贝（各）二钱　冬桑叶二钱　甘菊花三钱　黑山栀二钱　肥知母钱半　光杏仁三钱　鲜竹茹二钱　活芦根一尺

二诊　伏温内蕴，由气入营，心肝之火内炽，阳明里热不解，身热晚甚，已有三候，烦躁不寐，口干欲饮，鼻干耳聋，唇焦舌质淡红，小溲短赤，脉象濡小而数。一派炎炎之势，有吸尽西江之虑，急宜生津清温，清神涤痰。

鲜石斛四钱　天花粉三钱　肥知母钱半　京玄参二钱　冬桑叶三钱　粉丹皮二钱　金银花四钱　连翘壳三钱　光杏仁三钱　川象贝（各）二钱　朱茯神三钱　鲜竹茹二钱　活芦根一尺　朱灯心二扎

三诊　伏温三候，身热不退，耳聋鼻干，口干欲饮，唇焦烦躁少寐，小溲短赤，脉象弦小而数，舌质淡红。少阴阴液已伤，阳明伏温未解，还虑增变。今拟人参白虎汤加减，尚希明正。

西洋参钱半　鲜竹叶三十张，　熟石膏（打）四钱　肥知母二钱　朱茯神三钱　天花粉三钱　京玄参二钱　粉丹皮二钱　光杏仁三钱　川象贝（各）二钱　冬

桑叶三钱　鲜石斛三钱　活芦根一尺　生谷芽三钱

　　四诊　伏温三候余，身灼热，耳聋鼻干，口干欲饮，唇焦，烦躁少寐，小溲渐通，舌质红绛，脉象弦小而数。少阴阴液已伤，阳明伏温未解，还虑变迁，再宜生津达邪，清温化痰，尚希明正。

　　鲜石斛四钱　天花粉三钱　生甘草六分　朱茯神三钱　金银花六钱　连翘壳三钱　川象贝（各）二钱　冬桑叶三钱　薄荷叶（后下）八分　鲜茆芦根（各）一两　鲜竹叶茹（各）钱半

**【赏析】**

　　春月暴暖忽冷，先受温邪，继则冷束，咳嗽痰喘最多。夫轻为咳，重为喘，喘急则鼻掀胸挺，春季外感热病，故称春温，如本病发于冬季则称冬温者相同。与现代医学所称流行性感冒、大叶性肺炎、流行性脑脊髓膜炎等病对照，症状有其相同之处。

　　本例身热两周多不退，伏温不解，由气入营，陷心则神明失守，昏迷、谵妄；陷肝则肝风内动，抽风痉厥，口噤项强，两目上视。本病见神昏谵语，耳聋鼻干，舌质红绛，脉象弦小而数，乃邪陷少阴心经之象，病情危急。热势日久，耗液伤津，故丁氏方用大剂人参白虎汤加减，重用石斛育阴生津，扶正祛邪，茯神安神定志，甘草、芦根滋阴缓急。

# 八、湿温

### 案1　伏邪挟湿滞内阻，太阴阳明合病

　　丁幼　秋温伏邪挟湿滞内阻，太阴阳明为病，身热有汗不解，腑行溏薄，时时迷睡，颇虑阳明之邪传入少阴，致成慢惊之变。急宜温经达邪，和中化浊。

　　熟附片八分　银柴胡一钱　粉葛根八分　赤茯苓三钱　生白术二钱　仙半夏二钱　焦楂炭三钱　春砂壳（后下）八分　炒谷芽三钱　炒苡仁四钱　吉林参须五分（先煎、冲服）

二诊　身热有汗不解，时时迷睡，口干欲饮，脉象濡小而数，舌苔白腻微黄。秋温伏邪始在阳明，继传少阴，昨投温经达邪之剂，尚觉合度，再守原意出入。

熟附片八分　银柴胡一钱　生白术钱半　赤茯苓三钱　煨葛根八分　焦楂炭三钱　春砂壳（后下）八分　嫩白薇钱半　炒谷芽三钱　炒麦芽三钱　鲜荷叶一角　吉林参须五分（先煎、冲服）

三诊　迷睡大减，身热有汗不解，朝轻暮重，咳嗽痰多，腑行不实，白痦布而不多，脉象濡小而数。少阴之邪已还，阳明挟湿，逗留募原，漫布三焦，能得不增变端，可望渐入坦途。

净蝉衣八分　银柴胡一钱　清水豆卷四钱　赤茯苓三钱　生白术钱半　生苡仁四钱　川象贝（各）二钱　焦楂炭三钱　冬桑叶二钱

甘露消毒丹四钱，荷叶包煎，刺孔。

服药后病势加重，仍然迷睡，复宗温经达邪、和中化浊之意进治。

四诊　湿温十七天，邪已入于三阴，昨投附子理中合小柴胡汤加减，身热较轻，便泄色青亦止，小溲频数清长，咳嗽痰多。既见效机，仍宜原意出入。

吉林参须八分　（另先煎冲服）　熟附片四分　生白术钱半　银柴胡一钱　炒扁豆衣三钱　炒怀山药三钱　仙半夏二钱　川象贝（各）二钱　焦楂炭三钱　陈仓米（包）四钱　干荷叶一角

五诊　湿温十八天，邪已入于三阴，连进附子理中合小柴胡汤加减，身热大退，便泄亦止，惟咳嗽痰多，小便频数。再宗原法进步。

吉林参须八分　熟附片四分　生白术钱半　炒怀山药三钱　炒扁豆衣三钱　银柴胡一钱　嫩白薇（炒）钱半　仙半夏二钱　川象贝（各）二钱　炒谷麦芽（各）三钱　干荷叶一角

六诊　湿温二十天，身热退而复作，咳嗽痰多，甚则鼻煽，大便溏薄，小溲色白。阴盛格阳，脾虚肺阴亦伤，慢惊重症。再仿理中地黄汤意。

吉林参须八分　熟附片六分　川象贝（各）二钱　蛤粉炒阿胶一钱　怀山药

三钱　焦楂炭三钱　银柴胡一钱　干姜炭四分　生于术二钱　陈仓米（包）四钱
干荷叶煎汤代水

**【赏析】**

本例为身热有汗不解，腑行溏薄，乃湿温重症病变，患儿时时迷睡乃湿温传变动风之兆，故丁氏处方重用扶正祛邪、温阳化湿法，以冀万一，方用熟附片温补肾阳，银柴胡、粉葛根疏解表邪散热，赤茯苓、生白术、仙半夏、焦楂炭、春砂壳（后下）、炒谷芽三钱、炒苡仁健脾利湿。再诊于首诊基础上，随证加减温阳、滋阴之品。

湿温病多发生在夏秋之交，多雨潮湿季节。今之伤寒、副伤寒，或夏季流感、乙型脑炎多属湿温范围。自有某些特效治疗药物及有效防疫措施后，已降低了发病率。

### 案2　湿温后期，余热未清

张童　腑气已通，身热朝轻暮重，白疹布而未回，鼻红几干，舌苔干腻微黄，脉象濡小而数。恙延数月，气阴两亏，伏温湿热，留于募原，还虑正不胜邪，致生变迁。再宜养正和解，淡渗湿热。

吉林参须五分　银柴胡钱半　青蒿梗钱半　朱茯神三钱　通草八分　嫩白薇钱半　炒谷麦芽（各）三钱　佩兰梗钱半　冬瓜子三钱　甘露消毒丹（包煎）四钱

二诊　湿温月余，身热天明始退，白疹布而渐回，脉象濡细而数。气阴暗伤，余邪湿热留恋募原，再宜扶正和解，淡渗湿热。

吉林参须一钱　银柴胡钱半　青蒿梗钱半　朱茯神三钱　川象贝（各）二钱　嫩白薇钱半　佩兰梗钱半　广橘白一钱　白通草八分　生苡仁三钱　炒谷麦芽（各）二钱　冬瓜子皮（各）三钱

**【赏析】**

本例为湿温后期，仅有身热微热，乃余热未清之象，患儿腑气已通邪热有所出，故治似扶正和解法即可。方用吉林参须益气扶正，银柴胡、青蒿清热除烦、炒谷芽、茯神健脾益气，佩兰通利湿邪，于益气、清热、利湿的基础上加用甘露消毒丹清热解毒，共奏扶正和解之法。

## 案3 湿温后期，湿热留恋

严幼 湿温月余，身热午后尤甚，咳嗽痰多，脉象濡小，苔白腻微黄，白疹隐隐。正虚脾弱，客邪湿热留恋。姑拟扶正和解，宣肺化痰。

炒潞党参一钱　象贝母二钱　陈广皮一钱　银州柴胡一钱　赤茯苓三钱　佩兰梗钱半　炒谷麦芽（各）三钱　生白术钱半　炒苡仁四钱　浮小麦四钱　鲜荷叶一角

【赏析】

本例为湿温后期，发热较甚未退，乃湿热留恋之象，又见咳嗽痰多等外感之证，乃客邪湿热并重之证。治在解热化湿，以祛客邪，方用银柴胡、象贝解热化痰，且用药助以益气补脾，炒谷芽、白术、苡仁健脾以助津液运化，陈皮、党参等药益气则使津液得以输布，防其病情加重，寓意良深。

## 案4 伏温与湿邪，蕴蒸募原

赵宝宝 湿温十六天，有汗身热不解，朝轻暮重，口干欲饮，小溲短赤，腑行不实，舌前半淡红，中后灰腻而黄，脉象濡数，白疹布而即隐。此无形之伏温，与有形之湿，蕴蒸募原，挟滞交阻，少阳阳明为病。阴液虽伤，邪湿不化，还虑增剧。今拟和解枢机，清化湿热，冀温从外达，湿从下趋，白疹复布，邪始有出路。拟方明正。

银州柴胡一钱　粉葛根钱半　鸡苏散（包）三钱　赤茯苓三钱　金银花三钱　连翘壳三钱　枳实炭一钱　方通草八分　净蝉衣八分　嫩白薇 钱半　生熟谷芽（各）三钱　地枯萝三钱　白茅根（去心）二扎

二诊 湿温十七天，身热早轻暮重，有汗不解，口干欲饮，小溲短赤，苔薄腻而黄，脉濡滑而数，白痦布而渐多。伏温湿热蕴蒸募原，少阳阳明为病，湿不化则热不退，气不宣则湿不化，还虑增剧。昨投和解枢机，清湿化湿，尚觉合度，仍守原意出入，尚希明正。

银柴胡一钱 粉葛根钱半 鸡苏散（包）三钱 赤茯苓三钱 金银花三钱 连翘壳三钱 枳实炭一钱 通草八分 净蝉衣八分 嫩白薇钱半 冬瓜子三钱 生熟谷芽（各）三钱 白茅根（去心）二扎

三诊 湿温十八天，汗渐多，白疹布于胸腹之间，虽是佳兆，但身热不退，口干不多饮，耳聋失聪，舌苔灰腻而黄，脉象滑数。温与湿合，蕴蒸募原，漫布三焦，叶香岩先生云："湿为粘腻之邪，最难骤化，所以身热而不易退也。"今拟苍术白虎汤加减，尚希前诊先生政之。

制苍术七分 生石膏（打）三钱 鸡苏散（包）三钱 赤茯苓三钱 枳实炭一钱 嫩白薇钱半 净蝉衣八分 通草八分 冬瓜皮四钱 白茅根一扎 生谷芽四钱

四诊 湿温十几天，白痦布而复隐，身热不退，口干欲饮，耳聋失聪，且有鼻衄，大便溏泄，舌苔干腻，脉象濡滑而数，趺阳脉濡软无力。是气阴暗伤，不能托邪外出，温与湿合，互阻募原，漫布三焦。欲燥湿则伤阴，欲滋清则助湿，大有顺此失彼之弊。还虑增变，今拟扶正和解，宣气化湿。白痦复布，温从外解，湿从下趋则吉。

南沙参三钱 银柴胡一钱 粉葛根钱半 赤茯苓三钱 银花炭三钱 连翘壳三钱 鸡苏散（包）三钱 炒扁豆衣三钱 陈广皮一钱 荷叶一角

五诊 湿温二十五天，身热较轻，而未能尽退，舌质红，苔干薄腻，口干欲饮，便溏亦结，白痦又布于颈项之间，脉象左弦数，右濡数。此气阴两伤，津少上承，伏温湿热逗留募原，肺经输布无权。再宜养正生津，清温化湿，尚希明止。

南沙参三钱 生甘草五分 天花粉三钱 赤茯苓三钱 金银花三钱 连翘壳三钱 川象贝（各）二钱 嫩白薇钱半 通草八分 生熟谷芽（各）三钱 白茅根（去心）二扎 香青蒿钱半 鲜荷叶一角

【赏析】

本例患者症见有汗，身热不解，口干欲饮，小溲短赤，腑行不实为湿温的典型病例。患儿用辛凉解表，解毒之法后，身热渐退，白痦透发顺利，病至第三周，证情如期轻退，是为佳兆。丁氏方用银翘散出入，加入养阴生津的南沙参、天花粉，扶正达邪，保阴生津，以防反复，实为良策。

# 九、惊厥

## 案1　急惊风

杨幼　两目上视，时轻时剧，今晚角弓反张，脐腹疼胀，舌强吮乳不利，舌尖边淡红，中后薄腻，脉象细弱，哭泣音声不扬。气阴暗伤，虚风内动，痰热逗留肺胃，枢机窒塞，还虑增变，宜熄风安神，宣肺化痰。

煅石决三钱　青龙齿（先煎）三钱　净蝉衣五分　朱茯神三钱　炙远志一钱　炙僵蚕三钱　川象贝（各）二钱　陈木瓜一钱　山慈菇片八分　珍珠粉（冲服）一分　嫩钩钩（后入）三钱　金器一具

【赏析】

惊厥为症状病名，总称"惊风"，是中医儿科专有病名，本病西医学称小儿惊厥。其中伴有发热者，多为感染性疾病所致，颅内感染性疾病常见。应与癫痫鉴别。惊风有急慢之分，凡起病急暴，属阳属实者，统称急惊风；凡病势缓慢，属阴属虚者，统称慢惊风。

本例为急惊风，急惊风病因以外感六淫、疫毒之邪为主，偶有暴受惊恐所致。本证以平肝熄风为主，加用宣肺和胃之品，以此缓解急惊角弓反张之病情。方用煅石决、青龙齿、山慈菇、珍珠粉等药镇静安神、熄风止痉，余药皆能健脾和胃，利湿化痰。

## 案2　肺风痰喘，痰气搏击气道

吴幼　风痰堵塞肺络，清肃之令不得下行，痰多气逆咳嗽，声音不扬，虑成肺风痰惊，姑拟轻宣肺邪，而化痰热。

净蝉衣八分　嫩射干七分　光杏仁三钱　象贝母三钱　苦桔梗一钱　嫩前胡钱

半　云茯苓三钱　炙紫菀八分　蜜炙麻黄二分　莱菔子（炒、研）钱半

另：保赤丹二厘，白冰糖汤调下。

二诊　咳嗽气逆，甚则鼻煽，哭不出声。风痰堵塞肺络，清肃之令不得下行，还虑变迁，再宜开肺化痰，尚希明正。

净蝉衣八分　嫩射干八分　光杏仁三钱　象贝母三钱　抱茯神三钱　炙远志一钱　霜桑叶三钱　川郁金钱半　炙紫菀八分　炙兜铃一钱　冬瓜子三钱

【赏析】

本病痰多气逆咳嗽系因肺风痰喘，痰气搏击气道所引发，故治在肺经，化风痰以解惊厥。方用射干、麻黄、前胡疏风解表，杏仁化痰平喘，助射干、莱菔子、杏仁理气，紫菀止咳平喘，二诊时患者咳嗽气逆加重出现鼻煽，乃痰壅加重的表现，于一诊方中加用川郁金等化痰之品。

### 案3　脾肾两虚，风邪入络

卢小　脾胃败坏，运化失常，纳少泛恶，腑行溏薄，阴盛格阳，身热形瘦，土不生金，咳嗽痰多，势成慢惊疳痨。姑拟理中地黄汤加减。

炒党参钱半　熟附片四分　米炒于术钱半　炒怀山药三钱　炮姜炭四分　云茯苓三钱　仙半夏二钱　陈广皮一钱　蛤粉炒阿胶一钱　炒谷麦芽（各）三钱　焦楂炭三钱　炒川贝二钱　炙粟壳二钱　灶心黄土四钱（荷叶包）

【赏析】

本例为慢惊风，慢惊风多见于大病久病之后，气血阴阳俱伤；或因急惊未愈，正虚邪恋，虚风内动；或先天不足，后天失调，脾肾两虚，筋脉失养，风邪入络。患儿纳少泛恶，腑行溏薄，身热形瘦，故治以脾胃为主，用党参、炒谷麦芽、焦渣炭等药益气健脾，本病兼有严重的吐泻症状，故采用镇惊理中法，方中加用灶心黄土温胃散寒。

考证清·庄一夔著《福幼编》一书，专论惊风。属诸慢惊患者，立方为逐寒荡惊汤、加味理中地黄汤两方。此案所用即取其第二方加减。

# 十、淋证

## 湿阻热滞

俞小　两天本亏，湿热滞内阻，脾胃运化失常，小溲淋涩不通，溺时管痛，胸闷纳少，大便溏薄，苔薄腻，脉濡滑。证势非轻，宜和中化湿，分利阴阳。

煨葛根钱半　赤猪苓（各）三钱　苦桔梗一钱　炒扁豆衣三钱　陈广皮一钱　大腹皮二钱　六神曲三钱　焦楂炭二钱　炒车前子（包）三钱　干荷叶一角　滋肾通关丸（包煎）二钱

【赏析】

本例淋证，于今所称淋菌感染者不同。本证脾胃运化失常，小溲淋涩不通，接近于气淋，类似膀胱功能障碍性疾患。故病案小便淋涩不通，大便溏薄首谓两天本亏（肾为先天，脾为后天，合称"两天"），导致膀胱气化失常，故见小溲淋涩不通。《素问·灵兰秘典论》指出："膀胱者，州都之官，津液藏焉，气化则能出矣。"而今肾亏脾弱，运化失常，挟湿热内阻。故治以滋肾清热而助膀胱气化，健脾化湿而升清利尿。药用滋肾通关丸，配以煨葛根、白扁豆衣、猪苓等固本治标。

# 十一、童痨

## 脾肺双弱，阴虚内热

高幼　阴虚潮热，纳少形瘦，脉象弦小而数，势成童痨。勉宜养正和解，而醒脾气。

南沙参三钱　银柴胡二钱　嫩白薇钱半　抱茯神三钱　怀山药三钱　青蒿子钱半　陈广皮一钱　焦谷芽三钱　冬瓜子三钱　干荷叶一角

【赏析】

本例为童痨初期，潮热、纳少、形瘦可能为肺结核病。方用茯神、焦谷芽、陈皮等益气健脾，沙参、白薇滋阴润肺，银柴胡、青蒿子解表散热除烦。丁氏处方，取意培土生金法。

童痨多见婴幼儿童之年，约1～8岁时期。病因先天不足，后天失调，肾亏脾弱。症见形体消瘦，潮热颧红，自汗盗汗。咳嗽时作，饮食不思，言语轻微，心悸气短，行动无力，平日嗜睡，或夜不安寐，四肢欠温，手心发热，大便溏薄，夜晚尿频等等，统称虚损、虚劳病。除因其他疾病所引起外，有部分患者，即今称肺结核病。由于建国后儿童保健免疫措施的严格执行，已不多见。有因乳食失于调节，或感染虫积，肚腹膨胀，形消骨立，面色萎黄，俗称疳积。均属童痨范畴。

# 十二、泄泻

## 案1　时邪挟乳滞内阻

吴幼　感受时气之邪，挟乳滞内阻，太阴阳明为病，身热口干，腹鸣泄泻，苔薄腻黄，脉象滑数。证势非轻，姑拟疏邪和中而化湿滞。

荆芥穗八分　青防风八分　薄荷叶（后下）四分　粉葛根一钱　藿香梗一钱　赤猪苓（各）二钱　细青皮一钱　大腹皮二钱　焦楂炭二钱　银花炭二钱　六神曲二钱　炒车前子（包）三钱　干荷叶一角

【赏析】

乳婴感冒，容易引起乳汁积滞，消化不良。本例发热而加乳积，因此丁氏认为证势非轻，可因发热而便泄不止，影响阴液耗损，病势必将加重。治则宜疏风解表以祛外邪，和胃消食以化滞，方用荆芥穗、防风、葛根、银花疏风解表散邪，神曲、焦山楂、青皮健脾益气，消食化滞，藿香、猪苓芳香燥湿，利水而止泻。

### 案 2　湿热之邪，蕴结脾胃

周孩　得汗身热较减不退，大便溏泄。伏邪湿滞未楚，阳明经腑为病，今拟葛根黄芩黄连汤加减。

粉葛根一钱　酒炒黄芩一钱　象贝母三钱　赤猪苓（各）三钱　细青皮一钱　苦桔梗一钱　六神曲三钱　焦楂炭三钱　清水豆卷四钱　银花炭三钱　大腹皮二钱　炒车前子（包煎）三钱　干荷叶一角

【赏析】

本例患儿身热、溏泄，乃湿热之邪，蕴结脾胃，下注肠道，传化失司之证，葛根黄芩黄连汤证，原为《伤寒论》太阳病因医误下而引起，而本例为感冒挟食滞，则是手阳明大肠经腑病，传导障碍，故借用葛根之解表退热、生津升阳，芩连之清解胃肠之湿热，楂曲之健胃消食，尤为适宜。

### 案 3　脾虚亡衰，清气下陷

蒋小　初病太阳阳明为病，继则邪陷太阴，清浊混淆，身热无汗，腹满便泄，舌苔白腻，脉象濡数，防成慢惊。姑拟温经达邪，和中消滞。

熟附片五分　炮姜炭三分　生白术钱半　云茯苓三钱　细青皮一钱　大腹皮二钱　荆芥穗八分　青防风八分　粉葛根一钱　霍香梗一钱　焦楂炭二钱　象贝母三钱　灶心黄土（干荷叶包煎）四钱

二诊　昨投温经达邪和中消滞之剂，身热略减，未曾得汗，腹满泄泻，苔白腻，脉濡数。邪陷三阴，阴盛格阳，还虑生变，既见效机，仍守原意出入。

熟附片六分　炮姜炭四分　生白术钱半　大腹皮二钱　云茯苓三钱　荆芥穗一钱　青防风八分　粉葛根八分　焦楂炭三钱　象贝母三钱　银柴胡一钱　灶心黄土（干荷叶包煎）四钱

三诊　连投温经达邪和胃消滞之剂，腹满泄泻渐减，寒热退而未清，咳嗽痰多。三阴之邪有外达之势，再守原意出入。

熟附片六分　炮姜炭四分　生白术钱半　嫩前胡钱半　赤茯苓三钱　细青皮一钱　大腹皮二钱　象贝母三钱　焦楂炭二钱　苦桔梗一钱　粉葛根一钱　银柴胡一钱　灶心黄土（干荷叶包煎）四钱

【赏析】

本例初为外感，继则身热久而未解，热盛津伤，又因腹满便泄，可见邪已陷太阴，患儿阴阳两伤，脾虚亡衰，清气下陷，亟须温脾回阳法，庶不致亡阳之误，故丁氏急投《伤寒论》第69条茯苓四逆汤主之。既健脾利湿，又可回阳救逆，因小儿多为食积，加用消食的大腹皮、焦楂炭，标本同治，可望挽救之机。温故知新，大有裨益。再诊时热势渐退，知原方已起功效，然患儿仍无汗出，故加用解表散热之品如银柴胡，三诊时亦依此法随证变化用药，此不赘言。

# 十三、痢疾

## 湿蒸热郁，邪滞于肠

张小　湿热滞郁于曲肠，煅炼成积，腹痛痢下，赤白相杂，里急后重。姑拟和中化浊。

炒黑荆芥一钱　银花炭三钱　炒赤芍二钱　赤茯苓三钱　细青皮一钱　苦桔梗一钱　春砂壳（后下）八分　六神曲三钱　焦谷芽三钱　炒赤砂糖三钱　干荷叶一角　荠菜花炭三钱

【赏析】

大便稀，有黏冻或脓血，便次增多，里急后重，腹痛明显，为痢疾的主要临床表现。本例为痢疾初起，而今应予作大便常规检查（以红细胞、白细胞增多，吞噬细胞可见，可培养出痢疾杆菌），以明原因，可更正确地进行辨证施治。细菌性痢疾属传染病范畴，一旦明确诊断宜隔离治疗，治则多采取中西医合治。现拟用健胃和中、利湿化浊佐以解毒以暂缓病情。

# 十四、霍乱

### 脾生阳虚

（1）周小　霍乱上吐下泻，手足逆冷，脉象沉细，渴喜热饮，寒疫客于三阴，阳气不能通达。证势重险，姑拟连萸汤加减。

熟附块八分　炮姜炭五分　淡吴萸三分　藿香梗钱半　制川朴一钱　炒川连四分　生白术钱半　仙半夏钱半　云茯苓三钱　大腹皮二钱　炒潞党参一钱　六神曲三钱　灶心土（干荷叶包煎）一两

（2）陈小　霍乱后纳谷减少，两足畏冷，苔白腻，脉沉细。少阴有寒，太阴有湿，脾胃运化失常，宜温经运脾，芳香化湿。

熟附片六分　赤茯苓三钱　春砂壳（后下）八分　制川朴一钱　陈广皮一钱　福泽泻钱半　制苍术一钱　藿香梗钱半　炒谷麦芽（各）三钱　佩兰梗钱半　佛手八分

【赏析】

上述霍乱两案，是否真为霍乱，因当时尚无实验室检查，故难确定。一般为急性胃肠炎或细菌性食物中毒等病。丁氏擅用黄连解毒汤治疗霍乱，药用吴萸、川连、半夏、枳实、黄芩、白芍六味组方，如见阳虚则加附子、炮姜以温阳救逆。小儿脾胃不足，邪从口入，损及脾胃，故发霍乱等时行疾病，用药多以益气健脾为主。时行疾病一旦发生，易在儿童中相互传染，故治疗时应隔离，且注意疾病后的调护，不可骤时温补滋腻之品。

# 十五、虫积

### 案1　脾胃两虚，湿郁生虫

王女孩　脾阳胃阴两伤，湿郁生虫，腹痛阵阵，午后潮热，形瘦神疲，大腹胀满，势成疳积。宜健脾养胃，酸苦杀虫。

生白术钱半　川石斛三钱　连皮苓三钱　陈广皮一钱　银柴胡一钱　使君子三钱　嫩白薇钱半　陈鹤虱钱半　白雷丸钱半　炒谷麦芽（各）三钱　陈葫芦瓢三钱

二诊　腹痛较减，入夜潮热，腹满便溏，兼之咳嗽，脾土薄弱，湿郁生虫，燥邪入肺。今拟扶土和中，清肺杀虫。

生白术钱半　连皮苓四钱　炒扁豆衣三钱　陈广皮一钱　大腹皮二钱　象贝母三钱　炒怀山药三钱　六神曲三钱　使君子三钱　陈鹤虱钱半　白雷丸钱半　荷叶一角　陈葫芦瓢三钱

【赏析】

《证治准绳·幼科》言："积是疳之母，所以有积不治乃成疳候。"故虫积称之为疳积者，则其病已较严重，疳积夹有虫积者，可致脾胃病，本证患儿正虚邪实，既要驱虫，又要顾及体虚的潮热、便溏之症，故施以健脾养胃、酸苦杀虫法。再诊时患儿腹痛减轻，乃实邪渐去之象，治以健脾养胃为主。

## 案2　新寒外受，虫积交阻

吴幼　新寒引动厥气，挟宿滞虫积交阻，脾胃不和，胸闷呕吐，腹痛阵阵，苔薄黄，脉弦小而紧。证势非轻，姑拟和中化浊，辛开苦降，佐以杀虫。

藿香梗一钱　仙半夏二钱　水炒川连五分　淡吴萸一分　赤茯苓三钱　陈广皮一钱　枳实炭一钱　六神曲三钱　使君子肉二钱　陈鹤虱三钱　白雷丸钱半　炒麦芽三钱　姜竹茹钱半

另：玉枢丹二分，开水磨冲服。

【赏析】

书云：腹乃脾之分野。脾弱肝强，气机不和，此次发病因新寒引动厥气，则腹痛阵阵；肝气犯胃则胸闷呕吐；脉弦紧，则主虫积腹痛。治以芳香和胃，辛开苦降，重在杀虫，而顾护脾胃。方用使君子、陈鹤虱、白雷丸等药杀虫消积，川连、吴茱萸寒热平调，消痞散结。余药皆可健脾和中化浊。

## 案 3　脾虚生湿，湿郁生虫

（1）张童　腹痛时作时止。脾弱生湿，湿郁生虫，肝脾气滞，姑拟酸苦杀虫，而和肝脾。

大白芍二钱　金铃子二钱　延胡索一钱　云茯苓三钱　新会皮一钱　春砂壳（后下）八分　使君肉三钱　陈鹤虱三钱　白雷丸钱半　开口花椒七粒　炙乌梅五分　煅瓦楞四钱

（3）龚童　腹痛有年，陡然而来，截然而止，面黄肌瘦，舌光无苔，脉象虚弦。此脾虚生湿，湿郁生虫，虫日积而脾愈伤，脾愈伤而虫愈横也。当崇土化湿，酸苦杀虫，以虫得酸则伏，得苦则安之故。

生白术一钱五分　云茯苓三钱　大白芍二钱　乌梅肉五分　金铃子二钱　陈广皮一钱　使君肉三钱　陈鹤虱二钱　白雷丸一钱五分　开口花椒十粒

【赏析】

虫痛一证，以往因生活水平低下，发病率较高，见于各年龄儿童，且无明显的季节性。随着生活水平和医学水平的提高，本病发病率逐渐降低，病情也逐渐减轻。此证区别即在面黄与腹痛阵作之间，此方屡试屡效。惟随症之新久，病之虚实，而加减施用。初起者，可去白术、白芍，加白雷丸一钱五分，延胡索一钱，重在杀虫，稍佐以健脾行气之品，以其脾胃尚未伤也。

上述两病例，用药均以酸苦杀虫为主，为有的放矢的有效治法。此法原自《伤寒论》第338条"蛔厥者，乌梅丸主之"。方用乌梅、细辛、干姜、黄连、当归、附子、蜀椒、桂枝、人参、黄柏等十味药，该方药黄连、黄柏等药清上，干姜、附子、蜀椒、桂枝、细辛等药温下，方中重用乌梅酸甘之品，使全方以酸苦杀虫法为主，取酸使蛔虫安之意。此病位、病机变化主要在脾胃，病后宜合理喂养、注重饮食清洁卫生。

# 第五章　外　科

## 一、大头瘟

### 案1　毒邪袭上，热毒上攻

沈右　重感氤氲之邪，引动伏温，外发温毒，满面红肿，透及后脑，耳根结块，久而不消，形寒身热，逾时得汗而解，胸闷不思饮食，舌苔薄腻微黄，脉象左弦数右濡数，虑其缠绵增剧。姑拟清解伏温，而化痰瘀。

薄荷叶（后下）八分　朱茯神三钱　荆芥穗八分　鲜竹茹一钱五分　清水豆卷四钱　熟牛蒡子二钱　江枳壳一钱　连翘壳三钱　大贝母三钱　净蝉衣八分　苦桔梗一钱　生赤芍二钱　板蓝根三钱

二诊　大头瘟复发，满面肿红焮痛，寒热日发两次，得汗而解，胸闷不思饮食，口干不多饮，耳根结块，久而不消，舌苔薄腻，脉象左弦数右濡数。伏温时气，客于少阳阳明之络，温从内发，故吴又可云：治温有汗而再汗之例。体质虽虚，若用滋养，恐有留邪之弊。昨投普济消毒饮加减，尚觉获效，仍守原法为宜。

薄荷叶（后下）八分　朱茯神三钱　金银花三钱　生草节四分　板蓝根二钱　熟牛蒡子二钱　苦桔梗一钱　连翘壳三钱　生赤芍二钱　净蝉衣八分　轻马勃八分　鲜竹茹二钱　通草八分

三诊　大头瘟之后，头面红色未退，睡醒后时觉烘热，逾时而平。舌苔干白而腻，脉象左弦数右濡滑，余温留恋少阳阳明之络，引动厥阳升腾，所有之痰湿阻于中焦，阳明通降失司，纳谷减少，小溲短赤，职是故也。滋阴则留邪，燥湿则伤阴，有顾此失彼之弊。再拟清泄伏温为主，宣化痰湿佐之。

霜桑叶三钱　生赤芍二钱　赤茯苓三钱　夏枯草一钱五分　滁菊花三钱　连翘壳三钱　福泽泻一钱五分　枯碧竹三钱　薄荷炭（后下）八分　轻马勃八分　象贝母三钱　鲜竹茹一钱五分　金银花露（后入）六两

四诊　昨投清泄伏温，宣化痰湿之剂，头面红色略减，烘热稍平，纳谷减少，舌干白而腻，余湿留恋阳明之络，厥阳易于升腾，痰湿互阻中焦，脾胃运输无权。已见效机，仍守原意出入，阴分虽亏，不可滋养，俾得伏温速清，则阴分自复。

冬桑叶三钱　象贝母三钱　轻马勃八分　碧玉散（包）三钱　滁菊花三钱　生赤芍二钱　赤茯苓二钱　广橘白一钱　薄荷叶（后下）八分　连翘壳三钱　福泽泻一钱五分　鲜竹茹一钱五分　夏枯草一钱五分　金银花露（后入）六两

五诊　面部红色渐退，烘热形寒，时作时止，胸闷不舒，纳谷减少，舌中微剥，后薄腻，脉象左濡小右濡滑。阴分本亏，肝经气火易升，湿痰中阻，胃失降和，络中蕴湿未楚，营卫失其常度。今拟清泄厥阳，和胃化痰，待伏温肃清后，再为滋阴潜阳可也。

冬桑叶三钱　朱茯神三钱　珍珠母（先煎）五钱　仙半夏一钱五分　滁菊花三钱　生赤芍一钱五分　嫩白薇一钱五分　北秫米（包）三钱　碧玉散（包）三钱　川象贝（各）二钱　通草八分　嫩钩藤（后入）三钱　鲜竹茹一钱五分　橘白络（各）八分

【赏析】

大头瘟为温热毒邪壅于上焦，热毒气血上攻，故见头面部红肿焮痛，湿温之邪郁遏清阳，故见胸闷、纳差，湿邪困脾，运化失司，化生痰热，留恋日久，致阴液耗伤故见舌干，舌苔微剥。故五诊均以清利头目，疏散风热为法。

### 案2 毒炽肺胃，邪壅肠腑

朱左 头面肿大如斗，寒热口干，咽痛腑结，大头瘟之重症也。头为诸阳之首，惟风可到，风为天之阳气，首犯上焦，肝胃之火，乘势升腾，二阳俱病。拟普济消毒饮加减。

荆芥穗一钱五分 青防风一钱 软柴胡八分 酒炒黄芩一钱五分 酒炒川连八分 苦桔梗一钱 连翘壳三钱 炒牛蒡子二钱 轻马勃八分 生甘草八分 炙僵蚕三钱 酒制川军二钱 板蓝根三钱

二诊 肿势较昨大松，寒热咽痛亦减。既见效机，未便更张。

荆芥穗一钱五分 青防风一钱 薄荷叶（后下）八分 炒牛蒡子二钱 酒炒黄芩一钱 酒炒川连八分 生甘草六分 苦桔梗一钱 轻马勃八分 大贝母三钱 炙僵蚕三钱 连翘壳三钱 板蓝根三钱

三诊 肿消热退，咽痛未愈，外感之风邪未解，炎炎之肝火未清也，再予清解。

冬桑叶三钱 生甘草六分 金银花三钱 甘菊花二钱 苦桔梗一钱 连翘壳三钱 粉丹皮一钱五分 轻马勃八分 黛蛤散（包）五钱 鲜竹叶三十张

【赏析】

二阳为少阳、阳明之谓，寒热为邪入少阳，腑结为热入阳明，风热之邪引动肝胃之火，两阳相搏，热势必盛，故用连翘、僵蚕、板蓝根清热解毒，荆芥穗、牛蒡子、马勃、桔梗、防风疏利头目，解毒利咽，取酒芩、柴胡清利少阳，酒连、酒大黄通腑泄热，三黄酒炙后苦寒之性略减，而上行之力增强，使头目得清，于病机更为切合。三诊加黛蛤散泻肝火，余药清热解毒而利咽。

### 案3 温邪上受，邪热犯胃

陶右 头面漫肿焮红，寒热日夜交作，前医投以承气，进凡2剂，病象依然不减。夫身半以上，天之气也，为诸阳荟萃之枢。外感风温之邪，引动少阳胆火上升，充斥清窍，清阳之地，遂如云雾之乡。承气是泻胃中之实热，病在上焦，戕伐无故，所以病势有进无退。东垣普济消毒饮，专为此病而设，加减与之，以观进退。

软柴胡八分　薄荷叶（后下）八分　炒牛蒡子二钱　青防风一钱　生甘草八分　苦桔梗一钱　轻马勃八分　大贝母三钱　炙僵蚕三钱　炙升麻三分　酒炒黄芩一钱　酒炒川连五分　板蓝根三钱

【赏析】

案中已言明病在上焦，承气无益，需用清疏之法，薄荷、牛蒡子、升麻、防风疏散风热，板蓝根、酒炒芩、连、僵蚕、大贝母、马勃等清热化痰，解毒利咽。

## 案4　风温化火，蕴蒸阳明

杜左　巅顶之上，惟风可到，风温疫疠之邪，客于上焦，大头瘟头面焮红肿痛，壮热口干，溲赤便结，苔薄腻，脉郁滑而数。风属阳，温化热，如烟如雾，弥漫清空，蕴蒸阳明，症非轻浅。亟拟普济消毒饮加味，清彻风邪，而通腑气。仿《经》旨火郁发之，结者散之，温病有下不嫌早之例。

薄荷（后下）八分　山栀一钱五分　马勃八分　银花三钱　豆豉三钱　大贝母三钱　牛蒡子二钱　生草八分　赤芍一钱五分　连翘三钱　桔梗八分　淡芩一钱五分　生军八分　板蓝根三钱

一剂腑通，去川军，服2剂愈。

【赏析】

本例辨证准确，用药精当，清上通下，故1剂减，3剂愈。

## 案5　疫邪化火，传入阳明

陈左　大头瘟头面肿红焮痛，发热甚壮，口渴欲饮，头痛如劈，入夜谵语，舌灰糙，脉洪数。此时气疫疠客于上焦，疫邪化火，传入阳明之里，津液已伤，厥阳独亢，颇虑昏厥！亟拟生津清温，以制其焰。

鲜石斛三钱　薄荷（后下）八分　银花三钱　生甘草八分　鲜竹叶三十张　天花粉三钱　牛蒡子三钱　连翘三钱　羚羊角片（另冲服）五分　生石膏（打）三钱

大青叶三钱　马勃八分

【赏析】

本例大头瘟气分热盛，并有入营之象，急宜清热凉血，方用石膏清气分之热，大青叶凉血解毒，羚羊角清热熄风，避免热极风动，天花粉、石斛清热护阴，余药清热解毒，透热转气。

## 案6　邪热入营，痰湿内阻

余奶奶　风湿疫疠之邪，客于上焦，大头瘟头面肿红焮痛，身热呕恶，口干不多饮。舌苔粉白而腻，脉象濡滑而数。邪势正在鸱张，虑其增剧，急宜普济消毒饮加减，尚希明正。

薄荷叶（后下）八分　生草节五分　金银花三钱　天花粉三钱　熟牛蒡子二钱 川黄连五分　生赤芍二钱　轻马勃八分　苦桔梗一钱　炙僵蚕三钱　板蓝根三钱 鲜竹茹二钱　活芦根一尺　连翘壳三钱

二诊　大头瘟头面肿红焮痛，昨投普济消毒饮加减，呕恶渐止，口干亦止，形寒身热，时轻时剧，咳痰不爽，胸闷气粗。舌苔粉白而腻，脉象濡滑而数。风温疫疠之邪，客于上焦，肺胃宣化失司，还虑变迁。既见效机，仍守原法出入。

薄荷叶（后下）八分　熟牛蒡子二钱　荆芥穗一钱　银柴胡一钱　生草节六分 苦桔梗一钱　轻马勃八分　象贝母三钱　金银花三钱　连翘壳三钱　炙僵蚕三钱 京赤芍二钱　板蓝根三钱　鲜竹茹钱半

【赏析】

本例大头瘟口干而不多饮，苔粉白而腻，脉濡滑而数，湿蕴之象颇显，但身热较甚，有入营伤阴之势，故急宜清解而化热势，方用普济消毒饮加减，二诊则加清热化痰之象贝，清虚热之银柴胡，据症尚可加入天竺黄、瓜蒌、桑白皮、黄芩、前胡等清热化痰药物及淡豆豉、蔻仁、佩兰等芳香化湿之品。

### 案7　邪毒入营，灼伤肺阴

王先生　瘟毒发于左耳，面漫肿焮红，临晚潮热，咳嗽咯痰不爽，时有气粗，口干欲饮，梦语如谵，舌质绛，苔粉腻，脉象左弦数右濡数。阴液已伤，津少上承，伏温疫疠，客于上焦，痰热恋肺，肺炎叶举，清肃之令，不得下行，还虑增变。拟生津清温，清肺化痰，尚希明正。

鲜生地四钱　鲜石斛三钱　天花粉三钱　京玄参二钱　朱茯神三钱　金银花四钱　连翘壳二钱　鸡苏散（包）三钱　川象贝（各）二钱　霜桑叶三钱　轻马勃八分　板蓝根四钱　滁菊花三钱　活芦根一尺　珠黄散（冲服）二分　真猴枣粉（冲服）一分　枇杷叶露四两

二诊　潮热十去七八，左耳肿红亦觉渐退，小溲短少，寐不安宁，咳嗽咯痰不爽，脉象小数，舌质光红。阴液已伤，厥阳升腾，余温痰热尚未清彻，仍宜生津清温，清肺化痰。

鲜石斛三钱　京玄参钱半　天花粉三钱　肥知母二钱半　鸡苏散（包）三钱　朱茯神三钱　金银花三钱　夏枯花二钱半　连翘壳三钱　生石决（先煎）八钱　生赤芍二钱　通草八分　板蓝根四钱　川象母（各）二钱　活芦根一尺　珠黄散（冲服）二分

三诊　瘟毒渐愈，复感新风，少阳余邪未楚，营卫循序失常，形寒微热，旋即得汗而解，舌尖碎痛，小溲短赤，阴液已伤，虚火上升，寐不安宁，心肾不得交通，舌光红，脉濡小带数。再宜生津和胃，清肺安神。

鲜石斛三钱　天花粉三钱　京玄参二钱　连翘壳三钱　生石决（先煎）八钱　朱茯神三钱　银柴胡一钱　鸡苏散（包）三钱　炒黑荆芥一钱　生赤芍二钱　金银花三钱　川象贝（各）二钱　活芦根（去节）一尺　通草八分　枇杷叶露四两　白菊花露四两（二味后入）

【赏析】

本例大头瘟营阴已伤，热邪留恋，故三诊均以清热养阴为主，兼以肃肺化痰，珠黄散针对口咽溃破，清热解毒，敛疮生肌，猴枣粉清热解毒，消痰镇惊，鸡苏散清热利湿，兼以解表。

## 案8 温邪上受

袁左 厥少之火上升，风温疫疠之邪外乘，始由耳疖起见，继则瘟毒漫肿疼痛，寒热晚甚。虑其增剧，姑拟普济消毒饮加减。

薄荷叶（后下）八分　熟牛蒡子二钱　生赤芍二钱　生甘草五分　金银花三钱　炙僵蚕二钱　苦桔梗一钱　连翘壳三钱　轻马勃八分　黑山栀二钱　大贝母三钱　板蓝根二钱　鲜竹茹钱半

外敷如意散、玉露散，内用金丝荷叶汁，加冰片。

【赏析】

上述八例"大头瘟"病案，患部均为头、面、耳部，属外科病。丁氏认为本病虽属感染风温疫疠之邪，客于上焦，附入内科时病是错误的。

唐代孙思邈《千金翼方》所叙之丹毒，应包括大头瘟在内。

丹毒病名首见于《素问·至真要大论》："少阳司天，客胜则丹胗外发，及为丹熛疮疡。"丹熛即今称丹毒，现代医学认为是由链球菌感染所致。根据发病部位和症状性质的不同，丹毒如发于面部称为"抱头火丹"，即"大头瘟"，发于胸腹部的称"内发丹毒"，发于腰部的称"缠腰火丹"，发于下肢的称"流火"新生儿丹毒则名"赤游丹"。

丹毒的治法分内服与外治法。内服方以普济消毒饮为主。面部加桑白皮、野菊花、川连、牛蒡；胸腰部加龙胆草、金银花、丹皮、柴胡、黄芩：下肢加黄柏、苍术、萆薢、蝎尾，下肢形成象皮腿病者，可用漏芦汤（漏芦、麻黄、白蔹、白薇、赤芍、大黄、升麻、枳实、甘草），加紫草、防己、连翘。

## 二、时毒

### 寒热外袭，风痰互结

史左　时毒五天，寒热头痛，风邪挟痰瘀凝结，营卫不从。急拟疏散消解。

荆芥穗—钱　青防风—钱　薄荷叶（后下）八分　炒牛蒡子二钱　生草节八分　苦桔梗—钱　轻马勃八分　大贝母三钱　炙僵蚕三钱　生蒲黄（包）三钱　山慈菇片八分　万灵丹（入煎）—大粒

【赏析】

本病案为时毒初起。时毒，指时邪疫毒犯于三阳经络，发于项、腮颌、颐等部位，形成肿痛疾患。症见憎寒发热，肢体酸痛，或有咽痛，一二日间，腮颐漫肿，焮红疼痛。治宜疏邪、清热、解毒、消肿。今谓流行性腮腺炎，拟属于时毒之列。初起寒热肿痛，用荆防败毒散、银翘散；头面腮颐肿溃用普济消毒饮、五利大黄汤；正虚溃脓用托里消毒散、排脓内托散。并可结合外敷法治疗。本例用荆防败毒散合银翘散加减，大贝母、蒲黄、山慈菇化痰散结，万灵丹为治疗痈疽疮毒、湿痰流注等的验药。

## 三、疖

### 暑热侵袭，风痰互结

傅左　风邪挟痰瘀凝结，头颅疡疖，肿硬疼痛。虑其增剧，宜疏散消解。

薄荷叶（后下）八分　荆芥穗—钱　青防风—钱　生草节八分　苦桔梗—钱　京赤芍二钱　连翘壳三钱　大贝母三钱　炙僵蚕三钱　生蒲黄（包）三钱　山慈菇片八分

【赏析】

本病案治法，系参照《外科医镜》荆芥败毒散，加牛蒡、僵蚕、蒲黄、山慈菇的消痈肿以化痰瘀，清热毒以散肿痛。为治疖良方。外治法，丁氏擅用自制大红膏（又名千捶膏），敷贴疮疖上，未溃可消散，已溃可咬头排脓，溃后用太乙膏掺九一丹贴疮口上。

疖是外科常见疾病之一，好发于头部和背部，以夏季多见，又名"暑疖"，俗称"热疖"。患者以儿童占多数。发病部位初起皮肤潮红，随后肿痛，结节高突，分有头和无头两种，约2—3天成脓，出脓3天后即能愈合，重者可有发热头痛，口苦舌干，便秘溲赤，脉数，苔黄等症状。本病治疗多以清热解毒为主，常用方有五味消毒饮、黄连解毒汤、清暑汤、仙方活命饮等。

# 四、蝼拱头

## 暑邪侵袭，湿热蕴蒸

朱幼　蝼拱破溃，脓水甚多，耳根结核，耳内流脓，寒热日作。厥少之火上升，湿热蒸腾，风邪外乘，症情夹杂，非易速痊，姑拟消托兼施。

薄荷叶（后下）八分　荆芥穗钱半　京赤芍二钱　生草节八分　苦桔梗一钱
连翘壳三钱　大贝母三钱　炙僵蚕三钱　银柴胡一钱　夏枯花钱半　通草八分

【赏析】

俗称"蝼拱头"，又名"蝼蛄疖"。多发于儿童头部，因其多发难愈，病灶常如蝼蛄串穴之状，故名。患者常因热疖治疗不当而形成。方用荆芥败毒散加减。临床常配合切开排脓，有死骨时可用镊子取出。

# 五、人中疔

## 阳明结火，血凝毒滞

陈左　阳明结火上升，血凝毒滞，人中疔顶如粟，四围肿硬焮痛，症势非轻，急宜清解托毒。

甘菊花八钱　地丁草五钱　薄荷叶（后下）八分　熟牛蒡子二钱　生甘草节

八分　苦桔梗一钱　金银花六钱　生赤芍二钱　连翘壳三钱　大贝母三钱　炙僵蚕三钱　草河车三钱　生绿豆衣三钱

外科蟾酥丸吞服三粒，泻毒丸五粒，另送，大便通后去之。

# 六、口角疔

### 案1　湿火蕴结，血瘀毒滞

周左　口角疔顶如粟，根脚肿硬疼痛，湿火蕴结，血瘀毒滞，宜清解托毒。

甘菊花三钱　地丁草三钱　轻马勃八分　薄荷叶（后下）八分　生甘草六分　苦桔梗一钱　金银花三钱　连翘壳三钱　生赤芍二钱　大贝母三钱　炙僵蚕三钱　天花粉三钱　草河车三钱

外用太乙膏，上釜墨，膏用朱峰散、酥料。

### 案2　湿火蕴结，血凝毒滞

李右　口角疔顶如粟，根脚肿痛，湿火蕴结，血凝毒滞，虑其增剧，急宜清疏消解。

薄荷叶（后下）八分　熟牛蒡子二钱　地丁草三钱　生草节六分　生赤芍三钱　金银花五钱　连翘壳三钱　草河车三钱　炙僵蚕三钱

另：外科蟾酥丸三粒，吞服。

### 案3　心脾湿火蕴结

蒋先生　口角疔顶溃得脓不多，根脚肿硬疼痛，日晡寒热。心火挟湿热蕴结，血凝毒滞，虑其增剧。急拟清解托毒，尚希明正。

甘菊花五钱　地丁草五钱　薄荷叶（后下）八分　炙僵蚕三钱　生草节八分　苦桔梗一钱　生赤芍二钱　草河车三钱　金银花三钱　连翘壳三钱　大贝母三钱

外科蟾酥丸（磨下）三粒

**【赏析】**

人中疔和口角疔均属颜面部疔疮。总由外感邪毒，或破损染毒而成。病多为心脾湿火蕴结所致。丁氏擅用银翘散合五味消毒饮加减，以菊花、紫花地丁之清热解毒，银花、连翘、草河车之消肿止痛，再加外科蟾酥丸为治疗疮之要药。泻毒丸应为费伯雄医案所载之消疔泻毒丸，由西黄、明矾、巴豆肉、麝香、蟾酥等组成。朱峰散出自《青囊秘传》，由墙丁（即墙上细螺蛳，又名石壁峰）三钱，大贝一钱五分，银朱一钱五分，朱砂一钱五分，外用拔疔脚。釜墨即釜底墨，又名百草霜，主治出血，因其性辛温，外用可托毒敛疮。

# 七、掌心疔

## 心火炽盛

李右 掌心疔顶虽溃，未曾得脓，周围肿硬疼痛，湿火蕴结，血凝毒滞，症势非轻。急拟解托毒。

甘菊花五钱 地丁草三钱 京赤芍二钱 薄荷叶（后下）八分 生草节六分 大贝母三钱 炙僵蚕三钱 金银花三钱 连翘壳三钱 草河车一钱五分 丝瓜络二钱 外科蟾酥丸（开水化服）二粒

外用九黄丹、太乙膏，四周用玉露散、菊花露调敷。

**【赏析】**

本病案为掌心疔初起，手掌周围赤肿疼痛。方用五味消毒饮加味，以清心解毒，加用蟾酥丸，以消肿止痛。

掌心疔，又称"托盘疔"、"掌心毒"。属发生于手掌部的化脓性炎症。本病初起可见发热、头痛、食欲不振等全身症状。病因由于心与心包络二经毒火炽盛而生。治疗亦多用五味消毒饮、黄连解毒汤等方加减，初期可用九黄丹、太乙膏、玉露膏、金黄膏外敷。

## 八、红丝疔

### 案1　肝阳内炽，湿火入络

何右　阴虚体质，肝阳内炽，湿火入络，血凝毒滞，红缝疔起于左大指，连及手臂，肿红焮痛，虑其增剧，急宜清疏消解。

薄荷叶（后下）八分　熟牛蒡子二钱　甘菊花三钱　地丁草三钱　生草节六分　金银花五钱　连翘壳三钱　大贝母三钱　天花粉三钱　朱茯神三钱　青龙齿（先煎）三钱　草河车三钱　生绿豆一两

### 案2　热毒外袭，由外入内

吴左　红丝疔直线已达肘弯，左手大指滋水淋漓，颇虑由外入内，蔓延走黄，急宜清火解毒。

甘菊花六钱　紫花地丁五钱　黄花地丁五钱　金银花八钱　连翘壳五钱　生草节六分　大贝母三钱　炙僵蚕三钱　生赤芍三钱　生绿豆一两

【赏析】

红丝疔为疔疮之一种，症状见有似红线一条从四肢向躯干方向走窜之特征，是由于邪毒流窜经络所致。治疗以清热解毒为主，佐以活血散瘀。本案取五味消毒饮加减，特别加入生绿豆，因其为清热解毒之佳品。

## 九、燕窠疮

### 外受暑邪，湿热内蕴

唐小　感受外邪，湿热内蕴，昨起寒热，胸闷纳少，小溲如泔，兼之燕窠疮浸淫痒痛，宜疏邪宣化。

荆芥穗一钱　净蝉蜕八分　清水豆卷四钱　赤茯苓三钱　江枳壳一钱　苦桔梗一钱　制川朴七分　制苍术七分　福泽泻钱半　炒谷芽三钱　炒苡仁三钱　佩兰梗

钱半　粉萆薢三钱

**【赏析】**

燕窝疮是生于下颏部的毛囊炎，好发于夏季。其发作内有湿热蕴结，外受暑热邪毒。本案病起昨日，既有表证，又有湿热弥漫三焦之证。故当宣肺化湿，疏理三焦。药用荆芥、蝉蜕、豆卷、桔梗，清热宣肺，解表化湿；枳壳、苍术、制川朴、佩兰梗行气化湿；赤茯苓、泽泻、苡仁、粉萆薢清利下焦湿热。充分体现了丁氏治疗皮肤疔疮的辨证思想。

# 十、臁疮

## 气血亏虚，湿热侵袭

朱先生　始由腰痛起见，继则形瘦骨立，内热口燥，神志不宁，谵语郑声，舌质红苔糙黄无津，脉象细数无神。臁疮腐烂，气虚阴液枯竭，神不守舍。经云："九候虽调，形肉已脱难治"，况脉象细数无神乎？颇虑气血涣散，阴阳脱离之兆，勉拟益气生津，敛阳安神，尽人力以冀天眷，尚希明正。

吉林人参（另煎汁冲）钱半　煅牡蛎四钱　生龙骨（先煎）三钱　朱茯神三钱　生黄芪三钱　川石斛三钱　川象贝（各）二钱　炙远志一钱　北秫米（包）三钱　浮小麦四钱

**【赏析】**

本例下肢慢性溃疡，诊时已见谵语郑声、脉象细数无神等气阴俱竭、神不守舍之象，虑其气血涣散，阴阳脱离而不治，故急则治标，先用参附龙牡汤去附子加黄芪、浮小麦益气敛汗固脱；朱茯神、远志、秫米、石斛、川象贝生津安神，豁痰开窍，以期正气得固，再进一步辨证论治臁疮。体现了外科疮疡到晚期正虚邪恋时的治疗原则。

## 十一、发背

### 案1 火痰湿蕴结，营血凝塞

宋左 中发背腐溃，得脓不多，大似覆碗，肉坚肿，疮顶深陷，临晚寒热不壮，纳谷减少，舌苔薄腻，脉象虚弦。背脊属督脉所主，脊旁为太阳之经，督阳已衰，太阳主寒水之化，痰湿蕴结，营血凝塞，此阴疽也，势勿轻视。急拟助督阳以托毒，和营卫而化湿，冀其疮顶高起，脓毒外泄，始能入于坦途。

生黄芪五钱　朱茯神三钱　陈广皮一钱　鹿角胶一钱五分　紫丹参三钱　仙半夏二钱　大贝母三钱　生草节五分　全当归三钱　红枣四枚　生熟谷芽（各）三钱

洗方：全当归二钱　生草节六分　独活二钱　大川芎二钱　石菖蒲二钱　鲜猪脚爪（劈碎）一枚

煎汤洗之。

外用九黄丹，海浮散，阳和膏。

二诊 中发背腐溃，得脓不多，大如覆碗，疮顶不起，四围肿硬色紫，纳谷减少，舌苔薄腻，脉象濡滑。少阴阴阳本亏，痰湿蕴结太阳之络，营卫凝塞，肉腐为脓。前投助阳托毒和营化湿之剂，尚觉合度，仍守原意出入。

生黄芪六钱　朱茯神三钱　陈广皮一钱　春砂壳（后下）八分　生草节四分　紫丹参三钱　炙远志肉一钱　全当归三钱　生熟谷芽（各）三钱　鹿角胶三钱　仙半夏三钱　大贝母三钱　红枣四枚

三诊 中发背腐溃，腐肉渐脱，脓渐多，四围肿硬略减，舌苔薄腻，脉象虚弦而滑。少阴阴阳本亏，痰湿凝结太阳之络，营卫循序正常，仍拟助阳益气，化湿托毒，冀其正气充足，则脓自易外泄。

生黄芪六钱　朱茯神三钱　全当归三钱　生草节四分　紫丹参二钱　陈广皮一钱　春砂壳（后下）八分　炙远志肉一钱　炒赤芍一钱五分　仙半夏二钱　红枣四枚　鹿角霜二钱　大贝母三钱　生熟谷芽（各）三钱

外用九黄丹，呼脓丹，海浮散，阳和膏。

四诊　中发背腐肉渐脱，脓亦多，根脚肿硬亦收，苔薄腻，脉虚滑。少阴阴阳两亏，痰湿稽留太阳之络，营卫循序失常。饮食喜甜，中虚故也。再拟助阳益气，化湿托毒，佐入和胃之品。

生黄芪六钱　云茯苓三钱　全当归三钱　光杏仁三钱　紫丹参二钱　炙远志肉一钱　陈广皮一钱　红枣五枚　生草节四分　仙半夏三钱　春砂壳（后下）八分　鹿角霜二钱　川象贝（各）二钱　生熟谷芽（各）三钱

五诊　中发背腐肉渐脱，得脓亦多，根脚肿硬亦松，惟胃纳不旺，脉象左虚弦右濡滑。少阴阴阳两亏，蕴毒痰湿，稽留太阳之络，脾胃运化失其常度。再拟益气托毒和胃化湿。

生黄芪四钱　全当归二钱　仙半夏三钱　鹿角霜四钱　红枣五枚　紫丹参二钱　云茯苓三钱　陈广皮一钱　炙款冬一钱五分　生姜一片　生草节四分　炙远志肉一钱　春砂仁（后下）一钱　生熟谷芽（各）三钱

六诊　中发背腐肉已去其半，得脓亦多，根脚肿硬亦松，胃纳不旺，脉象左虚弦右濡滑。少阴阴阳两亏，蕴毒痰湿留恋，一时未易清彻。再拟益气托毒，和胃化痰。

生黄芪四钱　生草节四分　仙半夏一钱五分　紫丹参二钱　抱茯神三钱　陈广皮一钱　全当归二钱　鹿角霜三钱　生熟谷芽（各）三钱　杜赤豆五钱　红枣五枚

洗药方：全当归三钱　生草节三钱　石菖蒲一钱五分　猪脚爪（劈碎）一枚　紫丹参三钱　生赤芍三钱　蜂房巢二钱　煎汤洗之。

外用：红肉：上补天丹、海浮散。腐肉：上桃花散、九黄丹。外贴阳和膏。

七诊　中发背腐肉已去其半，得脓亦多，四围根脚渐平，纳谷不旺，临晚足跗浮肿，牙龈虚浮，脉象左濡弦右濡滑。气血两亏，脾胃不健，余毒蕴湿未楚，再拟益气托毒，崇土化湿。

生黄芪四钱　抱茯神三钱　全当归二钱　紫丹参二钱　陈广皮一钱　冬瓜皮三钱　生白术一钱五分　生草节四分　焦谷芽三钱　红枣五枚

外用海浮散、九黄丹、补天丹、九仙丹，阳和膏。

八诊　中发背腐肉十去七八，四围根脚，亦觉渐收，牙龈虚浮，临晚足跗微肿，脉象左虚弦不柔，右濡滑。气血两亏，浮火易升，脾弱清气下陷，余毒留恋。再拟益气托毒，崇土化湿。

生黄芪四钱　抱挟茯神三钱　怀山药三钱　冬瓜皮三钱　紫丹参三钱　全当归三钱　生白芍一钱　红枣五枚　生草节四分　陈皮一钱　生熟谷芽（各）三钱

外用海浮散、桃花散、九黄丹、补天丹，阳和膏。

九诊　中发背腐肉已去七八，根脚亦平，脓水亦少，惟纳谷不香，牙龈虚肿，面部虚浮，脉左虚弦右濡滑。气血两亏，津少上承，脾运不健，运化失常。再拟益气托毒，理脾和胃。

生黄芪四钱　云茯苓三钱　大贝母三钱　冬瓜子三钱　紫丹参二钱　陈广皮一钱　佩兰梗一钱五分　红枣四枚　全当归二钱　生草节四分　生熟谷芽（各）三钱

外用桃花散、九黄丹、补天丹，阳和膏。

十诊　中发背腐肉已除，新肉已生，纳谷衰少，口舌糜点，牙龈肿痛，妨于咽纳，便溏似痢，苔腻布，脉象左虚弦右濡滑。此乃气阴两亏，无根之火，易于上升，脾胃不运，湿浊留恋。人以胃气为本。再拟和胃运脾，宣化湿浊。

炒怀山药三钱　炒扁豆衣三钱　佩兰梗一钱五分　藏青果一钱　云茯苓三钱　新会皮一钱五分　谷麦芽（各）三钱　干荷叶一角　野蔷薇花露二两　香稻叶露二两　（两味后入）

龙脑薄荷一支，剪碎泡汤，洗口舌糜腐处，再用珠黄散搽之。

十一诊　中发背腐肉已去七八，新肉已生，便溏似痢亦止，惟口舌糜点碎痛，牙龈虚浮，妨于咽饮，纳谷减少，苔薄腻，左脉弦象略缓，右部濡滑。此气阴两亏，虚火挟湿浊上浮，脾胃运化无权。人以胃气为本，再拟和胃清宣。

炒怀山药三钱　川象贝（各）二钱　通草八分　佩兰梗一钱五分　云茯苓三钱　陈广皮一钱　炒谷麦芽（各）三钱　香稻叶露三两　蔷薇花露三两　（两味后

人）

十二诊　中发背腐肉虽去七八，新肉生长迟迟。皆由正气亏虚，不能生长肌肉，口舌糜腐碎痛，牙龈腐烂，妨于咽饮，谷食衰少，苔粉腻，虚火挟湿浊上浮，脾胃生化无权，还虑正虚不支，致生变迁。再拟和胃清化。

真芦荟八分　甘中黄五分　赤茯苓三钱　京玄参一钱五分　胡黄连五分　活贯众三钱　川象贝（各）二钱　通草八分　生熟谷芽（各）三钱　蔷薇花露三两　香稻叶露三两　（两味后入）

### 案2　气阴两亏，虚火上炎

宋先生　中发背腐肉已除，新肉已生，纳谷衰少，口舌糜点，牙龈肿痛，妨于咽饮，便溏如痢，苔腻布，脉象左濡弦右濡滑。此乃气阴两亏，无根之火易于上升，脾胃不运，湿浊留恋。人以胃气为本，再以和胃运脾，宣化湿浊，尚希明正。

炒怀山药三钱　云茯苓三钱　炒扁豆衣三钱　新会皮一钱　炒谷麦芽（各）三钱　佩兰梗一钱五分　藏青果一钱　干荷叶二角　野蔷薇露二两　香稻叶露二两（两味后入）

龙脑薄荷一支，剪碎泡汤洗口，舌糜烂处用珠黄散搭。

二诊　中发背腐肉已去八九，新肉已生，便溏如痢亦止，口舌糜点碎痛，牙龈虚浮，妨于咽饮，纳谷减少，苔薄腻，左脉弦象略缓，右部濡滑。此气阴两亏，挟湿浊上浮，脾胃运化无权。人以胃气为本，再宜和胃清宣。

炒怀山药三钱　云茯苓三钱　川象贝（各）二钱　陈皮一钱　通草八分　炒谷麦芽（各）三钱　佩兰梗一钱五分　野蔷薇花露三两　香稻叶露三两　（两味后入）

三诊　中发背腐肉虽去八九，新肉生长迟迟，皆由正气亏虚，不能生长肌肉。惟口舌糜腐碎痛，牙龈腐烂，妨于咽饮，谷食衰少，苔粉腻。虚火挟湿浊上浮，脾胃生气无权，还虑正气不返，致生变迁。再宜和胃清解。

真芦荟八分　京玄参一钱五分　甘中黄五分　川象贝（各）二钱　胡黄连五分

通草八分　赤苓三钱　活贯众三钱　生熟谷芽（各）三钱　野蔷薇花露三两　香稻叶露三两（两味后入）

**【赏析】**

痈疽在外科疮疡中是并列的，认为痈为阳证，疽为阴证。发于脊背肌肉部位者统称"发背"，发于筋骨关节部位者名为"搭手"。疮疡症状，阳证多见溃脓，阴证多见漫肿，皮色不变。发背病机，属于督脉与足太阳膀胱经病，病因为痰湿蕴结，营血凝塞，络脉受阻，结为肿块。但发背的临床表现，尚有阴阳之分，如阴证名阴疽，阳证名阳疽，但以阴疽居多数，阳疽为少。阳疽一般认为是由于素体阴液亏损，虚火上升所致，因而发背的处方用药，也有阴阳的不同，阴疽以温阳补督、消肿托毒为主，阳疽以养阴液、降虚火为主。丁氏上述第一病案为阴证发背，第二病案为阳证发背。参考外科医籍，内服药：阴证发背主以阳和汤、神应异功散（《外科选要》）；阳证发背主以内消沃雪汤、降痈活命饮（《外科选要》）；外用药：阴疽用阳和膏、九一丹、海浮散；阳疽用硇砂膏、九一丹、八将丹（《药奁启秘》）。

# 十二、上搭手

## 气郁热结伤阴

寿左　上搭手腐去新生，口燥亦减，姑拟益气生新，调理脾胃。

生黄芪四钱　紫丹参二钱　生草节六分　抱茯神三钱　怀山药三钱　川石斛三钱　全当归二钱　川象贝（各）二钱　陈广皮一钱　丝瓜络三钱　红枣四枚

外用三妙膏，桃花散，海浮散。

# 十三、中搭手

## 气血亏虚，热毒内蕴

潘左　中搭手破溃，得脓不多，四围肿硬疼痛，已见轻减，宜和营托毒。

生黄芪五钱　生草节八分　云茯苓三钱　全当归二钱　紫丹参二钱　生苡仁四

钱　大贝母三钱　忍冬藤三钱　飞滑石（包煎）三钱　丝瓜络二钱　杜赤豆一两

【赏析】

丁氏医案见有上中搭手两例，方用神效托里散加味，以和营托里、健脾化湿法。搭手病名出自《外科理例》，指生于背腰部位的有头疽，如位于两肩胛部之动处名"上搭手"，背中部的名"中搭手"，双手由下摸至背部的名"下搭手"。搭手的病因，与上、中、下发背大同小异，临床所见，搭手多为阴证，病情较重，发背多为阳证，病情较轻。搭手有阴证、阳证之分，气血虚者为阴证，方用黄芪内托散托补之；内热甚者为阳证，方用内疏黄连汤寒泻之。外治法参考其他溃疡用药。

# 十四、乳痈

## 肝气郁结，壅结成痈

林右　乳痈根株未除，肝火湿热未清，宜和荣托毒。

全当归二钱　京赤芍二钱　紫丹参二钱　生草节八分　大贝母三钱　全瓜蒌（打）三钱　忍冬藤三钱　连翘壳三钱　蒲公英三钱　青橘叶钱半　丝瓜络二钱

【赏析】

本病例为乳痈患者后期证候。丁氏治疗过很多乳痈患者，惜病案记录甚少，无从领悟丁氏治疗乳痈的有效方法。

乳痈临床主症，有外吹乳痈、内吹乳痈之区分。外吹乳痈，多指哺乳期急性乳腺炎，由于乳儿吹风，或含乳而睡，使乳汁积滞不得外流而发生，或乳儿吮乳时损伤乳头，感染病毒，或因情绪波动，肝气郁结，壅结成痈等；内吹乳痈，系指妊娠期急性乳腺炎，由于初起乳房结块肿痛，皮色转红，化脓而溃，溃后往往须待产后才能收口治愈。内服神效瓜蒌汤、橘叶散等，外治用玉露膏、金黄膏外敷，溃后用九一丹提脓，生肌散、海浮散收口。

# 十五、肠痈

### 热结肠腑，化生脓毒

刘左　肠痈肿硬疼痛，右足屈而不伸，痰湿瘀凝，营卫不从，宜祛瘀消解。

当归须钱半　京赤芍二钱　桃仁泥三钱　生草节六分　全瓜蒌三钱　炙甲片三钱　泽兰叶钱半　忍冬藤三钱　连翘壳三钱　黑白丑八分　苏木八分　杜红花八分　醒消丸（吞服）一钱

【赏析】

本病案为大肠痈之类，是外科常见病之一。丁氏处方类似于《医宗金鉴》红花散瘀汤法加减，加醒消丸以消肿止痛，颇为合拍。

肠痈，前人有分为大肠痈和小肠痈的不同，大肠痈相当予急性阑尾炎，症见右下腹急痛，明显的压痛或反跳痛，有患者因右下腹剧痛，右腿屈曲，难以伸直，故又名"缩脚肠痈"，若右下腹摸到包块，则为阑尾脓肿，如向下溃破，可引起腹膜炎。小肠痈常见少腹挛急，脐下关元穴附近胀痛拒按，有患者可见左下肢屈曲，直伸则小腹部疼痛加重，但本病较大肠痈为少见。肠痈为热瘀蕴结于肠腑，而化生脓毒，故治疗以清热解毒，化瘀通腑为法，故方中赤芍、忍冬藤、连翘、甘草清热解毒，当归须、桃仁、泽兰、炙甲片、红花、苏木活血通络，黑白丑泻下通腑。

# 十六、肛痈

### 案1　湿热蕴结

郭左　肛痈坠胀疼痛，小溲不利，寒热渐退，胸闷不思饮食，苔薄腻，脉濡滑。湿热蕴结下焦，气机窒塞不通，还虑增剧，今宜疏散消解，滋肾通关。

清水豆卷八钱　荆芥穗钱半　苦桔梗三钱　赤茯苓三钱　福泽泻钱半　江枳壳一钱　京赤芍二钱　泽兰叶钱半　大贝母三钱　通草八分　炒谷麦芽（各）三钱　杜赤豆一两　滋肾通关丸（包煎）三钱

二诊　小溲渐利，肛门坠胀亦减，临晚寒热，胸闷不思饮食，苔薄腻，脉濡滑。湿热逗留下焦，膀胱宣化失司，肺为水之上源，源不清则流不洁，再宜开肺达邪，滋肾通关。

光杏仁三钱　苦桔梗三钱　荆芥穗一钱　清水豆卷八钱　赤茯苓三钱　粉草薢二钱　福泽泻钱半　江枳壳一钱　冬葵子三钱　通草八分　泽兰叶钱半　炒谷麦芽（各）三钱　荸荠梗钱半　滋肾通关丸（包煎）三钱

【赏析】

本例肛门周围脓肿，表现为表里同病，既见寒热渐退之表证解而不尽之症，又现胸闷纳呆，小溲不利之湿热蕴结于内之象。肺与大肠相表里，宣肺疏表之荆芥、豆卷、桔梗，既有利于表证，又有益于肛痈之消散；桔梗配大贝母具有解毒散结之功，配枳壳还有升降开泄之效；赤苓、泽泻、泽兰、赤芍、通草、赤豆清利湿热活血，因湿热易引动肾火，影响气化，故加用滋肾通关丸泻肾火，助气化，以防他变。二诊下焦湿热未清，上焦失于宣发，宜开上通下，加用开肺达邪之杏仁，增以利尿通淋之草薢、荸荠梗、冬葵子，以期开源节流，气化得复，诸证可安。

## 案 2　湿热下注

郑左　肛痈初起，肿红焮痛，日晡寒热，阴虚体质，营卫不从，湿热凝瘀，宜清疏消解。

清水豆卷四钱　黑山栀二钱　当归尾二钱　京赤芍二钱　生草节八分　金银花三钱　连翘壳三钱　大贝母三钱　通草八分　飞滑石（包煎）三钱　泽兰叶钱半　丝瓜络二钱　杜赤豆一两

【赏析】

本例素体阴虚，新发肛周脓肿，正值病情进展期，以实证为主，故以黑山栀、金银花、连翘壳、赤芍、生草节清热解毒；大贝母、通草、滑石、泽兰、赤豆活血利湿；当归尾、丝瓜络活血通络，共奏清热散结之功。

### 案3  湿热下注，营卫不和

吕左  肛痈双发，破溃得脓不多，四围肿红疼痛，纳少苔腻，湿热蕴结下焦，营卫不从，症属缠绵，姑拟和营托毒而化蕴湿。

全当归二钱　京赤芍二钱　紫丹参二钱　忍冬藤二钱　茯苓皮三钱　通草八分　大贝母三钱　生苡仁四钱　丝瓜络二钱　杜赤豆一两　佩兰梗钱半

退消膏上黑虎丹、呼脓丹、九黄丹。

【赏析】

本例肛痈已进入破溃期，且肛门左、右两侧同时成脓溃破，症情较重，难以速效，故内外合治，药用全当归、赤芍、丹参、丝瓜络养血通络、活血祛瘀；茯苓皮、通草、大贝母、生苡仁、佩兰梗清热利湿。外用黑虎丹等提脓拔毒，消肿软坚，内外分消，使肛痈内蓄之脓毒，得以排出，腐肉得以尽快消除。

### 案4  湿热蕴结，气阴两虚

黄左  海底痈疮口渐敛，疮旁肿硬未消，小溲夹浊，舌质光红，脉象弦细。气阴两亏，引动湿热留恋，再宜益气托毒，和营化湿。

生黄芪三钱　全当归二钱　紫丹参二钱　抱茯神三钱　生草梢六分　京赤芍二钱　川石斛三钱　大贝母三钱　葶荠梗钱半　银柴胡一钱　琥珀屑（饭丸吞服）五分

【赏析】

本例为肛漏（或称"肛瘘"），因时日已久，脓水趋少，疮口渐敛。但疮旁硬肿未消，伴有气阴两虚之证，故宜扶正托毒，攻补兼施。药用黄芪、当归、丹参、石斛、抱茯神、银柴胡益气养阴；生草梢、琥珀屑、赤芍、贝母、通天草（荸荠梗）祛瘀活血，清热利湿，以期能消肿排脓，促进疮口的收敛。

# 十七、脑疽

## 案1　痰湿蕴结，营卫不从

张左　正脑疽两候，疮口虽大，而深陷不起，疮根散漫不收，色红疼痛，舌质光红，脉象濡缓。气虚血亏，不能托毒外出，痰湿蕴结，营卫不从，症势重险！再拟益气托毒，和营化湿，冀其疮顶高起，根脚收缩，始有出险之幸。

生黄芪八钱　全当归三钱　抱茯神三钱　生首乌四钱　潞党参三钱　京赤芍二钱　炙远志肉一钱　白茄蒂一钱　生草节八分　紫丹参三钱　鹿角霜三钱　陈广皮一钱　大贝母三钱

外用黑虎丹、九黄丹、补天丹，阳和膏。

## 案2　邪袭风府，邪热相搏

钱左　脑疽三日，红肿寒热，外邪客于风府，蕴热上乘，邪热相搏，血瘀停凝。法当疏散。

荆芥穗一钱五分　青防风一钱　全当归二钱　京赤芍二钱　大贝母三钱　炙僵蚕二钱　羌活一钱　大川芎八分　香白芷八分

外用金箍散、冲和膏，陈醋、白蜜调，炖温敷。

二诊　投剂后，得大汗，热退肿减，再用和解。

全当归二钱　京赤芍二钱　大川芎八分　生草节八分　苦桔梗一钱　大贝母三钱　炙僵蚕三钱　晚蚕砂（包）三钱　丝瓜络二钱　香白芷六分　万灵丹（入煎）一粒

仍用金箍散、冲和膏。

## 案3　风寒外袭，痰湿阻络

柯左　脑旁属太阳，为寒水之府，其体冷，其质沉，其脉上贯巅顶，两旁顺流而下。花甲之年，气血已亏，加之体丰多湿，湿郁生痰，风寒侵于外，七情动于中，与痰湿互阻于太阳之络，营卫不从，疽遂成矣。所喜红肿高活，尚属佳象，起居调摄，尤当自慎。

生黄芪三钱　青防风一钱　生草节八分　苦桔梗一钱　陈广皮一钱　仙半夏二钱　大川芎八分　大贝母三钱　炙僵蚕三钱　羌活一钱　小金丹（陈酒化服）一粒

外用金箍散、金黄散、冲和膏，陈醋、白蜜调，炖温敷。

二诊　脑疽偏者较正者难治，前方连服三剂，根盘略收。疮顶高突，有溃脓之势。今症位虽偏，形势尚佳，所喜疮顶起发，胃纳健旺，人以胃气为本，有胃则生，书有明文。再拟消托兼施法。

生黄芪三钱　全当归二钱　京赤芍二钱　陈广皮一钱　仙半夏三钱　生草节八分　大贝母三钱　苦桔梗一钱　炙甲片一钱五分　皂角针一钱五分　笋尖三钱　炙僵蚕三钱　香白芷八分

外用金箍散、金黄散、冲和膏

三诊　迭进提托之剂，得脓甚畅，四围根盘渐收，调养得宜，生机有庆。

生黄芪三钱　全当归二钱　京赤芍二钱　紫丹参二钱　陈广皮一钱　仙半夏三钱　云茯苓三钱　制首乌三钱　生草节八分　红枣二枚

外用九黄丹、海浮散、阳和膏。

## 案4　气虚内陷，痰湿互结

葛左　脑疽腐溃，根脚虽收，腐肉未脱，气虚不能托毒外出，痰湿蕴结不化，宜益气和营，化湿托毒。

生黄芪六钱　全当归二钱　生草节六分　抱茯神三钱　炙远志一钱　苦桔梗一钱　大贝母三钱　炙僵蚕三钱　鹿角霜三钱　香白芷四分　紫丹参二钱

琥珀蜡矾丸一钱，吞服。

另用：全当归三钱、大川芎一钱五分、生草节一钱五分、石菖蒲一钱五分、鲜猪脚爪一枚劈碎，煎汤洗之。

外用九黄丹、补天丹、黑虎丹、阳和膏。

### 案 5　阳虚血凝，痰湿阻络

陈左　脑疽七天，顶虽溃未曾得脓，根脚肿硬疼痛，日晡寒热，湿邪凝结督阳之络，血凝毒滞，症势非轻，拟和营托毒。

生黄芪四钱　全当归二钱　生草节八分　苦桔梗一钱　川桂枝五分　京赤芍二钱　大贝母三钱　炙全虫三钱　陈广皮一钱　白茄蒂五枚

上黑虎丹，贴退消膏，敷用金箍散、冲和膏。

二诊脑疽腐溃平坦，根脚散漫，肉色紫暗，气虚肝郁，挟痰湿蕴结督脉，血凝毒滞。症势非轻，姑拟和营托毒。

生黄芪四钱　全当归二钱　紫丹参二钱　生草节六分　苦桔梗一钱　大贝母三钱　炙僵蚕三钱　鹿角霜三钱　陈广皮一钱　白茄蒂一钱

琥珀蜡矾丸一钱，吞服。

外用阳和膏、九黄丹、黑虎丹。

如意散、蟾皮、金箍散以红茶白蜜调敷。

【赏析】

脑疽五例病案，均为较严重的病证，但有寒热、轻重之不同。如张、钱两案为风热痰湿蕴结，寒热夹杂，阴阳失调之外科病，故方用神功内托散加生首乌、白茄蒂、鹿角霜以消肿托毒。白茄蒂，性味甘寒，为罕用的散血消肿外科特殊药物，再加鹿角霜的补阴托毒，重在调理阴阳，扶正驱邪。另柯、葛、陈三例病案，病因气虚痰湿阻络，多为气（阳）虚血凝，痰湿蕴结督脉，故方用仿仙方活命饮合托里消毒散加减，以益气托毒，温阳利督。体现了中医治疗外科疾病的特点。

# 十八、夭疽

### 案 1　郁而生火，营卫不从

唐左　夭疽肿硬，位在左耳之后，证由情志抑郁，郁而生火，郁火挟血瘀凝结，营卫不从，颇虑毒不外泄，致有内陷之变。急与提托，冀其速溃速腐，得脓为佳。

银柴胡一钱　全当归二钱　京赤芍二钱　川象贝（各）二钱　陈广皮一钱　生草节八分　炙远志一钱　炙僵蚕三钱　炙甲片一钱五分　皂角针一钱五分　琥珀蜡矾丸（开水化服）一粒

二诊　前投提托透脓之剂，疮顶红肿高活，有溃脓之象，是属佳兆。惟恙从七情中来，务须恬淡虚无，心旷神怡，胜乞灵于药石也。

生黄芪三钱　全当归二钱　京赤芍二钱　紫丹参二钱　生草节八分　银柴胡八分　生香附一钱　皂角针一钱五分　川象贝（各）三钱　炙僵蚕三钱　笋尖三钱　琥珀蜡矾丸（开水化服）一粒

三诊　疽顶隆起，内脓渐化，旋理调护，可保无虑矣。

全当归二钱　京赤芍二钱　银柴胡八分　生草节八分　川象贝（各）三钱　炙僵蚕三钱　陈广皮一钱　半夏曲二钱　制首乌三钱　香白芷六分

## 案2　阴阳两虚，肝肾俱败

何右　夭疽匝月，色黑平塌，神糊脉细，汗多气急，阴阳两损，肝肾俱败，疡证中之七恶已见，虽华佗再世，亦当谢不敏也。勉方冀幸。

吉林参二钱　生黄芪六钱　血鹿片八分　生于术二钱　清炙草八分　云茯苓三钱　炮姜炭五分　川贝母三钱　大熟地四钱　五味子六分　煅牡蛎（先煎）四钱　半夏曲三钱

二诊　服药后，神清思食，脉象弦硬，此系孤阳反照，不足恃也。勉宗前法，以冀万一。

原方加熟附片一钱。

【赏析】

夭疽两例病案，为罕见的外科重症，早在《灵枢·痈疽》指出："发于颈，名曰夭疽。其痈大以赤黑，不急治，则热气下入渊腋，前伤任脉，内薰肝肺"。本证分左右异名，如左耳后的痈疽称"天疽"，右耳后的痈疽称"锐毒"。均属足少阳胆经病，以及肝胆郁火，或肝肾亏损，挟瘀血凝结所致。但本病有寒热、阴阳之分。如唐案其症见红肿溃脓为阳证；何案其症见色黑平塌，为阴证。凡经治疗后，若能转为红肿而穿溃者为顺，预后较善；若经久坚硬，皮色发黑，疮形下陷者为逆，多属重症，预兆凶险。治疗以清热活血，托脓固本为法，方多用仙方活命饮及黄连解毒汤加减。虚证者多补益气血，托脓排毒，以八珍汤加减较多，阴证还常用温阳之药。

# 十九、附骨流疽

## 痰湿互结，营卫不通

钱左 腑气已通数次，脐腹胀势大减，口干不多饮，小溲不利，右髀部结块痹痛，痛引腿胯，不能步履，苔白，脉濡小而数，阴液本亏，肝失疏泄，湿热气滞互阻募原，一时未能清楚，痰湿邪风凝结络道，营卫不能流通，防成附骨流疽，内外夹杂之证，勿轻视乏。宜化湿祛瘀，疏运分消。

连皮苓四钱　生熟苡仁（各）三钱　陈广皮一钱　大腹皮二钱　地枯萝三钱枳实炭一钱　西秦艽二钱　木防己二钱　陈橘核（打）三钱　益元散（包）三钱路路通钱半　冬瓜皮三钱　小活络丹（研末冲服）一粒

# 二十、环跳疽

## 痰湿瘀凝，营卫不从

吴童 环跳疽又发，脓水不多，疮旁又肿，良由两天不足，痰湿瘀凝，营卫不从，拟阳和汤加减。

净麻黄（先煎去白沫）三分　大熟地四钱　肉桂心四分　白芥子（炒开）二钱　怀牛膝三钱　炮姜炭四分　陈广皮一钱　紫丹参二钱　鹿角胶三钱

二诊 流注破溃已久，内已成管，左髀部漫肿疼痛，症属缠绵，以丸代煎，缓图功效。

净麻黄二钱五分　大生地四两　怀牛膝一两五钱　炮姜炭五钱　肉桂心五钱　陈广皮一两　白芥子二两　鹿角胶二两　生草节一两　生黄芪二两

上药共研细末，加鹿角胶和透，炼蜜为丸。每早晚各服一钱五分。

# 二十一、股阴疽

## 痰瘀互结

罗左　股阴疽肿硬疼痛，日晡寒热，虑其增剧，姑宜祛瘀消解。

京赤芍二钱　荆芥穗钱半　青防风一钱　全当归二钱　泽兰叶钱半　杜红花八分　生草节六分　炙甲片一钱　嫩桑枝三钱　大贝母三钱　炙乳没（各）八分　炙僵蚕三钱

# 二十二、鹤膝疽

## 风痰阻络，营卫不通

昊左　鹤膝疽已久，漫肿疼痛，皮色不变，难于步履。两天本亏，风邪痰湿稽留络道，营卫闭塞不通，姑拟益气祛风，化湿通络。

生黄芪五钱　全当归二钱　西秦艽二钱　怀牛膝二钱　晚蚕沙（包）三钱　海桐皮三钱　木防己二钱　陈木瓜二钱　白茄根二钱　川独活七分　生苡仁四钱　藏红花七分　油松节（切片）二钱

### 贴阳和膏

二诊　两天本亏，风邪痰湿稽留络道，营卫痹塞不通，左膝没肿痹痛，不便步履，防成鹤膝，仍宜益气祛风，化湿通络。

生黄芪四钱　全当归三钱　怀牛膝二钱　西秦艽二钱　云茯苓三钱　生苡仁四钱　木防己二钱　广陈皮一钱　杜红花八分　虎胫骨（炙酥）二钱　松节（切片）二钱

**【赏析】**

以上四例病案均属阴疽之类，并依据下腹部发病的部位不同而取名。凡疮疡表现为漫肿平塌，皮色不变，不热少痛，未成脓难消，已成脓难溃，脓水清稀，破后难敛者，均称为"疽"。病因脾、肾、肝三经亏损，邪气郁于肌肉筋骨之间，气血凝滞而成，或因恣食炙煿肥腻，痰凝湿滞所致。故丁氏取阳和汤以补虚化痰，温阳散寒；取小活络丹以祛风活络，除湿止痛。

# 二十三、肋疽

## 肝气郁滞，痰湿凝结

宋左　肋疽漫肿疼痛，已有三月之久，内已酿脓，肝郁挟痰湿凝结，证势非轻，姑宜消托兼施。

生黄芪五钱　全当归二钱　生草节六分　抱茯神三钱　炙远志一钱　苦桔梗一钱　大贝母三钱　炙僵蚕三钱　炙甲片一钱　陈广皮一钱

外贴阳和膏。

此证针破后有似脓非脓之油腻者，是内隔膜已坏，不治也。

二诊　肋疽漫肿疼痛，已延三月之久，内有酿脓之象，宜益气托毒，健运太阴。

生黄芪四钱　紫丹参二钱　生草节八分　赤茯苓三钱　生白术二钱　陈广皮一钱　六神曲三钱　炒扁豆衣三钱　大贝母三钱　炒赤芍二钱　炒谷芽三钱　炒苡仁三钱　香附钱半　干荷叶一角

**【赏析】**

本病案为肋疽初起，并已酿脓，漫肿疼痛。治以益气托毒，化痰消肿法。本病以男性为多，病多见于有结核病史的青年患者，由于正气虚弱，肝气郁滞，痰湿凝结，阻于肝胆两经所致。初发于肌肉深部，胁肋间漫肿隐痛，皮色不变，不红不热，约经三四个月后化脓，脓水清稀，多属重症，类似于胸壁结核。故又名胁肋疽。治法参考其他阴疽类疾病的处理。

## 二十四、少腹疽

### 湿热瘀凝，营卫不从

罗右　少腹疽已成，内已溃脓，肿红疼痛，湿热瘀凝，营卫不从，虑其增剧，姑拟和营托毒。

生黄芪四钱　紫丹参二钱　生草节八分　全当归二钱　京赤芍二钱　忍冬藤三钱　连翘壳三钱　大贝母三钱　通草八分　飞滑石（包煎）三钱　泽兰叶钱半　丝瓜络二线　杜赤豆一两

退消膏上黑虎丹、九黄丹。

【赏析】

少腹疽，考证《外科全生集》记载名为"小肠疽"。患处居小腹之内，按之坚硬，热而微痛，小便频数，汗出憎寒，腹色如故，或现微肿。脓溃则宜排，脓去而正自安，营卫方调，故丁氏内服方用托里消毒散加减。外治以提脓拔毒的黑虎丹、九黄丹。

## 二十五、甘疽

### 案1　脾肾两虚

徐小　甘疽虽愈，根株未除，大腹微满，皆由两天不足，健运不能如常，再拟培养两天，加以伤风，佐入祛风化痰之品。

怀山药三钱　炙远志一钱　霜桑叶三钱　苦桔梗一钱　抱茯神三钱　嫩前胡钱半　光杏仁三钱　象贝母三钱　福橘络一钱　冬瓜子三钱　陈葫芦瓢三钱

### 案2　气血两亏

陈右　甘疽成漏，脓水淋漓，气血两亏，不能托毒外出，症势缠绵，姑宜培养气血，拔管托毒。

生黄芪六钱 生潞党参三钱 生甘草六分 全当归二钱 紫丹参二钱 苦桔梗一钱 大贝母二钱 抱茯神三钱 象牙屑（焙）三钱 红枣四枚

拔管以七仙条，须痛二句钟即止，至第三日自出。

**【赏析】**

本病案两例，徐姓病情已臻痊愈，由于先天肾后天脾"两天虚损"，予以善后调理，兼以祛风宣肺，化痰疏利法。陈姓疽已成漏管。故治疗重用黄芪以益气托毒，象牙屑以敛疮生肌法。为丁氏治外证用药特点之一。

甘疽首见于《灵枢·痈疽》篇："发于膺，名曰甘疽"。此证因忧思气结而成，生于膺上，属肺经中府穴之下，即胸部两侧肌肉较发达处（妇女位于乳房高耸处），初起形如谷粒，色青，渐变大色紫，坚硬疼痛，或见溃脓黏稠之状。治法初宜服荆防败毒散以疏解寒热，次服内托黄芪散、十全大补汤等。

# 二十六、乳疽

## 案1 肝胃不和，瘀热互结

王右 肝不条达，胃热瘀凝，左乳生疽，肿硬疼痛。虑其增剧，急宜祛瘀消解。

当归尾三钱 赤芍药三钱 银柴胡一钱 青陈皮（各）一钱 全瓜蒌三钱 生草节八分 忍冬藤三钱 连翘壳三钱 炙甲片一钱 蒲公英（包）三钱 青橘叶钱半 丝瓜络二钱

## 案2 肝气郁结

张右 外吹乳疽，初起结块疼痛，肝郁挟痰瘀凝结，营卫不从，宜解郁化痰。

全当归二钱 京赤芍二钱 银柴胡一钱 青陈皮（各）一钱 全瓜蒌（打）四钱 生香附钱半 大贝母三钱 炙僵蚕三钱 蒲公英三钱 生草节八分

**贴硇砂膏**

**【赏析】**

本病案两例，王姓乳疽，病起予乳房结块，由肝气郁结，胃热蕴结而成。今称"乳房后位脓肿"。多为一侧乳房发病。内服复元通气散、橘叶散、逍遥散加减，外治用冲和膏、九一丹、生肌散等化脓收口药。张姓为外吹乳疽，如为哺乳期患者，容易损伤乳络，形成乳漏，内服清肝解郁汤，外用硇砂膏、九一丹、海浮散以消肿、化脓、收口。

# 二十七、蜣螂疽

## 案1　痰湿郁阻，络脉不通

张左　蜣螂疽漫肿疼痛，不能屈伸，肢节酸痛，脾弱生湿，湿郁生痰，稽留络道，宜理脾和胃，化湿通络。

生白术二钱　云茯苓三钱　陈广皮一钱　仙半夏二钱　紫丹参二钱　大贝母三钱　生赤芍二钱　炙枳壳一钱　杜红花八分　陈木瓜二钱　嫩桑枝四钱　小金丹一大粒，研细末化服。

## 案2　脾虚失运，痰湿凝滞

顾小　疬痰破溃，蜣螂疽漫肿疼痛，形寒潮热，大腹胀满，内外夹杂之证，非易图功。

生白术钱半　连皮苓四钱　炒怀山药三钱　陈广皮一钱　大腹皮一钱　干蟾皮（酒洗）钱半　炒香附二钱　鸡金炭钱半　使君肉三钱　陈葫芦瓢三钱　六君子丸（包煎）三钱

## 案3　痰湿凝滞，营卫不和

谈左　蜣螂疽生于手指，漫肿疼痛，不能屈伸，脾弱生湿。湿郁生痰，稽留络道，营卫不从，宜理脾和胃，化湿通络。

生白术钱半 云茯苓三钱 仙半夏二钱 陈广皮一钱 炙枳壳一钱 生赤芍二钱 大贝母三钱 炙僵蚕三钱 风化硝（后入）五分 嫩桑枝四钱 山慈菇片八分

**【赏析】**

以上三例病案，所称蜈蚣疽，又名"蜈蚣蛀"，三病例症状所见略同。病因湿痰寒气凝滞而成，多生于体虚人手指骨节。初起不红不热不痛，渐次肿坚，肿如蝉肚，手指屈伸艰难，日久方觉木痛。治法初宜服六君子汤益气以化痰湿，另可加小金丹。见肿久不消，或溃久大损气血，遂成疮疡之证，宜服人参荣荣汤补之。外贴阳和膏等。

# 二十八、缩脚阴痰

## 阳气不足，寒湿痰瘀

高右 伤筋起见，变为缩脚阴痰，顶虽溃，未尝得脓，根脚肿硬疼痛，痛引少腹，小溲不利，腑行燥结，身热晚甚，口有甜味，舌苔薄腻，脉象濡滑。蕴湿缩瘀，凝结厥阴之络，营卫不从，证属缠绵。姑拟益气托毒，化湿通络。

生黄芪三钱 茯苓皮三钱 炙甲片一钱 清水豆卷四钱 当归尾三钱 福泽泻一钱五分 泽兰叶一钱五分 光杏仁三钱 桃仁泥一钱五分 赤芍药二钱 通草八分 象贝母三钱 苏木一钱五分 陈广皮一钱

外用九黄丹、阳和膏，并用金箍散、冲和膏，敷其四周。

二诊 伤筋起见，变为缩脚阴痰，肿硬疼痛，连及少腹，咳嗽则痛更甚，小溲不利，身热晚甚，舌苔薄腻。蕴湿凝结厥阴之络，营卫不从，缠绵之证。再拟和营去瘀，化湿通络。

清水豆卷四钱 藏红花八分 福泽泻一钱五分 通草八分 当归尾三钱 桃仁泥一钱五分 黑白丑八分 泽兰叶一钱五分 生赤芍三钱 连皮苓四钱 炙甲片八分 大贝母三钱 苏木一钱五分 醒消丸（吞服）一钱

三诊 缩脚阴痰，肿硬疼痛，上及少腹，下及腿侧，皮色不变，右足曲而不伸，寒热晚甚，舌苔薄腻，脉弦小而迟。寒湿痰瘀，凝结厥阴之络，营卫不从，缠绵之证也。今拟阳和汤加减，温化消解，冀望转阴为阳，始能出险入夷。

净麻黄三分　大熟地四钱　（两味同捣）　肉桂心五分　生草节一钱　炮姜炭五分　银柴胡一钱　炒白芥子（研）三钱　鹿角胶（陈酒化冲服）二钱　醒消丸（吞服）一钱

**【赏析】**

缩脚阴痰为阴疽之类，初诊处方用重在益气托毒的托里透脓汤加减。因其发热，故用清水豆卷。因其脚肿硬痛，故用泽泻、桃仁、苏木之品。第三诊见其肿硬疼痛未轻，为寒湿痰瘀，故改用阳和汤以补肾助阳，温化寒痰，以此敷布阳气，化解阴凝，佐以醒消丸通络止痛。

缩脚阴痰原名"缩脚流注"。本病生于髂窝，患者多因体质虚弱，阳气不足，血瘀痰阻，蕴积经络而成。中医外科医籍，有称湿痰流注、暑湿流注和髂窝流注等，则以其病因与部位不同而定名。发病后腿即逐渐吊紧，屈伸不利，故名缩脚流注，即丁氏所称的缩脚阴痰。因其初起，为风湿邪毒侵袭经络，筋脉不利，营气不和，导致患侧大腿拘挛不适，渐而上缩，肿硬疼痛，漫肿无头，皮色不变，并见潮热、汗出、消瘦等阴火症状，缠绵难愈。治宜标本同治，重在治本。内服益气托毒，温阳止痛之剂；外治敷贴消肿散结之药。

## 二十九、马刀疬

### 肝失疏泄，痰瘀凝结

吕左　疝气屡发，马刀疬肿硬不消，形寒纳少，苔腻脉弦滑。肝失疏泄，痰瘀凝结，缠绵之证，宜泄肝渗湿，化痰通络。

川楝子一钱　延胡索一钱　生赤芍二钱　陈橘核四钱　福泽泻钱半　炙荔枝核五枚　赤茯苓三钱　大贝母三钱　炙僵蚕三钱　山慈菇片八分　清水豆卷五钱　枸

橘（打）一枚

## 三十、疬痰

### 案 1 两天不足，痰瘀凝结

何童 疬痰肿硬，两天不足，痰瘀凝结，证势缠绵，姑拟崇土化痰而通络道。

全当归二钱 京赤芍二钱 银柴胡一钱 生草节六分 苦桔梗一钱 生香附二钱 川象贝（各）二钱 炙僵蚕三钱 淡昆布钱半 藏红花五分 小金丹一大粒，化服。

陈海蜇皮二两，漂淡，煎汤代水。

### 案 2 肝胆火升，痰瘀阻络

魏小 咽痛蒂坠，颏下结核，咳嗽涕多，肝胆火升，痰瘀凝结络道，风热外乘，防成疬痰，姑拟清疏消解。

薄荷叶（后下）八分 净蝉蜕八分 生甘草六分 轻马勃八分 京玄参钱半 嫩前胡钱半 苦桔梗一钱 光杏仁三钱 连翘壳三钱 大贝母三钱 炙僵蚕三钱 藏青果一钱 京赤芍二钱 鲜竹叶三十张 竹茹钱半

## 三十一、腋痰

### 案 1 湿热痰瘀凝结

倪右 湿热痰瘀凝结，营卫不从，腋痰肿硬疼痛，日晡寒热，虑其酿脓，姑拟祛瘀消解。

当归尾二钱 京赤芍二钱 银柴胡一钱 清水豆卷四钱 赤茯苓三钱 仙半夏二钱 杜红花八分 大贝母三钱 炙僵蚕三钱 炙甲片一钱 嫩桑枝四钱

小金丹一大粒，化服。

### 案2 痰湿凝结，营卫不从

赵小 腋痰溃后，脓水清稀，四围肿硬疼痛。痰湿凝结，营卫不从，缠绵之证，姑拟和营托毒。

生黄芪四钱 紫丹参二钱 生草节八分 赤苓三钱 赤芍二钱 当归二钱 六神曲三钱 制香附钱半 大贝母三钱 丝瓜络二钱

# 三十二、结核

### 案1 肺胃阴伤，营卫失常

刘小姐 伏温愈后，咳嗽未止，纳少形瘦，白㾦已回，大腿结核酸痛，左脉细弱，右脉濡滑。肺胃之阴已伤，痰热留恋，营卫循序失常，宜养正和胃，化瘀通络。

南沙参三钱 川象贝（各）二钱 瓜蒌皮三钱 抱茯神三钱 炙远志一钱 怀山药三钱 甜光杏三钱 生苡仁四钱 冬瓜子三钱 浮小麦四钱 北秫米（包）三钱 嫩桑枝三钱

### 案2 阴虚火旺，痰热互结

谢右 瘰后阴虚，肝火挟痰热，蕴结络道，风邪外乘，项颈结核，乍有寒热。虑其增剧，姑拟疏散消解。

薄荷叶（后下）八分 熟牛蒡子二钱 荆芥穗一钱 京赤芍二钱 生草节五分 苦桔梗一钱 连翘壳三钱 大贝母三钱 炙僵蚕三钱 山慈菇片八分 鲜竹茹钱半 清水豆卷四钱

【赏析】

上述病案七例，均属瘰疬范围。瘰疬是中医外科常见病之一。本病多发生于颈项，甚者连及胸腋，称为马刀疬或瓜藤疬，硬结累累成串珠者，小者为瘰，大者为疬。俗叫疬子颈，一般统称为瘰疬。儿童与青壮年男女易患此证。证见颈项胸腋结核，皮色不变，或皮色微红，推之移动，先小后大，大小不一，连绵为贯珠，微痛不适，或不觉痛，后必破溃，流出稀水样或豆浆样浊水，久则形成漏管，形体日渐消瘦，日久难治。

瘰疬治法，分内服外治。内服选用夏枯草膏、瘰疬丸、内消瘰疬丸、芋芐丸等中成药。如发生寒热者，宜选用防风羌活汤、柴胡连翘汤；气血两虚者，宜选用八珍汤、香贝养荣汤等。外治法，可用红灵药撒于疮口，外用小膏药或润肌膏敷贴，或用枯疬锭插入漏管内，外用膏药贴盖。

# 三十三、流注

## 案1　气血两亏

史左　胸膺流注已成，漏管脓水淋漓，延今一载，气血两亏，不能生肌，虑入疮痨一途。

八珍丸三两，每日吞服三钱，每日用生黄芪三钱，煎汤化服。

## 案2　风湿热稽留络道

戴左　风湿热稽留络道，血凝毒滞，右肘流注，漫肿疼痛，寒热不清。虑其增剧，姑拟疏散消解。

清水豆卷五钱　当归尾三钱　京赤芍三钱　杜红花八分　生草节八分　大贝母三钱　炙僵蚕三钱　忍冬藤三钱　连翘壳三钱　炙甲片钱半　嫩桑枝四钱　指迷茯苓丸（包煎）八钱

【赏析】

本病案两例，史姓的流注发生于胸膺部，已溃脓而久治不愈，故丁氏虑其转为疮痨；戴姓的右肘流注，为流注初起，症见寒热、漫肿，治用银翘散加减，取法辛凉透表，清热解热，防其邪毒流散内陷，加服指迷茯苓丸以化流注经络之痰湿，尤为适宜。

"流注"为肌内深部脓肿，其症状以漫肿疼痛，好发于四肢躯干肌肉丰厚的深处，随邪毒流窜发生，故名流注，但有不同之称，如发于夏秋之季，名为"暑湿流注"；病因生疗、生疖后引起者，名为"余毒流注"；发于髂窝部者，名为"髂窝流注"。还有瘀血流注、缩脚流注等病名。其病由于本身抵抗力薄弱，再加上原发病的流注未清，如患疗疮、疖、痈、损伤、切口感染等，以及挤压，或碰撞，致使余毒走散，流注全身各处，邪毒结滞经络，其性质均为肌肉深部之脓肿。

# 三十四、乳岩

### 案1 阴虚阳亢，血虚挟痰热

庄右　脉左寸关弦数不静，右寸关濡滑而数，舌苔剥绛，乳岩肿硬已久，阴液亏而难复，肝阳旺而易升，血不养筋，营卫不得流通，所以睡醒则遍体酸疼，腰腿尤甚。连投滋阴柔肝，清热安神之剂，尚觉合度，仍守原意出入。

西洋参（另煎汁冲服）二钱　朱茯神三钱　蛤粉炒阿胶一钱五分　丝瓜络二钱　霍山石斛三钱　生牡蛎（先煎）八钱　嫩白薇一钱五分　鲜竹茹二钱　大麦冬二钱　青龙齿（先煎）三钱　全瓜蒌（切）四钱　鲜枇杷叶（去毛、包）三张　鲜生地四钱　川贝母二钱　生白芍一钱五分　香谷芽露（后入）半斤

外用金箍散、冲和膏，陈醋、白蜜调敷。

二诊　脉象尺部细弱，寸关弦细而数，舌质红绛，遍体酸痛，腰膝尤甚，纳谷减少，口干不多饮，腑行燥结，小溲淡黄，乳岩依然肿硬不消，皆由阴液亏耗，血不养筋，血虚生热，筋热则酸，络热则痛。况肝主一身之筋，筋无血养，虚阳易浮，腹内作胀，亦是肝横热郁，阳明通降失司。欲清络热，必滋其阴，欲柔其肝，必养其血，俾得血液充足，则络热自清，而肢节之痛，亦当减轻矣。

西洋参（另煎汁冲服）二钱　生牡蛎（先煎）八钱　蛤粉炒阿胶一钱五分　霍山石斛三钱　青龙齿（先煎）二钱　羚羊角片（另煎汁冲服）四分　大麦冬三钱　生白芍二钱　嫩白薇一钱五分　鲜生地四钱　甜瓜子三钱　鲜竹茹二钱　嫩桑

枝一两　丝瓜络五钱

另：真珠粉二分，用嫩钩钩三钱，金器一具，煎汤送下。

三诊 遍体酸疼，腰膝尤甚，溲黄便结，纳谷减少，口干不多饮，乳岩依然肿硬不消，皆由阴液亏耗，血不养筋，筋热则酸，络热则痛，病情夹杂，难许速效。再拟养血清络。

西洋参二钱　羚羊角片（另煎汁冲服）八分　黑芝麻三钱　霍山石斛三钱　生牡蛎（先煎）八钱　青龙齿（先煎）三钱　蛤粉炒阿胶二钱　大地龙（酒洗）三钱　大麦冬二钱　生白芍一钱五分　嫩桑枝一两　首乌藤三钱　鲜生地四钱　川贝母五钱　甜瓜子三钱　丝瓜络五钱

另真珠粉二分，用朱灯心二扎，金器一具，煎汤送下。

四诊 乳岩起病，阴血亏虚，肝阳化风入络，肢节酸疼，心悸气逆，时轻时剧，音声欠扬，舌质光红，苔薄腻黄，脉象左弦数右濡数，病情夹杂，还虑增剧。姑拟养肝体以柔肝木，安心神而化痰热。

西洋参一钱五分　朱茯神三钱　川象贝（各）二钱　柏子仁三钱　黑芝麻三钱　霍山石斛三钱　青龙齿（先煎）三钱　瓜蒌皮二钱　凤凰衣一钱五分　夜交藤四钱　真珠母六钱　生地（蛤粉拌）三钱　嫩钩钩（后入）三钱　蔷薇花露一两　香稻叶露四钱（两味后入）

另真珠粉二分，朱灯心二扎煎汤送下。

## 案 2　肝郁挟痰阻络

王右　肝郁木不条达，挟痰瘀凝结，乳房属胃，乳头属肝，肝胃两经之络，被阻遏而不得宣通，乳部结块，已延三四月之久，按之疼痛，恐成乳岩。姑拟清肝郁而化痰瘀，复原通气饮合逍遥散出入。

全当归二钱　京赤芍二钱　银柴胡八分　薄荷叶（后下）八分　青陈皮（各）一钱　苦桔梗一钱　全瓜蒌（切）四钱　紫丹参二钱　生香附二钱　大贝母三钱　炙僵蚕三钱　丝瓜络二钱　青橘叶一钱五分

【赏析】

本病案两例，庄姓为阴虚阳亢，血虚挟痰热阻络所形成。内服方系据辨证施治处方，予以滋阴柔肝、化痰清络法，内服方重用羚羊角、真珠粉以柔肝清热，西洋参、霍山石斛以滋阴液而安心神；外治用金箍散、冲和膏药加陈醋、白蜜调成膏外敷。王姓同为肝郁挟痰阻络，结块于乳房部，但无肝横热郁之因，故用复元通气散（原文饮应为散字）合逍遥散以疏肝解郁，化痰散结。

乳岩多生于妇女。多因郁怒伤肝，思虑伤脾，以致气滞痰凝而成，或因冲任失调，气滞血凝而生。初起乳中结成小核如豆大，不痛不痒，逐渐长大，始感疼痛不休，继而溃烂渗出血水，溃烂深如岩穴故名。近似于今之乳腺癌等病症。

# 三十五、失营

## 阴分亏耗，肝郁挟痰瘀凝结

徐左　失营症破溃翻花，血水淋漓，内热口干，纳谷减少，阴分亏耗，肝郁挟痰瘀凝结，胃气不和，脉象细弱，已入不治之条，勉拟香贝养营汤加减。

川贝母三钱　生香附钱半　全当归二钱　大白芍二钱　紫丹参二钱　银柴胡一钱　川石斛三钱　粉丹皮钱半　广橘白一钱　生熟谷芽（各）三钱　藕节一两

马齿苋加平胬丹作饼贴之，一日一换。

**【赏析】**

本病案"失营"，病情已趋于严重阶段，应予以认真治疗。据《中国医学大辞典》"失营"条云："失营又名失荣，为外科四绝之一"，为颈部癌肿。本病生于耳前后及项间，初起形如栗子大小，状如痰核，按之石硬，推之不移，渐至破溃，但流血水，无脓，渐至口大肉腐，凹进凸出，但觉痛甚彻心，忽疮头放血如喷壶状，逾时止，往往数次放血而亡。宜内服加味逍遥散、归脾汤、益气养荣汤、补中益气汤和和荣散坚丸之属。外贴阿魏化坚膏。更宜戒七情，适心志，或可绵延岁月，然终不治。

## 三十六、横痃

### 案1 湿热瘀滞，营卫不和

徐左 湿热瘀凝，营卫不和，横痃肿硬疼痛，日晡寒热，宜消托兼施，消未成之毒，托已成之脓也。

生黄芪三钱 青防风一钱 当归尾三钱 京赤芍二钱 生草节八分 忍冬藤三钱 连翘壳三钱 杜红花八分 大贝母三钱 炙僵蚕三钱 炙甲片一钱 泽兰叶钱半 黑白丑八分

### 案2 痰湿凝结，瘀毒阻滞

姚左 横痃溃后，得脓渐多，四围肿硬渐消，宜和营托毒。

全当归二钱 紫丹参二钱 生草节六分 赤茯苓三钱 炒赤芍二钱 福泽泻钱半 大贝母三钱 炙僵蚕三钱 生黄芪三钱 香白芷五分 陈广皮一钱 丝瓜络二钱

【赏析】

横痃生于小腹两旁，大腿界中，形如腰子，皮色不变，硬如结核，是指各种性病的腹股沟淋巴结肿大。初期形如杏核，渐大如鹅卵，坚硬不痛，红肿灼热，穿溃后流脓液，不易收口。又称为鱼口。乃败精湿痰凝结而成。溃后难收口，属外科阴证。丁氏处方取诸活命饮合千金托里散加减以扶正托毒。

## 三十七、湿疮

### 湿毒胎火，蕴袭脾肺两经

王小 湿毒胎火，蕴袭脾肺两经，遍体湿疮，浸淫痒痛，头颅尤甚，身

477

热咳嗽，入夜惊悸，虑其增剧，宜清化消毒。

西牛黄一分　胡黄连五分　甘中黄五分　共研末，和透，每服一分，白糖调下。

**【赏析】**

本例为婴儿湿疹。《医宗金鉴·外科心法要诀》云："此证生婴儿头顶，或生眉端，又名奶癣。"本案已由头顶波及全身，且有胎火扰心之入夜惊悸，恐其加剧，急先用西牛黄、胡黄连、甘中黄清热解毒，化痰开窍，待证情缓解，再从本图治湿疹。湿疮急性者以清热利湿为主，多用龙胆泻肝汤、萆薢渗湿汤、五味消毒饮等方；慢性者以养血润肤为主，多用当归饮子、四物消风饮等加减，可配合黄柏、苦参、地肤子、野菊花、马齿苋等外洗。

# 三十八、湿瘰

## 血虚生热生风，脾弱生湿

徐左　湿瘰发于遍体，浸淫作痒，延今已久。血虚生热生风，脾弱生湿，风湿热蕴蒸于脾肺两经也。姑拟清营祛风，而化湿热。

净蝉蜕八分　小生地四钱　粉丹皮一钱五分　肥玉竹三钱　茯苓皮三钱　通草八分　六一散（包）三钱　苦参片一钱五分　绿豆衣三钱

外用皮脂散，麻油调敷。

# 三十九、红瘰

## 风湿热蕴于脾肺两经

罗左　风湿热蕴于脾肺两经，肌肤红瘰作痒，宜祛风清营，而化湿热。

净蝉蜕八分　粉丹皮钱半　生赤芍二钱　肥知母钱半　茯苓皮三钱　通草八分　六一散（包）三钱　制苍术钱半　苦参片二钱　肥玉竹三钱　生苡仁四钱　冬瓜

子三钱　绿豆衣三钱

# 四十、水瘰

## 血虚生风，湿热蕴袭脾肺两经

李左　遍体水瘰，头面尤甚，形幕内热，风湿热蕴袭脾肺两经，缠绵之证。宜清营祛风而化湿热，以丸代煎，缓图功效。

净蝉蜕五钱　荆芥穗五钱　小生地（炒）二两　京赤芍（炒）一两五钱　粉丹皮一两　茯苓皮（烘）一两五钱　六一散（包）一两五钱　小胡麻（炒）一两五钱　制苍术五钱　苦参片（炒）八钱　肥玉竹（炒）一两五钱　紫丹参（炒）一两　白鲜皮（炒）一两　杜红花四钱　绿豆衣一两五钱　象贝母（去心）一两五钱

上药各研末，加冬瓜皮四两，煎汤泛丸。每早服三钱，午后半饥时服一钱五分，开水送下。

【赏析】

湿瘰即湿疹，是临床常见的一种变态反应性疾病。徐姓发病已久，属慢性湿疹。皮疹遍及全身，糜烂渗液，以湿盛为特点；久病血虚生热生风，故瘙痒颇剧。凡治湿疹，宜遵养血祛风，清热除湿的原则，再根据风、湿、热及血燥的轻重缓急，随症灵活配伍。本例在丁氏湿疹基础方（蝉蜕、茯苓皮、苦参、六一散、丹皮、玉竹、绿豆衣）上，伍以生地、通草及外用药皮脂膏，以加强清热利湿之功效。罗姓以热盛为著，故肌肤红瘰作痒，故在原方基础上加肥知母、生赤芍、冬瓜子清热凉血。李姓风湿热俱盛，故在原方上加荆芥穗以祛风；增小生地、赤芍、小胡麻以清热凉血；白鲜皮、象贝母、苍术、冬瓜皮以利湿及丹参、红花养血祛风。

此外，湿疹患者还应少吃或不吃辛辣刺激食物及鱼虾等动风发物，以利于证情的缓解。

## 四十一、流火

### 湿火下注，营卫不从

金左　湿火下注，营卫不从，左腿足流火肿红焮痛，不便步履，寒热晚甚，姑拟清疏消解。

清水豆卷八钱　荆芥穗钱半　京赤芍二钱　当归尾三钱　茯苓皮三钱　通草八分　六一散（包）三钱　金银花三钱　连翘壳三钱　大贝母二钱　丝瓜络二钱　桃仁泥钱半　杜赤豆一两

流火药冷粥汤调敷。

【赏析】

流火是指下肢丹毒，是溶血性链球菌感染引起的急性皮肤网状淋巴管炎症。本例由湿火外入，血分有热而致，宜清热利湿，泻火解毒。药用茯苓皮、通草、六一散、杜赤豆清热利湿；赤芍、金银花、连翘壳清热凉血，泻火解毒，体现了本方气营两清之法。外用柏叶散（侧柏叶、蚯蚓粪、黄柏、大黄、雄黄、赤小豆、轻粉）加冷粥汤调敷，能协同内服药，迅速起到消炎退肿的功效。

## 四十二、赤游丹

### 胎火痰热郁于肺胃

蓝小　咳嗽气逆，咯痰不爽，吮乳呕吐，赤游丹发于面部，肿红色紫，胎火上升，痰热逗留肺胃，生甫月余，犹小舟之重载也。

净蝉蜕八分　象贝母二钱　炒银花二钱　胖大海二枚　赤茯苓二钱　连翘壳二钱　生赤芍一钱　嫩钩钩（后入）二钱　炙兜铃八分　薄橘红五分　炒竹茹一钱

淡竹沥（冲服）五钱　真猴枣粉（冲服）一分

**【赏析】**

赤游丹是新生儿及婴儿期的丹毒。本例小儿出生月余，属胎火痰热郁于肺胃，血分有热，发于肌肤的颜面丹毒，故既有面部肿红色紫之象，又见肺胃气逆咯痰呕吐之症。盖小儿体质娇嫩衰弱，不耐高热，最易毒陷入里，化火动风，且赤游丹发于头面较四肢为重。故急用银花、连翘壳、赤芍、嫩钩钩清热解毒，凉血熄风；胖大海、马兜铃、象贝母、淡竹沥、真猴枣粉、竹茹清肺和胃，化痰止呕，以冀邪去正安。

# 四十三、葡萄疫

## 阴虚火旺，热毒外乘

陆右　牙龈渗血未止，葡萄疫发于腿足，红点满布，内热口燥。阴虚肝火内炽，疫疬之邪乘之，宜育阴清解。

小生地三钱　羚羊角片五分　生赤芍二钱　粉丹皮三钱　金银花三钱　连翘壳三钱　天花粉三钱　大贝母三钱　丝瓜络二钱　杜赤豆一两　茅芦根（各）一两　鲜藕四两

**【赏析】**

葡萄疫，病证名。遍身（尤其四肢）出现大小青紫或紫红斑点的证候。明代秦昌遇《幼科金针》说："小儿稍有寒热，忽生青紫斑点，大小不一，但有点而无头，色紫若葡萄，发于头面部者点小，身上者点大，此表证相干，直中胃腑，邪毒传攻，必致牙宣。"根据上述记载，所谓葡萄疫，有似于今之过敏性紫癜。本案牙龈渗血，腿部紫红点满布，内热口燥，证属阴虚火旺，热毒外乘。治以育阴清热，凉血解毒。方用生地、赤芍、丹皮、天花粉、羚羊角片以清营凉血，育阴清肝。余药重在清热解毒，通络摄血。

## 四十四、桃花癣

### 风热血燥

笪女　桃花癣发于面部，焮红色紫。治风先治血，血行风自灭也。

净蝉蜕八分　粉丹皮二钱　赤芍二钱　小生地三钱　茯苓皮三钱　鸡苏散（包）三钱　黑芝麻三钱　肥玉竹二钱　杜红花八分　桃仁泥一钱五分　通草八分　甘菊花三钱

【赏析】

桃花癣又名风癣，即现代医学之面部单纯糠疹。《医宗金鉴》云："面上风癣，初如痦瘟，或渐成细疮，时作痛痒，发于春月，故俗名桃花癣，姻女多生之。"丁氏治此类风证，常从血治风，冀血行风灭。故方中一派滋阴凉血，养血活血之品，配合蝉蜕、鸡苏散、甘菊花等疏风清利。

## 四十五、麻风

### 风湿热邪蕴结肌肤，凝滞血脉

章幼　风湿热蕴袭肌肤之间，血凝毒滞，遍体湿瘰如水痘状，肌肉麻木，久成麻风。治风先治血，血行风自灭也。

净蝉蜕八分　粉丹皮二钱　紫丹参二钱　京赤芍二钱　黑荆芥一钱　杜红花八分　茯苓皮四钱　通草八分　苦参片钱半　六一散（包）三钱　全当归二钱　白鲜皮钱半　黑芝麻三钱

【赏析】

麻风，古名疠风，是由麻风杆菌引起的慢性传染性疾病。"麻"是指麻木不仁，"风"是指发病因素，包括风、湿、虫、毒。临床上将其分为实证、虚证和虚实夹杂三型。本例由风湿热邪蕴结肌肤，凝滞血脉而成，属于实证，故以祛邪活血为法。药用丹参、当归、黑芝麻、赤芍、丹皮、丹参、红花滋阴养血，凉血活血；蝉蜕、荆芥、白鲜皮疏风清热解毒；苦参、通草、六一散、茯苓皮清热利湿。其他如扫风丸、麻风丸、苦参丸、苍耳丸等，临床均有很好疗效，可随证选用。

# 四十六、钮扣风

## 阴血不足，脾虚失健，风湿热内蕴

黄右　血虚生热生风，脾弱生湿，钮扣风焮红起粟作痒。治风先治血，血行风自灭也。

京赤芍二钱　白通草八分　苦参片钱半　肥玉竹三钱　肥知母二钱　鸡苏散（包）三钱　甘菊花三钱　黑芝麻三钱　小生地三钱　粉丹皮二钱　天花粉三钱　茯苓皮四钱

【赏析】

钮扣风是生于颈下天突穴之间的皮肤病。本例由阴血不足，脾虚失健，风湿热内蕴而作，仍循"治风先治血，血行风自灭"之训，取赤芍、生地、丹皮、玉竹、黑芝麻、天花粉、知母清热生津，养血祛风；苦参、白通草、鸡苏散、菊花祛风清热利湿。

# 四十七、鸡肫疳

## 湿毒凝聚

余叟　鸡肫疳浮肿痒痛，久而不愈，高年气虚，积湿下注，宿瘀不化，宜益气生津，化痰祛瘀。

生黄芪四钱　青防风一钱　荆芥穗八分　皂荚子七粒　净蝉蜕八分　生草节六分　飞滑石（包煎）三钱　京赤芍二钱　大贝母三钱　通草八分　连翘壳三钱　黑山栀二钱　肥皂子七粒　清宁丸（吞服）钱半

**【赏析】**

鸡肫疳系指下疳之痛引睾丸，阴囊坠肿。且本病案患于老年，多因缺乏卫生知识，湿毒凝聚睾丸局部所致。治以益气祛瘀，消肿止痛，及局部清洗，外敷金黄油青等。有因性病梅毒所引起者，称为"疳疮"，尤应引起重视，进行血检、化验，以免误诊。在男子分有；生在龟头下者名"下疳"；在阴茎上者名"蛀疳"；在外皮包裹者为"袖口疳"。久而遍溃者为"蜡烛疳"。在妇女多生于阴户两侧，亦称"妒精疮"和"耻疮"。治疗重在解毒消疳，可参考专著。

# 四十八、痔疮

### 气阴两虚，湿热下注

吴左　外痔焮痛已止，脱肛未收。气虚不能收摄，阴虚湿热下注，大肠不清，传导变化乏力，苔薄腻，脉濡滑。姑拟补中益气，育阴清化。

米炒南沙参二钱　蜜炙升麻五分　清炙黄芪二钱　炒扁豆衣三钱　朱茯神三钱
水炙桑叶三钱　净槐米（包）三钱　生白术二钱　土炒当归三钱　杜赤豆一两
灶心黄土（荷叶包，煎汤代水）一两

**【赏析】**

痔疮有外痔、内痔、混合痔三类。本例外痔合并脱肛，刻下以气阴两虚，湿热下注引起的脱肛为病机关键。故丁氏仿《脾胃论》"补中益气汤"意去人参、炙甘草、陈皮、柴胡加入南沙参养阴，灶心黄土、炒扁豆衣健脾温中；桑叶、槐米、赤豆清热利湿。俟气阴得补，湿热得清，则诸症好转。

# 四十九、脱肛

### 案1　气阴两虚

李左　脱肛坠胀，燥粪结于直肠，气虚阴亏，肠中宿垢不得下达，胃呆纳少，宜理脾通胃，升清降浊。

全当归三钱　炙升麻六分　淡苁蓉三钱　苦桔梗三钱　陈广皮一钱　炒谷麦芽（各）三钱　炙枳壳一钱　全瓜蒌（切）三钱　郁李仁三钱　大麻仁四钱　白通草八分

**【赏析】**

本例由气阴两虚而导致脱肛，并伴有胃呆纳少，大便不通等脾胃升降失常的症状，清气不升，脱肛不复；而浊阴不降，则清气难升。故丁氏用润肠丸加全瓜蒌，缓通其便而降浊；桔梗、枳壳升降开泄，配合升麻，加强升提之力，共奏升清降浊之功，使下陷之气得以升提，此为丁氏治疗脱肛的经验之一。

## 案2　气血亏虚，肝胃不和

杨右　气虚血亏，肝胃不和，肛门坠胀，欲解不得，胸闷纳少，甚则泛恶，舌苔薄腻。宜益气生津，和胃畅中。

生黄芪三钱　青防风一钱　蜜炙枳壳一钱　苦桔梗一钱　云茯苓三钱　仙半夏二钱　陈广皮一钱　春砂壳（后下）八分　白蔻壳（后下）八分　炒谷麦芽（各）二钱　佩兰梗钱半　通草八分　佛手八分

**【赏析】**

本例缘由气血亏虚，肝胃不和而致肛门坠胀，胸闷纳少，泛恶等症，故丁氏选用黄芪，枳壳、桔梗益气升提；防风、佛手、茯苓、半夏、陈广皮、春砂壳疏肝解郁，化湿健脾，理气和胃。其中桔梗与枳壳同用，是丁氏治疗脱肛及肛门坠胀的用药特点，其药量一股是3：1，但在有肝胆升发太过的病证中，减少桔梗的用量。

## 案3　脾肾两虚，清阳不升

杨左　肛门坠胀疼痛，时轻时剧，大便或溏，皆由气虚肾亏。清阳不升。宜益气滋肾，升清化湿。

生黄芪四钱　潞党参三钱　炙升麻六分　生首乌三钱　蜜炙防己八分　生甘草

六分　陈广皮一钱　净槐米（包）三钱　炒枳壳八分　苦桔梗二钱　全当归二钱
大白芍二钱　干柿饼三钱

【赏析】

本例脱肛，以脾肾两虚，清阳不升为病机关键，故以补中益气汤去柴胡、白术，加首乌、大白芍、桔梗、枳壳以补益肝肾，升降开泄；防己黄芪汤益气祛风利水，利小便以实大便；槐米、柿饼清热利湿止痛。

## 案4　气阴两虚，大肠湿热

潘左　外痔焮痛，脱肛便血，气阴两虚，大肠湿热留恋。今拟调益气阴，清化湿热。

细生地四钱　粉丹皮一钱五分　京赤芍二钱　净槐米（包）三钱　抱茯神三钱
地榆炭三钱　脏连丸（包）一钱　橘白络（各）一钱　生苡仁三钱　全当归二钱
杜赤豆一两　干柿饼三钱

外用黄连膏。

【赏析】

本例为外痔合并脱肛，症见局部坠胀焮痛，脱肛便血等本虚标实之证，急则治标，药用生地、丹皮、赤芍、槐米、当归、地榆炭凉血止血；脏连丸、薏苡仁、赤豆、柿饼清热利湿；外用黄连膏消肿止痛。

# 第六章　五官科

## 一、眼病

### 案1　时毒外袭，肝火上炎

王左　风温时气客于上焦，引动厥少之火升腾，睛明珠肿红焮痛，左目合缝，寒热苔腻。宜普济消毒饮加减。

薄荷叶（后下）八分　熟牛蒡子二钱　荆芥穗一钱　甘菊花三钱　苦桔梗一钱　轻马勃八分　金银花三钱　连翘壳三钱　生赤芍二钱　炙僵蚕三钱　板蓝根三钱　犀黄醒消丸一钱，吞服。

【赏析】

本例风温时毒外袭，肝胆之火升腾，以致眼珠（即案中所云"睛明"）肿红焮痛，寒热苔腻（提示尚有湿邪夹杂），治用普济消毒饮加减以疏风散邪，清热解毒。是方出自《东垣试效方》，原书主治"大头天行"，即后世所云"大头瘟"，亦即今之颜面丹毒、流行性腮腺炎等。丁氏借本方之意而略作裁化以治外感眼疾。本例方药由普济消毒饮去黄芩、黄连、陈皮、玄参、柴胡、升麻，加荆芥、菊花、赤芍而成，并另用犀角醒消丸以增强解毒消肿止痛之功，该丸主要由麝香、牛黄、乳香、没药、雄黄等组成。治疗外感眼疾，常宜清解外邪，而内伤眼疾，多以补肾养血为治。

### 案2　肝血肾精虚

李右　目为肝窍，神瞳属肾，肾虚精不上承，两目无光，目珠生衣，形瘦神疲。宜益肾养血，明目消翳。

川石斛三钱　潼蒺藜三钱　黑芝麻三钱　熟女贞三钱　抱茯神三钱　谷精珠钱半　怀山药三钱　稽豆衣三钱　石蟹三钱　象贝母三钱　夜明砂钱半

【赏析】

肝开窍于目，故案中云"目为肝窍"。中医眼科五轮学说中，瞳神（又名神瞳、瞳子、瞳仁，即今之瞳孔）属肾，称为"水轮"。肝血肾精虚损不能上乘，故两目无光，目珠生衣（翳），兼见形瘦神疲等全身症状，治宜益肾养血，明目消翳。方中石斛、黑芝麻、熟女贞、怀山药、稽豆衣等以补肾益阴，养肝生血；潼蒺藜合谷精珠（即谷精草的头状花序，因其呈球状如珠，故有其名）以平肝明目退翳；石蟹为古代节肢动物石蟹及其他近缘动物的化石，夜明砂为多种蝙蝠的干燥粪便，两药均有清肝明日消翳的功用。

## 案3　脾肾阳虚，肝阳上扰

陈先生　耳为肾窍，目为肝窍，肝肾两亏，精气不能上充，厥阴易于上扰，肾阳不得下藏，是以耳鸣目眩，足趾畏冷，久而不除。食入之后，痰沫时有，中阳不运，水谷入胃，易于生湿生痰也。脉象细弱，舌中后薄腻。姑拟培土养阳，佐以化痰。

吉林人参一钱　熟附片四分　生龙骨（先煎）三钱　云茯苓三钱　仙半夏二钱　煅牡蛎四钱　生于术二钱　甘杞子三钱　灵磁石（先煎）三钱　补骨脂钱半（核桃肉二枚拌炒）　淡苁蓉三钱　厚杜仲三钱　生姜一片　红枣四枚

【赏析】

本例耳鸣目眩，足趾畏寒，食后痰沫时起，脉细弱，苔薄腻，案中辨证为脾肾阳气虚弱而厥阴肝阳上扰。脾肾阳虚则肢端不温，痰湿内生，脉弱苔腻；肝阳上扰则耳鸣阵作，头目眩晕。故方中用附子、苁蓉、补骨脂、杜仲、人参、于术、茯苓、半夏等以温阳补肾，益气健脾，和胃化痰；用龙骨、牡蛎、磁石等以平肝潜阳。补阳与潜阳并用为案中处方的主要特点所在。

## 二、鼻衄

### 风燥袭肺，肝火上炎

金左 阴虚体质，风燥之邪袭肺，引动肝火上升，始而气短，继则鼻衄。先宜清燥润肺而化痰瘀。

冬桑叶二钱 粉丹皮二钱 甘菊花三钱 生石决（先煎）八钱 茜草根二钱 侧柏炭钱半 川象贝（各）二钱 鲜竹茹二钱 薄荷炭（后下）八分 黑穭豆衣三钱 白茅根二扎 白茅花（包）一钱 夏枯花钱半

【赏析】

本例素体阴虚，肝木失滋，加之风燥袭肺，引动肝火，金脏受伤。肺开窍于鼻，故发为鼻衄。治以清热润燥、凉血止血为先，方选桑菊饮加止血之品。鼻衄多用白茅花，丁氏合用白茅根、薄荷炭、侧柏炭、茜草根以凉血止衄；川象贝、夏枯花、生石决清肝泻火，合为佐金平木之剂，其方法值得后世效仿。

## 三、鼻疔

### 风热外乘，肺火上升

沈右 风热外乘，肺火上升，鼻孔生疔，肿红焮痛，虑其增递，急宜清疏消解。

薄荷叶（后下）八分 甘菊花三钱 地丁草四钱 生草节八分 金银花四钱 连翘壳三钱 大贝母三钱 京赤芍二钱 天花粉三钱 夏枯草钱半 活芦根（去节）一两

【赏析】

鼻疔是生于鼻前庭部的急性化脓性疾病。其特征为疮形如粟，坚硬根深，如钉之状。本例鼻疔初起，由风热引动肺火，蕴蒸鼻腔，气血凝滞所致。为防其内陷，丁氏重用地丁草、金银花、连翘壳泻火解毒；薄荷叶、甘菊花、天花粉、赤芍疏风清热；生草节、大贝母、夏枯草相配，亦有软坚排脓之效。

## 四、鼻渊

### 案1　阴虚火旺，风燥外乘

吴右　阴虚肝胆火升，风燥外乘，鼻渊腥涕，内热口干。拟育阴清泄。

京玄参钱半　甘菊花三钱　苍耳子钱半　生石决（先煎）五钱　净蝉蜕八分　薄荷叶（后下）八分　生甘草六分　天花粉三钱　夏枯花钱半　苦桔梗一钱　冬桑叶三钱　陈辛夷八分　川象贝（各）二钱　活芦根一尺

另用陈辛夷八分、苍耳子一钱半、炒薄荷八分、青葱管一钱半，煎汤薰鼻。

【赏析】

鼻渊，俗称脑漏，与今称急、慢性副鼻窦炎相符。《素问·气厥论》云："胆移热于脑，则辛頞鼻渊。鼻渊者，浊涕下不止也。"本例素体阴虚，肝胆火升，复感风燥之邪，致邪热蒸津，热塞鼻窍，而涕出黄稠味腥；虚热实火充斥，则内热口干。故以桑叶、菊花、苍耳子、辛夷、薄荷、蝉蜕、玄参疏风清热，宣肺通窍；生石决、夏枯花、芦根、天花粉清肝泻热；《金匮要略》方桔梗汤，可以排脓止涕，配伍贝母排脓止涕之力尤强。外用陈辛夷、苍耳子、薄荷、青葱管薰鼻，开肺通窍，引涕外出。诸药合用，热清窍通，证情易平。鼻渊为临床常见之症，慢性者治疗颇为棘手，丁氏采取内服加外薰之法治疗，多有良效。

### 案2　肝肾阴虚，虚火上炎

朱左　水亏不能涵木，肝阳上升清窍，逼脑液而下流，鼻渊腥涕，头胀眩晕，心悸少寐，脉象弦小而数，舌光绛。宜育阴潜阳而安心神。

川石斛二钱　明天冬二钱　大生地三钱　生龙骨（先煎）三钱　生牡蛎（先煎）四钱　酸枣仁三钱　朱茯神三钱　天花粉三钱　肥知母钱半　灵磁石（先煎）三钱　夏枯花钱半　金器一具　琥珀多寐丸钱半（煎服）

**【赏析】**

水不涵木，肝阳上升，上攻于鼻，热壅炎灼，液腐津败，而为鼻渊；火热上冲，肝阳亢盛，则头胀眩晕，脉弦小数；阳热内扰，心神不宁，可见心悸少寐；舌光绛为阴虚内热之象。治取建瓴汤意，既滋阴安神，又镇肝潜阳。方中石斛、天冬、生地、天花粉、知母滋阴清热润燥；龙骨、牡蛎、磁石、酸枣仁、朱茯神、夏枯草、琥珀多寐丸，平肝安神，为治心悸失眠之良药。本方从本治标，也是丁氏治疗鼻渊的独特之处。

# 五、鼻痔

### 肺胃气虚，湿浊内生，上蒙清窍

傅右　阳明湿浊上升，鼻痔壅塞，头目不清，畏风怯冷，肢体作酸，肺胃气虚。拟营卫并调，兼肃肺胃。

潞党参一钱五分　全当归二钱　大白芍一钱五分　陈辛夷八分　苍耳子一钱五分　大川芎八分　藿香梗一钱五分　云茯苓三钱　生白术一钱　陈广皮一钱　煨姜二片
外用柳花散，麻油调揉。

**【赏析】**

鼻痔，今称鼻息肉，乃鼻腔内赘生物。本例缘于肺胃气虚，湿浊内生，上蒙清窍而成。气虚则血少，故头目不清，营卫失调，则畏风怯冷，肢体作酸。丁氏取《济生方》苍耳散去白芷、薄荷，加藿香梗、煨姜除湿祛风开窍；八珍汤去熟地，调补肺胃气血。外用《医宗金鉴》柳花散（黄柏、青黛、肉桂、冰片）搽之。

## 六、鼻疳

### 肺胃阴虚

贾左　肺胃积热，酿成鼻疳，迎香腐缺，鼻准已塌。内外之肿不消，防其崩陷，拟再造散加减。

羚羊角尖（另煎汁冲服）一钱　大麦冬三钱　天花粉三钱　京玄参二钱　京赤芍二钱　酒炒黄芩一钱　寒水石三钱　连翘壳三钱　大贝母三钱　夏枯花二钱　鲜竹叶三十片　干芦根（去节）一两

外用治疳结毒灵类药。

**【赏析】**

本例为发于鼻部的杨梅结毒，为梅毒晚期，结毒处已有溃烂，故迎香腐缺，鼻准已塌，病程多在4年以上。为防其崩陷，波及心包经及心经，丁氏首选羚羊角尖，清热熄风解痉，也说明了本病的急重棘手。重用清热凉血之天花粉、玄参、赤芍和清热泻火解毒之黄芩、寒水石、连翘壳、鲜竹叶。外用五宗散清凉解毒，以期能控制病情的发展。

## 七、耳痔

### 阴虚火旺，湿热上蒸

温左　耳痔焮痛流血，阴虚肝火湿热上蒸清窍所致。姑拟育阴清解。

小生地四钱　生赤芍二钱　粉丹皮二钱　薄荷叶（后下）八分　生甘草八分　白通草八分　金银花四钱　连翘壳三钱　天花粉三钱　银柴胡一钱　大贝母三钱　黑山栀二钱　夏枯草钱半

外用八宝月华丹、硇砂散。

**【赏析】**

耳痔，泛指外耳道内长出小肿块者。本例耳痔，焮痛流血，辨为阴虚火旺兼湿热上蒸，故治疗宜育阴降火，清热解毒。方中生地、赤芍、丹皮、花粉以育阴凉血清热；银花、连翘、通草、山栀、银柴胡等清热解毒，其中通草尚有利湿之功；贝母、夏枯草以清热化痰、软坚消肿。配合外用药，以增强散瘀软坚、消肿止痛之功效。其中硇砂散由硇砂、血竭、琥珀、冰片、儿茶、沉香、穿山甲、血余炭等组成，外用对局部坚硬疼痛有专功。

# 八、耳鸣

### 肾阳虚衰

陈左　腰为肾腑，耳为肾窍，肾虚则腰酸耳鸣，阳胜则心悸跳跃，咽喉干燥。宜清上实下主治。

生白芍二钱　黑穞豆衣三钱　青龙齿（先煎）三钱　生牡蛎（先煎）四钱
朱茯神三钱　炙远志一钱　酸枣仁三钱　潼蒺藜三钱　熟女贞三钱　川石斛三钱
灵磁石（先煎）三钱　嫩钩钩（后入）三钱　黑芝麻三钱　金器一具

【赏析】

本例辨证为上盛下虚，故以"清上实下主治"。上盛者，此指肝阳心火偏亢，故见心悸跳跃，尚或有烦躁失眠、头晕易怒等症（以药测症）；下虚者，此指肝肾亏虚，故见腰酸耳鸣，咽喉干燥。方中钩藤、蒺藜、龙齿、牡蛎、磁石等以平肝潜阳，重镇平悸；酸枣仁、朱茯神、炙远志等用以养心安神；生白芍、穞豆衣、熟女贞、川石斛、黑芝麻等用以养肝益肾。方中用金器一具，系指用黄金铸成的饰品一件入煎，具有镇心安神之功，可治阳胜所致的心悸跳跃、癫狂不寐等症。其功用主治与金箔（黄金锤成的纸状薄片）类同。

# 九、耳疖

### 湿热上蒸，风邪外乘

童幼　耳疖流脓痒痛，肝胆之火挟湿热上蒸，风邪外乘。宜柴胡清肝汤加减。

薄荷叶（后下）八分　银柴胡一钱　赤茯苓三钱　六一散（包）三钱　连翘壳三钱　熟牛蒡子二钱　生甘草一钱　通草八分　天花粉三钱　黑山栀二钱　淡黄芩一钱　象贝母三钱　滁菊花三钱

【赏析】

耳疳，系指一种耳内漫肿，时轻时作，常流黑色臭脓的耳疾，类似于今之慢性化脓性中耳炎。足少阳胆经入耳中，肝与胆互为表里，肝胆之火挟湿上蒸，又复感风邪（当有轻微表证），遂致耳疳发作，流脓痒痛。柴胡清肝汤出自《外科正宗》，由柴胡、生地、当归、赤芍、川芎、连翘、牛蒡子、黄芩、栀子、天花粉、生草节、防风组成，能养血清火，疏肝散结。本案方药于上方去生地、当归、赤芍、川芎、防风，加薄荷、菊花、茯苓、通草、象贝、六一散等，以加强发散利湿之功。

# 十、耳痛

## 肾阴亏耗，肝阳上升

李左　耳痛已减，耳鸣欠聪偏右，肾阴亏耗，肝阳上升，充塞清道。宜清上实下主治。

小生地六钱　粉丹皮钱半　生牡蛎（先煎）六钱　生石决（先煎）八钱　抱茯神三钱　怀山药三钱　甘杞子三钱　滁菊花三钱　潼蒺藜三钱　黑穞豆衣三钱　熟女贞三钱　灵磁石（先煎）三钱　黑芝麻三钱

【赏析】

本例仅述耳痛已减，耳鸣欠聪，余症不详。方中用生地、山药、杞子、女贞、黑芝麻等补肾养肝以"实下"；余药重在平肝潜阳以"清上"。方中重镇潜阳之品较多，说明患者可能有肝阳上亢之头昏胀痛，心烦易怒等症。

# 十一、耳后发

## 余毒留恋，挟痰并瘀

钱左　痧后蕴毒留恋，挟痰瘀凝结，耳后发肿硬疼痛，耳内流脓，稍有咳嗽。宜清解消散而化痰瘀。

薄荷叶（后下）八分　熟牛蒡子二钱　荆芥穗钱半　熟石膏（打）二钱　生草节八分　苦桔梗一钱　忍冬藤三钱　连翘壳三钱　大贝母三钱　炙僵蚕三钱　生蒲黄（包）三钱　杜红花八分　板蓝根钱半

万灵丹一大粒，化服。

【赏析】

本例麻疹后余毒留恋，挟痰并瘀，蕴结耳周，以致耳内流脓，耳后肿硬疼痛。稍有咳嗽，也系痧后肺热未消之故。治宜清热解毒，消肿散结，化痰祛瘀，略佐发散。方中板蓝根、炙僵蚕、连翘、忍冬藤、生草节清热解毒，消肿散结，红花、贝母、蒲黄、苦桔梗化痰祛瘀，薄荷、牛蒡子、荆芥穗疏解表邪，石膏清泄肺热，万灵丹为治疗痈疽、疮毒、湿痰流注和发颐等的常用之药。

# 十二、牙痛

## 案1　肾阴不足，胃热炽盛

赵左　齿属肾，龈属胃，肾阴不足，胃火循经上升，牙痛内热。拟玉女煎加减。

大生地五钱　粉丹皮二钱　霜桑叶三钱　熟石膏（打）四钱　生甘草八分　天花粉三钱　薄荷叶（后下）八分　甘菊花三钱　大贝母三钱　青盐三分　鲜竹叶三十张　活芦根（去节）一尺

**【赏析】**

本例牙痛，由肾阴不足，虚火上炎，胃热灼盛，循经上升所致。因刻下牙痛内热颇盛，故仿玉女煎以清胃泄热，佐以养阴凉血。玉女煎出自《景岳全书》，原书用该方主治"少阴不足，阳明有余"，胃热循经上攻所致的齿痛、齿衄等。玉女煎由石膏、熟地、麦冬、知母、牛膝组成。案中处方仅取玉女煎中石膏一味，余药悉异，可谓仅取其意而大易其药。如易熟地为生地以加强清热，易知母为丹皮以加强凉血，易麦冬为天花粉以加强生津止渴，加上桑叶、菊花、薄荷、贝母、竹叶、生草等以清上部之热，青盐有消肿止痛之功。

## 案 2　肾阴亏虚，阳亢于上

黄左　齿乃骨之余，肾虚则齿酸，入夜更甚，不时头痛。宜育阴清降，引火下趋。

大生地四钱　粉丹皮二钱　川石斛三钱　抱茯神三钱　生石决（先煎）六钱　黑穞豆衣三钱　川象贝（各）二钱　天花粉二钱　怀牛膝二钱　甘菊花三钱　青盐三分　生甘草六分

**【赏析】**

齿为骨之余，而肾生髓主骨，故肾虚可致齿酸或齿摇。不时头痛一症，系由阴虚阳亢所致，而非外感表证所为。方用生地、丹皮、穞豆衣、石斛、天花粉、菊花等育阴清热；石决明清肝潜阳以治头痛；牛膝功擅苦泄下降，能引火下行，以降上炎之火。

## 案 3　胃热炽盛

刘左　胃火循经上升，风热之邪外乘，牙痛龈肿，时轻时剧。宜清胃汤加减，清阳明疏风热。

小生地二钱　粉丹皮钱半　荆芥穗一钱　熟石膏（打）三钱　生甘草七分　苦

桔梗一钱　　川雅连四分　　薄荷叶（后下）八分　　连翘壳三钱　　青盐三分　　鲜竹叶三十张　　活芦根（去节）一尺

另用：川升麻二分，生石膏（打）三钱，薄荷叶（后下）八分，青盐三分，生甘草五分，细辛三分，煎水，含牙痛处。

【赏析】

本例牙痛龈肿，系由胃火挟风热，循足阳明经上攻所致。治用清胃汤加减，意在清阳明而疏风热。清胃汤即李东垣《兰室秘藏》中清胃散改为汤剂。原方由生地、当归、丹皮、黄连、升麻组成。《医方集解》载本方有石膏，则清胃之功更加有力。方中黄连泻火清胃中积热，升麻散火解毒，与黄连相配，使上炎之火得散，内郁之热得解，并为阳明引经药。丁氏医案中，凡上部肿疡辨为阳明火炽、胃热亢盛者，习用此药以散火解毒。丹皮凉血清热，生地凉血滋阴，此为胃热多可波及血分而设。原方用当归养血和血，因与本案病情不合而未予纳用。案中处方在清胃汤基础上所加之药，多侧重于疏散风热。

本案另有煎水含漱之方。方中细辛芳香气浓，性善走窜，有较好的祛风止痛作用，治牙痛，甚可单用煎汤含漱，疗效确定。

# 十三、牙衄

## 案1　心火上炎

周右　心肝之火上升，疫疠之邪外乘，舌绛起泡，内热苔黄，齿衄口干，脉弦细而数。证势非轻，拟凉营解毒。

犀角尖五分　　（另磨汁冲服）　　鲜生地六钱　　京玄参三钱　　熟石膏（后下）五钱　　甘中黄八分　　生赤芍二钱　　大青叶钱半　　活贯众三钱　　粉丹皮二钱　　细木通八分　　川雅连六分　　黑山栀二钱　　陈金汁一两（冲服）

【赏析】

衄，出血，如鼻衄、肌衄等。本例所谓牙衄，又名齿衄，实为牙龈出血。

本例齿衄，伴见口干、舌绛、苔黄等症，系属火热之邪由气及营，营血妄行之故。然而见脉象弦细而数，可知其营阴耗损，即实中已有夹虚之象，方中生地、玄参正是为此而设。余药重在凉营解毒以清热止衄。

## 案2 先天本亏，胃火上炎

张童 牙龈肿红，不时渗血，舌质淡红。此先天不足，胃火循经上升，当宜育阴清胃。

小生地四钱 天花粉三钱 生赤芍二钱 生甘草五分 连翘壳三钱 粉丹皮二钱 大贝母三钱 冬桑叶三钱 甘菊花三钱 薄荷叶（后下）八分 白茅根一扎 鲜藕二两

【赏析】

本例齿龈肿红，不时渗血，舌质淡红（并非红赤），从案中"先天不足，胃火循经上升"及所用治法看，该齿衄之因，可谓既有实热，又有虚火，以实为主，以虚为本。故所处方药偏重清热凉营以祛实，而又兼顾育阴生津以补虚。方中生地、花粉、赤芍、丹皮以养阴生津凉营清热；茅根、鲜藕重在收敛止血；余药侧重于清上焦之热。

## 案3 肾阴亏耗，胃火上升

董左 齿属肾，龈属胃，肾阴亏耗，胃火循经上升，牙龈渗血，内热口燥。宜育阴清降。

鲜生地五钱 羚羊角片四分（另煎汁冲服） 川石斛三钱 天花粉三钱 粉丹皮二钱 大麦冬（青黛拌）三钱 冬桑叶三钱 怀牛膝二钱 川贝母二钱 生石决（先煎）八钱 鲜竹茹三钱 鲜藕四两（去皮切片入药） 茅芦根（各）一两

【赏析】

本例齿衄而伴口燥，从"内热"可知本案可能还有面红目赤、烦躁易怒等症。以用药分析，治法为育阴潜阳，清热降火。方用生地、石斛、麦冬、天花粉以育阴；羚羊角片、生石决以潜阳，羚羊角片另有清热解毒作用；余药重在清热凉血止衄。

# 十四、牙疳

## 案1　热毒内蕴肾胃两经

谢左　肾主骨，齿为骨余，牙龈属胃。痘疹后，热毒内蕴肾胃两经，以致牙疳腐烂，苔黄，脉数。听其蔓延，恐有穿腮落齿之险，重症也。姑拟芦荟消疳饮加味，清阳明而解热毒。

真芦荟八分　甘中黄八分　金银花四钱　活贯众三钱　川升麻三分　胡黄连四分　黑山栀一钱五分　京玄参一钱五分　生石膏（打）三钱　银柴胡八分　活芦根（去节）一尺

外用走马牙疳散，桐油调敷。

【赏析】

疳，此指疮疡腐烂流脓者，有耳疳、鼻疳、喉疳、舌疳、下疳等不同病名。本例牙疳实为牙龈发疳，亦称走马牙疳，故见牙龈腐烂，并恐其有穿腮落齿（损及牙槽骨及周围组织）之险。因齿属肾之标，龈为胃所络，故牙疳多由"热毒内蕴肾胃两经"所致。因其病处急性阶段，且苔黄脉数，阳明胃热为主而少阴火旺不显，故治疗重在清阳明而解热毒。方中真芦荟清热泻下，生石膏清热泻火。前者苦寒以通阳明腑实，后者辛寒以清阳明经热，两者均为清阳明的得力之药。余药多为清热解毒而设。方中银柴胡、胡黄连清虚热而退骨蒸，入肾而清肾经之虚火，升麻散郁火，因势利导，有火郁而发之之意。

## 案2　阳明气分热炽，波及营血

王右　丹痧后阳明积火上升，牙疳腐烂，颧面肿痛，身热晚甚。虑其增剧，拟芦荟消疳饮加减。

真芦荟八分　京玄参钱半　荆芥穗一钱　活贯众三钱　熟石膏（打）三钱　甘中黄八分　胡黄连六分　银柴胡一钱　薄荷叶（后下）八分　金银花四钱　连翘壳

三钱　犀角片（磨冲服）四分　川升麻四分　陈金汁（冲服）一两　鲜竹叶三十张
活芦根（去节）一尺

二诊　牙疳腐烂，颧面肿痛，身热咳嗽，手臂痧子隐隐。温邪疫疠蕴于阳明，积火上升，还虑穿腮落牙之变，再宜清温败毒。

前方去柴胡、升麻、陈金汁，加京赤芍。

【赏析】

丹痧，系一种急性皮肤热毒病变，以患部皮肤红如涂丹，故名之。丹痧多发于小腿或面部，发于面部名颜面丹痧。本例丹痧后又并发牙疳，牙龈腐烂，颧面肿痛，身热晚甚。证属阳明气分热炽，波及营血，故治宜气营两清，清热解毒。方中芦荟通腑，石膏清热，以泻阳明之热炽。犀角、赤芍、玄参以清营凉血解毒。荆芥、薄荷发散，尚冀邪有外透之机。余药多侧重于清热解毒。

## 案3　先天本亏，胃火上炎

艾左　先天不足，胃火循经上升，牙疳腐烂，牙龈渗血。宜芦荟消疳饮加减。内搽丁氏走马牙疳药。

真芦荟八分　京玄参二钱　薄荷叶（后下）八分　熟石膏（打）四钱　甘中黄八分　胡黄连五分　银柴胡一钱　金银花四钱　连翘壳三钱　苦桔梗一钱　活贯众三钱　粉丹皮钱半　鲜竹叶三十张　活芦根（去节）一尺

钱小　走马牙疳腐烂，颧面肿痛，身热不退。证势危笃，勉拟芦荟消疳饮消疳解毒，以尽人工。

真芦荟八分　京玄参钱半　荆芥穗一钱　熟石膏（打）四钱　甘中黄八分　苦桔梗一钱　银柴胡一钱　连翘壳三钱　金银花四钱　胡黄连四分　鲜竹叶三十张　薄荷叶（后下）八分　活贯众炭三钱　活芦根一尺

【赏析】

上两例牙疳（又名走马牙疳）治法用药相似。艾案抑或也有身热不退之症，两案均为牙疳之重危之证。所用药物均以清热解毒，滋阴凉血为主，艾案外搽丁氏走马牙疳药，为丁氏自制外用药，组成不详，观其所用之证，似用以消腐敛疮为主。钱案贯众炒炭用，取清热解毒而又有敛疮之功。

# 十五、牙痈

### 案1　胃火上升，风热外乘

叶小　牙痈已成，内外肿痛，胃火上升，风热外乘。势将酿脓，宜清疏消解。

薄荷叶（后下）八分　熟牛蒡子二钱　荆芥穗一钱　京赤芍二钱　生草节八分　苦桔梗一钱　轻马勃八分　连翘壳三钱　象贝母三钱　炙僵蚕三钱　忍冬藤三钱　生蒲黄（包）三钱　活芦根（去节）一尺

吹玉钥匙，敷如意散，醋、蜜调。

【赏析】

痈，肿疡处红肿高起，焮热疼痛，未成脓前无疮头，已成脓后易溃破，溃后脓出，疮口易敛。本例牙痈，实为齿龈痈肿。痈肿未成脓时，治多以清热解毒、散结消肿为主（成脓后当以补气托毒为主）。案中治法、方药集中体现了中医治痈之原则。外敷如意散，全名为如意金黄散，由姜黄、大黄、黄柏、苍术、厚朴、白芷、天花粉组成，有消肿解毒止痛之功。

### 案2　湿热蕴毒，肝阳升腾

赵左　余毒湿热留恋，肝阳升腾，两耳响鸣失聪，牙痈溃脓，头痛眩晕。宜清解托毒而潜厥阳。

冬桑叶三钱　生赤芍二钱　甘菊花三钱　天花粉三钱　生草节八分　金银花四钱　连翘壳三钱　大贝母三钱　生石决（先煎）八钱　京玄参二钱　灵磁石（先煎）五钱　嫩钩钩（后入）三钱　六味地黄丸（包）八钱

【赏析】

本例牙痈溃脓为新感，由湿热蕴毒所致；耳鸣失聪、头痛眩晕为宿疾，由肝阳升腾所致。治可兼顾，既清解托毒，又平肝潜阳。方中桑叶、菊花既可凉散清热，亦可平肝潜阳；天花粉、玄参、地黄丸以滋阴清热制阳；生石决、灵磁石、嫩钩藤以平肝潜阳；余药清热凉血，托毒排脓。

# 十六、牙岩

## 营血久亏，郁火上炎

何右　营血久亏，肝郁不达，郁从火化，火性上炎，致发牙岩，已延半载。虑其翻花出血，下部酸软乏力，拟养营清上。

小生地四钱　肥知母一钱五分　生甘草六分　粉丹皮二钱　京赤芍二钱　连翘壳三钱　川黄柏一钱五分　京玄参二钱　大贝母三钱　生蒲黄（包）三钱　藕节四枚

【赏析】

岩，病名，其肿块略硬，凸凹不平如岩石，故得此名。初起小痛，溃后流血剧痛，患处疮面不平，或高突如莲蓬，或凹陷如岩穴，因病位不同而有乳岩、舌岩等具体病名。本例所谓牙岩，可能为牙龈癌肿，亦可能系牙槽脓肿损及牙床骨后溃久不敛的"牙漏"。案中辨证为营血久亏，郁火上炎，故治疗拟养营凉血，降火清上。方中生地、丹皮、赤芍、玄参、生蒲黄等用以养营阴清血热；知母、连翘、黄柏等用以清热降火；贝母以散结；藕节以敛疮。

# 十七、舌疳

## 阴虚肝脾积火上升

黄右　舌疳腐烂偏左，痛引耳根，妨于咽饮，脉象细数。阴虚肝脾积火上升，证势沉重，宜育阴清降而化蕴毒。

吹金不换、柳花散、珠黄散。

小生地四钱　生石决（先煎）八钱　甘中黄八分　金银花三钱　京玄参二钱　川象贝（各）二钱　胡黄连六分　天花粉三钱　肥知母钱半　藏青果一钱　通草八分　寒水石三钱　鲜竹叶三十张　活芦根（去节）一尺

野蔷薇露漱口。

二诊 舌疳腐烂，头痛偏左，脉象弦小而数。阴分亏耗，积火上升，证势甚重，再宜育阴清降，佐入引火归元。

小生地四钱　生石决（先煎）六钱　胡黄连四分　鲜竹叶三十张　瓜蒌皮二钱　生甘草八分　川象贝（各）二钱　京玄参二钱　通草八分　金银花三钱　活芦根（去节）一尺

滋肾通关丸一钱五分，包煎。

【赏析】

舌疳，舌体溃疡腐烂。本例舌疳腐烂，痛引耳根，妨于咽饮，引发头痛，脉象细数（主阴虚火旺），提示积火上升而阴分亏耗，故拟育阴清（热）降（火）解毒，佐以引火归原（二诊）。方用生地、玄参、天花粉以养阴清热；寒水石、知母以清热生津；通草、竹叶以清热利水而引火下趋；生石决性味咸寒以潜阳降火；余药多为清热解毒而设。珠黄散（珍珠、牛黄）等外用药有清解去腐生肌作用。

二诊时加用滋肾通关丸，是方出自《兰室秘藏》，由知母、黄柏、肉桂组成，有滋阴降火、引火归原功效。所谓"引火归元"即是治疗肾的虚火上升的一种方法。肾火上升称为浮火、浮阳，多有上热下寒之象，故需引浮火下行而归于肾中。肉桂与补肾阴而收敛的药物同用，即有引火归元之功。本例"阴分亏耗，积火上升，证势甚重"，故以此法为佐，以图一探。

# 十八、重舌

## 疹毒未尽，肺失宣肃，脾失健运

孔宝宝　重舌肿势不消，舌根痛根脚渐收，顶已高起，有酿脓之象，身热渐轻未楚，咳嗽痰多，痧疹布而渐回，腑行溏薄，小溲色白，舌苔干腻，脉象濡数。先天本亏，风湿之邪挟痰瘀蕴结上焦，血凝毒滞，本虚标实，还虑增剧。再拟疏散消解，和中化痰，尚希明正。

薄荷叶（后下）四分　炒荆芥八分　生赤芍二钱　赤茯苓三钱　银花炭三钱

苦桔梗一钱　川象贝（各）二钱　炙僵蚕三钱　银柴胡一钱　干荷叶一角　炒竹茹

一钱五分

【赏析】

重舌，舌下静脉瘀血肿胀，或舌下痈疡肿势较剧，以致犹如多生一小舌者。本例重舌，案中言明由"舌根痈"引起，局部肿势小消，顶已高起，有酿脓之象。另见身热未尽，咳嗽痰多，系由疹毒未尽，肺失宣肃所致；大便溏薄，小便色白，或因"先天本亏"、脾虚失运之故。案中辨为"本虚标实"，其治疗疏散消解，和中化痰，则以祛实为先。待邪实大势一去，本虚之象突出时，想必会转手以扶正为主，所谓"急则治其标，缓则治其本"。方中茯苓利湿健脾，荷叶升阳止泻，竹茹和胃降逆，三药配伍，正可体现治法中"和中"之意。余药重在疏散风温，清热解毒，化痰消肿。

# 十九、舌根痈

## 案1　风热时邪外乘，痰瘀疹毒内壅

孔宝宝　心脾之火上升，风热之邪外乘，挟痰瘀凝结上焦，重舌、舌根痈内外肿硬疼痛，寒热咳嗽，疹疹隐隐不透，舌质红苔薄腻，脉象滑数。内外夹杂之证，宜辛凉清解而化痰瘀。

薄荷叶（后下）八分　荆芥穗一钱　净蝉蜕八分　生草节六分　苦桔梗一钱

连翘壳三钱　生赤芍二钱　象贝母三钱　炙僵蚕三钱　鲜竹茹钱半　山慈菇片八分

二诊　重舌肿势略减，舌根痈肿硬疼痛，连及颊车，身热有汗不解，咳嗽痰多，疹疹隐隐布于背部，静薄腻而黄，脉象滑数。风温时气挟痰瘀凝结上焦，血凝毒滞，再宜清疏消解而化痰瘀。

薄荷叶（后下）八分　荆芥穗一钱　净蝉蜕八分　生草节六分　苦桔梗一钱

连翘壳三钱　轻马勃八分　象贝母三钱　炙僵蚕三钱　鲜竹茹二钱　生赤芍二钱

生蒲黄（包）三钱　白茅根（去心）一扎

【赏析】

本例因风热时邪外乘，痰瘀痧毒内壅，以致舌根痛肿，遂成重舌，肿硬疼痛，并有寒热咳嗽，痧布不透之症，舌红苔黄腻，脉象滑数。治宜辛凉发表，宣肺透疹，清热化痰，解毒消肿。方用薄荷、荆芥、蝉蜕、象贝、桔梗等以发表透疹，宣肺化痰；连翘、马勃、僵蚕、山慈菇、生甘草等以清热解毒；赤芍、生蒲黄以清营凉血。二诊用白茅根，也有清热凉血作用。

## 案2　风邪挟痰瘀凝结

施右　风邪挟痰瘀凝结，舌根痛肿硬疼痛。虑其增剧，宜疏散消解。

薄荷叶（后下）八分　牛蒡子（炒）二钱　京赤芍二钱　荆芥穗一钱　生草节八分　苦桔梗一钱　轻马勃八分　象贝母三钱　连翘壳三钱　炙僵蚕三钱　生蒲黄（包）三钱　山慈菇片八分

梅花点舌丹一粒，去壳，研末化服。

二诊　舌根痛硬疼痛，略见轻减，适值经行。再宜疏散消解，祛瘀通经。

前方去山慈菇、蒲黄、马勃，加杜红花、丹参、茺蔚子。

三诊　舌根痛肿硬疼痛较前大减，结核未能尽消，舌质淡红。肝火挟痰瘀凝络道，营卫不从，再宜祛瘀化痰而疏风热。

紫丹参二钱　京赤芍二钱　熟牛蒡子二钱　薄荷叶（后下）八分　生草节六分　苦桔梗一钱　川象贝（各）二钱　炙僵蚕三钱　连翘壳三钱　杜红花八分　福橘络一钱　炒竹茹钱半　大荸荠（洗打）五枚

【赏析】

本例以舌根痛肿硬疼痛为主症，辨为风邪挟痰瘀凝结所致，治宜疏风散结，消肿解毒。二诊之时，适值月事来潮，故方药略作调整，去初诊方中用于散结行瘀解毒的山慈菇、生蒲黄、马勃，加入活血调经的红花、丹参、茺蔚子，使其更切合病证。三诊之时，病情有所好转（而经行未尽），故仍从原法原方而略作变动，方中加用橘络、竹茹，有理气和胃降逆之功，可能患者有纳呆泛恶之症而未予记载，也可能为防大量苦寒药物有碍胃之弊而设。初诊用梅花点舌丹化服，有清热解毒、消肿止痛作用，对疔疮痈肿、咽喉肿痛有良效。该丹由牛黄、雄黄、蟾酥、熊胆、冰片、麝香、乳香、没药等十余味药组成。

# 二十、唇肿

### 案1 胃火炽盛，湿热入营

端右　旧有便血，屡次举发，唇肿不消。胃火上升，湿热入营，拟清胃汤加减。

小生地三钱　熟石膏（打）三钱　川升麻三分　生甘草八分　薄荷叶（后下）八分　天花粉三钱　生赤芍二钱　大贝母三钱　甘菊花三钱　活芦根一尺　杜赤豆一两　苦桔梗一钱

【赏析】

本例以唇肿不消为主症。"旧有便血"一症，想必是便中常夹鲜红之血，系痔疮肠风所致，而不是黑便，故非脾不统血所为。新起唇肿与旧有便血相参，辨为胃火炽盛，湿热入营，用清胃汤加减以清阳明而凉营血。清胃汤出自《医宗金鉴》，由生地、石膏、黄芩、丹皮、黄连、升麻组成。本例处方中生地、石膏、升麻并用，以凉血滋阴，清热泻火，散邪解毒。以生赤芍易原方中丹皮，作用相似，凉血祛瘀而消肿止痛。去原方中的黄芩、黄连，加薄荷、天花粉、贝母、菊花、赤豆、桔梗等清热生津、除湿化痰之品，使方药与证治更趋切合。

### 案2 毒火流散

屠右　传染毒火，右臂肿红焮痛，不能举动，牙唇肿痛，寒热头胀。宜清火解毒。

薄荷叶（后下）八分　熟牛蒡子二钱　甘菊花三钱　地丁草三钱　金银花四钱

连翘壳三钱　　板蓝根二钱　　天花粉三钱　　生草节六分　　大贝母三钱　　炙僵蚕三钱

川雅连四分　　白通草八分　　活芦根（去节）一尺

另：甘中黄四两，研细末，以金银花露、白蜜调敷手肿处。紫金锭五角，用菊花露磨涂作底。吹药柳花散、玉钥匙。

【赏析】

本例由毒火流散而致手臂肿红，焮痛，龈唇肿痛，伴寒热头胀，治宜清解火毒。方中之药，多为苦寒清热泻火，解毒消肿之品，略佐甘寒养阴生津之物。外用药亦重在清热解毒，凉血消肿。内外合用，可谓清解热毒之重剂。外用药中紫金锭，出自《惠直堂经验方》，由雄黄、朱砂、小慈姑、小文蛤、千金子、当门子、红芽大戟组成，有辟瘟解毒，清神止痛之功。

### 案3　风热挟湿，客于上焦

胡左　人中肿红作痒，目胞亦痒，目光模糊。肝肾本亏，风湿热客于上焦，宜清营祛风而化湿热。

小生地三钱　　粉丹皮钱半　　肥知母钱半　　茯苓皮四钱　　通草八分　　生赤芍二钱

光杏仁三钱　　象贝母三钱　　甘菊花三钱　　生甘草五分　　梧桐花钱半　　黑芝麻三钱

【赏析】

本例因风热挟湿，客于上焦，而致人中处肿红作痒，眼睑亦痒。至于目光模糊，主要与肝肾本亏有关，治疗当须兼顾。方用生地、丹皮、赤芍、知母等以清营凉血滋阴；茯苓皮、通草以利水祛湿；杏仁、象贝、菊花以清上焦痰热并利咽消肿；生甘草、梧桐花清热解毒：黑芝麻用以兼顾肝肾本亏。

# 二十一、口疮

### 风热外乘，心胃火旺

邵小　口疮碎痛，妨于咽饮。阴虚胃火循经上升，风热之邪外乘。今拟导赤汤加味，引火下行。

　　鲜生地三钱　京玄参二钱　薄荷叶（后下）八分　冬桑叶二钱　白通草八分　木通八分　甘中黄八分　川雅连四分　金银花四钱　连翘壳三钱　川象贝（各）二钱　竹叶三十张　活芦根一尺

**【赏析】**

　　口疮，口腔内膜上生黄白色如豆样大小的溃烂点。小儿口疮若因疳积所致者，则亦可名为"口疳"。胃经循入龈，心开窍于舌，风热外乘，心胃火旺，相并上炎，以致本例口疮碎痛，妨于咽饮。方用导赤散加味，清心胃之火以小便而行。案中方药将导赤散（生地、木通、竹叶、生草）中生甘草易为甘中黄（又名人中黄、甘草黄），以增其清热解毒凉血之功。余药侧重于清解及养阴。

# 二十二、骨槽痈

## 案1　胃热炽盛，毒血瘀外

　　周奶奶　始由头痛咽痛起见，继则颊车肿硬疼痛，连及颏下，牙关拘紧，舌苔薄腻，脉象浮滑。胃火循经上升，风温之邪外乘，挟痰瘀凝结络道，血凝毒滞，势成骨槽痈之重症。急宜疏散消解而化痰瘀。

　　薄荷叶（后下）八分　熟牛蒡子二钱　荆芥穗一钱　生草节六分　苦桔梗一钱　轻马勃八分　炙僵蚕三钱　连翘壳三钱　赤芍二钱　大贝母三钱　粉葛根二钱　青防风一钱　茵陈散（包）三钱　生蒲黄（包）三钱

**【赏析】**

　　本例牙槽痈尚未破溃，初起头痛咽痛，继则两颊连及颏下肿硬疼痛，牙关拘紧，舌苔薄腻，提示热毒血瘀外，尚有痰湿兼夹；脉象浮滑，提示表证未除而胃热已盛。牙槽痈本属重症，因其尚在初始阶段，故治宜疏风散热，解毒消肿，化痰祛瘀。若至破溃，则多以益气排脓托毒为主。方中贝母重在清热散结；生蒲黄（并非炒炭用）重在行血祛瘀；茵陈散重在清热利湿。余药疏散风热，解毒利咽。

### 案2 胃火上攻，风温入乘

蔡左 骨槽痈漫肿疼痛，牙关拘紧，胃火循经上升，风温外乘，虑其增剧，急宜疏散消解。

薄荷叶（后下）八分 熟牛蒡子二钱 荆芥穗一钱 京赤芍二钱 生草节八分 苦桔梗一钱 大贝母三钱 抚川芎八分 炙僵蚕三钱 银柴胡一钱 粉葛根一钱 生蒲黄（包）二钱 茵陈散（包）三钱

外用如意散、干蟾皮、玉钥匙。

【赏析】

本例牙槽痈疡，局部漫肿疼痛，牙关开合不利，辨证为内有胃火上攻，外有风温入乘，故治疗急宜疏散风热，消肿解毒。故方用银翘散加减以疏风散热，解毒散结。方中外用药均有消肿止痛解毒作用，其中如意散由姜黄、大黄、黄柏、苍术、厚朴、白芷等组成。

# 二十三、骨槽风

### 案1 风寒痰瘀互结

周左 骨槽风肿硬不痛，牙关拘紧，缠绵二月余，此阴证也。位在少阳，少阳少血多气之脏，脉络空虚，风寒乘隙而入，痰瘀凝结，徒恃清凉无益也。法当温化，阳和汤主之。

净麻黄五分 肉桂心四分 大熟地（二味同捣）四钱 炮姜炭五分 生草节八分 白芥子（砂、研）一钱 鹿角霜三钱 小金丹（陈酒化服）一粒

外用生姜切片，上案艾绒灸之，再覆以阳和膏。

【赏析】

骨槽，即今之牙槽骨，为口腔内载齿之骨，有上、下之分。上为上颌骨

之牙槽突，下为下颌骨之牙槽突。"骨槽风"，又名"穿腮发"、"牙叉发"，有似于今之颌骨骨髓炎，颌骨骨髓与颌面部软组织炎症同时发生，故急性期多见颌面肿胀疼痛，且寒战发热。慢性期多疼痛好转，颌面形成硬块，并多牙关拘紧，张口困难。本例病缠二月，局部肿硬而不痛，已呈慢性无疑。据此，案中辨其为"阴证"，风寒与痰瘀（肿块不红不痛者，多与痰瘀有关）互结，故若仅投清凉，有害无益。法当温化，或可缓缓图治。方用阳和汤，本案处方将原方中鹿角胶易为鹿角霜，补力虽减而敛疮之功较强。另用小金丹以增强散结消肿、化痰软坚功效。

本例外用之法颇具特色，且颇费心计。用生姜切片，上放适量艾绒，以灸局部，然后覆以阳和膏（川乌、草乌、当归、白芷、附子、乳香、没药等），有温化阴毒、行气活血之功，对漫肿硬结而不痛不红的阴疽痰核有特效。骨槽风后期局部肿硬阴冷，血瘀痰阻，可致死骨发生。本例内服外治并施，可谓竭尽救治之力。

### 案2　气血两亏，无力逐毒外出

朱右　骨槽风破溃经年，脓积腐骨，流水清稀，气血两亏，不能载毒外出，缠绵之证也。法予补托。

潞党参三钱　生黄芪四钱　全当归二钱　京赤芍二钱　云伏苓三钱　炮姜炭五分　陈广皮一钱　川贝母三钱　炙僵蚕三钱　香白芷六分

【赏析】

本例骨槽风（有似于今之颌骨骨髓炎），破溃年余，流脓清稀如水，证属气血两亏，无力逐毒外出，故成经久不愈之证。肿核既已溃破者，治当补气托毒为主，何况本例病缠经年，气血早亏。补气托毒生肌之药当首推生黄芪，其与党参（或人参）、当归、炮姜等配伍同用，意在补气托毒、生肌敛疮。而赤芍、僵蚕、陈皮、川贝则解毒散结，邪去方能正安。

### 案3　阴虚胃火与风痰交阻

朱左　骨槽风牙关拘急，牙龈腐烂。阴虚胃火上升，邪风挟痰入络所致。

证属缠绵，姑拟和营祛风，化痰通络。

全当归二钱 京赤芍二钱 紫丹参二钱 生草节八分 苦桔梗一钱 大贝母三钱 炙僵蚕三钱 银柴胡一钱 粉葛根一钱 丝瓜络二钱

【赏析】

本例骨槽风牙关拘急，牙龈腐烂，病势缠绵，证属阴虚胃火与风痰交阻，入气波营，故治宜清热和营，祛风化痰，通络消肿。方中当归、赤芍、丹参为和营活血之品；桔梗、贝母、僵蚕、银柴胡、葛根、生草节为清解化痰之物；丝瓜络用以祛风通络。

## 案4 阴液耗伤，热痰毒蕴结

金右 骨槽风穿腮落齿，脓水臭秽。证属棘手。西洋参二钱 北沙参三钱 川石斛四钱 赤白芍（各）一钱五分 金银花三钱 粉丹皮二钱 川贝母三钱 天花粉三钱 旱莲草二钱 黛蛤散（包）六钱

【赏析】

本例骨槽风穿腮落齿，脓水臭秽，可见其下颌骨及牙槽骨已坏死，或已成死骨，为骨槽风后期重症。本例余症未详，从方药看，患者尚或有口干咽燥、舌光红无津等阴液耗伤之症，故案中用西洋参（而不用黄芪、人参）、北沙参、川石斛、天花粉等众多养阴生津之品。金银花、赤白芍、川贝、黛蛤散清热解毒，化痰散结，全方以扶正为主，兼以祛邪。

## 案5 风邪外乘，痰热内壅

徐右 风邪痰热入于少阳阳明之络，牙关拘紧不舒，开合不利。防成骨槽风，姑拟疏解。

薄荷叶（后下）八分 熟牛蒡子二钱 粉葛根一钱 银柴胡一钱 生草节八分 苦桔梗一钱 青防风一钱 赤芍二钱 象贝母三钱 炙僵蚕三钱 抚川芎八分 福橘络一钱 茵陈散（包）三钱

【赏析】

本例风邪外乘，痰热内壅，入于阳明（入龈）、少阳（循面侧）之络，

以致牙关拘紧，开合不利，尚或有颌面肿痛之症。病有渐成骨槽风之势，急拟疏风清热、解毒消痰。方中薄荷、防风、银柴胡、葛根等以疏风清热为主；赤芍、川芎、橘络以行气活血，有助消肿；牛蒡、桔梗、贝母、僵蚕等清热解毒，化痰散结。

### 案6 寒热交作

施左 颐肿坚硬，寒热交作，牙关开合不利，骨槽风之渐也。宜与疏散。

荆芥穗一钱五分 青防风一钱 薄荷叶（后下）八分 炒牛蒡子二钱 生草节八分 苦桔梗一钱 大贝母三钱 炙僵蚕三钱 晚蚕沙（包）二钱 山慈菇片八分 万灵丹（入煎）一粒

外用消核锭，陈醋磨敷。

二诊 寒热已退，肿硬渐消，此系风痰交阻络道所致。再与疏散。

荆芥穗一钱五分 青防风一钱 薄荷叶（后下）八分 炒牛蒡子二钱 生草节八分 苦桔梗一钱 大贝母三钱 炙僵蚕三钱 小青皮一钱 光杏仁三钱 万灵丹（入煎）一粒

【赏析】

本例为骨槽风之急性期，见颌面（颐，腮部、颌下）肿胀坚硬，张口不利而寒热交作。治从辛凉疏解，清热散结。二诊经治症减，故治守原意而方药略有出入。本案方药中荆芥、防风、薄荷以辛凉疏散；牛蒡子、僵蚕、蚕沙、山慈菇、生草节（生甘草节）清热解毒，消肿散结；桔梗、贝母化痰软坚。万灵丹入煎，消核锭外用，均为增强清解散结消肿之功。

### 案7 肝胃火旺，风热外袭

洪左 颊车漫肿焮红，且有寒热，肝胃之火升腾，风热之邪外乘。宜以清疏。

荆芥穗一钱五分 青防风一钱 薄荷叶（后下）八分 炒牛蒡子二钱 生石膏（打）四钱 生草节八分 苦桔梗一钱 京赤芍二钱 大贝母三钱 炙僵蚕三钱 金

银花三钱　茅芦根（去心、节，各）一两

**【赏析】**

颊车，两颌之侧。本例颌面漫肿焮红，且有寒热（提示尚属发病初期，表证未除），辨证为肝胃火旺，风热外袭，治以清热解毒，疏风透表。方中生石膏辛寒，辛以发散，寒以清热，于表里俱热或里热有外透之机时用之最宜。荆芥穗、防风、薄荷、牛蒡子疏风透表，生甘草、赤芍、僵蚕、金银花清热解毒。

## 案8　气阴两伤，少阴伏热

邹左　骨槽痈内外穿溃，腐烂已久，气阴两伤，少阴伏热上升，喉痹燥痛，蒂丁下坠，妨于咽饮，咳嗽痰浓夹红，舌质红绛，脉象濡小而数，加之手足浮肿，动则气喘，胸膺骨胀，肺络损伤，子盗母气，脾土薄弱。肺喜清润，脾喜香燥，治肺碍脾，治脾碍肺，棘手重症。勉拟培土生金，养肺化痰，未识能得应手否！

南沙参三钱　生甘草六分　瓜蒌皮二钱　猪肤（刮去油、毛）三钱　怀山药三钱　苦桔梗一钱　生苡仁四钱　冬瓜子皮（各）三钱　连皮苓四钱　川象贝（各）二钱　藏青果一钱

外用金不换，吹喉搽腐。

**【赏析】**

骨槽痈，牙槽颌面痈疡。喉痹，咽喉肿痛，阻塞不利。蒂丁，即悬雍垂。胸膺，即前胸部。本例病情复杂。骨槽痈疡，内外穿溃；喉痹燥痛，蒂丁下坠；咳痰夹红，动则气喘；手足浮肿，舌质红绛，脉濡而数。证属气阴两伤，伏热上升，肺脾俱病，实属重症。肺金为脾土之子，肺病在先，累及脾土，故为"子盗母气"，肺喜清润，脾喜香燥，治疗用药互有妨碍，故颇感棘手。权拟培土生金，养肺化痰，以探治途。方中怀山药、连皮苓、生苡仁等健脾化湿以助肺金；南沙参、猪肤、桔梗、冬瓜子皮、川象贝、瓜蒌皮等养阴清

肺，化痰排脓，利咽消肿。外用金不换吹喉以消毒敛腐，以利咽饮。

# 二十四、穿腮毒

## 肝郁挟痰，凝结少阳阳明之络

赵左　穿腮毒内外破溃，得脓不多，四围肿硬不消。肝郁挟痰，凝结少阳阳明之络，缠绵之症，拟和营托毒。

全当归二线　京赤芍二钱　银柴胡一钱　云茯苓三钱　象贝母三钱　炙僵蚕三钱　生草节八分　苦桔梗一钱　福橘络一钱　山慈菇片八分　丝瓜络二钱

外用黑虎丹、九黄丹、冲和膏、金箍散。

【赏析】

穿腮毒，系指腮部（颊前颌上，相当于口腔黏膜的外壁）肿疡破溃之病证，属牙槽脓肿或颌骨骨髓炎等病之后期重症。本例穿腮毒虽已内外破溃，但得脓不多，肿硬不消，故治宜和营活血，托毒消肿。

本例处方中所列外用药较多，可根据病程不同阶段、不同证型选择应用。如冲和散（紫荆皮、赤芍、独活、石菖蒲、白芷），重在活血散瘀，消肿止痛，多用于痈疽初起而局部红肿坚硬者；黑虎丹（僵蚕、公丁香、冰片、麝香、牛黄、金蝎、穿山甲、蜈蚣、蜘蛛、磁石），重在提脓拔毒，消肿软坚，多用于痈疽中期而有破溃出脓之势者；金箍散为《药奁启秘》所载，由五倍子、生川乌、草乌、狼毒、南星等，重在温散消肿，多用于肿疡而属阴证者。

# 二十五、颊车疽

## 案1　痰瘀凝结，营卫不从

童左　颊车疽虽溃，得脓不多，根脚肿硬疼痛。痰瘀凝结，营卫不从，姑拟和营托毒。

全当归二钱　京赤芍二钱　紫丹参二钱　生草节八分　苦桔梗一钱　忍冬藤三钱　炙僵蚕三钱　连翘壳三钱　大贝母三钱　山慈菇片八分　丝瓜络二钱　杜赤豆一两

【赏析】

疽与痈不同。痈，肿疡处红肿高起，焮热疼痛，界限清楚，未成脓前无疮头，已成脓后易溃破，溃后脓液稠黏，疮口易敛。而疽，疮疡漫肿平塌，皮色不变，不热少痛，未成脓难消，已成脓难溃，溃后脓水清稀，疮口难敛。本例颊车（下颌骨上方）疽，虽已破溃，得脓不多，根脚肿硬而疼痛（称其"疽"而不甚典型。疽多为阴证而少疼痛，治法多从温散托毒）。治拟和营托毒，佐以清解消肿。方中当归、赤芍、丹参以和营凉血；余药重于清热解毒，散结消肿；山慈菇消肿，散结，化痰，解毒。

### 案2　气虚营弱

张右　颊车疽成漏，脓水淋漓。宜益气和营，化痰托毒。

生黄芪四钱　全当归二钱　生草节六分　抱茯神三钱　炙远志一钱　苦桔梗一钱　紫丹参二钱　大贝母三钱　陈广皮一钱　红枣四枚　象牙屑（焙）三钱

【赏析】

本例证情虽未详述，然仅从颊车（下颌骨上方）疽成漏（内外溃破），脓水淋漓看，气虚营弱而无力把毒外出之证已可确立。故治以益气和营托毒为主。方中生芪、当归、丹参以益气养血和营；远志、桔梗、贝母等重在消肿排脓；象牙屑焙用有敛疮之功。

# 二十六、上腭痈

### 肝火挟痰，血凝蕴毒

戴右　上腭痈虽溃，得脓不多，肿硬不消，左颧亦肿。肝火挟痰瘀蕴结阳明之络，血凝毒滞，证势非轻，姑拟解肝郁而化痰瘀。

薄荷叶（后下）八分　川象贝（各）二钱　炙僵蚕三钱　生草节八分　苦桔

梗一钱　连翘壳三钱　生蒲黄（包）三钱　紫丹参二钱　京赤芍二钱　合欢花钱半

大地栗（洗打）二两，陈海蜇皮二两，煎汤代水。

**【赏析】**

本例上腭痈（又名"悬痈"），虽已溃破，但得脓不多，肿硬未消，连及左颧，证属肝火挟痰，血凝蕴毒，故治拟疏肝以清郁火，化痰而消瘀肿。方中薄荷清轻凉散升浮，除善发散风热、清利头目外，尚有疏肝解郁之功，在此可谓一药多用；合欢花亦为疏肝解郁而设；川贝、象贝、僵蚕、桔梗等化痰软坚，解毒散结，并助排脓；生蒲黄、丹参、赤芍凉血和营，祛瘀行滞；地栗与海蜇皮煎汤代饮有养阴清热作用。地栗，学名荸荠，性味甘，微寒，滑，无毒，功能主"清渴痹热，温中益气，下丹石，消风毒，辟蛊毒，疗五种膈气，治误吞铜物，主血痢下血、血崩等症。"李时珍说它"生吃煮食皆良。"

# 二十七、上腭碎痛

## 阴虚火旺，燥邪外乘

张左　上腭碎痛，咽饮不利，头眩屡发，舌质红苔黄，脉象濡数。阴虚厥少之火上升，风燥之邪外乘，宜育阴清解。

细生地四钱　京玄参二钱　大麦冬二钱　薄荷炭（后下）六分　朱茯神三钱
生甘草八分　霜桑叶三钱　生石决（先煎）六钱　青龙齿（先煎）三钱　黑稽豆衣三钱　象贝母三钱　嫩钩钩（后入）三钱　藏青果一钱　朱灯心二扎

二诊　上腭碎痛，咽饮不利，胸闷气塞，夜不安寐，脉象濡数。阴虚厥少之火上升，燥邪外乘，宜滋阴清肺而安心神。

鲜生地四钱　京玄参二钱　大麦冬二钱　薄荷叶（后下）八分　朱茯神三钱
冬桑叶三钱　生甘草六分　川雅连四分　象贝母三钱　鲜竹叶三十张　活芦根（去节）一尺　藏青果一钱　朱灯心二扎

内吹金不换。

【赏析】

本例上腭碎痛，咽饮不利，兼有头眩、胸闷、失眠等症，舌红苔黄，脉濡数。证属阴虚火旺，燥邪外乘，故治宜育阴潜降，清热润燥。首诊方中有生石决、钩藤以平降肝阳而治"头眩屡发"；另有朱茯神、朱灯心、青龙齿以宁心安神，可知初诊之时亦有"夜寐不安"之症。金不换即三七粉，有散瘀定痛之功效。

# 二十八、口舌碎痛

## 心火脾湿

叶小　心脾湿火上升，口舌碎痛。拟导赤汤加味，引热下趋。

鲜生地三钱　京玄参钱半　薄荷叶（后下）八分　生甘草六分　小川连四分

白通草八分　连翘壳三钱　象贝母三钱　冬桑叶三钱　鲜竹叶二十张　灯心一扎

【赏析】

本例口舌碎痛，心开窍于舌，脾开窍于口，心火脾湿上升而成。治用导赤散（生地、竹叶、木通、甘草）加味以引热下行。方中将导赤散之木通易为通草，作用相似，惟木通味苦，通草甘淡，如此一改，小儿易以接受。所谓"引热下趋"，即是借通草、竹叶、灯心之清热利水作用，使心经之火自小便而去（心与小肠相表里）。从本例治法分析，清利小便尚有助于去脾湿。方中川连为清心火之要药；所用象贝母较之川贝母苦寒偏重，开泄力大，清热作用较强；薄荷、连翘、桑叶以清泄上部之热。

# 二十九、喉风

## 案1　温毒痰热，肝阳上亢

陈奶奶　喉风肿痛白点较前大减，寒热亦退，而头胀眩晕，纳谷减少，舌苔黄薄，脉濡数不静。余温痰热，尚未清彻，厥阳易于升腾。再拟滋阴清肺而泄风阳。

京玄参一钱五分　薄荷叶（后下）五分　冬桑叶三钱　甘菊花三钱　生甘草五分　苦桔梗一钱　连翘壳三钱　大贝母三钱　冬瓜子三钱　通草八分　活芦根一尺　生赤芍二钱　嫩钩钩（后入）三钱

【赏析】

喉风，咽喉部突然肿痛，呼吸困难，吞咽不舒，可伴有痰涎壅盛，牙关拘急，神志不清等者。本例称其为喉风，是咽喉肿痛白点已较前大减，可见原局部肿痛更为严重，或曾有过呼吸困难，吞咽不舒，牙关拘急诸症。本案特点在于喉风而兼有头胀眩晕，断其厥阳（即肝阳）因温毒痰热而更趋升腾（此患者或许肝阳素亢），故治疗在滋阴清肺利咽的基础上，加入菊花、钩藤等平熄风阳之品。

### 案 2　疫疠之邪引动厥少之火，蕴袭肺胃

吴左　疫喉风肿痛白腐，腑行燥结。形寒内热，疫疠之邪引动厥少之火，蕴袭肺胃两经，宜辛凉清解。

京玄参二钱　薄荷叶（后下）八分　冬桑叶三钱　生甘草六分　细木通一钱　川雅连四分　金银花三钱　连翘壳三钱　象贝母三钱　生赤芍二钱　藏青果一钱　凉膈散（包）三钱　鲜竹叶三十张　活芦根一尺

【赏析】

本例疫喉风，里热较盛而表邪未尽，且阴液已伤，故辛凉、苦寒并用而尤重后者，故方中薄荷、桑叶辛凉解表，黄连、连翘、金银花苦寒清热，木通、甘草、竹叶泻热除烦，并用玄参、赤芍以滋阴凉血，凉膈散以泻火通便，清上泄下。

### 案 3　邪入营分，热结阴伤

陆左　阴虚少阴伏热上升，疫疠之邪外乘，疫喉风白腐肿痛，身热晚甚，

腑气不行，脉象数，舌苔黄。宜滋阴清肺而通腑气。

鲜生地五钱　冬桑叶三钱　川雅连五分　大贝母三钱　京玄参三钱　生甘草八分　金银花四钱　凉膈散（包）三钱　薄荷叶（后下）一钱　木通一钱　连翘壳四钱　黑山栀二钱　鲜竹叶三十张　活芦根（去节）一尺

【赏析】

本例喉风白腐肿痛，而见身热晚甚者，邪入营分之象；腑气不行者，热结阴伤之证。本案表证已除，故治疗以滋阴清肺、通腑泄热为主。方中重用鲜生地养阴生津，清热凉血，于热甚劫液而肠燥便秘者尤为合宜；薄荷一味，于此重在清利咽喉，而非发表疏风；凉膈散通腑泄热，余药清泻肺热。

## 案4　阴虚火旺，热毒上攻

王左　阴虚少阴伏热上升，疫疠之邪外乘，喉风肿痛白点，妨于咽饮，入夜身热，急宜滋阴清肺而解疫毒。

鲜生地（淡豆豉二钱同拌）四钱　京玄参二钱　薄荷叶（后下）一钱　冬桑叶三钱　甘中黄八分　黑山栀二钱　细木通八分　川雅连五分　大贝母三钱　金银花三钱　连翘壳三钱　藏青果一钱　鲜竹叶三十张　活芦根（去节）一尺

【赏析】

纵观本案例，拟是素体阴虚火旺，复感疫疠之邪，虚火挟热毒上攻咽喉，以致喉咙肿痛白点，妨于咽饮，入夜身热，或另有口干舌绛之症。故治疗取滋阴清肺、清解疫毒之法。喉通气道而连肺系，故治喉风，以清肺为通用之法。方中薄荷、桑叶、甘中黄、山栀、黄连、大贝、金银花、连翘、竹叶均为清肺疏邪而设，余药滋阴泻火、解毒利咽。

## 案5　阴虚厥少之火上升，风热之邪外乘

陈右　阴虚厥少之火上升，风热之邪外乘，喉风焮红肿痛，内关白点，纳少便溏，舌苔干腻，脉象濡滑。宜辛凉疏解。

京玄参钱半　薄荷叶（后下）八分　荆芥穗一钱　冬桑叶二钱　苦桔梗一钱
甜苦甘草（各）五分　炒银花二钱　连翘壳三钱　象贝母三钱　生赤芍二钱　焦楂
炭二钱　鲜竹茹钱半　藏青果一钱　通草八分

**【赏析】**

"厥少之火"，即肝胆之火，系足厥阴肝、足少阳胆是也。肝胆之火既上
升，风热之邪复外乘，内外合邪，上攻于喉，遂成喉风，而纳少便溏，苔腻
脉濡滑当有痰湿困脾之机。本例另当有身热恶风之表证，故方中用薄荷、荆
芥疏风发表；余药多为清肺化痰，清解利咽；焦楂炭、鲜竹茹则专为"纳少
便溏"而设。

## 案6　肾阴素亏，肝胆火旺

许左　少阴阴液本亏，厥少之火上升，喉风焮痛，妨于咽饮，延今一载。
姑拟育阴清解。

小生地四钱　生甘草八分　金银花三钱　京玄参二钱　苦桔梗一钱　连翘壳三
钱　大麦冬二钱　肥知母钱半　象贝母三钱　活芦根（去节）一尺　藏青果一钱
猪肤（刮去油、毛）三钱

**【赏析】**

本例肾阴素亏，肝胆火旺，喉风焮痛，妨于咽饮。当治以滋阴清热，
解毒利咽。所谓"延今一载"，疑指近年来时有发作之意。本案或许尚有口
干、面红、舌红少苔、脉细数等症。方中生地、玄参、麦冬是为增液汤，
乃滋阴增液清热之良方。余药侧重于清热解毒利咽。其中猪肤，性味甘凉，
《伤寒论》有"猪肤汤"，治少阴病下利、咽痛、胸满、心烦。现在已罕用
此药。

## 案7　阴虚火旺，复感疫疠燥邪

顾左　阴虚少阴伏热上升，疫疠燥邪外乘，喉风焮痛白点，身热晚甚。

先宜滋阴清肺而化燥邪。

京玄参钱半 薄荷叶（后下）八分 淡豆豉三钱 生甘草八分 苦桔梗一钱
金银花三钱 连翘壳三钱 黑山栀二钱 通草八分 冬桑叶三钱 象贝母三钱 藏
青果一钱 鲜竹叶三十张 活芦根（去节）一尺

【赏析】

本例亦为肾阴素亏，虚火素旺之人，复感疫疠燥邪，以致咽喉焮痛白点，身热晚甚，或有微恶风寒之症，故方中除用玄参、甘草、桔梗、金银花、连翘、山栀、藏青果、芦根等滋阴清肺、解毒利咽之药外，尚有薄荷、淡豆豉以疏风发表，以利表里同解。

### 案8 厥少之火上升，风热之邪外乘

杨小 慢喉风肿红焮痛，妨于咽饮，已有旬余。厥少之火上升，风热之邪外乘，急宜辛凉清解。

薄荷叶（后下）八分 京玄参二钱 冬桑叶三钱 苦桔梗一钱 连翘壳三钱
生赤芍二钱 大贝母三钱 藏青果一钱 鲜竹叶三十张 活芦根（去节）一尺

【赏析】

慢喉风，大抵即是今之所谓慢性咽喉炎，亦有虚火喉痹之谓。本例因复感外邪而急性发作，故喉部红肿焮痛，妨于咽饮，十余日仍未有减。厥少之火（肝胆之火）上升，风热之邪外乘，提示内外合邪，较之单纯热毒外侵难以速愈。然现诊毕竟以外感为主，故治疗侧重辛凉清解，薄荷、桑叶、桔梗、连翘等均辛凉疏解表邪，而方中玄参、赤芍、竹叶等重在凉血育阴泻火，兼除厥少之火。

# 三十、喉痈

### 案1 痰瘀合风热侵犯咽喉

李右 喉痈偏左，肿硬疼痛，妨于咽饮，延今匝月。肝火挟痰瘀蕴结上

焦，风热外乘，急宜辛凉清解而化痰瘀。

薄荷叶（后下）八分　冬桑叶三钱　嫩射干八分　大贝母三钱　熟牛蒡子二钱
甜苦甘草（各）六分　轻马勃八分　炙僵蚕三钱　京赤芍二钱　苦桔梗一钱　连翘
壳三钱　生蒲黄（包）三钱　鲜竹叶三十张　活芦根（去节）一尺

贴起泡膏药、内吹玉钥匙。

**【赏析】**

喉痈，咽喉部肿疡，不及时清解可蕴脓。本例喉痈肿硬疼痛而尚未化脓，
但病已近月。证属痰瘀合风热侵犯咽喉，故治疗既须辛凉清解，又当化痰行
瘀。方中贝母、桔梗、赤芍、生蒲黄等即为化痰行瘀之品；余药重在辛凉透
发，清热解毒。贴起泡膏药具体作用不详，但结合病例，应有引邪毒外出之
意，玉钥匙，由焰硝45克、硼砂15克、脑子0.15克、白僵蚕7.5克组成，
上述药物共为细末，用时每次1.5克，吹喉中。出自《喉瘀症治概要》。用于
退炎消肿，亦或一切喉症，肿痛白腐。

## 案2　风热之邪挟厥少之火上攻

严右　厥少之火上升，风热之邪外乘，喉痈肿痛偏左，妨于咽饮。证势
非轻，急宜辛凉清解。

薄荷叶（后下）八分　淡豆豉三钱　炙僵蚕三钱　轻马勃八分　熟牛蒡子二钱
甜苦甘草（各）八分　嫩射干八分　淡竹叶三十张　荆芥穗一钱　苦桔埂一钱　黑
山栀二钱　连翘壳三钱　象贝母三钱　活芦根（去节）一尺

六神丸临晚吞服十粒。

**【赏析】**

喉痈，是发生于喉间及其附近部位痈疡的总称，初起常有恶寒发热，患
部红肿疼痛，可有吞咽障碍，甚则咽喉阻塞，引起窒息。本病相当于咽喉脓
肿一类疾病。本例喉痈肿痛，妨于咽饮，证势非轻，为风热之邪挟厥少之火
上攻所致，故除用薄荷、淡豆豉、荆芥等辛以发散外，另施予僵蚕、马勃、

牛蒡子、射干、山栀、连翘、桔梗、贝母等多味清热解毒、利咽消痈之品，并以六神丸增其效用。

# 三十一、喉疳

### 案1 阴伏热上升，燥邪外乘

陈左 喉疳咽喉内关白腐，内热口燥。少阴伏热上升，燥邪外乘，急宜滋阴清肺而解燥邪。

鲜生地六钱 薄荷炭（后下）八分 甘中黄八分 通草八分 京玄参二钱 冬桑叶三钱 川雅连四分 天花粉三钱 金银花三钱 连翘壳三枚 大贝母三钱 凉膈散（包）四钱 鲜竹叶三十张 活芦根（去节）一尺

【赏析】

喉疳，多因喉部结毒（如咽喉部梅毒）或外感热毒，以致咽喉或上腭出现大小不等的黄白色点状溃疡，初起可有头痛恶热等全身症状。本例喉疳，内关白腐，从"内热口燥"及用药分析可知，患者另有烦躁、便秘、舌赤、苔少等症之可能。是方重用鲜生地，因其有清热凉血、养阴润燥之功，是为主药；芦根、天花粉清热养阴润燥，薄荷炒炭用，盖取其利咽而有敛疮之功；凉膈散清热通便，使内热下行，使邪有出路。鲜竹叶、通草清热利尿，使热从小便而出，余药清热解毒利咽。

### 案2 痰热蕴肺

钱小 气喘渐平，咳嗽喉有痰声，咽喉内关白腐，项颈漫肿，脉数身热，还虑变迁，今拟清解伏邪，清肺化痰。

薄荷叶（后下）八分 川象贝（各）二钱 金银花五钱 板蓝根二钱 桑白皮二钱 京玄参二钱 马兜铃一钱 京赤芍二钱 光杏仁三钱 生甘草八分 连翘壳三钱 冬瓜子三钱 茅芦根（去心节）（各）一两

真猴枣末二分，用陈金汁、淡竹沥各一两，炖温冲服。

**【赏析】**

本例患儿咽喉白腐，项颈漫肿，咳嗽有痰，脉数身热，原有气喘，现渐平息，提示诸症经治疗已有减轻，可见病非轻症，现诊仍"还虑变迁"。从治法用药看，本例亦为喉疳之重症。方中板蓝根一味，功能清热凉血，解毒利咽，尤以解毒散结见长，故其适应于热聚成毒而见局部红肿腐脓或漫肿结块之证。外感初起，若不作分辨，滥用此药，颇有寒遏之弊。但此症热毒颇重，故合用猴枣、陈金汁、淡竹沥清热化痰，凉血解毒，杏仁、冬瓜子、川贝润肺化痰，马兜铃、桑白皮、象贝清泄肺热，余药清热解毒，疏邪利咽。

# 三十二、喉痹

## 案1　产后阴液亏耗，肺失清肃

陈右　喉痹燥痛，咳嗽咯痰不爽，头疼眩晕，产后阴液亏耗，厥少之火上升，肺失清肃，宜滋阴清肺而化痰热。

大生地三钱　京玄参二钱　大麦冬二钱半　蛤粉炒阿胶钱半　生甘草八分　苦桔梗一钱　霜桑叶三钱　川象贝（各）二钱　瓜蒌皮三钱　甜杏仁三钱　藏青果一钱　冬瓜子三钱　猪肤（刮去油、毛）三钱　干芦根（去节）一两

**【赏析】**

喉痹，痹者，闭塞不通之意。凡咽喉肿痛诸病，有阻塞不利，吞咽不爽，甚至吞咽不下者，均属喉痹范围。本例喉痹燥痛，咯痰不爽，头疼眩晕，正值产后。故治疗在清肺化痰利咽的同时，用生地、玄参、麦冬、阿胶等兼顾产后阴血亏耗。猪肤用于少阴阴虚火旺所致咽痛，此法源于《伤寒论》，今已罕用，但丁氏较喜用此药治疗阴虚火旺之咽痛。

## 案2　肺肾阴亏，金碎不鸣

陶左　喉痹燥痛，咳嗽音声不扬，脉象细弱。肺肾阴亏，金碎不鸣，虑成肺损，宜培土生金，养肺化痰。

蛤粉炒阿胶二钱 川象贝（各）二钱 甜光杏三钱 蜜炙马兜铃一钱 抱茯
神三钱 怀山药三钱 南沙参三钱 净蝉蜕八分 冬瓜子三钱 冬桑叶三钱 瓜蒌
皮三钱 北秫米（包）三钱 凤凰衣钱半 猪肤（刮去油、毛）三钱

**【赏析】**

本例喉痹燥痛，咳声不扬，或已时久，案中诊其为肺肾阴亏，金碎不鸣，
也可以"脉象细弱"证之。故其治疗重点不在清解利咽，而在"培土生金，
养阴化痰"。方中抱木茯神、怀山药，北秫米可视为培土健脾之品；阿胶、猪
肤滋阴益肾润肺；凤凰衣一味，即鸡蛋壳内膜，有养阴清肺之功，尤以治咽
痛失音见长；余药化痰理肺，诸药共助肺复宣肃之权。

### 案3 肾阴虚损，阴虚火旺

朱右 喉痹燥痛渐见轻减，色红未退，少阴阴伤，虚火易升，再宜育阴
清解。

小生地四钱 霜桑叶二钱 苦桔梗一钱 瓜蒌皮二钱 京玄参钱半 生甘草六
分 川象贝（各）二钱 白通草五分 藏青果一钱 北秫米（包）三钱 猪肤
（刮去油、毛）三钱

**【赏析】**

少阴之脉循咽，少阴属肾，肾阴虚损，阴虚火旺，亦可致喉痹干痛。其
特点为咽喉燥痛，时轻时重，经久不愈，遇劳倦或多言咽痛增剧，若复感外
邪，其喉痹燥痛较单纯感受风热疫毒者难治。本例病状，或同上述。故其治
疗，再宜（已是复诊）育阴，并予清解。方中生地、玄参、猪肤为育阴益肾
之品，余药多为清肺利咽之用。方中北秫米和猪肤，可知患者有虚烦不寐之
症，猪肤《注解伤寒论》谓其"味甘，寒"，《汤液本草》则认为其"入足少
阴经"，《伤寒论》用猪肤汤治疗治少阴病下利、咽痛、胸满、心烦之症。

### 案4 阴虚伏热，怀胎郁火，并攻于上

黄右 阴虚少阴伏热上升，胎火内阻，咽痛焮红，内关白点，妨于咽饮，

咳呛咯痰不爽。宜滋阴清肺而化痰热。

生地六钱　玄参二钱　薄荷（后下）五分　川象贝（各）二钱　冬桑叶三钱

生甘草五分　淡条芩八分　天花粉三钱　金银花三钱　连翘壳三钱　肥知母二钱

藏青果一钱　鲜竹叶三十张　活芦根（去节）一尺

**【赏析】**

本例阴虚伏热，又值怀胎郁火，并攻于上，以致咽痛焮红、咯痰不爽诸症遂起。药用生地、玄参、天花粉、知母以滋阴降火；川象贝、桑叶、黄芩以清肺化痰；余药清解热毒而利咽喉。且方中黄芩亦有除热安胎之功。

## 案 5　肝火挟痰瘀蕴结，血凝毒滞

李右　咽喉肿痛偏左，不时疼痛。肝火挟痰瘀蕴结，血凝毒滞，屡经清解化痰，未曾见效，今拟解肝郁消宿瘀。

银柴胡八分　生香附钱半　黛蛤散（包煎）四钱　生赤芍二钱　甜苦甘草（各）六分　炙僵蚕二钱　山慈菇片八分　川象贝（各）二钱　苦桔梗一钱　瓜蒌皮二钱　生蒲黄（包）三钱

陈海蜇皮一两漂淡，煎汤代水。

**【赏析】**

足厥阴肝经循咽喉而上行系目系，故云"肝火挟痰瘀蕴结，血凝毒滞"，亦可致咽喉肿痛。本例屡经清解化痰而未效，故丁氏拟予解肝郁消宿瘀为主，佐以清热凉血为治，确系有心得之见。方中银柴胡、生香附清热疏肝解郁；黛蛤散泻肝清肺；生赤芍、生蒲黄凉血祛瘀；余药清解消肿化痰。另用陈海蜇皮煎汤代饮，亦有育阴清热消肿作用。本例所述症候不多，但据病机应有急躁易怒，面红目赤及胁肋疼痛不适等症。

## 案 6　肾阴素亏，水不涵木，肝火升腾

秦左　阴虚厥少之火升腾，风热之邪外乘，喉痛焮红白点，口舌破碎，

妨于咽饮，脉象滑数苔黄。证势非轻，宜滋阴清肺而疏风热。

鲜生地四钱　京玄参二钱　薄荷叶（后下）八分　冬桑叶三钱　甘中黄八分
细木通八分　川雅连四分　金银花三钱　连翘壳三钱　生赤芍二钱　大贝母三钱
凉膈散（包）三钱　活芦根（去节）一尺　鲜竹叶二十张

**【赏析】**

本例所谓"阴虚厥少之火升腾，风热之邪外乘"，是指肾阴素亏，水不涵木，肝火升腾。今又复感风热，内外合热，上攻喉舌，而见本案诸症。脉滑数，舌苔黄，提示里热较盛而表证几尽。故治法以滋阴清肺、清热凉血、解毒利咽为主，而疏风透表之药仅薄荷一味而已，且薄荷亦有利咽之功。患者喉痛燉红，口舌破碎，用凉膈散、鲜竹叶使上部热毒自下（大、小便）而泄，为丁氏所习用。

### 案7　蕴毒湿热留恋络道，肝阳化火升腾犯肺

郑左　蕴毒湿热留恋，肝阳上扰清空，咳嗽咯痰不爽，咽喉干痛。宜清泄厥阳，解毒宣肺。

京玄参二钱　薄荷叶（后下）八分　冬桑叶三钱　甘菊花三钱　苦甘草六分
苦桔梗一钱　光杏仁三钱　象贝母三钱　生石决（先煎）五钱　苍耳子半钱　嫩钩藤（后入）三钱　藏青果一钱

二诊　蕴毒湿热留恋络道，肝阳化火升腾，肢节酸痛，腿足尤甚，咽痛头痛，咳嗽纳减。病情夹杂，非易速痊，再宜解毒通络，清泄厥阳。

京玄参二钱　生石决（先煎）四钱　冬桑叶二钱　甘菊花三钱　朱茯神三钱
苦甘草六分　苦桔梗一钱　光杏仁三钱　川象贝（各）二钱　威灵仙钱半　川牛膝半钱　嫩钩藤（后入）二钱　嫩桑枝三钱　活芦根一尺　五宝丹五分（吞服）

**【赏析】**

本例咽喉干痛，咳嗽咯痰不爽，肢节酸痛，头痛纳减，病情较为繁杂，然其主要病机不外蕴毒湿热留恋络道，肝阳化火升腾犯肺（木火刑金）。故方

中用桑叶、菊花、生石决、嫩钩藤等以清泄厥阳（肝阳），余药或用于解毒宣肺，或用于通络止痛。以案内理、法、方、药测之，该患者或为肝阳素亢之人，湿热既可伤阴，又可引动肝火，故可见肝火上炎与湿热内蕴并存。

### 案8　肾阴不足，心肝火旺

李先生　喉痹燥痛已久，时轻时剧。厥阴之脉循喉，少阴之脉绕喉，少阴阴虚，厥阴之火升腾所致。内热烦燥，夜不安寐，微有泛恶，大便不实，舌边红，苔干腻黄。火灼津液为痰，痰浊中阻，肝热胆寒，心肾不得交通也。病情夹杂，非易速痊，姑拟滋阴清肺，涤痰安神，尚希明正。

京玄参一钱　薄荷叶（后下）七分　冬桑叶三钱　川象贝（各）二钱　朱茯神三钱　枳实炭一钱　鲜竹茹一钱五分　川雅连四分　银花炭三钱　连翘壳三钱　通草八分　炒山楂三钱　活芦根一尺　朱灯心二扎

**【赏析】**

本例以喉痹燥痛时轻时重为主症，伴见口燥、不寐、泛恶、便溏，苔干黄腻，证属肾阴不足，心肝火旺（肾阴虚无力制约心火而夜不安寐，故谓"心肾不得交通"），兼有胆郁脾虚，正可谓"病情夹杂，非易速痊"。方用玄参、朱茯神、川连、朱灯心以滋阴清心火；薄荷、桑叶、川象贝以清宣痰热；银花炭（用炭缘于便溏）、连翘以清利咽喉；枳实炭、炒山楂、鲜竹茹等均因泛恶、便溏而设。

# 三十三、乳蛾

## 案1　风火痰热，蕴袭肺胃

翁左　乳蛾双发，肿红焮痛，左甚于右，风火痰热蕴袭肺胃两经，厥少之火升腾，妨于咽饮。虑其增剧，仿《经》旨"火郁发之、结者散之"之意。

薄荷叶（后下）八分　熟牛蒡子二钱　荆芥穗钱半　淡豆豉三钱　甜苦甘草

（各）八分　苦桔梗一钱　嫩射干八分　炙僵蚕三钱　轻马勃八分　连翘壳三钱　大贝母三钱　黑山栀二钱　鲜竹叶三十张　活芦根（去节）一尺

二诊乳蛾双发，肿红焮痛，左甚于右，妨于咽饮。厥少之火上升，风邪外乘，痰热蕴袭肺胃，再宜辛凉清解而化痰热，去疾务尽之意。

前方去淡豆豉、黑山栀，加熟石膏四钱、生赤芍二钱。

【赏析】

乳蛾，又名蚕蛾、喉蛾，是以扁桃体红肿，表面有黄白色脓样分泌物，形如蚕蛾为特征的病证。本例乳蛾双发，肿红焮痛，妨于咽饮，证属风火痰热，蕴袭肺胃。治以辛凉疏风，清热解毒，清化痰热。初诊云治仿经旨"火郁发之"，语出《素问·六元正纪大论》，意为气火被郁于里者，当以发散法治之。"结者散之"，语出《素问·至真要大论》，意为体内有气血郁结、邪毒结聚等者，宜用清散法治疗。方中薄荷、牛蒡子、荆芥穗、淡豆豉均有疏散风热，发散火邪之功，而僵蚕、贝母则均有解毒散结之用，于经旨颇合。

## 案2　表证未解而里热已盛

陈奶奶　乳蛾双发，肿痛白点，妨于咽饮，寒热头胀眩晕，口干欲饮，舌质红苔黄，小溲短赤，三四日未更衣，脉象滑数不静。少阴伏热上升，风温痰热蕴袭肺胃两经，宜辛凉清解而通腑气，此表里双解之义。

薄荷叶（后下）八分　冬桑叶三钱　甘菊花三钱　京玄参二钱　甘中黄八分　川雅连四分　通草八分　象贝母三钱　炙僵蚕三钱　生赤芍二钱　连翘壳三钱　凉膈散（包）四钱　鲜竹叶三十张　活芦根（去节）一尺

【赏析】

本例两侧乳蛾，肿痛白点，而寒热、头胀、眩晕、口渴、尿赤、便秘等全身症状突出，舌红苔黄、脉滑数，显属表证未解而里热已盛，故治宜表里双解，即辛凉清解与通腑泄热并用。方中薄荷、桑叶、菊花辛凉透表；凉膈散、鲜竹叶通便利尿，上热下泄；余药重在清热解毒，利咽消肿。

### 案3　风热蕴毒外乘卫表

吴右　乳蛾肿痛白点，偏于左关，妨于咽饮，形寒发热。厥少之火上升，风热之邪外乘，姑拟辛凉清解。

京玄参一钱　荆芥穗一钱　连翘壳三钱　炙僵蚕三钱　薄荷叶（后下）八分　甜苦甘草（各）八分　京赤芍二钱　藏青果一钱　冬桑叶二钱　金银花三钱　大贝母三钱　鲜竹叶三十张　活芦根（去节）一尺

【赏析】

本例乳蛾肿痛而形寒发热，可见其证以风热蕴毒外乘卫表为主，故治宜辛凉疏风解表，清热解毒利咽，即案中所谓辛凉清解。所用方药以银翘散加减，但按案中所述，厥少之火上升，所述症候不详，观其方重点亦不在此，若重用滋养阴虚之品，则势必使邪恋难去，故治以疏散风热、清热凉血为主。

### 案4　阴虚火旺复感风热之邪

潘右　厥少之火上升，风热之邪外乘。乳蛾双发，焮红肿痛，形寒身热。急宜辛凉清解。

薄荷叶（后下）八分　淡豆豉三钱　轻马勃八分　炙僵蚕三钱　熟牛蒡子二钱　甜苦甘草（各）六分　连翘壳三钱　生赤芍二钱　荆芥穗一钱　苦桔梗一钱　象贝母三钱　挂金灯八分　鲜竹茹半钱　活芦根（去节）一尺

【赏析】

足厥阴属肝，足少阴属肾，"厥少之火上升"，系指肝肾阴亏、阴虚火旺之意。现又复感风热之邪，内生火热与外感风热，蕴毒上攻，乳蛾双发，焮红肿痛。形寒身热，提示肺卫之证未除，故宜辛凉疏表，清解热毒。方中挂金灯，《本草经》称之为酸浆实，有清热解毒之功，擅治咽喉肿痛。薄荷、淡豆豉、荆芥穗、马勃、牛蒡子疏散风热，解毒利咽，连翘、僵蚕、赤芍清热凉血解毒，象贝、竹茹化痰散结，芦根清热养阴。

### 案5 营亏火旺与风热外乘相杂

王幼女 乳蛾屡发，经事不行。营血本亏，厥少之火上升，风热之邪外乘，先宜清温化痰，和营通经。

薄荷叶（后下）八分 熟牛蒡子二钱 京玄参二钱 冬桑叶三钱 苦桔梗一钱 连翘壳三钱 生赤芍二钱 象贝母三钱 紫丹参二钱 茺蔚子三钱 轻马勃八分 炙僵蚕三钱 藏青果一钱 月季花八分

**【赏析】**

本例乳蛾屡发与经事不行并作，营亏火旺与风热外乘相杂。然案中未及恶寒发热等卫表之症，故治疗以清温化痰为主，而无须辛凉发散，方中以连翘、象贝、桑叶、藏青果清热化痰，牛蒡子、玄参、桔梗、僵蚕、马勃解毒利咽，佐以和营通经，以兼顾经事不行，方中丹参、茺蔚子、月季花即为此而设。月季花除活血调经外，尚有解毒消肿作用，故《本草纲目》言其能活血，消肿，解毒。

### 案6 痧毒内陷，攻喉闭肺

林童 痧子布而不透，咽喉内关白腐，项颈结块，身热无汗，咳嗽咯痰不爽，舌质红绛，脉象濡滑而数。风温伏邪蕴袭肺胃，营分之热已炽，卫分之邪不达。证势非轻，姑拟清温败毒，生津清肺，冀望应手为幸。

薄荷叶（后下）八分 京玄参二钱 天花粉三钱 荆芥梗一钱 熟石膏（打）三钱 生甘草六分 苦桔梗一钱 象贝母三钱 金银花四钱 连翘壳三钱 生赤芍二钱 板蓝根二钱 鲜竹叶三十张 活芦根（去节）一尺

二诊 痧子布而不透，咽喉内关白腐，项颈结块，咳嗽喉有痰声，舌质绛，脉滑数。风温疫疠化热生痰，逗留肺胃，阴液暗伤。还虑变迁，再宜清营生津，清温败毒，而望转机为幸。

鲜生地五钱 京玄参二钱 薄荷叶（后下）八分 熟石膏（打）三钱 生甘

草八分　天花粉三钱　金银花四钱　连翘壳三钱　象贝母三钱　生赤芍二钱　板蓝根二钱　冬桑叶三钱　鲜竹叶三十张　活芦根（去节）一尺

另：陈金汁一两、淡竹沥一两、珠黄散二分，同冲炖温服之。

锡类散同珠黄散和，吹喉。

## 【赏析】

本例因痧子布而不透，以致痧毒内陷，攻喉闭肺，卫分之邪不达，而营分之热已炽，由卫分径入营分，正合叶天士《外感温热篇》所云：逆传。本案见舌质红绛，是邪已入营的确证。故初诊方用薄荷、荆芥、桔梗等辛凉透表宣肺而外，余药侧重于清营生津，清瘟败毒。二诊方中去荆芥加生地、金汁，以增强清热解毒、凉血滋阴之功，且内服、外吹并用，其力更宏。

## 案7　因汗泄不多，痧布未透

任小　疫喉痧六天，痧子虽布，布而未透，咽喉肿痛白腐，妨于咽饮，汗泄不多，脉数，苔薄腻。湿邪疫疠蕴袭肺胃，厥少之火升腾，证势重险，急宜辛凉疏解。

荆芥穗一钱　薄荷叶（后下）八分　净蝉蜕八分　淡豆豉三钱　甜苦甘草（各）六分　苦桔梗一钱　金银花三钱　连翘壳三钱　生赤芍二钱　象贝母三钱　炙僵蚕三钱　挂金灯八分　鲜竹叶茹（各）半钱　白茅根一扎

## 【赏析】

本例疫喉痧六天，正值出疹期，痧子虽布而未透，疹毒攻喉而见肿痛白腐。因苔薄腻，故云其"湿邪疫疠"。因汗泄不多，痧布未透，故急宜辛凉透发，疏表解毒。处方前四味即为辛凉疏表、发汗透疹之用。方中其他药物偏重清解热毒和清化痰热。本案所处方药中似少化湿之品。与其他案例相比，本例宣透之药用得较多。体现了丁氏治疗疫喉痧的指导思想。

## 案8　阴虚少阴伏热上升，风热之邪外乘

王右　疫喉肿痛白点，妨于咽饮，寒热头眩。阴虚少阴伏热上升，风热

之邪外乘。先宜辛凉清解。

　　薄荷叶（后下）八分　　冬桑叶三钱　　京玄参半钱　　荆芥穗一钱　　淡豆豉三钱
生甘草六分　　苦桔梗一钱　　金银花三钱　　连翘壳三钱　　象贝母三钱　　藏青果一钱
金锁匙八分

【赏析】

　　本例疫毒攻喉而肿痛白点，寒热头眩。治疗重在辛凉疏表，清热解毒。方中所用苦甘草，又名苦豆根，异名金锁匙，性味苦寒，有清热解毒之功，主治咽痛、牙痛，亦可治赤痢、湿疹。配以疏风清热、解毒利咽之薄荷、桑叶、荆芥穗、淡豆豉、甘草、桔梗、金银花、连翘等，与治法颇为相合。

## 案9　肺经热毒挟痰

　　程幼　咽喉为肺胃之门户，饮食之道路，风寒包热于肺，挟痰热交阻，肺气闭塞，肃降之令失司，乳蛾肿痛白点，妨于咽饮，气逆鼻煽，咳嗽音哑，喉中痰声辘辘，脉象郁滑而数，舌质红，苔薄腻。书云：气逆之为病，在肺为实，在肾为虚。病经三天，即气逆鼻煽，此肺实也，即肺闭也。证势危笃，勉拟麻杏石甘汤加味，以冀一幸。

　　蜜炙麻黄三分　　光杏仁三钱　　熟石膏（打）二钱　　炙僵蚕三钱　　生甘草六分
射干六分　　马勃八分　　马兜铃八分　　象贝三钱　　蝉蜕八分　　胖大海三枚　　淡竹沥一两
真猴枣二分　　活芦根一尺（麻黄纳此内）

【赏析】

　　本例乳蛾肿痛白点，妨于咽饮，气逆鼻煽，咳嗽音哑，从风寒包热于肺等句推测，患儿尚有恶寒，且发热较盛（俗称"寒包火"），显属肺经热毒挟痰所致，麻杏石甘汤合僵蚕、射干、马勃、象贝、竹沥、猴枣等清解热毒痰浊之品为剂，于病颇为贴切。

## 案10　疫毒挟热痰，蕴袭肺卫，引动肝胆之火

　　童先生　经云："一阴一阳结，谓之喉痹"。痹者，闭也，即今之喉风乳

蛾是也。一阴一阳之火上升，风温疫疠之邪外乘，挟痰热蕴袭肺胃两经，乳蛾双发，肿红疼痛，妨于咽饮，脉濡滑而数，大便溏泄，身热畏风，有汗不解，舌质红，苔黄白。肺邪不得外达，而反陷于大肠也，颇虑痰壅气逆之险！急拟辛凉清解，而化痰热。仿《经》旨火郁发之、结者散之之义，尚希明正。

薄荷叶（后下）八分　荆芥一钱五分　清水豆卷四钱　甜苦甘草（各）六分桔梗一钱　嫩射干八分　轻马勃八分　连翘壳三钱　生赤芍三钱　大贝母三钱　炙僵蚕三钱　挂金灯八分　鲜竹茹一钱五分　活芦根一尺

二诊　乳蛾双发，肿红疼痛，妨于咽饮，寒热较轻，痰多鼻塞，舌质红，苔薄腻，脉濡滑而数。旧有便溏，厥少之火上升，风热之邪未除。昨投辛凉清解而化痰热，既见获效，仍守原法进步，尚希明正。

薄荷叶（后下）八分　荆芥穗八分　冬桑叶三钱　山豆根一钱五分　苦桔梗一钱　甜苦甘草（各）八分　轻马勃八分　炙僵蚕三钱　连翘壳三钱　生赤芍三钱大贝母三钱　藏青果一钱五分　鲜竹叶三十张　活芦根一尺

**【赏析】**

"一阴一阳结，谓之喉痹"，语出《素问·阴阳别论》一阴，多指足厥阴肝，一阳，多指足少阳胆。喉痹，咽喉肿痛，吞咽不利之证。厥阴、少阳，相为表里，其经循于咽喉。若经气郁结，邪热内阻，上攻咽喉，发为喉痹。本例二诊谓"厥少之火上升，风热之邪未除"，即是此意。疫毒挟热痰，蕴袭肺卫两经，引动肝胆之火，便是本案病因病机所在。治疗重在发散透表，清解疫毒，清化痰热。因前后二诊患者身热、畏风、鼻塞等表证未除，故发散之药切不可少。若尽投苦寒之品，恐有凉遏之弊。故方中仍以薄荷、荆芥疏散风热，连翘、赤芍、僵蚕、甘草、桔梗、射干、马勃清热解毒利咽，挂金灯清热解毒利尿，清水豆卷透邪解表，清利湿热，竹茹、贝母清热化痰。二诊加桑叶、山豆根、藏青果轻疏风热，解毒利咽。

# 三十四、锁喉毒

## 案1　热毒痰瘀蕴结上焦

王幼　锁喉痰毒，漫肿疼痛，牙关拘紧，妨于咽饮，寒热晚甚。风温时气之邪，挟痰瘀蕴结上焦。证势非轻，急宜疏散消解而化痰瘀。

薄荷叶（后下）八分　熟牛蒡子钱半　荆芥穗一钱　生草节八分　苦桔梗一钱

轻马勃八分　连翘壳三钱　京赤芍二钱　大贝母三钱　炙僵蚕三钱　青防风一钱

生蒲黄（包）三钱　六神丸十粒（分二次服）

二诊　锁喉痰毒，漫肿疼痛，连及颊车，牙关拘紧，寒热晚甚，腑行溏薄。还虑增剧，再拟疏散消解而化痰瘀。

薄荷叶（后下）八分　荆芥穗一钱　青防风八分　象贝母三钱　生草节八分

苦桔梗一钱　轻马勃八分　炒银花三钱　连翘壳三钱　京赤芍二钱　炙僵蚕三钱

生蒲黄（包）三钱　茵陈散（包）三钱（秘制）

【赏析】

锁喉毒，又名锁喉风，其症状在咽喉突然疼痛，吞咽不舒，呼吸困难等。喉风之基础上，又见牙关紧闭，口噤如锁等。因其病情危急，变化迅速，自古就有"走马看喉风"之说。本例锁喉风以热毒痰瘀蕴结上焦为其病机重点，故其治疗随以清热解毒化痰逐瘀为主，或因其上焦肺卫之症未尽而稍佐疏风发表之品（薄荷、荆芥、防风），方中用生蒲黄，有凉血解毒、活血消瘀之功，可治疮疖肿毒。首诊添以六神丸清热解毒，消肿止痛；二诊则加用茵陈散清热利湿，消肿化痰。

## 案2　锁喉毒内外肿痛

杨左　锁喉毒内外肿痛，厥少之火上升，风热之邪外乘，挟痰瘀凝结，妨于咽饮。急宜疏散消解。

薄荷叶（后下）八分　荆芥穗一钱　象贝母三钱　轻马勃八分　熟牛蒡子二钱
苦桔梗一钱　炙僵蚕三钱　生蒲黄（包）三钱　京赤芍二钱　连翘壳三钱　生甘草
七分　山慈菇片八分

梅花点舌丹一粒，去壳，研末化服。

**【赏析】**

本例锁喉毒内外肿痛，妨于咽饮，虽余症不详，亦知并非轻症。急宜疏
表清热，解毒消肿。方中象贝母与马勃、连翘等并用，重在清热散结消肿而
非化痰止咳。山慈菇清热解毒，消肿散结，其力颇峻，惟因其有小毒而不可
重用。蒲黄、赤芍清热凉血活血，牛蒡子、桔梗清热解毒利咽，僵蚕、甘草
清热解毒，荆芥穗、薄荷、马勃疏风清热，解毒利咽。

# 三十五、疫喉痧

## 案1　疹毒内陷，气营两燔

唐世兄　风温疫疠之邪，引动厥少之火，蕴袭肺胃两经，疫喉痧四天。
痧子虽布，布而不透，身灼热无汗，咽喉肿痛白腐，妨于咽饮，烦躁懊憹，
难以名状，苔薄黄，脉濡数。汗少便泄，邪有内陷之象。证势危笃，急宜辛
凉疏解而化疫毒，冀疫毒之邪，能得从气分而解为幸。

薄荷叶（后下）八分　净蝉蜕八分　粉葛根二钱　荆芥穗一钱　生甘草八分
苦桔梗一钱　金银花五钱　连翘壳三钱　生赤芍二钱　大贝母三钱　炙僵蚕三钱
鲜石菖蒲八分　鲜竹叶三十张　鲜竹茹半钱　京玄参半钱

**【赏析】**

本例疫喉痧四天（初入出疹期），痧子隐布而不透，咽喉肿痛而白腐。其
邪有内陷之象，是因身灼热而无汗，不利于发表透疹；乍入出疹期即见便泄，
有痧出即回，疹毒内陷心营之虑；烦躁懊憹，难以名状，有正不敌邪之象。
其证显属气营两燔，然案中方药，除有赤芍、玄参以清营养阴外，仍用"辛

凉疏解以化疫毒"一法，此即案中所云"冀疫毒之邪，能得从气分而解为幸"，亦即叶天士《外感温热篇》所谓"入营犹可透热转气"之意。方用解肌透痧汤加减，薄荷、蝉蜕、葛根、荆芥穗解肌透痧，金银花、连翘、赤芍、僵蚕、玄参清热解毒，甘草、桔梗、竹茹、菖蒲化痰开窍，解毒利咽。

### 案2　疹毒不透，疫毒攻喉

苏右　喉痧八天，痧子渐回，咽喉焮痛白腐，妨于咽饮，身热晚甚。温邪疫疠化热，蕴袭肺胃两经，证势非轻，宜滋阴清肺，而解疫毒。

鲜生地三钱　京玄参二钱　薄荷叶（后下）八分　熟石膏（打）三钱　生甘草五分　川雅连九分　白通草八分　金银花三钱　连翘壳三钱　川象贝（各）二钱　鲜竹叶三十张　活芦根（去节）一尺　陈金汁（冲服）一两　淡竹沥（冲服）一两

吹金不换、锡类散。

【赏析】

本例喉痧八天，痧子渐回，提示将入收没期，然咽喉焮痛白腐，妨于咽饮，身热晚甚，可见麻疹经过不顺，已成疫毒攻喉之逆证，故云其"证势非轻"，治以滋阴清肺、除瘟解毒。除内服方药外，另外吹（古用葱管，今多用吸管）金不换、锡类散，均有解毒化腐、消炎止痛之功，擅治咽喉糜烂肿痛，此亦为中医治疗五官科外感急症的特点之一。方用凉营清气汤加减，石膏、黄连、陈金汁清气凉营、泻火解毒，生地、芦根、玄参清热养阴生津，浙贝母、淡竹沥清热化痰，通草、竹叶清热利湿，金银花、连翘、薄荷清热疏邪。本例中药内服与外用相结合，标本同治，实为治疗喉痧之典范。

### 案3　风温疫疠袭蕴肺胃两经

叶少奶　疫喉痧四天，痧子布而不透，咽喉肿痛白腐，偏于右关，妨于咽饮，脉象濡数，舌苔灰黄。风温疫疠之邪，引动厥少之火，袭蕴肺胃两经，证势非轻。急拟辛凉清解，而化疫毒。尚希明正。

薄荷叶（后下）八分　京玄参一钱五分　荆芥穗一钱　淡豆豉三钱　甜苦甘草（各）五分　苦桔梗一钱　金银花五钱　净蝉蜕八分　连翘壳三钱　生赤芍三钱　大贝母三钱　藏青果二钱　鲜竹叶三十张　活芦根（去节）一尺

**【赏析】**

本例疫喉痧四天，从痧子布而不透，咽喉肿痛白腐，妨于咽饮，脉濡数，苔灰黄，可知疫毒由肺卫已渐入气营，故治疗在辛凉透发的同时，重在清解气营疫毒，方中荆芥穗、蝉蜕、淡豆豉、薄荷叶疏风解肌透表，金银花、连翘、僵蚕清热解毒，藏青果、甘草、桔梗清热解毒利咽，玄参、鲜竹叶、芦根清热解毒，护阴生津，大贝母清热化痰，赤芍清热凉血。全方清气分热为主，兼以凉营养阴，解毒透邪。

## 案4　痧火由气入营

郭世兄　疫喉痧四天，痧子虽布，额鼻不显，发热得汗不多，口干不多饮，泛泛呕恶．舌干燥无津，脉象濡滑而数。项颈痧毒偏左肿硬疼痛，咽喉焮红，内关白点。风温疫疠之邪化热蕴袭肺胃，厥少之火上升，阴液暗伤，津少上承。自服蓖麻油，大便溏泄，亦热迫湿泄也。证势非轻，急宜生津清温痧解疫毒，尚希明正。

天花粉三钱　京玄参一钱五分　薄荷叶（后下）八分　大贝母三钱　荆芥穗八分　熟石膏（打）三钱　甜苦甘草（各）五分　炙僵蚕三钱　银花四钱　连翘壳三钱　净蝉蜕八分　板蓝根二钱　鲜竹茹叶（各）一钱五分　活芦根一尺

二诊　疫喉痧五天，痧子布而渐多，身热得汗不畅，口干不多饮，咳嗽，腑行溏薄，项颈结块疼痛，舌质淡红，脉象濡滑而数。疫疠之邪，化热生痰，逗留肺胃，厥少之火升腾，阴液暗伤，津少上承，还虑增剧。仍宜辛凉清解疫毒，尚希明正。

天花粉三钱　京玄参一钱五分　薄荷叶（后下）八分　蝉蜕八分　荆芥穗八分　甜苦甘草（各）五分　金银花三钱　炙僵蚕三钱　连翘壳三钱　生赤芍三钱　大贝

母三钱 板蓝根二钱 鲜竹叶茹（各）一钱五分 鲜茅芦根（各）一两

三诊 疫喉痧十天，痧已回，昨有鼻衄如涌，名曰红汗。身热较轻，不欲饮，舌质红绛无津。项颈颊车结块，肿硬疼痛，势成痧毒，虑其酿脓。痧火由气入营，逼血妄行，痰热蕴结阳明之络，血凝毒滞，还虑增变。今宜生津清营，解毒清温，尚希明正。

鲜石斛三钱 天花粉三钱 京玄参一钱五分 川象贝（各）二钱 冬桑叶二钱 粉丹皮二钱 生赤芍三钱 板蓝根二钱 甘中黄八分 金银花四钱 连翘壳三钱 犀角片三分 鲜竹叶三十张 鲜茅芦根（各）一两

【赏析】

疫喉痧好发于婴幼儿，但亦有成人罹患者。本例共三诊，初诊痧子虽布而未透尽（额鼻不显），故治疗以清热解毒，坚阴透疹为主。二诊痧子布而渐多，舌质淡红，提示痧毒虽盛而尚未深陷营血，故二诊去石膏之寒，以免痰湿难去。三诊痧已回而见鼻衄如涌，舌质红绛，提示痧火已由气分陷入营血。故三诊用药在清解疫毒、生津泄热的基础上，伍入犀角片、粉丹皮、生赤芍等凉血清营解毒之品。案中所见"大便溏泄，腑行溏薄"一症，在麻疹发疹期颇为多见，如非过重则不必固止，因其与疹前期的泄泻致疹不得外透截然不同，俾使疹毒内从便下，外从表解，表里分消，于病有利，故本案初诊有"大便溏泄，亦热迫湿泄也"之语。

## 案5 阴液暗伤

郭小姐 痧子虽回，身热未退，项颈痧毒疼痛。阴液暗伤，疫疠化热生痰，蕴袭肺胃两经，还虑增剧。姑拟辛凉清解，而化痰毒。

薄荷叶（后下）八分 京玄参一钱五分 荆芥穗一钱 熟石膏（打）三钱 甘中黄八分 金银花四钱 连翘壳三钱 板蓝根二钱 生赤芍三钱 大贝母三钱 炙僵蚕三钱 凉膈散（包）四钱 鲜竹叶三十张 活芦根（去节）一尺

【赏析】

本例痧子虽回，提示麻疹已至收没期，然身热未退，项颈疼痛（可能由项颈淋巴结肿大所致），阴液暗伤，故另有口干舌燥、大便干结等症之可能。治疗除予辛凉清热、解毒化痰而外，方中熟石膏、甘中黄、鲜竹叶、芦根清热泻火、除烦止渴，玄参、赤芍清热解毒而凉血，大贝母清热化痰，金银花、连翘、板蓝根、炙僵蚕清热解毒，薄荷、荆芥穗疏风透热，另用凉膈散以泻火通便、清上泄下，利于存阴。

### 案6 阴液已伤，痧毒上攻

薛小姐　痧子十三天，痧回里热不清，咽喉内关白腐，肢节肿痛，脉象细数。少阴阴液已伤，阳明余热留恋，能得不生交端，可望转危为安。仍拟生津清温。

天花粉三钱　京玄参一钱五分　桑叶皮（各）一钱五分　川象贝（各）二钱　金银花三钱　嫩前胡一钱五分　连翘三钱　鲜竹茹一钱五分　生赤芍二钱　鲜石斛二钱　丝瓜络二钱　肥玉竹一钱五分　活芦根一尺　枇杷叶露（后入）四两

二诊　痧子十五天，里热未清，咽喉内关白腐渐退，左手足肢节疼痛，脉象弦小而数。少阴阴液已伤，阳明余热留恋，还虑变迁。再宜生津清胃而通络道。至于牙齿脱落，亦胃热之故也，清其胃即是固其齿之意。

天花粉三钱　京玄参一钱五分　熟石膏（打）二钱　嫩白薇一钱五分　肥知母二钱　桑叶皮（各）一钱五分　川象贝（各）三钱　鲜竹茹一钱五分　连翘壳三钱　生赤芍一钱五分　金银花三钱　丝瓜络二钱　活芦根一尺　枇杷叶露、野蔷薇花露各二两，两味冲服

三诊　痧子十七天，咽喉白腐渐愈，肢节疼痛亦减，而里热仍炽，续发红疹，布于胸膺脐腹之间，咳嗽不爽，舌质淡红，脉象濡数。阴液已伤，第二层之伏温渐渐外达，肺失清肃，再宜生津清温而通络道。

天花粉三钱　京玄参一钱五分　石膏（打）二钱　生甘草五分　桑叶皮（各）一钱五分　光杏仁三钱　蝉蜕七分　银花三钱　连翘三钱　川象贝（各）二钱　赤芍二钱　丝瓜络二钱　活芦根一尺

**【赏析】**

本例痧子透发后第十三天，已是麻疹后期病变，以痧毒攻喉为主。麻疹全过程多分为疹前期、发疹期和收没期三个阶段，每个阶段约三四天。本案病发已十三天，阳明余热未尽，少阴阴液已伤，还有痧毒上攻之象，故见咽喉内关白腐、牙齿脱落之症。丁氏选用天花粉、玄参、鲜石斛、石膏、知母等清热生津；银花、连翘、生甘草、赤芍、丝瓜络等解毒利咽，和营通络，以冀化险为夷。若见病情危笃，热毒内陷营血或逆传心包时，还可选用犀角地黄汤、清营汤、羚羊钩藤汤等，并速用硃枣散之类外搽牙床，以清营凉血，熄风开窍，缓解毒腐，此乃中医救治疫毒逆证的特点所在。

## 案7　温疫疬化热蕴蒸肺胃，阴伤津少

柳少奶　疫喉痧，痧虽布而鼻部不现，身灼热，汗泄不多，咽喉㿏痛，内关白点，妨于咽饮，项外漫肿渐减，腑气亦通，口干不多饮，舌质红绛，脉濡滑而数。风温疫疬化热蕴蒸肺胃，厥少之火升腾，营热已炽，气分之温不达，阴液暗伤，津少上承，恙势尚在重途，还虑增变。仍宜生津清温而解疫邪，尚希明正。

天花粉三钱　京玄参二钱　薄荷叶（后下）八分　甘中黄八分　荆芥穗八分　熟石膏（打）三钱　净蝉蜕八分　川雅连四分　生赤芍三钱　金银花三钱　连翘壳三钱　川象贝（各）三钱　鲜竹叶三十张　鲜茅芦根（各）一两

二诊　疫喉痧七天，痧子布而渐回，鼻部未透，身灼热略减，项核漫肿渐消，咽喉内关白腐，妨于咽饮，舌质红，脉濡滑而数。阴液暗伤，少阴伏热上升，风温疫疬之邪，蕴袭肺胃，一时非易清彻。再拟生津清温，而解疫毒。

天花粉三钱　京玄参二钱　薄荷叶（后下）八分　甘中黄八分　荆芥八分　熟石膏（打）三钱　金银花四钱　连翘壳三钱　川雅连四分　生赤芍二钱　川象贝二钱　冬桑叶三钱　鲜竹叶三十张　鲜茅芦根（各）一两

**【赏析】**

本例前后两诊均在痧子之出疹期，二诊时虽略有减轻而诸症犹存，故治法方药大体相仿（惟二诊之方易净蝉蜕为冬桑叶，余药悉同），本案痧布未透，咽喉燄痛，内关白点，身热灼手，口干不多饮，舌质红绛，可见已属气营两燔。然因其痧出未透，汗泄不多，可谓卫表之证亦未罢。故所处方药中，宣卫透表（如薄荷、荆芥、蝉蜕），清气泄热（如石膏、川连）合清营凉血（如玄参、生赤芍、甘中黄、茅根）并用，另加入银花、连翘、川象贝等清解热毒、利咽消肿之品，使方药组成丝丝入扣，切中病情。

## 案8　热入营分

淞沪商埠督办丁文江令郎　疫喉痧六天，痧子已布，身灼热无汗，咽喉燄红肿痛，内关白腐，妨于咽饮，烦躁少寐，舌红绛无津，脉弦数。温邪疫疠化热，由气入营，伤阴劫液，厥少之火内炽，阴液已伤，津少上承，邪势尚在重途，还虑变迁。今拟凉气清营而化疫毒，尚希明正。

犀角片（另煎，冲服）四分　薄荷叶（后下）八分　京玄参三钱　熟石膏（打）八钱　生甘草八分　金银花五钱　连翘壳三钱　天花粉三钱　生赤芍三钱　川象贝（各）三钱　鲜生地四钱　陈金汁（冲服）一两　鲜竹叶三十张　茅芦根（各）一两

**【赏析】**

纵观本案诸症，气分之证尚盛而入营劫液之象显露。舌质红绛为入营之确证。身热灼手，烦躁少寐，痧疹隐现，咽喉燄红肿痛，舌虽无津而未言渴饮等症，均为热入营分之典型症状。病情若再发展，可进一步出现神昏谵语、舌謇肢厥等热入心包之症，故案中云邪势尚在重途，还虑变迁，治宜清气凉营，清解疫毒。案中所处方药，实为清营汤化裁。清营汤由犀角、生地、玄参、竹叶、麦冬、丹参、黄连、银花、连翘组成，清营透热，养阴凉血，正合本例所用。略作裁化，加用石膏以折清气分之热势，陈金汁清热解毒凉血，芦根清热养阴，于本案病情更为贴合。

### 案9 风热时邪，蕴袭肺胃

李右 传染喉痧四天，痧子隐隐，布而不透，咽喉焮痛，寒热头胀，三四日未更衣。风温时气之邪，引动厥少之火上升，蕴袭肺胃两经，宜辛凉清解而通腑气。

薄荷叶（后下）八分 熟牛蒡子三钱 藏青果一钱 京玄参二钱 甜苦甘草（各）六分 象贝母三钱 生赤芍二钱 苦桔梗八分 鲜竹叶三十张 金银花四钱 连翘壳三钱 凉膈散（包）四钱

【赏析】

本例喉痧四天，痧布未透，寒热头胀，三四日未大便，证属风热时邪，蕴袭肺胃，亦即肺卫之邪尚盛而胃肠热结已成。故治宜辛凉与苦寒并用，辛凉以疏表清肺，苦寒或以清热解毒，或以通腑泄热（凉膈散）。方中藏青果，为诃子之幼果，性味苦涩微寒，专治喉炎、乳蛾。金银花、连翘、牛蒡子、桔梗、薄荷、甘草清热解毒，利咽透疹，玄参、赤芍清热解毒而凉血，象贝、竹叶清热解毒，泻火除烦。

### 案10 伏温疫疠，挟痰热蕴袭肺胃两经，兼阴伤

徐奶奶 疫喉痧四天，得汗身热轻，痧子布而不足，咽喉焮痛，内关白腐，妨于咽饮，舌质红，苔黄，脉象濡数。伏温疫疠，挟痰热蕴袭肺胃两经，厥少之火上升，阴液暗伤，津少上承，虑其增剧，姑拟生津清解而化疫疠之毒，尚希明正。

薄荷叶（后下）八分 京玄参半钱 净蝉蜕八分 天花粉三钱 生甘草六分 川雅连四分 通草八分 川象贝（各）二钱 金银花三钱 连翘壳三钱 生赤芍二钱 炙僵蚕三钱 鲜竹叶三十张 活芦根一尺

二诊 疫喉痧五天，痧子已布，身灼热亦减。惟咽喉肿红焮痛，内关白点，妨于咽饮，舌质红，苔灰黄，脉濡数。阴液已伤，厥少之火上升，伏温

疫疬之邪，挟痰热蕴袭肺胃两经。还虑增剧，再宜清营凉气而解疫毒。

鲜生地三钱　京玄参二钱　薄荷叶（后下）八分　熟石膏（打）三钱　甘中黄八分　川雅连四分　通草八分　净蝉蜕八分　金银花三钱　连翘壳三钱　川象贝（各）二钱　炙僵蚕三钱　鲜竹叶三十张　活芦根一尺

【赏析】

本例前后两诊，区别之处仅在于初诊时痧子布而不足，而二诊时痧子已布，提示较前布而将透，余症无大变化，故治法方药大体相同。前方黄连、金银花、连翘、僵蚕清热解毒，赤芍、玄参清热凉血，薄荷、蝉蜕疏风透疹，天花粉、芦根清热养阴生津，竹叶、通草、甘草清热利尿除烦，象贝清热化痰散结。二诊时守前方去天花粉、生赤芍，加熟石膏、甘中黄，可谓凉气清解之力有所增进。方中石膏熟用而非生用，或许是取其清热泻火而有收敛之功，因本例见喉关以内（内关）白腐。

## 案11　风温疫疬之邪，蕴袭肺胃，厥少之火升腾

王左　疫喉痧四天，痧出虽布，头面不显，壮热头痛，汗泄不畅，胸闷懊侬泛恶，咽喉燉痛，妨于咽饮，舌苔粉白而腻，脉象濡滑而数。风温疫疬之邪，蕴袭肺胃，厥少之火升腾。还虑增剧，宜辛凉疏解，芳香化浊。

薄荷叶（后下）八分　净蝉蜕八分　荆芥穗一钱　淡豆豉三钱　苦桔梗一钱　苦甘草五分　连翘壳三钱　生赤芍二钱　象贝母三钱　炙僵蚕三钱　枳实炭一钱　藿香梗半钱　炒竹茹半钱　玉枢丹（磨冲）一分

【赏析】

本例疫喉痧，除有痧布出，壮热头痛等外，另有胸闷懊侬，泛恶苔腻，可能尚有纳少乏味、便溏不爽等症，可见本证于风温疫毒蕴袭肺胃之际，另有湿浊之邪兼夹，故治疗在辛凉清解的同时，尚需芳香化湿辟浊。方中枳实炭（炒炭有实便之功）、藿香梗、炒竹茹有行气化湿、和胃止呕作用。玉枢丹，全名为太乙玉枢丹，有辟瘟解毒、消肿止痛之功，主治夏月暑温夹湿，

胸腹满闷，呕恶泄泻。若外用可治疮疖、痄腮。薄荷叶、苦桔梗、蝉蜕、荆芥穗透热利咽，疏利头目，炙僵蚕、赤芍、甘草清热解毒。象贝母清热化痰，解毒散结，亦为丁氏所习用。

### 案12　风温疫疠，引动肝火，蕴袭肺胃两经

杨左　风温疫疠之邪，引动肝经之火，蕴袭肺胃两经，发为喉痧。痧布隐隐，身热，咽喉肿红疼痛，内关白腐，舌苔薄黄，脉象郁滑而数。天气通于鼻，地气通于口，口鼻吸受天地不正之气，与肺胃蕴伏之热，熏蒸于中焦。咽喉为肺胃之门户，肺胃有热，所以咽喉肿痛，而内关白腐也。邪势正在鸱张之际，虑其增剧。《经》云：风淫于内，治以辛凉。此其候也。

净蝉蜕八分　苦桔梗一钱　金银花三钱　京赤芍二钱　荆芥穗八分　甜苦甘草（各）六分　连翘壳三钱　鲜竹叶三十张　淡豆豉三钱　轻马勃一钱　象贝母三钱　白茅根二扎　薄荷叶（后下）八分　黑山栀一钱五分　炙僵蚕三钱

二诊　丹痧虽布，身灼热不退，咽喉肿痛白腐，脉洪数，舌绛。伏温化热，蕴蒸阳明，由气入营，销铄阴液，厥少之火，乘势上亢。证势沉重，急宜气血双清，而解疫毒。

犀角尖五分　甘中黄八分　象贝母三钱　鲜竹叶三十张　鲜生地四钱　苦桔梗一钱　连翘壳三钱　茅芦根（去心节）（各）一两　生石膏（打）四钱　轻马勃一钱　黑山栀一钱五分　鲜石斛三钱　粉丹皮一钱五分　陈金汁一两　枇杷叶露（冲）四两

三诊　丹痧已回，身热不退，项颈漫肿疼痛，咽喉焮肿，内关白腐，舌薄黄，脉沉数。温邪伏热，稽留肺胃两经，血凝毒滞，肝胆火炽，一波未平，一波又起，殊属棘手。宜清肺胃之伏热，解疫疠之蕴毒。

薄荷叶（后下）八分　片中黄八分　京赤芍二钱　鲜竹叶茹（各）一钱五分　京玄参二钱　苦桔梗一钱　生蒲黄（包）三钱　黑山栀一钱五分　连翘壳三钱　炙僵蚕三钱　淡豆豉三钱　象贝母三钱　益母草三钱　活芦根（去节）一尺

**【赏析】**

本例为疫疠喉痧之重症，虽经三诊，似未治愈。初诊见痧子隐布，身热，咽喉肿痛，内关白腐，断为喉痧无疑。喉痧，又名"疫喉痧"、"烂喉丹痧"，多发于冬春两季，系因疫毒之邪自口鼻吸入，与肺胃蕴热相合，以致热毒上攻咽喉而迅速出现咽喉肿痛腐烂，热毒外出于肌表则全身皮肤呈现痧疹，另有发热、恶寒、头痛等全身症状。本病有似于今之猩红热或麻疹之疹毒攻喉。案中所"内关"者，即喉关之内，又名"关内"，如咽后壁、会厌等处。喉关由扁桃体、悬雍垂和舌根组成。初诊用药在注重辛凉疏风发散的同时，已有较多清解咽喉热毒之品。二诊丹痧显布而身灼热不退，脉虽洪数而舌已见绛，咽喉肿痛白腐依然，可见阳明气分之证，已显有入营入血之势，故急仿犀角地黄汤意加入清气泄热解毒之品，以冀气血双清而从速奏效，亦使营分之热透出气分而解。二诊痧回而身热未尽，咽喉焮肿白腐未减，又见项颈漫肿疼痛（系颌下、耳后淋巴结肿大疼痛之可能）就用药情况看，患者的营血分见症已有减轻，故治疗重在清肺胃伏热，解疫疠蕴毒。本例喉痧，发病急骤，病势沉重，由卫气入营血，一波未尽，一波又起，治法涉及辛凉发散、清解热毒、清气泄热、清营凉血诸种，选药亦颇精当。中医治喉痧，由此可见一斑。

## 案 13　温邪疫疠，郁而化火，肺胃熏蒸，心肝火炽

陈左　温邪疫疠，郁而化火，肺胃被其熏蒸，心肝之火内炽，白喉腐烂焮痛，妨于咽饮，壮热烦躁，脉洪数，舌质红苔黄。《经》云：热淫于内，治以咸寒。当进咸寒解毒，清温泄热。

犀角尖四分　片中黄八分　连翘壳三钱　京玄参一钱五分　鲜生地三钱　淡豆豉三钱　京赤芍一钱五分　大贝母三钱　天花粉三钱　薄荷炭（后下）七分　金银花三钱　生石膏（打）三钱　鲜竹叶三十张　白茅根（去心）二扎

**【赏析】**

本例所见壮热、烦躁、舌红、苔黄、脉洪数诸症，显属气分热盛之象。

白喉腐烂燃痛，妨于咽饮，提示疫毒深重，已燔血分。"热淫于内，治以咸寒，语出《素问·至真要大论》热为火气，水能胜之，故以咸寒属水之药为主治之。方中犀角咸寒，清热解毒，清营凉血，且凉而不遏，配伍其他苦寒、甘寒、辛寒之品，共奏清气泄热、凉血解毒之功。片中黄为清热解毒，消肿止痛之良药，金银花、连翘、薄荷既能清热解毒，又能透热达表，淡豆豉、鲜竹叶清热解毒除烦，玄参、生地、赤芍清热凉血解毒，天花粉、白茅根清热养阴生津，大贝母清热化痰，解毒散结，生石膏直折火势，善清气分之热。

### 案14　风温时邪，蕴袭肺胃

童小姐　昨投辛凉疏解，呕恶渐止，咽喉肿痛、白点亦减，惟身热无汗，痧子隐隐，布而未透，舌中糙，苔薄腻，脉濡滑而数。风温时气之邪，蕴袭肺胃，厥少之火升腾，再宜辛凉汗解。

薄荷叶（后下）八分　熟牛蒡子二钱　荆芥一钱　淡豆豉三钱　甜苦甘草（各）五分　桔梗一钱　连翘壳三钱　净蝉蜕八分　赤芍二钱　象贝母三钱　炙僵蚕三钱　粉葛根一钱五分　茅根二扎　淡竹茹二钱

【赏析】

本例先投辛凉疏解之剂后，部分证情有减。现诊身热无汗，痧子隐布而未透，提示表邪未除，痧毒尚未透尽，故仍宜辛凉汗解，以冀汗出热退，痧透病解。因其咽喉肿痛白点虽减而尚存，故赤芍、僵蚕、牛蒡子（别名为大力子）、茅根（别名为"茹根"）等凉血清热、解毒利咽之品，仍不可少。方中薄荷、荆芥、蝉蜕并用，为丁氏解表透疹习用之法。淡豆豉、桔梗、连翘清热解毒利咽，淡竹茹、象贝母清热除烦，粉葛根清热解肌透疹。

## 三十六、锁喉疬痰

### 肝郁痰瘀，复感时邪

吴左　肝郁挟痰瘀凝结，时气之邪外乘，锁喉疬痰，肿硬疼痛，妨于咽饮。恙势非轻，姑拟消托兼施。

生黄芪三钱　全当归二钱　赤芍二钱　生草节六分　苦桔梗一钱　连翘壳三钱
大贝母三钱　炙僵蚕三钱　淡昆布半钱　陈海蜇皮二两，漂淡，煎汤代水

**【赏析】**

本例锁喉疬痰，似指颈前、颈侧或喉结之旁肿硬热痈。小者为瘰，大者为疬。因其易累及喉头，且病机每与痰瘀有关，故病前冠以锁喉，其后连以疬痰，遂有"锁喉疬痰"之名。案中所谓消托兼施，系措补气托毒与解毒消肿并用。方中生黄芪，意在补气托毒，余药侧重于清热解毒，活血消肿。其中昆布清痰软坚消肿，多用于瘿瘤、瘰疬之证；海蜇亦有清热化痰之功。瘰疬多有痰瘀互结，为有形之邪，故以咸寒软坚散结，以祛邪实，佐以清热活血以利气血，邪在上则以黄芪、桔梗以托邪外出，全方着眼祛邪而不忘扶正，故为攻补兼施之法。

# 第七章 膏方类

## 案1 阳虚寒饮之咳喘

张先生 阳虚寒饮留伏于肺。寒饮之生，责之脾肾，肾虚水泛，脾虚湿聚，水湿内停，积聚生痰；而肺气不降，责于肾虚失纳，肾之不纳，责于阳虚火衰。慢性喘咳，逢冬加剧，天暖则轻。治以温肾纳气、和胃肃肺、健脾化饮。

别直参三两　云茯苓四两　潜于术三两　清炙黄芪三两　清炙草八钱　炙远志肉一两　大熟地四两　川桂枝六钱　五味子（淡干姜四钱同捣）八钱　熟附块一两　川贝母三两　甜光杏三两　蛤蚧尾（酒洗）五对　砂仁末（后下）八钱　范志曲三两　陈广皮一两　仙半夏三两　旋覆花（包）一两五钱　代赭石（煅）四两　补骨脂二两　核桃肉二十枚　（两味拌炒）　炙白苏子二两　怀山药三两　山萸肉三两　福泽泻一两五钱　厚杜仲三两　川断肉三两　甘杞子三两

上药煎四次，取极浓汁，加鹿角胶四两、龟板胶四两，均用陈酒炖烊，白冰糖半斤，熔化收膏。每早服三钱，临卧时服三钱，均用开水冲服。如遇伤风停滞者等，暂缓再服可也。

【赏析】

本案属阳虚寒饮留伏于肺。治以温肾纳气、和胃肃肺、健脾化饮。症见每冬必咳，气急不平，天暖则轻，遇寒则甚。方中熟附块、川桂枝、淡干姜、大熟地、五味子、补骨脂、怀山药、山萸肉、川断肉、甘枸子等温肾纳气，余药侧重于益气健脾，温肺化饮，和胃降逆。

## 案2 脾肾两亏，痰饮停留之咳喘

夏右 痰之标在肺胃，痰之本在脾肾，旧有哮喘，咳嗽气逆，反复发作，其源于脾肾两亏，痰饮停留肺胃。柯氏云："脾肾为生痰之源，肺胃为贮痰之器。"是也。治以培养脾肾以治本，温化痰饮以治标。

别直参（另煎汁收膏）一两　潞党参三两　米炒于术一两五钱.　清炙草五钱　云茯苓三两　怀山药三两　大熟地（砂仁末三钱拌）三两　蜜炙麻黄三钱　仙半夏二两　陈广皮一两　炙白苏子一两五钱　旋覆花（包）一两五钱　炙远志一两　甘杞子三两　厚杜仲三两　川断肉三两　核桃肉（去紫衣）四两　潼蒺藜三两　淡干姜三钱　熟女贞三两　北秫米（包）三两　补骨脂一两五钱　炙款冬一两五钱　甜光杏三两　鹅管石（煅）一两　川象贝（各）二两　五味子三钱

上药煎四次，取极浓汁，加龟板膏四两、清阿胶四两，均用陈酒炖烊。白冰糖半斤溶化收膏。每早晚各服二匙，均用白开水冲服。如遇伤风停滞者等，暂缓再服可业。

【赏析】

本案病之本在脾肾两亏，其标在肺胃留痰。故治疗以培补脾肾以治其本，温化痰饮以治其标。方中党参、淮山药、熟地、杜仲、米炒于术、甘杞子、川断肉、熟女贞、北秫米、补骨脂、五味子培补脾肾，清炙草、云茯苓、仙半夏、陈广皮、炙白苏子、旋覆花、淡干姜、炙款冬、川象贝温化痰饮。

## 案3 阳血虚损，肝气肝火上炎之咳嗽、嘈杂

张右 肝为藏血之海，血虚不能养肝，肝气肝阳上升，肺失输布，胃乏坤顺之德，咳嗽已有数月，时轻时剧，动则气逆，脘中嘈杂。当此冬令收藏之时.宜滋养阴血，以柔肝木，培土生金而化痰湿。

南北沙参（各）三两　当归身三两　潞党参三两　米炒于术一两五钱　抱茯神三两　怀山药三两　清炙草五钱　潼蒺藜三两　大白芍二两　川象贝（各）二两

瓜蒌皮三两　炙远志一两　甜光杏三两　仙半夏二两　炙款冬一两五钱　血燕根三两

肥玉竹三两　熟女贞三两　煅牡蛎四两　广橘白一两　冬瓜子三两　制首乌三两

生苡仁三两　北秫米（包）三两　红枣四两　核桃肉（去紫衣）四两

上药煎四次，取极浓汁，加龟板膏四两、清阿胶四两，均用陈酒炖烊。
入白冰糖半斤溶化收膏。每早晚各服二匙，均用白开水冲服。如遇伤风停滞
者等，暂缓再服可也。

【赏析】

本案由阴血虚损，不能养肝，肝气肝火上炎，肝气犯肺则咳嗽气逆，肝
火犯胃则脘中嘈杂。故治以滋养阴血以柔肝木，培土生金以化痰湿。方中南
北沙参、当归身、大白芍、制首乌、潼蒺藜、熟女贞等为滋阴养血柔肝之品；
潞党参、怀山药、米炒于术、抱茯神、仙半夏、广橘白、生苡仁、北秫米等
健脾和胃化湿；余药侧重于宣肺化痰止咳。

### 案4　肾督亏虚肝阳上扰之脑鸣

甘左　脊乃少阴之路，背为督脉所过之道，年老肾督亏虚，卫阳失于外
护，以致脊背畏冷；肝阳上升，上扰清窍，则头脑响鸣；胃气不和，失其下
降之职，则脘痛吞酸；脉象虚弦为肝旺阳虚之象。再宜补阴潜阳，柔肝和胃。

别直参一两　熟附块一两　生于术二两　云茯苓三两　怀山药三两　陈广皮一
两　砂仁末（后下）六钱　全当归二两　仙半夏二两　桂枝六钱　桂心二钱　大白
芍二两　厚杜仲三两　川断肉三两　杜狗脊三两　甘杞子三两　潼蒺藜三两　黑稆
豆衣三两　煅牡蛎四两　花龙骨（先煎）三两　制香附一两五钱　左金丸六钱　制
首乌三两　肥玉竹三两　山萸肉三两　炙乌梅四钱　生姜二十片　红枣四两

上药煎四次，取极浓汁，加龟板膏四两、清阿胶四两，鹿角胶二两，均
用陈酒炖烊，白冰糖半斤，溶化收膏。每早晚各服二匙，均用白开水冲服。
如遇伤风停滞者等，暂缓再服可也。

【赏析】

本案因肾阳偏虚，失于温煦，而见脊背畏寒；肝阳上亢，上扰清窍，而

见头脑鸣响；又因胃失和降而现脘痛吞酸。治以补阴潜阳，助阳以祛寒之法，并佐以柔肝和胃之品以治脘痛吞酸。方中别直参、熟附块、桂枝、桂心、杜仲等益气温阳以祛寒；肥玉竹、甘杞子、大白芍、潼蒺藜、稽豆衣、制首乌等滋阴柔肝敛阳。左金丸治疗肝气犯胃之吞酸。

### 案5　肾虚血亏肝阳上亢之眩晕

陈左　腰为肾之府，耳乃肾之窍，肾虚血亏，筋骨失于营养，肝阳易升，上扰清窍，致腰骨酸楚，头眩耳鸣。血不养心，则心悸跳跃；津液不能上承，则咽喉干燥；津液无以下润大肠，而腑行燥结也。治宜滋益心肾之阴，调和脾胃之气。

西洋参（另煎汁收膏）一两五钱　潞党参四两　大生熟地（各砂仁末四钱同捣）三两　明天冬二两　抱茯神三两　怀山药三两　生甘草六钱　山萸肉三两　生牡蛎（丸煎）四两　青龙齿（先煎）三两　川石斛三两　当归身二两　黑稽豆衣三两　滁菊花一两五钱　熟女贞三两　珍珠母四两　大白芍二两　甘杞子三两　潼蒺藜三两　厚杜仲三两　川断肉三两　肥玉竹三两　杜狗脊三两　制首乌三两　血燕根三两　酸枣仁三两　柏子仁三两　广橘白一两　黑芝麻三两　全瓜蒌（切）四两　白莲子四两　红枣四两

上药煎四次，取极浓汁，加清阿胶二两、龟板膏三两，均用陈酒炖烊。加白冰糖半斤，溶化收膏。每早晚各服二匙，均用白开水化服。如遇伤风停滞者等，暂缓再服可也。

【赏析】

本案因肾虚阴亏，肾虚水不涵木则肝阳易升，见头眩耳鸣；阴亏无以润肠则腑行不畅，大便燥结；津少不能上承则肺系失润，咽喉干燥；津枯血燥则心失所养，心悸。方中以西洋参、大生熟地、明天冬、怀山药、山萸肉、牡蛎、熟女贞、甘杞子、杜仲、川断肉、杜狗脊、制首乌、玉竹补肾滋阴生津为主，佐以茯神、石斛、当归、菊花、白芍、酸枣仁、柏子仁、黑芝麻、红枣、白莲子柔肝、养心、健脾、润肠。

### 案6 阳虚湿痰肾精不足之目涩肢冷

杨左 阳虚脾失健运，湿痰留恋，肾精不足，肝热有余。症见两目干涩，四肢尖冷，治当培益精气，柔肝调理脾胃而化湿痰。

别直参（另煎汁收膏）一两 潞党参四两 云茯苓三两 米炒于术一两五钱 清炙草五钱 大生熟地（各）三两 山萸肉三两 当归身二两 大白芍二两 甘杞子三两 滁菊花一两五钱 怀山药三两 潼白蒺藜（各）一两五钱 熟女贞三两 制首乌三两 粉丹皮一两五钱 福泽泻一两五钱 制黄精三两 肥玉竹三两 血燕根三两 怀牛膝二两 仙半夏一两 广橘皮一两 厚杜仲三两 川断肉三两 橹豆衣三两 炙粟壳一两五钱 龟板胶（陈酒熔化）二两 黑芝麻三两 杜狗脊三两 紫丹参二两 嫩桑枝四两 红枣四两

上药煎四次，取浓汁，加清阿胶三两、鹿角胶二两，陈酒炖烊，再入白冰糖半斤，烊化收膏。每早服三钱，伤风停滞者，暂缓再服可也。

**【赏析】**

本案由阳虚脾弱运输失职，湿痰留恋，肾精不足而肝热有余所致。方中生熟地、当归身、大白芍、甘杞子、菊花、怀山药、熟女贞、制首乌、黄精、怀牛膝、杜仲、续断肉、龟板胶、杜狗脊补肾柔肝养目，米炒于术、泽泻、玉竹、半夏、广橘皮、桑枝、红枣桑枝健脾和胃化痰。

### 案7 肾阴不足，水火不济之不寐

罗左 始患痔漏，继则不寐，痔漏伤阴，阴伤及气，气阴不足，阴虚及阳，故为不寐。不寐之因甚多，主要责之于心肾。肾阴不足，水火不济，心火不能下通于肾，肾阴不能上济于心，阳精不升，水精不降，阴阳不交，则为不寐，此不寐之本也。肾阴亏耗，脾胃升降失常，《经》云："胃不和则卧不安，胃不和者，不寐之标也。"

清炙黄芪四两　上潞党参四两　仙半夏二两　大生地四两　抱茯神（朱砂拌）三两　大熟地四两　炙远志肉一两　清炙草六钱　酸枣仁三两　北秫米（包）三两　明天冬一两五钱　大麦冬一两五钱　炒怀山药二两　甘杞子二两　生牡蛎（先煎）四两　广橘白一两　当归身三两　大白芍三两　花龙骨（先煎）二两　青龙齿（先煎）二两　紫石英三两　炙鳖甲三两　川石斛三两　马料豆三两　潼蒺藜三两　紫丹参二两　川贝母（去心另研末收膏）二两　制首乌六两　合欢花一两五钱　莲子二两　红枣六两　鸡子黄（另打搅收膏）十枚

上药煎四次，取浓汁，加龟板膏四两、清阿胶四两，均用陈酒炖化，白冰糖半斤溶化。再将川贝、鸡蛋黄，依次加入，搅和收膏。每早晚各服二匙，均用白开水冲服。如遇伤风停滞者等，暂缓再服可也。

**【赏析】**

本案以不寐为主症，而不寐又缘于痔漏伤阴，阴伤及气，气阴不足，阴不制阳所致。案中深入分析为肾阴不足，水不济火，心火不能下通于肾，肾阴不能上济于心，阴阳不交，则为不寐。且肾水与心火升降交泰之道又以中焦脾胃为枢。故治疗当益气以安神，育阴以降火，和胃以畅中。方中党参、茯神、炙远志肉益气安神，生地、熟地、明天冬、麦冬滋阴降火，半夏北秫米、炒怀山药、橘白、鸡子黄和胃畅中。

## 案8　气阴两亏，水火失济之梦遗

徐先生　因气阴两亏，水火失济，心虚易动，肾虚不藏，神动于中，精驰于下，梦遗乃作。故治以补气安神，育阴固摄，填精育髓。

台参须一两五钱　潞党参三两　大熟地（砂仁拌）六两　炙绵芪四两　炒怀药二两　朱茯神三两　酸枣仁三两　炙远志肉一两　清炙草六钱　明天冬二两　大麦冬二两　厚杜仲（盐水炒）三两　甘杞子二两　川断肉（盐水炒）二两　桑椹子三两　制首乌四两　陈广皮一两　仙半夏二两　北秫米（炒，包）三两　宁子淡四两　煅牡蛎四两　紫贝齿四两　紫石英三两　胡桃肉（盐水炒，去紫衣）十二枚

五味子六钱　金樱子（包）一两　苏芡实三两　川黄柏一两　熟女贞二两　猪脊髓（酒洗）二十条　红枣四两　鳔胶（熔化收膏）二两

上药煎四次，取浓汁，加龟板胶四两、清阿胶四两，均用陈酒炖烊，再将鳔胶加入，白冰糖半斤溶化成O收成膏。每早晚各服二匙，均用开水化服。如遇伤风停滞者等症，暂缓再服可也。

【赏析】

本案以梦遗为主症，因气阴两亏，水火失济，心虚易动，肾虚不藏，神动于中，精驰于下，梦遗乃作。故治以补气安神，育阴固摄，填精育髓。方中三十余药切合病机、治法，可谓理、法、方、药，贯通一致，丝丝入扣，足为后人效仿。

## 案9　肾虚肝郁遗泄，相火妄动之阳痿

张左　肾虚肝郁。肾阴虚则相火妄动，精关不固，肝气郁则逆犯脾胃，气滞中焦，症见遗泄而阳痿，嗳气而吞酸。治以益肾柔肝，以固精关，佐以健脾和胃，以降逆气。

别直参（另煎汁收膏）一两　潞党参四两　清炙草五钱　清炙黄芪三两　抱茯神三两　怀山药三两　米炒于术一两五钱　明天冬三两　山萸肉三两　当归身二两　大白芍二两　甘杞子三两　厚杜仲三两　川断肉三两　杜狗脊三两　左牡蛎（先煎）四两　大生熟地（各）三两　苏芡实三两　制黄精三两　覆盆子三两　菟丝子二两　肥玉竹三两　仙半夏一两五钱　春砂壳（后下）八钱　广橘白一两　红枣四两　莲子（去心）四两

上药煎四次，取极浓汁，加清阿胶一两五钱、鹿角胶一两五钱、龟板胶一两五钱，均用陈酒炖烊。白冰糖半斤，溶化收膏。每早晚各服二匙，均用开水化服。如遇伤风停滞者等，暂缓再服可也。

【赏析】

本案为肾虚肝郁。肾阴虚则相火妄动，精关不固，故见遗泄而阳痿，肝

气郁则逆犯脾胃，气滞中焦，故见嗳气而吞酸。治以益肾柔肝，以固精关；佐以健脾和胃，以降逆气。方中怀山药、白芍、甘杞子、厚杜仲、川断肉、杜狗脊、生熟地、制黄精、菟丝子益肾柔肝，米炒于术、半夏健脾和胃。

### 案 10　脾虚湿热下注大肠之便血

张左　脾虚生湿，湿热下注大肠，糟粕与湿热互郁于肠，化物失司，以致痔疮便血，屡次举发。烦劳则头眩，阴亏于下，阳浮于上。舌苔厚白，脉象弦细。治疗以培养脾肾，清化湿热。

别直参（另煎汁收膏）一两　潞党参四两　炙黄芪三两　米炒白术一两五钱清炙草五钱　云茯苓三两　怀山药三两　山萸肉三两　大生熟地（各）三两　（砂仁末四钱拌）　血燕根三两　潼蒺藜三两　熟女贞三两　左牡蛎（先煎）四两陈广皮一两　福泽泻一两五钱　全当归二两　生赤白芍（各）二两　甘杞子三两厚杜仲三两　川断肉二两　槐花炭三两　制首乌三两　生苡仁三两　肥玉竹三两炒黑刺芥八钱　侧柏炭一两　杜赤豆三两　柿饼四两　红枣四两　莲子四两

上药煎四次，取极浓汁，加龟板膏四两、清阿胶四两，均用陈酒炖烊，白冰糖半斤溶化，收成膏。每早晚各服二匙，均用白开水冲服。如遇伤风停滞者等，暂缓再服可也。

【赏析】

本案痔疮便血，由脾肾虚弱、湿热下注所致；头晕目眩，因阴亏于下、阳浮于上；舌苔厚白，主湿气偏重；脉象弦细，主阴虚阳亢。故治宜补肾健脾，清化湿热，略佐滋阴潜阳。方中炙黄芪、米炒白术、云茯苓、怀山药、山萸肉、大生熟地、熟女贞、甘杞子、厚杜仲、川断肉补肾健脾，牡蛎、玉竹滋阴潜阳，槐花炭、炒刺芥、侧柏炭等止血。

### 案 11　脾肾两虚，营血涩滞，风湿挟热之腰酸湿瘰

梁右　脾虚生湿，肾虚生热，营血不足，风湿热乘隙入络，两膝酸楚，

湿瘰作痒；兼之咳嗽，宿疾未除，痰恋肺腑，肺气失于清润。宜培养脾肾，以化痰湿；和营祛风而通络道。

潞党参—两五钱　生黄芪—两五钱　炒于术—两　云茯苓—两五钱　陈广皮八钱
怀山药—两五钱　清炙草三钱　全当归—两　紫丹参—两　生苡仁—两　西秦艽八钱
怀牛膝—两　木防已—两　厚杜仲—两五钱　大川芎四钱　炒赤芍—两　仙半夏八钱
川象贝（各）—两　光杏仁—两　肥玉竹—两五钱

上药各研末，用桑枝四两、红枣四两，煎汤泛丸。

【赏析】

本案脾肾两虚，营血涩滞，风湿挟热，乘虚而入，以致腰膝酸楚，湿瘰（似指块状湿疹）作痒。另见痰湿阻肺而致咳嗽经久不除。故治以培补脾肾、和营祛风、兼化痰湿。方中生黄芪、炒于术、怀山药、厚杜仲培补脾肾，云茯苓、西秦艽、木防已、陈广皮和营祛风、兼化痰湿。

# 附录  丁甘仁先生生平及学术思想

丁甘仁（1865~1926），名泽周，江苏省武进县孟河镇（今常州）人，丁家三世业医，丁甘仁受乡风熏陶，早年受师汪莲石等名家，复与费伯雄门人丁松溪切磋医学，而学医于马绍成。1915年起，丁氏联合夏应堂/谢观等人集资办学。于1916年创办了"上海中医专门学校""女子中医学校"，并先后成立了沪南/沪北广益中医医院，发起成立"国医学会"，编辑出版《中医杂志》，开展医疗及临床教育工作，培养中医专门人才，桃李满天下。1926年丁氏因患暑温病故，时年62岁。

丁老师从名医，勤学深研，造诣颇深，通晓内外妇儿诸科，学验俱丰，是"孟河医派"的重要代表人物。曾于1924年得到孙中山先生等颁的"博施济众"匾额，为近代著名医家。

丁甘仁先生学识渊博，有极丰富的临床经验，其对外感热病治疗，宗《伤寒论》而不拘于伤寒方，宗温病学不拘于四时温病，其外感热病能融会伤寒、温病学术之长，用药轻灵，以轻去实，治疗内科杂症则汇集群言，加以选择。对外科病诊治，则着眼于整体，处方用药，往往能内外、表里并重。善于运用解毒之剂，益气托毒之法，以扶正祛邪而收功，其诊疗经验和思路方法，具有鲜明的学术特点。

## 一、师经典不泥古，博众学融时论

丁氏熟谙中医经典著作，早年曾潜心研读《伤寒集注》，认为临床有两大法门，一为《伤寒》之六经病，二为《金匮》之杂病，皆学理之精要，治疗之准则，此二书为中医辨证论治的主要依据，缺一不可，博及众学，融合时论，在伤寒与温病两大学派之间，能择善而从，温伤兼学，入时方出经方，吸取其中精华灵活应用。

## 二、主论和缓用药轻灵

孟和派医家均有崇尚"醇正和缓"的医疗风格，具体表现为"主论以和缓平正为宗，治法以清润平稳为主"。丁氏认为"和则无猛峻之剂，缓则无急增之功"故在辨证用药上，常以轻灵见长，擅"轻可去实"之法，尤其在辨治湿温时，擅长选用一些既能发挥治疗作用而又无碍邪不伤正的平稳之品。药量轻微，中病即止。如芳香化湿之藿香、佩兰，利湿之泽泻、滑石、薏仁、茯苓皮等，清热之金银花、连翘、竹叶、青蒿，调中和胃之砂仁、白扁豆、白蔻仁、枳壳，所用药多则三钱，少则五分，从他大量的医案中可以看出，即使是重症顽疾，都是治法清淡，处方精练，剂量轻灵，即不伤患者脾胃，又有利驱邪，收到"四两拨千斤"之功。

## 三、处方辨证有法，擅治伤寒温病

丁氏擅长治疗伤寒温病，辨证处方足资后学揣摩，其处方用药宗《伤寒论》而不拘于伤寒方，宗温病学说而又不拘于四时温病，将伤寒辨六经与温病辨卫气营血相结合，经方时方并用的方法，开创了寒温融合学派之先河，是寒温合流的早期倡导者之一。他治疗外感热病，能融合"伤寒"、"温病"两说为一体，常常是"伤寒"方、"温病"方同时采用。在他的医案中，对25 例湿温病案的叙议，紧扣湿温病的特点，不拘于卫气营血和三焦辨证，而是结合具体病情，或与伤寒六经辨证结合在一起，使伤寒与温病两种迥然不同的的辨证方法有机地结合在一起，达到了浑然一体的境地。在他的伤寒案和风温案中，共用药115 种，其中出现过五次以上的中药有43 种，分别为：麻黄、桂枝、苏梗、荆芥、生姜、薄荷、桑叶、淡豆豉、天花粉、芦根、山栀子、知母、竹叶、石膏、生地、赤芍、黄芩、银花、连翘、半夏、川贝、象贝、竹茹、竹油、杏仁等。这些药分别归属于辛温解表、辛凉解表、清热泻火、清热凉血、清热燥湿、清热解毒、温化寒痰、清热化痰、止咳平喘、芳香化湿、行气、温里、消食、息风止痉、利水渗湿、止血、补气和补阳中。出现最多的药物种类，为辛温解表、清热泻火药。而出现 10 次以上的中药仅有 18 种，分别为桂枝、生姜、桑叶、淡豆豉、天花粉、芦根、山栀子、银花、连翘、半夏、川贝、竹茹、枳实、杏仁、枇杷叶、石斛，以清热与化痰止咳药最多。据此可以推断当时民间较多的是以肺系疾病为主。从组方看，是伤寒和温病方同用，不以经方和时方分界。由于丁氏对时病擅长，所以形成了丁氏的用药特点，即肺胃双解、表里兼顾、用药轻灵。

## 四、出奇制胜，擅用反治

认真研读《丁甘仁医案》可以发现，丁氏善于运用反治法，治疗凶险重症。反治法是顺从疾病假象而治的一种治疗方法，虽因顺从假象，实则针对本质，要在辨明寒热通塞的真假。丁案中运用反治法的案例达 47 例，占全部丁案的 12%。如陈女，腹中结块停经四月，诸医或云胎孕与保胎，或云积块而以攻下。然丁氏细察舌脉，以为肝脾两虚，寒凝瘀滞，方用附子理中汤温散阴霾，佐黄芪、桃仁等益气化瘀，连服十余剂结块消散而月事复常，是为寒因寒用之法。

丁氏运用反治之法，灵活机动，从容不迫，每收出奇制胜之效，学者应认真深入体味。

## 五、治疗内科杂症，妙用祛湿诸法

丁氏治疗内科杂症，善用祛湿诸法。如解表散湿法、通络除湿法、健脾除湿法和消肿利湿法。

丁氏认为：太阳为寒水之经，本阴标阳。若标阳郁遏，阳不通行，则发热恶寒而无汗，寒水不行，外湿相随，同气相求而入内。所以，不论寒、热、暑诸外邪，都常与湿邪合并，时时入侵人体，致营卫运行失常而发病。此时，患者除见形寒身热，头痛身痛等表证外，还伴头重、胸闷、泛恶、四肢沉重、便秘等外湿内困之象。由于湿邪为患，症状常不典型。丁氏抓住这一病症特点，以桂枝、荆芥、前胡、苏梗等药疏风解表，并酌情加入大豆卷、茯苓、陈皮、制半夏等祛湿之品，两类相配，相得益彰。提出"解表需散湿"，既能使湿邪从表而散，解表而不留湿，又能防止湿邪滞留，表证缠绵难愈。

对于痹证治疗，丁氏虽遵《内经》"风寒湿三气杂至合而为痹"之说，但遵古而不泥古，认为风寒湿邪袭络是痹证发生之关键，而结果是经脉不通，气血闭阻。治疗时，他一改以温通为主的传统，侧重于以祛湿为主，使寒里祛、经络通、痹证除。如治痹痛，方用秦艽、独活、海风藤、桑寄生、生熟苡仁、五加皮、丝瓜络几味药，旨在祛风除湿通络。配以桂枝、赤芍、牛膝以温经散寒通络，验之临床，效如桴鼓，其根本是重在治本，兼以治标。又如对历节风痛，年久风痛，百药无效者。丁氏多从祛湿入手，多用秦艽、防己、生苡仁、蚕沙、陈皮、茯苓、白术等祛风除湿通络之品，配以桑枝、桂枝等活血通络之良药，每每收效。

脾喜燥而恶湿，湿邪侵犯人体，常见困脾，使脾阳不振，运化无权，造成水湿内生。而丁氏则进一步认为，若内湿一旦生成，又易招致外湿入侵，致恶性循环，凡劳伤营弱，脾失健运，出现神疲乏力、纳少便溏等。虽应健脾，更需逐湿。用药处方除以党参、白术、生姜、桂枝、当归等健运脾胃外，还常以茯苓、泽泻、苡仁等味淡气平之品，淡以利窍，通调水道，使湿从小便而去。更以秦艽、佩兰、半夏、陈皮、豆衣等苦温辛燥之品，燥湿醒脾。